车晋滇 编著

800种中草药
野外识别彩色图鉴

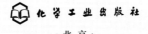
化学工业出版社

·北京·

内容简介

本书收录了我国南北方中草药800种,隶属233科,配有彩色图片1500余幅。以分科的形式进行编排,对每种中草药的识别特征、分布生境、药用功效等进行了简要介绍。该书具有彩色图片清晰、识别特征明显、内容丰富、文字简练、通俗易懂、实用性强等特点。可供热爱中草药学的广大读者参考使用。

图书在版编目(CIP)数据

800种中草药野外识别彩色图鉴/车晋滇编著. —北京:化学工业出版社,2021.11(2025.1重印)
ISBN 978-7-122-39792-8

Ⅰ.①8… Ⅱ.①车… Ⅲ.①中草药-图谱
Ⅳ.①R282-64

中国版本图书馆CIP数据核字(2021)第170944号

责任编辑:李 丽　　　文字编辑:赵爱萍
责任校对:边 涛　　　装帧设计:关 飞

出版发行:化学工业出版社
　　　　　(北京市东城区青年湖南街13号　邮政编码100011)
印　装:北京瑞禾彩色印刷有限公司
889mm×1194mm　1/64　印张$13\frac{1}{4}$　字数690千字
2025年1月北京第1版第4次印刷

购书咨询:010-64518888　　　售后服务:010-64518899
网　址:http://www.cip.com.cn

凡购买本书,如有缺损质量问题,本社销售中心负责调换。

定　　价:99.00元　　　　　　版权所有　违者必究

第一章

植物类
中草药

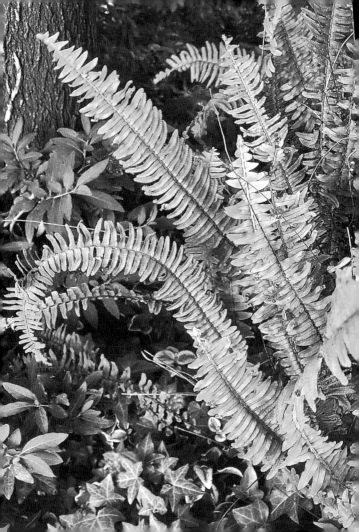

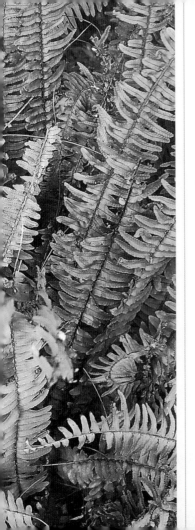

一、
蕨类
植物

卷柏

【别名】还魂草、万年青、石莲花、九死还魂草

【学名】*Selaginella tamariscina* (P.Beauv.) Spring

【识别特征】卷柏科。多年生草本。枝丛生成莲座状，干后向内卷如拳状。枝扁平，2～3次羽状分枝。叶2型，侧生叶斜卵状钻形，长约0.25cm，宽约0.15cm，先端具长芒，外缘向下面反卷，具微细锯齿，内缘薄，宽膜质。中叶两排，斜向排列，内缘不成二平行线，斜卵状披针形，先端具长芒，边缘有微齿。孢子囊穗生枝顶，四棱形；孢子叶卵状三角形，先端具长芒。

【分布生境】我国大部分地区。生山坡湿润处、岩石缝中。

【药用功效】全草入药，春季或秋季采集，剪去须根洗净晒干。性味辛，平。卷柏生用具有破血功效。用于腹痛、闭经、哮喘、跌打损伤等。炒用有收敛止血功效。用于吐血、便血、尿血、脱肛等症。孕妇忌服。

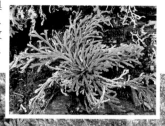

节节草

【别名】土麻黄、草麻黄、笔筒草

【学名】*Equisetum ramosissimum* Desf.

【识别特征】木贼科。多年生草本。地下根茎横走，黑褐色。茎1型，无孢子茎和营养茎之分。地上茎灰绿色，粗糙，直立，中空，有棱脊6～20条。分枝近直立，与主茎近相等。鞘片背上无棱脊，鞘筒长为宽的2倍；鞘齿短三角形，黑色，有易脱落的膜质尾尖。孢子囊穗生茎顶，长圆形，有小尖头，无柄。孢子叶六角形，中央凹入，盾状着生，边缘生长形孢子囊。

【分布生境】我国大部分地区。生山坡、沙质地、林荫下。

【药用功效】全草入药，夏季采集，晒干。性味甘、苦、平。具有清热、除湿利尿等功效。用于目赤肿痛、翳膜遮眼、牙痛、便血、小便不利等。

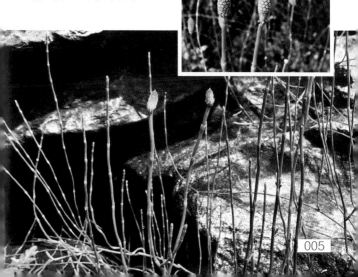

问荆

【别名】土麻黄、笔头草、马草
【学名】 *Equisetum arvense* L.
【识别特征】木贼科。多年生草本。地下根茎黑褐色。地上茎2型，孢子茎早春伸出，不分枝，黄褐色，无叶绿素；孢子囊穗顶生，长椭圆形，钝头；孢子叶六角形，盾状着生，边缘着生长形孢子囊，孢子1形。营养茎在孢子茎枯萎后伸出，绿色，多分枝，主茎有5～12条棱脊；鞘齿卵状三角形，尖端为黑色。分枝轮生，中实，有棱脊3～4条；小枝向上斜出至横向伸出，与主茎成锐角。
【分布生境】东北、华北、山东、湖北、四川、贵州、新疆、西藏等地。生山坡、丘陵、沙质地、土沟边、林荫下。
【药用功效】全草入药，5～7月采集，晒干。性味苦，凉。具有清热、凉血、止咳、利尿等功效。用于咳嗽气喘、吐血、衄血、月经过多、尿路感染、小便涩痛、便血、痔疮出血等。

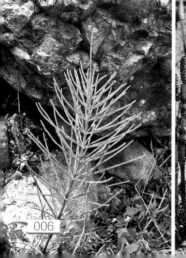
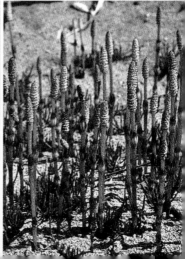

海金沙

【别名】海金沙草、铁线藤、左转藤

【学名】*Lygodium japonicum* (Thunb.) Sw.

【识别特征】海金沙科。多年生攀援草本。地下根茎细长，横走，黑褐色或栗色，被细柔毛。茎细长，有微毛，缠绕在其他植物上。叶2型，营养叶尖三角形，2回羽状，小羽片边缘有浅钝齿。孢子叶卵状三角形，羽片边缘有流苏状孢子囊穗。孢子囊梨形，很小，孢子粉鲜黄色或土黄色。孢子期5～11月。

【分布生境】西南、华南、华中、华东。生山坡灌丛、路埂边杂草丛。

【药用功效】孢子粉、全草入药。在孢子粉未脱落时采集，晒干后滤去杂质获取孢子粉；夏季至秋季采集全草，切段晒干。孢子粉性味甘、淡，寒。具有清热解毒、利水通淋等功效。用于尿路感染、尿路结石、肾炎水肿、咽喉肿痛、肠炎、痢疾、湿疹等。全草入药具有抗菌、利水等功效。用于上呼吸道感染、流行性腮腺炎、丹毒、尿路感染、烫伤等。

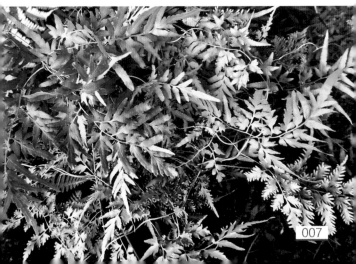

芒萁

【**别名**】山蕨、芒萁骨、蕨叶草

【**学名**】*Dicranopteris pedata* (Houtt.) Nakaike

【**识别特征**】里白科。多年生草本。株高可达100cm。根状茎细长横走，棕褐色，被棕色鳞片。叶片革质，光滑，叶轴1～2回或多回分叉，在每一交叉处两侧各有1片羽状托叶；末回羽片披针形，先端渐狭成尾尖；篦齿状羽裂深达羽轴，叶背面呈灰白色或灰蓝色；叶柄长，棕褐色，光滑无毛。孢子囊群无盖，着生于小羽片背面中脉的两侧。

【**分布生境**】西南、华南、华东。生山坡、林缘、酸性土壤上。

【**药用功效**】全草入药，全年可采集，切段晒干。性味苦，平。具有清热利尿、活血止血等功效。用于妇女崩带、尿道炎、疝气、外伤出血、伤口溃烂、烫伤、风疹瘙痒等。

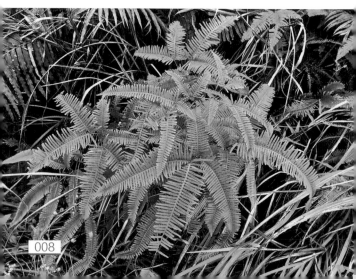

金毛狗脊

【别名】狗脊、金毛狗、金毛狮子、猴毛头

【学名】*Cibotium barometz* (L.) J. Sm.

【识别特征】蚌壳蕨科。多年生草本。株高可达300cm。根茎粗大直立，密被金黄色长茸毛。叶柄长可达120cm；叶片阔卵状三角形，长可达200cm；小羽片线状披针形，渐尖，羽状深裂或全裂，裂片密接，狭矩圆形或近于镰刀形。孢子囊群着生于裂片边缘侧脉顶端，略呈矩圆形，每裂片上2～12枚，囊群侧裂生双唇状，棕褐色。

【分布生境】西南、华南、华东南部、湖北及河南等地。生山坡、沟边、林荫处、酸性土壤上。

【药用功效】根茎入药，秋季或冬季采挖，除去泥沙，切厚片晒干。性味苦、甘，温。具有补肝肾、除风湿、健腰腿、利关节等功效。用于腰膝酸软、下肢无力、风湿痹痛、屈伸不利、带下病、遗精、尿频等。

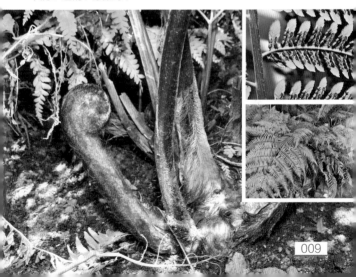

蕨菜

【别名】拳头菜、粉蕨、蕨萁、蕨鸡根

【学名】*Pteridium aquilinum* (L.) kuhn var.*latiusculum* (Desv.) Underw.

【识别特征】凤尾蕨科。多年生草本。株高可达100cm。地下根状茎长而横走，黑色。叶片幼时呈拳状卷曲，展开后轮廓呈阔三角形或长圆状三角形，长30～100cm，宽20～60cm，3～4回羽裂，末回小羽片或裂片长圆形，圆钝头，全缘或下部具1～3对浅裂或成波状圆齿；叶脉羽状，侧脉2～3叉，下面隆起。孢子囊群线形，着生于小脉顶端的联结脉上，沿叶脉分布，囊群盖条形，具叶缘反卷而成的假盖。

【分布生境】几遍全国。生山坡、草地、疏林下。

【药用功效】全草、根入药。夏季至秋季采集全草，切段晒干；根全年可挖取，晒干。全草性味甘，寒。具有清热、降气、滑肠等功效。用于肠风热毒、食膈、气膈等。根性味甘，寒。具有清热、利湿等功效。用于腹痛、泻痢、黄疸、湿疹等。

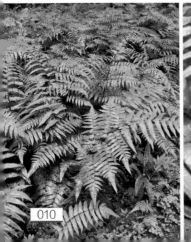
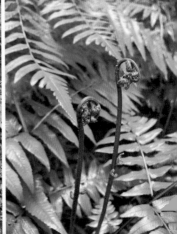

凤尾草

【**别名**】井栏边草、井栏凤尾蕨、细叶凤尾草、凤凰草

【**学名**】*Pteris multifida* Poir.

【**识别特征**】凤尾蕨科。多年生草本。株高30～70cm。叶丛生，叶柄长5～20cm，无毛。叶2型；能育叶片卵状长圆形，1回羽裂，羽片通常3对，对生，斜向上，无柄，中部和上部羽片基部下延呈翅状；孢子囊群线形，沿能育叶边连续分布，孢子囊群盖灰色，膜质。不育叶的小羽片线条状披针形，先端渐尖。

【**分布生境**】西南、华南、华东、华北等地。生阴湿的石灰岩石缝隙、水井口边等地。

【**药用功效**】全草入药，全年可采集，切段晒干。性味淡、微苦，寒。具有清热利湿、凉血止血、消肿解毒等功效。用于扁桃体炎、腮腺炎、黄疸性肝炎、肠炎、菌痢、吐血、衄血、便血、淋浊、尿血、痈肿疮毒、湿疹等。

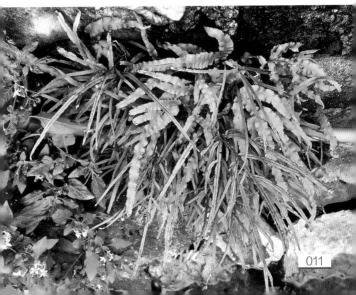

蜈蚣草

【别名】蜈蚣蕨、小贯众

【学名】*Pteris vittata* L.

【识别特征】凤尾蕨科。多年生草本。株高可达100~200cm。叶丛生，叶柄、叶轴及羽轴被线形鳞片。叶片矩圆形至披针形，长可达100cm，1回羽状复叶；羽片30~50对，狭条形，长可达20cm，宽0.5~1cm，无柄，先端渐尖，羽片基部截形或心形，有时稍呈耳状。孢子囊群着生在羽片背面的边缘处，囊群盖狭线形，黄褐色。

【分布生境】西南、华南、华东、华中、华北等地。生山坡草地、路边、山石缝隙、沟渠边等地。

【药用功效】全草入药，可全年采集，切段晒干。性味淡，平。具有消肿、退热等功效。用于无名肿毒、腹痛、痢疾、蜈蚣咬伤、疖疮等。

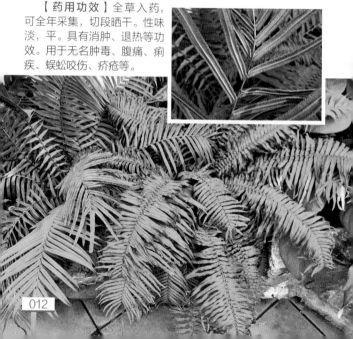

银粉背蕨

【别名】紫背金牛、通经草、金丝草

【学名】*Aleuritopteris argentea* (Gmél.) Fée Gen.Fil.

【识别特征】中国蕨科。多年生草本。根状茎短，具淡棕色的鳞片。叶簇生，叶柄细长，栗红色，基部被鳞片。叶片轮廓三角状五角形，叶面绿色，叶背面被白色或淡黄白色蜡质粉层；2～3回羽状分裂，中脉明显，侧脉通常二叉，不明显。孢子囊群着生于叶缘的细脉顶端，为反卷的膜质叶缘所包被。

【分布生境】东北、华北、西北、西南等地。生山坡阴湿处及岩石缝中。

【药用功效】全草入药，夏、秋季采集，洗净晒干。性味淡，平。具有调经、止咳等功效。用于咳嗽、月经不调、赤白带下等。

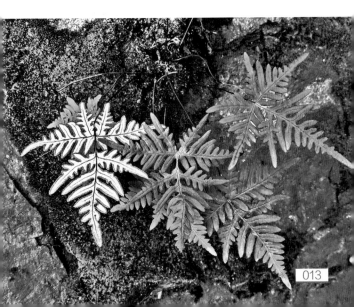

铁线蕨

【别名】铁丝草、猪毛漆、黑脚蕨

【学名】*Adiantum capillus-veneris* L.Sp.

【识别特征】铁线蕨科。多年生草本。地下根状茎横走，被棕色披针形鳞片。叶柄细长，光滑，栗黑色，仅基部有鳞片。叶片卵状三角形，中部以下2回羽状，小羽片斜扇形，基部楔形，上缘斜圆形，具不规则的裂，叶脉扇状分叉。孢子囊群生于裂片顶端反卷的囊群盖下面；囊群盖圆肾形或长圆形，褐色，全缘。

【分布生境】西南、华南、华中、华东。生山坡阴湿地、石缝中，为钙质土指示植物。可做盆景供观赏。

【药用功效】全草入药，全年可采集，晒干。性味苦，凉。具有清热解毒、祛风除湿、利尿消肿等功效。用于肺热咳嗽、风湿痹痛、乳肿、淋浊、带下、痢疾、风痒湿疹等。

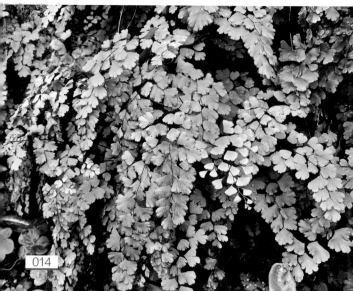

鸟巢蕨

【别名】巢蕨、山苏花、七星剑

【学名】*Neottopteris nidus* (L.) J.Sm.

【识别特征】铁角蕨科。多年生草本。株高可达120cm。根状茎短粗木质化，密被棕色条形鳞片。叶簇生，辐射如鸟巢状，叶片带状阔披针形，长可达120cm，全缘呈波状，两面光滑，中脉背面隆起，深棕色。孢子囊群狭条形，长约5cm，着生于叶背面中上部中脉到叶缘的一半处，叶片背面中下部常无孢子囊群；囊群盖条形，淡棕色，厚膜质，全缘，向上开。

【分布生境】华南、西南、华东。附生雨林树干上或岩石旁。各地有栽培供观赏。

【药用功效】全草入药，全年可采集，切段晒干。性味苦，温。具有强筋壮骨、活血祛瘀等功效。用于阳痿、跌打损伤、骨折等。

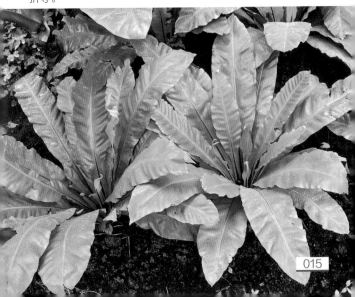

北京铁角蕨

【别名】小凤尾草、地柏枝、小叶鸡尾草

【学名】*Asplenium pekinense* Hance

【识别特征】铁角蕨科。多年生草本。根状茎短，密被锈褐色披针形鳞片，鳞片具褐色毛。叶簇生，长圆披针形，灰绿色，长6～18cm，2～3回羽裂；羽轴和叶轴均具狭翅，羽片约10对，小羽片4～5对，浅裂至深裂，末回裂片椭圆形或短舌形，顶端有2～3尖齿；叶柄淡绿色，疏生小鳞片。孢子囊群长圆形，每裂片背面1枚，囊群盖长圆形，薄膜质，全缘。

【分布生境】西南、华南、华中、华东、华北、西北。生山坡背阴处及岩石缝隙中。

【药用功效】全草入药，夏季采集，晒干。性味甘、微辛，温。具有清热解毒、化痰止咳、止血等功效。用于感冒咳嗽、肺结核、热痹、疮痈肿毒、痢疾、腹泻、跌打损伤、外伤出血等。

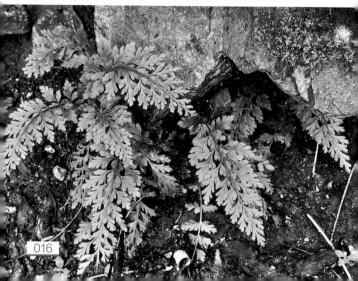

荚果蕨

【别名】野鸡膀子、黄瓜香、小叶贯众

【学名】*Matteuccia struthiopteris* (L.) Todaro

【识别特征】球子蕨科。多年生草本。根状茎短，被棕色膜质鳞片。叶2型，丛生成莲座状。营养叶的叶柄具1条深纵沟，密被鳞片；叶片披针形或长圆形，幼时呈拳状卷曲，之后展开，2回羽状深裂，叶脉羽状，分离。孢子叶的叶片为狭披针形，1回羽状裂，羽片向背面反卷成荚果状，深褐色。孢子囊群圆形，具膜质囊群盖。

【分布生境】东北、华北、西北等地。生山谷阴湿处、林荫下。各地有栽培供观赏。

【药用功效】根茎入药，夏季至秋季采集，切段晒干。性味苦，凉。具有清热解毒、凉血止血、杀虫等功效。用于风热感冒、温热斑疹、肠风便血、吐血、血崩、血痢、肠道寄生虫等。

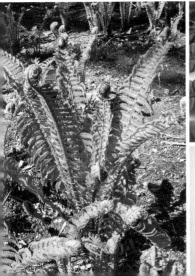

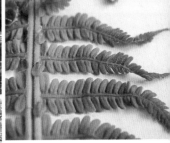

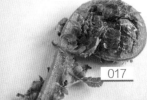

肾蕨

【别名】蜈蚣草、石黄皮、圆羊齿、石上丸

【学名】*Nephrolepis auriculata* (L.) Trimen

【识别特征】肾蕨科。根状茎直立，下面向四周生有匍匐茎，并从匍匐茎的短枝上长出近圆形的肉质块茎，密被淡棕色鳞片。叶丛生，叶片狭披针形，1回羽裂；羽片多数，互生，无叶柄；羽片先端钝圆，基部常不对称，边缘有疏钝齿。孢子囊群生于侧小脉的顶端，沿中脉两侧各排成1行；囊群盖肾形，棕褐色。

【分布生境】华南、西南、东南。生灌丛、林缘，石缝中。

【药用功效】块根入药，全年可采挖，晒干。性味甘、淡、微凉。具有清热利湿、宁肺止咳等功效。用于感冒发热、肺热咳嗽、黄疸、淋巴结炎、睾丸炎、肠炎、小便涩痛、疝气、体癣、烫伤等。

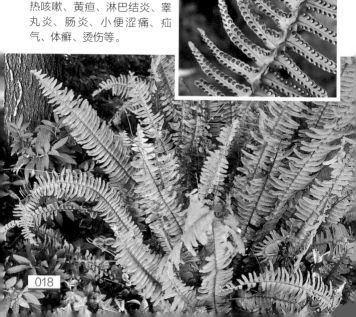

贯众

【别名】小贯众、神箭根、小金鸡尾、昏鸡头

【学名】*Cyrtomium fortunei* J.Sm.

【识别特征】鳞毛蕨科。多年生草本。株高可达100cm。根茎直立，密被棕褐色鳞片。奇数羽状复叶，小叶10～20对，羽片镰刀状披针形，基部上缘稍呈耳状，下缘圆形，边缘有细锯齿，沿叶轴及羽轴有少数纤维状鳞片；叶柄长15～30cm。羽片背面散生圆盾形孢子囊群，成熟时褐黄色，囊群盖大，圆盾形。

【分布生境】华北、西北、长江以南等地。生山谷阴湿处等地。

【药用功效】根茎入药，春季或秋季采集，除去鳞片及须根，晒干。性味苦，寒，有小毒。具有清热解毒、止血、杀虫等功效。用于感冒发热、痢疾、疮疡、便血、尿血、刀伤出血、月经过多、虫积腹痛等。

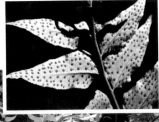

苏铁蕨

【别名】无

【学名】*Brainea insignis* (Hook.) J.Sm.

【识别特征】乌毛蕨科。多年生草本。株高可达120cm。根状茎粗短木质化，有圆柱状主轴，密生棕红色长钻形鳞片。叶簇生于主轴顶部，叶片矩圆状披针形至卵状披针形，长60～100cm，宽约30cm，两面光滑，1回羽状；羽片30～50对，条状披针形，长10～15cm，宽1～1.2cm，先端渐尖，基部为不对称的心形，边缘有细密钝锯齿，常向下反卷。叶脉下凹，主脉两侧各有1行斜上的三角形网眼，网眼外的小脉分离。孢子囊群无盖，成熟时布满叶脉全部。

【分布生境】福建、广东、广西、香港、澳门、海南、台湾、贵州、云南等地。生山地干旱荒坡等地。

【药用功效】广东等地以其根状茎代贯众入药，有清热解毒、活血散瘀等功效。参见贯众。

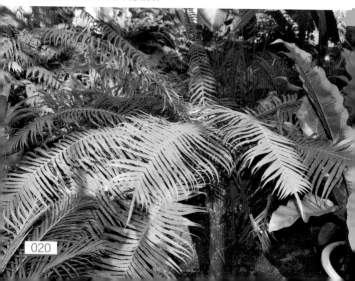

槲蕨

【别名】石岩姜、岩连姜、骨碎补

【学名】*Drynaria roosii* Nakaike

【识别特征】水龙骨科。地下根状茎横走，肉质肥厚，密被棕黄色鳞片。叶片2型，营养叶灰棕色或红棕色，革质，卵形，叶背面有短毛，边缘羽状裂，无叶柄，很像槲树叶。孢子叶绿色，长椭圆形或矩圆形，无毛，羽状深裂，裂片互生，广披针形，基部下延成有翅的短柄，叶脉网状，粗而凸出。孢子囊群着生在裂片的背面，圆形，黄褐色，无盖，在中脉两侧各有2～3行。

【分布生境】华中、华南、西南。附生在树干上、岩石缝中。

【药用功效】根茎入药，全年可采集，切段晒干。性味苦，温。具有补肾强骨、活血止血等功效。用于肾虚腰痛、牙齿松动、耳鸣耳聋、久泻、风湿痹痛、筋骨折伤、跌仆闪挫等。

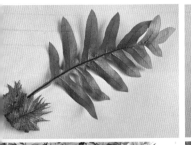
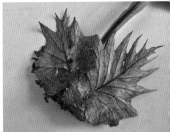
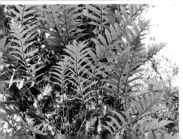
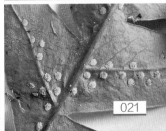

有柄石韦

【别名】长柄石韦、石茶

【学名】*Pyrrosia petiolosa* (Christ) Ching

【识别特征】水龙骨科。多年生草本。地下根状茎横走，密被棕褐色披针形鳞片。叶片长圆形或卵状长圆形，革质，具排列整齐的小凹点，叶背面密被棕色星状毛，全缘，顶端钝或偶为锐尖，基部近圆形或楔形。孢子囊群深棕色，生叶片背面，无囊群盖。

【分布生境】我国大部分地区。生山坡阴湿岩石缝、树干上。

【药用功效】全草入药，夏季至秋季采集，晒干。性味甘、凉。具有利水通淋、清肺泄热等功效。用于尿路结石、肾炎水肿、肺热咳嗽、慢性气管炎、痢疾、痈疽等。

同属的石韦*Pyrrosia lingua* (Thunb.) Farw.；庐山石韦 *Pyrrosia sheareri* (Bak.) Ching、北京石韦*Pyrrosia davidii* (Gies.) Ching、毡毛石韦*Pyrrosia drakeana* (Franch.) Ching等的全草同等入药。

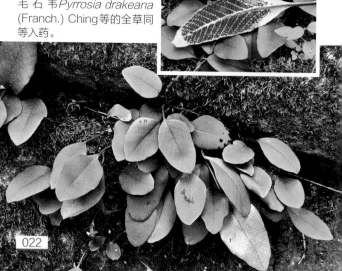

光石韦

【别名】牛皮凤尾草、大石韦、岩莲鸡尾、大鱼刀

【学名】*Pyrrosia calvata* (Baker) Ching

【识别特征】水龙骨科。多年生草本。株高可达60cm。根状茎短粗，横卧或斜生，密被鳞片，鳞片狭披针形，具长尾状渐尖头，边缘具睫毛，棕褐色。叶簇生，叶片狭长披针形，革质，先端渐尖，基部渐狭，全缘；叶面淡绿色，叶背面初期被白色星状毛；叶柄长5～10cm。孢子囊群圆形，黄褐色，密集分布在叶背面中部以上。

【分布生境】西南、华南、华中、华东、西北等地。生林下树干或岩石缝中。

【药用功效】全草入药，全年可采集，切段晒干。性味苦、微辛、寒。具有除湿、清肺热、利尿等功效。用于咳嗽、吐血、瘰疬、小便不利等。

四叶蘋

【别名】田字蘋、四叶菜、夜合草

【学名】*Marsilea quadrifolia* L.

【识别特征】蘋科。多年生水生草本。匍匐根茎细长。4片小叶着生在叶柄上，小叶倒三角形，先端呈弧圆形，基部宽楔形，全缘。叶柄长5～20cm，叶柄基部生有单一或分叉的短柄，顶端着生长圆形的孢子果，幼时有毛，后变无毛。孢子囊二型，大孢子囊和小孢子囊同生在一个孢子果内壁的囊托上，大孢子囊内有一个大孢子，小孢子囊内生多数小孢子。

【分布生境】我国大部分地区。生水田、水塘、静水河中。

【药用功效】全草入药，春季至秋季采集，晒干或鲜用。性味甘、寒。具有清热解毒、安神、利水消肿等功效。用于肺热咳嗽、风热目赤、烦热口渴、肝炎、肾炎、水肿、尿路结石、尿血等。

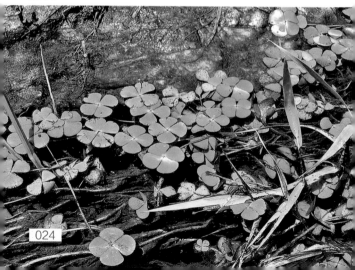

槐叶蘋

【别名】蜈蚣萍、大浮萍、水舌头草

【学名】*Salvinia natans* (L.) All.

【识别特征】槐叶蘋科。一年生浮水草本。茎细长横走，被毛，无真正的根。叶羽状排列在茎的两侧，叶片长圆形，先端钝圆，基部圆形或略呈微心形，全缘，叶面绿色，侧脉间有5～9个小突起，上生一簇短毛，叶背面灰褐色，生有带节的粗短毛；另1片叶细裂成丝，形似根状，沉入水中。孢子果圆球形，丛生于根状叶的基部。

【分布生境】我国大部分地区。生水田、池塘、浅水域中。

【药用功效】全草入药，夏季至秋季采集，晒干。性味苦，平。具有清热解毒、活血止痛等功效。用于烦热、水肿、湿疹、疔疮、烫伤等。

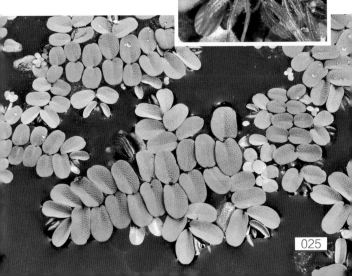

满江红

【**别名**】红浮萍、绿萍、三角漂

【**学名**】*Azolla imbricata* (Roxb.) Nakai

【**识别特征**】满江红科。一年生浮水草本。根状茎横走，羽状分枝，具须根。叶鳞片状，互生，覆瓦状排列，卵形或斜方形；无叶柄。叶绿色或秋季呈红褐色，有膜质边，上面有乳头状突起。孢子果成对生于分枝基部的沉水叶片上。孢子果有大小之分，大孢子果小，椭圆形，果内有1个大孢子囊和1个大孢子。小孢子果大，球形，果内有多数小孢子囊，每个囊内有64个小孢子。

【**分布生境**】我国大部分地区。生水田、池塘、河渠中。

【**药用功效**】全草入药，夏季至秋季采集，晒干。性味辛，寒。具有祛风湿、透疹、利尿等功效。用于风湿疼痛、麻疹透发不出、烫伤等。

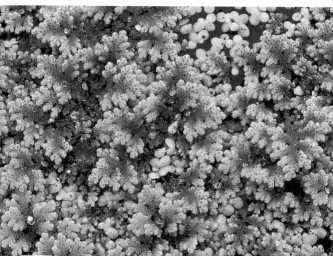

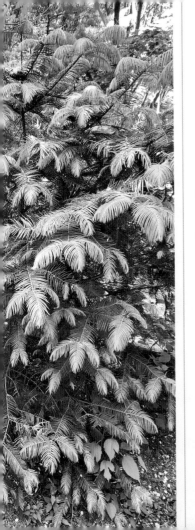

二、

裸子
植物

苏铁

【别名】铁树、凤尾蕉、避火蕉

【学名】*Cycas revolute* Thunb.

【识别特征】苏铁科。常绿灌木或乔木。树干粗壮，圆柱形，密被宿存的叶基或叶痕。羽状叶长50～200cm，羽片多达20对以上，革质坚硬，线状披针形，长10～20cm，边缘向外反卷。雄花序圆柱形，长可达30～60cm，直径10～15cm；雌花序半球形，心皮叶阔卵形，篦齿状深裂，密被褐色毡毛。种子卵圆形，稍扁，成熟时朱红色。授粉期6～7月，种子成熟期10月。

【分布生境】华南、西南等地。各地有栽培供观赏。

【药用功效】叶、花、种子入药。叶、花夏季采集，晒干；秋季或冬季采集种子，晒干。叶性味甘、酸，微温。具有理气、活血祛瘀等功效。用于肝胃气痛、咳嗽、吐血、跌打损伤、闭经等。花性味甘，平；用于遗精、吐血、咯血、跌打损伤等。种子性味苦、涩，平；有毒。具有化痰止血、止痢、降压等作用。用于咳嗽痰多、慢性肝炎、高血压、遗精、痢疾、跌打损伤等。

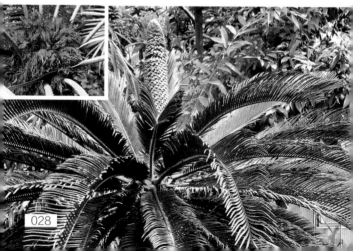

银杏

【别名】白果树、公孙树、灵眼、鸭掌树

【学名】*Ginkgo biloba* L.

【识别特征】银杏科。落叶乔木。叶片扇形，先端二裂或不裂，基部楔形，叶脉二叉分；叶柄长3～10cm。雌雄异株；雌球花生短枝的叶腋，具长梗，梗端二叉分，叉端有一盘状的珠座，其上生胚珠1枚，通常仅有1侧胚珠发育成种子。雄球花为柔荑花序状；孢子囊2，长椭圆形。种子核果状，近球形，外种皮肉质，成熟时黄色，表面被白粉，具臭味。花期4～5月，果期7～10月。

【分布生境】我国大部分地区。生山坡、村寨、公园。

【药用功效】叶、种子入药。秋季采集叶片，晒干；秋季采摘成熟果实，除去肉质外种皮，洗净晒干。叶片性味甘、苦、涩、平。具有益心敛肺、化湿止泻等功效。用于肺虚咳喘、高血压、高血脂、冠心病心绞痛、脑血管痉挛等。种子性味甘、苦、涩、平；有毒。具有敛肺化痰、定喘咳等功效。用于支气管炎、哮喘、遗精、尿频等。

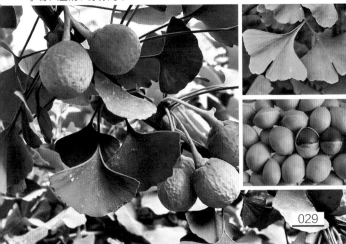

白皮松

【别名】三针松、白骨松、白果松

【学名】*Pinus bungeana* Zucc.

【识别特征】松科。常绿乔木。树皮裂片不规则状脱落后显出灰白色花斑。叶片3针一束，长5～10cm。球果卵球形，长5～7cm，直径4～6cm，果柄很短。种鳞先端肥厚，鳞盾扁菱形，横脊明显，鳞脐生在鳞盾的中央，有向下弯曲的刺尖头。种子倒卵形，种翅有关节，易脱落。花期5月，球果于翌年10月成熟。

【分布生境】华北、华中、西北、西南等地。广为栽培。

【药用功效】球果、种仁入药，秋季采集，晒干。球果性味苦，温。具有祛痰、消炎、平喘等功效。用于咳嗽、吐白沫痰、慢性支气管炎等。种仁性味甘，温。具有润肺、滑肠等功效。用于肠燥便秘、肺燥干咳、皮肤干燥等症。

同属的华山松*Pinus armandii* Franch.；红松*Pinus koraiensis* Sieb.et Zucc.等的种仁同等入药。

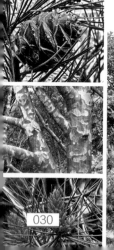

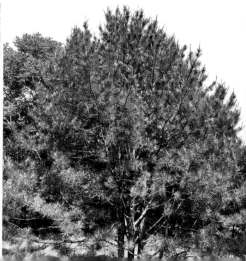

油松

【别名】红皮松、赤松、短叶松

【学名】*Pinus tabulaeformis* Carr.

【识别特征】松科。常绿乔木。叶片2针一束，长10～15cm。叶鞘宿存。花单性，雌雄同株；雄球序长卵形，生小枝顶端，花开后成柔荑状。雌球序阔卵形，1～2枚生新枝顶端；花粉鲜黄色。球果卵球形，长4～10cm，成熟后开裂。种子小，卵圆形，长0.6～0.8cm，种翅长约1cm。花期4～5月，球果于翌年9～10月成熟。

【分布生境】东北、华北、华中、西北等地。广为栽培。

【药用功效】花粉入药，4～5月采集花粉将要散开的花序，晒干后用细纱网筛去杂质获取花粉。性味甘，温。具有燥湿、收敛止血等功效。用于湿疹、黄水疮、皮肤糜烂、外伤出血等症。

同属的红松*Pinus koraiensis* Sieb.et Zucc.；马尾松*Pinus massoniana* Lamb.；华山松*Pinus armandii* Franch.；白皮松*Pinus bungeana* Zucc.等的花粉同等入药。

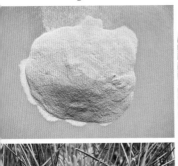

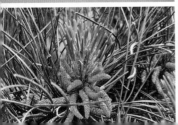

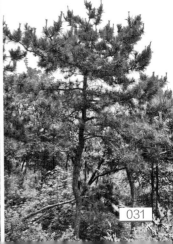

杉木

【别名】杉、沙木、刺杉、广叶杉

【学名】*Cunninghamia lanceolata* (Lamb.) Hook.

【识别特征】杉科。常绿乔木。树皮灰褐色，纵裂。叶片螺旋状排列，线状披针形，先端有尖刺，基部下延，叶缘有细齿。雄球花多数，簇生枝顶；雌球花1～3枚生枝端。球果近球形或圆卵形，苞鳞大，革质，褐红色，边缘有细锯齿；种鳞小，每种鳞有3粒种子；种子两侧边缘有狭翅。花期3～4月，种子成熟期10～11月。

【分布生境】长江流域以南，北可达陕西及河南。

【药用功效】木材、树枝、树叶及根皮入药，全年可采集，切段晒干。性味辛、苦，微温。具有辟秽、止痛、活血化瘀、散湿毒等功效。用于风湿毒疮、脚气、心腹胀痛、骨节疼痛、创伤出血等。

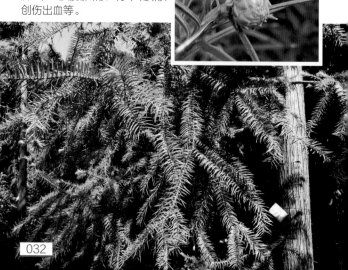

侧柏

【别名】香柏、扁柏

【学名】*Platycladus orientalis* (L.) Franco

【识别特征】柏科。常绿乔木。树皮纵裂成长条片剥落。小枝扁平。叶全为鳞片状，交互对生。雌雄同株；球花生枝顶。球果卵球形，熟后木质化开裂；种鳞4对，木质，近扁平，先端具弯钩。种子长卵形，无翅，黑灰褐色。花期3~4月，球果当年10月成熟。

【分布生境】我国大部分地区。广为栽培。

【药用功效】种仁、叶入药。叶随时可采集，晒干；秋、冬季采收成熟种子晒干，去除种皮，获取种仁，阴干。种仁性味甘、平。具有养心安神、润肠通便等功效。用于惊悸、失眠、盗汗、便秘、遗精等。叶性味苦、涩、寒。具有凉血止血、生发乌发等功效。用于吐血、咯血、衄血、便血、血热脱发、须发早白等。

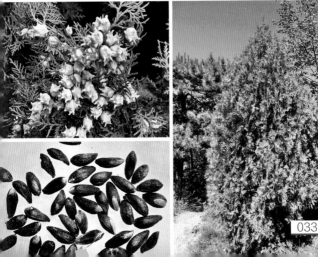

圆柏

【别名】桧柏、刺柏

【学名】*Sabina virginiana* (L.) Ant.

【识别特征】柏科。常绿乔木。树皮灰褐色，成窄条纵裂脱落。枝条圆形。叶2型。幼树或嫩枝上的叶为针叶，对生或3枚轮生，先端尖，基部下延，叶面有2条白粉带。壮龄树2型叶兼有，鳞形叶菱状卵形，先端钝，紧贴，背面中部有微凹的腺体。花单性，雄花序椭圆形，淡黄色，雌花序圆形，雌雄花序均着生在有鳞状叶的枝端。球果近圆形，长0.6～0.8cm，淡褐色，表面被白粉。种子三棱状卵形，长约0.3cm。花期4月，球果成熟期翌年10～11月。

【分布生境】我国大部分地区。常见于山坡、路旁、公园等地。

【药用功效】叶入药，全年可采集，晒干。性味辛，温；有毒。具有祛风散寒、活血、消肿等功效。用于风寒感冒、风湿性关节炎、肿毒初起、荨麻疹等。

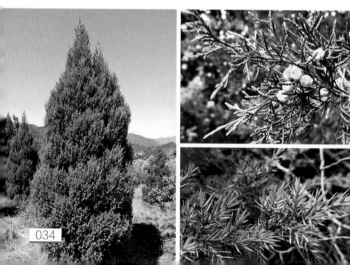

沙地柏

【别名】臭柏、叉子圆柏、双子柏、阿尔叉

【学名】*Sabina vulgaris* Ant.

【识别特征】柏科。常绿匍匐灌木，稀为小乔木。叶2型。针形叶常生于幼龄植株上，壮龄植株上也有少量针形叶，常交互对生或兼有3枚轮生，排列紧密，向上斜生，叶面凹入，中肋明显，被白粉。鳞形叶斜方形或菱状卵形，先端钝或微尖，相互紧覆，叶背面中部有明显的圆形或长卵形腺体。球果生于小枝端，多为倒三角状卵形，长0.5～0.9cm，表面被白粉，成熟时暗褐色或紫黑色，内有1～5粒种子。花期4～5月，球果成熟期9～10月。

【分布生境】新疆、青海、甘肃、陕西、内蒙古等地。生沙地、多石的干旱荒地和林下。

【药用功效】枝、叶、球果入药。枝、叶春季至夏季采集，切段晒干；球果秋季采集，晒干。性味苦，平。具有祛风镇静、活血止痛等功效。用于风湿性关节炎等。

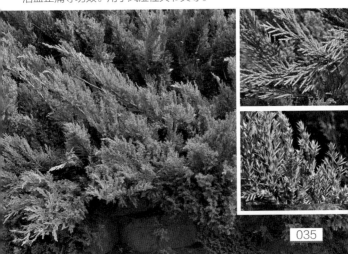

粗榧

【别名】土香榧、中国粗榧、木榧、血榧

【学名】*Cephalotaxus sinensis* (Rehd.et Wils.) Li

【识别特征】三尖杉科。常绿小乔木。叶狭条形，排成2列，长2～5cm，宽约0.3cm，先端微急尖或有短尖头，基部近圆形或宽楔形，叶背面灰白色。雄球花6～7数聚生成头状，直径约0.6cm，每雄花有4～11雄蕊，基部有一苞片；雌球花由数对交互对生，为腹面各有2胚珠的苞片组成，有长梗，常2～5个胚珠发育成种子。种子椭圆状卵形，两头尖，表面平整，长1.8～2.5cm，灰褐色；肉质假种皮成熟时淡紫红色。授粉期3～6月，种子成熟期7～11月。

【分布生境】长江以南及湖北、四川、陕西、甘肃等地。生混交林、灌丛、河谷及多石地。

【药用功效】种子入药，秋季果实成熟时采集，除去肉质假种皮，取出种子晾干。性味苦、涩，微寒。具有润肺止咳、驱虫、消积等功效。用于食积、肠道蛔虫病、咳嗽等。

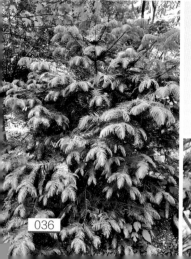

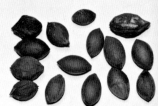

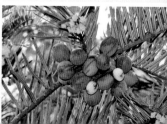

香榧

【别名】米榧、榧树、野杉

【学名】*Torreya grandis* Fort.ex Lindl.

【识别特征】红豆杉科。常绿乔木。叶狭条形，排成2列，长达2.5cm，先端凸尖，叶面中脉不明显，有2条稍明显的纵槽，叶背面中脉带、气孔带与绿色边带近等宽。雄花序椭圆形至矩圆形，具总花梗，雄蕊排成4～8轮。雌花成对生，只1花发育，基部具数对交互对生的苞片。种子倒卵形或卵圆形，表面具纵槽，长2～3cm，黄褐色；肉质假种皮成熟时淡紫红色。授粉期4月，种子成熟期翌年10月。

【分布生境】江苏南部、浙江、福建西北部、安徽南部、江西、湖南、湖北等地。生山坡，野生或栽培。

【药用功效】种子入药，秋季采集，除去肉质假种皮，取出种子晾干。性味甘，微涩，平。具有杀虫、消积、润燥等功效。用于燥咳、小儿疳积、虫积腹痛、便秘、痔疮等。

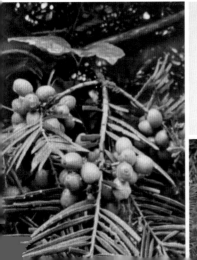
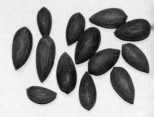
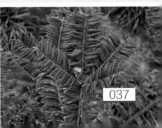

东北红豆杉

【别名】紫衫、赤柏松、紫柏松
【学名】*Taxus cuspidata* Sieb.et Zucc.

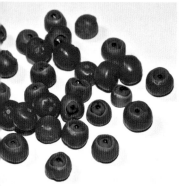

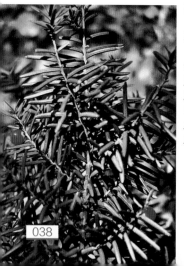

【识别特征】红豆杉科。常绿乔木。树皮赤褐色，浅裂。枝密生，小枝互生。叶呈螺旋状着生，排列成不规则的2列；叶片条形，深绿色，长1～1.5cm，宽约0.3cm，先端尖，有小尖头，基部微偏斜状宽楔形，叶背面有2条灰绿色的气孔带。球花单生叶腋；雄花有9～14个雄蕊；雌花有卵形淡红色胚珠。种子卵圆形，灰褐色，生在肉质红色的杯状假种皮中，长约0.6cm。花期5～6月，果期9～10月。

【分布生境】辽宁、吉林、黑龙江等地。散生山地林中。

【药用功效】枝和叶入药，全年可采集，晒干。具有利尿、通经等功效。用于治疗肾脏病、糖尿病等。茎皮含有抗白血病和抗肿瘤作用的紫衫醇成分。红色假种皮味微甜可食用，但食多则中毒。

草麻黄

【**别名**】麻黄、华麻黄、龙沙、卑相

【**学名**】*Ephedra sinica* Stapf

【**识别特征**】麻黄科。草本小灌木。株高20～40cm。草质茎绿黄色，长圆柱形，节明显，节间长2.5～6cm，直径约0.2cm，有不明显的细纵槽纹。鳞叶膜质，鞘状，长0.3～0.4cm，下部1/2处合生，围绕茎节，上部2～3裂，裂片锐三角形，先端急尖，常向外反曲。雌雄异株，少有同株者；雄球花常成复穗状花序，具4对苞片；雌球花单生枝顶或老枝叶腋，成熟时苞片增大，肉质，红色，成浆果状。种子三角状卵球形。花期5～6月，种子成熟期8～9月。

【**分布生境**】东北、华北、陕西、河南北部等地。生山坡草地、干旱荒地、沙石滩地。

【**药用功效**】草质茎入药，秋季采集，切段晒干。性味辛、微苦，温。具有发汗散寒、宣肺平喘、利水消肿等功效。用于风寒感冒、发热恶寒无汗、头痛鼻塞、骨节疼痛、胸闷喘咳、支气管炎、哮喘、风水水肿、风疹瘙痒等。

同属的木贼麻黄*Ephedra equisetina* Bge.；中麻黄*Ephedra intermedia* Schrenk et C.A.Mey.的草质茎同等入药。

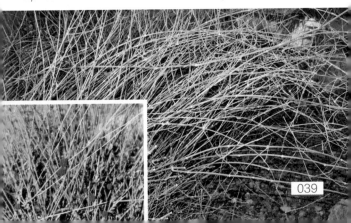

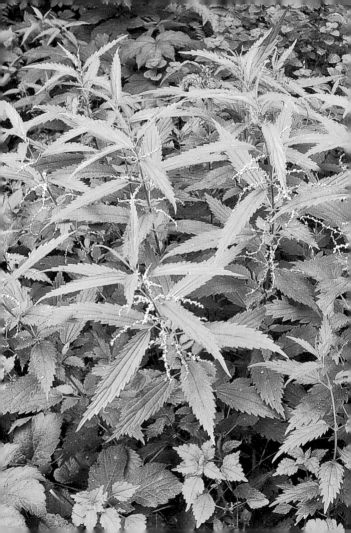

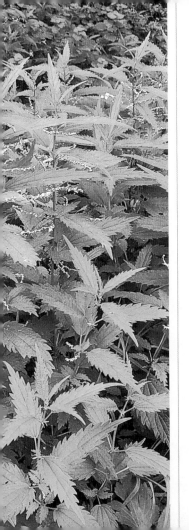

三、
被子
植物

鱼腥草

【别名】蕺菜、扯耳根、臭菜、鱼鳞草

【学名】*Houttuynia cordata* Thunb.

【识别特征】三白草科。多年生草本。株高15～50cm，有鱼腥气味。地下根茎横走，白色，具节间，有须根。叶互生，宽卵形或心形，长3～8cm，宽4～6cm，先端急尖，基部心形，全缘，叶背面常呈紫红色；叶柄长1～3cm，基部呈鞘状。穗状花序生茎顶；花瓣状总苞片4～5枚，白色；花小，无花被；雄蕊3，花丝下部与子房合生；雌蕊由3个下部合生的心皮组成，子房上位，花柱分离。蒴果卵圆形，顶端分裂。花期4～9月，果期6～10月。

【分布生境】长江以南、西南等地。生湿润地、沟渠地边。

【药用功效】全草入药，夏季至秋季采挖，鲜用或晒干。性味辛，微寒。具有清热解毒、消痈排脓、利尿通淋等功效。用于肺痈吐脓、肺热咳嗽、呼吸道感染、肾炎水肿、肠炎、湿热泻痢、尿路感染、痈肿疮毒等。

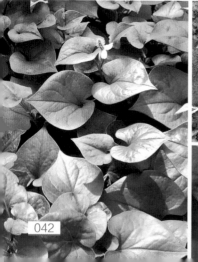
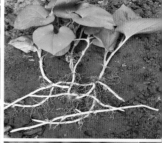
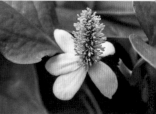

胡椒

【别名】玉椒、浮椒、昧履支

【学名】*Piper nigrum* L.

【识别特征】胡椒科。常绿草质藤本。茎长，多节，节处略膨大。叶互生，革质，阔卵形或卵状长椭圆形，长8～16cm，宽4～7cm，先端尖，基部近圆形，全缘，叶面深绿色具浅槽，叶背面苍绿色，基出脉5～7条隆起。花单性，雌雄异株，或为杂性。穗状花序侧生茎节上；总花梗与叶柄近等长；每花有一盾状或杯状苞片，陷入花轴内，通常具侧生的小苞片，无花被；雄蕊2，花丝短，花药2室；雌蕊子房圆形，1室，无花柱，柱头3～5枚，有毛。浆果球形，直径约0.5cm，稠密排列，果穗圆柱状，成熟时红色。花期4～10月，果期10月至翌年4月。

【分布生境】原产东南亚。我国华南、西南等地有栽培。

【药用功效】果实入药。果实将要转红尚绿时采收，晒干，称为黑胡椒；果实全部变红时采收，用水浸泡数天，擦去果皮，晒干，表面呈灰白色，称为白胡椒。性味辛，热。具有温中散寒、理气止痛、健胃、解毒等功效。用于脘腹冷痛、反胃、胃寒呕吐、泄泻、哮喘等。

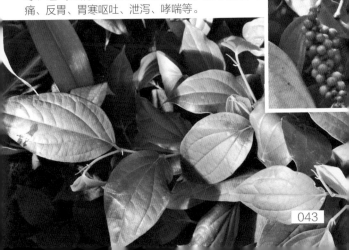

杨梅

【别名】珠红、山杨梅、树梅、圣生梅

【学名】*Myrica rubra* (Lour.) Sieb.et Zucc.

【识别特征】杨梅科。常绿乔木。叶互生，长椭圆形或倒披针形，长8～12cm，先端钝圆，基部楔形，叶背面有金黄色腺体。雌雄异株；雄花序数条丛生于叶腋，黄红色，具覆瓦状苞片，每苞片有1枚雄花；雌花序卵状长椭圆形，单生于叶腋，有密接覆瓦状苞片，每苞片有1枚雌花，子房卵形。核果球形，成熟时外果皮暗红色至紫红色，表面具颗粒状突起。花期3～4月，果期5～7月。

【分布生境】西南、华南、华东等地。生向阳山坡、山林中。多为栽培。

【药用功效】果实入药，初夏季采集，多为鲜用。果实性味甘、酸，温。具有生津止渴、和胃消食、涩肠、止血等功效。用于烦渴、食欲不振、呕吐、食积腹痛、腹泻、痢疾、醉酒等。

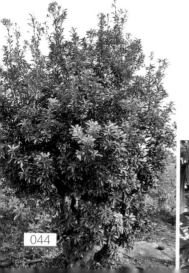

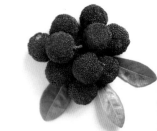

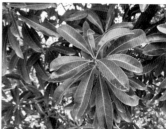

核桃

【别名】胡桃、胡桃肉、核桃仁、分心木

【学名】*Juglans regia* L.

【识别特征】胡桃科。落叶乔木。奇数羽状复叶，小叶5～11枚，椭圆状卵形，先端尖，基部近圆形，全缘；小叶柄短。雄柔荑花序腋生，下垂；雌性穗状花序，通常具1～3朵花。果实近球形，外果皮肉质，灰绿色，具小斑点；内果皮木质坚硬，表面凹凸皱褶，具2条纵棱，先端具短尖，黄褐色。花期4～5月，果期8～9月。

【分布生境】我国各地有栽培。多生长在山区丘陵地带。

【药用功效】果仁、果核内的木质隔膜（中药称分心木）入药。秋季采收，除去外果皮晒干，砸开核桃取果仁时同时获取分心木。果仁性味甘，温。具有补肾固精、温肺定喘、润肠通便等功效。用于虚寒喘咳、阳痿遗精、肠燥便秘等。分心木性味苦、涩，平。具有固肾涩精等功效。用于遗精、滑泄、尿频、淋病、尿血、崩中、带下、泻痢等。

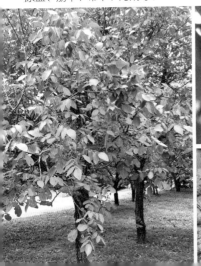

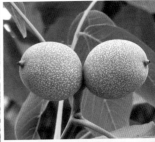

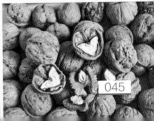

核桃楸

【别名】胡桃楸、山核桃、麻核桃、楸麻核果

【学名】*Juglans mandshurica* Maxim.

【识别特征】胡桃科。落叶乔木。幼枝被短茸毛。奇数羽状复叶，小叶9～17，长椭圆形至椭圆形，长6～18cm，先端急尖，基部钝圆，边缘具细齿；叶柄及叶轴被短柔毛或星状毛。花单性，雌雄同株；雄柔荑花序腋生，下垂；雌性穗状花序，具4～10朵花。果序具5～10果，果实卵形或椭圆形，顶端尖，密被腺质短柔毛，外果皮肉质，浅黄绿色；内果皮木质坚硬，表面凹凸皱褶，具2条纵棱，先端锐尖，暗褐色，果肉少。花期5月，果期8～9月。

【分布生境】东北、华北等地。生山坡、沟谷、杂木林中。

【药用功效】未成熟的果实及果皮入药。果实成熟尚绿时采集，晒干。《东北木本植物图志》："果皮浸酒，治胃病及腹痛。"枝皮及树干皮入药，性味苦，寒。具有清热、解毒、止痢、明目等功效。用于泄泻、痢疾、白带、目赤等。

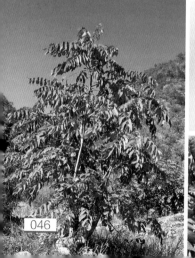

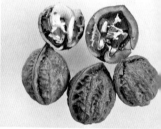

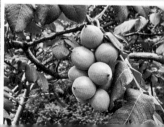

榛子

【别名】榛、平榛、毛榛、山反栗

【学名】*Corylus heterophylla* Fisch. ex Trautv.

【识别特征】桦木科。落叶灌木或小乔木。叶互生，长圆形或宽倒卵形，长4～10cm，宽2.5～10cm，先端中部具三角形突尖，基部心形或宽楔形，边缘具不规则的大小锯齿或小裂片，叶背面沿叶脉有柔毛。雄花序单生或2～3个簇生，圆柱形；雌花无梗，2～6个生枝端。坚果1～6个簇生，上部露出总苞。总苞钟形叶片状，外面密生短柔毛和刺状腺体，上部浅裂，裂片三角形。坚果近球形，直径0.7～1.5cm，黄栗色或土黄色。花期4～5月，果期9～10月。

【分布生境】东北、华北等地。生山坡灌丛、杂木林中。

【药用功效】果仁药用。秋季果实成熟时采集，砸开果壳取果仁。性味甘，平。具有补气养血、健脾胃、明目等功效。用于脾胃虚弱、消瘦体虚、气血不足、视物昏花等。

同属的毛榛子 *Corylus mandshurica* Maxim 等的果仁同等药用。

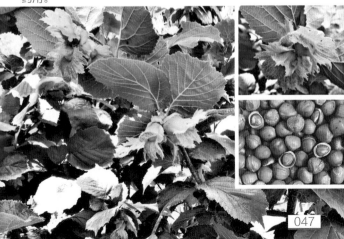

板栗

【别名】栗子、毛板栗、栗果、大栗

【学名】*Castanea mollissima* Bl.

【识别特征】壳斗科。落叶乔木。树皮暗灰色，具不规则深裂。单叶互生，长圆形或长圆状披针形，长8～15cm，宽4～7cm，先端渐尖，基部圆形或楔形，边缘有锯齿，叶背面具灰白色毛；叶柄长1～1.5cm。雄花序穗状直立，生叶腋；雌花生在雄花序的基部，外面有壳斗状总苞；苞片针刺状，具星状柔毛。坚果2～3，生在总苞内，成熟时总苞开裂。花期4～6月，果期8～10月。

【分布生境】我国大部分地区。生山区砂质地。多为栽培。

【药用功效】果仁药用。秋季果实成熟时采收。性味甘、温。具有养胃健脾、补肾强筋、活血止血等功效。用于脾虚泄泻、反胃呕吐、腰酸腿软、筋骨折伤肿痛、衄血、吐血、便血、瘰疬等。

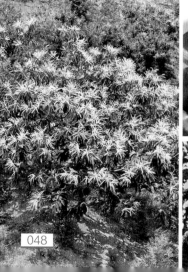

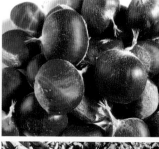

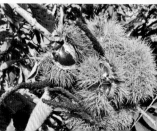

桑科

大麻

【别名】火麻仁、麻仁、大麻子、黄麻

【学名】*Cannabis sativa* L.

【识别特征】桑科。一年生草本。茎直立，密被短柔毛。叶互生或对生，掌状全裂，裂片3～9，条状披针形，先端渐尖，基部渐窄，叶背密生灰白色毡毛，边缘有锯齿。雌雄异株；雄花序圆锥形，花被片5，雄蕊5；雌花序短，腋生，球形或穗状，每朵花外具1卵形苞片，花被退化，膜质，紧包子房。瘦果卵圆形，有网纹，灰褐色，被宿存的苞片所包。花期6～8月，果期9～10月。

【分布生境】我国大部分地区。生山坡、荒地、沟渠地边等。

【药用功效】果实（火麻仁）入药。秋季果实成熟时采收，晒干去除杂质。性味甘，平。具有润燥、滑肠、通淋、活血等功效。用于津血不足、消渴、热淋、风痹、月经不调、痢疾、肠燥便秘等。火麻仁油外用可治湿疹、神经性皮炎等。

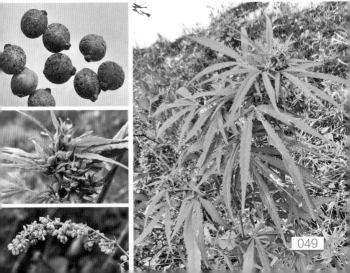

桑

【别名】家桑、白桑、桑椹

【学名】*Morus alba* L.

【识别特征】桑科。落叶乔木。树皮灰褐色，浅纵裂。叶互生，卵形或不规则分裂，长6～15cm，宽约5～13cm，先端尖，基部近心形，边缘具锯齿，叶面光滑，叶背面脉处有疏毛；叶柄长1.5～3.5cm。花单性，雌雄异株；雌、雄花均为柔荑花序。聚合果，长1～2cm，成熟时黑紫色、红色或白色。花期4～5月，果期5～6月。

【分布生境】我国各地均有栽培和野生。

【药用功效】桑叶、果实（桑椹）入药。初霜时采集桑叶，晒干；5～6月采摘果实，鲜用或晒干。桑叶性味甘、苦，寒。具有疏风清热、清肝明目等功效。用于风热感冒、肺热咳嗽、肝阳眩晕、目赤昏花、消渴等。果实性味甘、酸，寒。具有滋阴补血、生津润燥、润肠通便等功效。用于伤津口渴、肝肾虚阴、腰膝酸软、贫血、神经衰弱、头晕耳鸣、眼睛干涩、须发早白、便秘等。

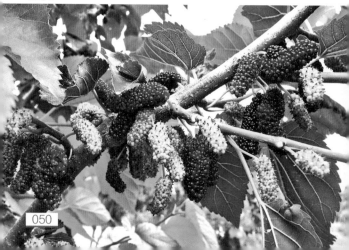

构树

【别名】楮实、楮桑、楮桃树、造纸树

【学名】*Broussonetia papyrifera* (L.) Vent.

【识别特征】桑科。落叶乔木。树皮暗灰色，平滑或浅裂。小枝密被茸毛。叶片卵形，不裂或3～5深裂，长7～20cm，宽6～15cm，先端渐尖，基部圆形或心形，两面具粗糙伏毛，边缘具粗锯齿；叶柄长2.5～10cm。花单性，雌雄异株；雄花为柔荑花序腋生，下垂；雌花成球形头状花序。聚合果球形，直径2～3cm，成熟时肉质，橘红色。花期5～6月，果期9～10月。

【分布生境】除东北、西北以外，各地均有分布。生山坡、沟谷、杂木林、公园。

【药用功效】叶片、果实入药。夏季至秋季采集树叶，晒干；夏季至秋季采收果实，鲜用或晒干。叶片性味甘，凉。具有凉血、利尿等功效。用于水肿、疝气、吐血、衄血、血崩、痢疾、外伤出血、疮癣等。果实性味甘，寒。具有补肾、清肝、明目等功效。用于腰膝酸软、肾虚、目昏、目翳、水肿等。

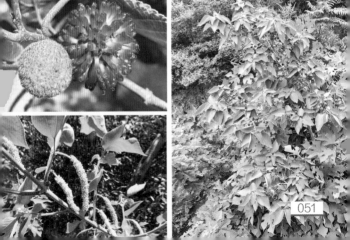

无花果

【别名】隐花果、文仙果、蜜果、奶浆果

【学名】*Ficus carica* L.

【识别特征】桑科。灌木或小乔木。植株多分枝，体内具白色乳汁。树皮褐色，皮孔明显。茎与叶具短柔毛。叶互生，粗糙，阔卵圆形或心脏形，通常掌状3～5裂，少有不裂，长10～25cm，宽9～22cm，先端钝，基部心形，边缘具粗齿；叶柄长3～15cm。隐头花序单生叶腋，花托梨形或扁圆形，长2.5～6cm，成熟时黄色或褐色。果实为瘦果，很小，包在花托内。果期8～9月。

【分布生境】原产地中海地区。我国各地有栽培。

【药用功效】果实（花托）入药。成熟时采集，鲜用或晒干。性味甘，平。具有健脾胃、解毒、消肿等功效。用于肺热咳嗽、咽喉疼痛、乳汁不足、腹泻、肠炎、痢疾、便秘、痔疮、痈疮、疥癣等。

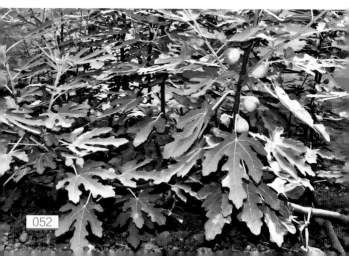

榕树

【别名】小叶榕、落地金钱、榕树须

【学名】*Ficus microcarpa* L.f.

【识别特征】桑科。常绿乔木。株体内具白色乳汁。树干可产生大量气生根，垂至地面。叶互生，革质，倒卵状长圆形或阔倒卵形，长5～10cm，宽2～6cm，先端钝或短尖，基部楔形或圆形，全缘两面均无毛；叶柄长1～1.5cm。隐头花序单生或双生叶腋，倒卵形或近球形，成熟时黄色或淡红色。花期5～6月，果期9～10月。

【分布生境】西南、华南等地。生山林、村寨旁。多为栽培。

【药用功效】气生根（榕须）、叶片入药。全年可采集，晒干。榕须性味苦、微涩，平。具有清热解毒、活血、祛风等功效。用于流行性感冒、百日咳、扁桃体炎、眼结膜炎、麻疹不透、风湿骨痛、跌打损伤等。叶片性味淡、凉。具有活血散瘀、清热利湿等功效。用于慢性气管炎、扁桃体炎、百日咳、流行性感冒、目赤、牙痛、菌痢、肠炎、跌打损伤等。

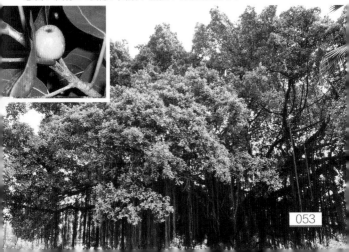

对叶榕

【别名】牛奶树、牛奶子、猪奶树、牛奶稔

【学名】*Ficus hispida* L.f.

【识别特征】桑科。灌木或小乔木。株高可达500cm，体内具白色乳汁。叶常为对生，卵形至长圆形，长6～20cm，宽4～12cm，全缘或边缘具不规则细锯齿，叶面具短刚毛，叶背面密被短硬毛；叶柄长1～5cm。隐头花序（花托）聚生于老树干或枝条上，扁球形或陀螺形，直径1.5～3cm，表面粗糙，具龙骨，成熟时黄色或红色。花期6～7月，果实成熟期10月。

【分布生境】华南、西南等地。生山谷、疏林、灌丛、河岸边、村寨旁。

【药用功效】根、茎叶入药。随时可采集，晒干。性味微苦、凉。具有清热、疏风、消积、化痰、行气、散瘀等功效。用于感冒发热、支气管炎、风湿性关节炎、消化不良、痢疾、跌打肿痛等。

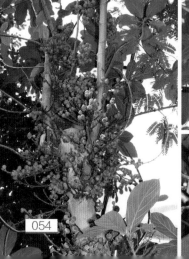
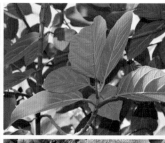
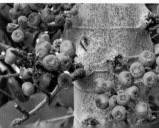

琴叶榕

【别名】牛奶子树、骨风木、鸡公木

【学名】*Ficus pandurata* Hance

【识别特征】桑科。落叶小乔木。株高可达200cm。小枝及叶柄幼时被白色短柔毛。单叶互生，叶形变化较大，通常为小提琴形或倒卵形，长4～10cm，宽1.5～4.5cm，先端凸尖，基部圆形或阔楔形，中部常缢缩为狭腰形；叶柄长0.4～0.8cm。隐头花序单生或对生叶腋，卵圆形或梨形，直径约1cm，成熟时紫红色，顶端有脐状突起，基部有苞片3枚，苞片卵形；雄花和瘿花生在同一花托内，雌花生在另一花托内，花被片4，花柱侧生。花期6～11月。

【分布生境】华南、西南等地。生山坡灌丛、疏林中、村落旁等地。

【药用功效】根入药。全年可采挖，切段晒干。性味甘、微辛，平。具有祛风除湿、解毒消肿、活血通经等功效。用于腰背酸痛、黄疸、疟疾、痛经、乳痈、跌打损伤等。

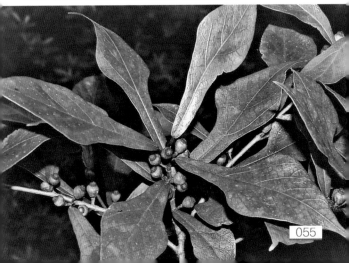

薜荔

【别名】木馒头、木瓜藤、爬墙虎、石龙藤

【学名】*Ficus pumila* L.

【识别特征】桑科。常绿攀援或匍匐灌木。株体内有乳汁。茎灰褐色，多分枝。叶2型；营养枝上生不定根，叶小，叶片卵状心形，基部稍偏斜，近无叶柄。结果枝上无不定根，叶片大而稍厚，卵状椭圆形，先端钝，基部圆形或稍心形，全缘，叶柄长0.5～1.5cm。隐头花序单生于叶腋，倒卵圆形或梨形，成熟时绿黄色或微蓝紫色，直径约3cm，苞片宿存。花期5～6月，果实成熟期10月。

【分布生境】华东、华中南部、西南等地。生旷野、山坡林木中、残墙断壁上、村落旁等地。

【药用功效】根、茎叶、果入药。4～6月采集茎叶晒干；秋季采集成熟的果实，鲜用或晒干；根全年可采集，切段晒干。茎叶性味酸，平。具有祛风除湿、活血、解毒等功效。用于风湿痹痛、泻痢、淋病、痈肿疮疖、跌打损伤等。根性味苦，平。具有祛风除湿、通经活络等功效。用于头痛眩晕、关节风湿痛等症。果实性味甘，平。具有通乳、利湿、活血、消肿等功效。用于肾虚、遗精、咽喉痛、乳汁不下、肠风下血、痔血、久痢、痈肿、疔疮等。

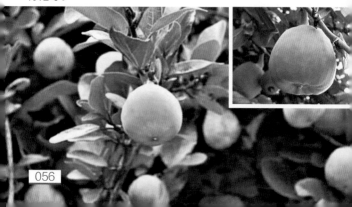

柘树

【别名】柘木、柘桑、文章树、佳子

【学名】*Cudrania tricuspidata* (Carr.) Bur.

【识别特征】桑科。落叶灌木或小乔木。叶互生，近革质，卵圆形或倒卵圆形，长3～14cm，宽3～9cm，先端钝或渐尖，基部圆形或楔形，全缘；叶柄长8～15cm。花单性，雌雄异株；雌、雄花序均为头状，单一或成对腋生。聚花果近球形，直径约2.5cm，成熟时肉质红色。花期5～6月，果实成熟期9～10月。

【分布生境】西南、华南、华中、西北、华东、华北等地。生阳光充足的荒山、丘陵、杂木林中。

【药用功效】木材、根皮、茎叶、果实入药。木材性味甘，温。用于妇人崩中血结、疟疾等。根皮性味淡、微苦，凉。具有祛风除湿、活血通经等功效。用于风湿性关节疼痛、劳伤咯血、黄疸、跌打损伤、疔疮痈肿等。茎叶性味淡、微甘，凉。具有消炎止痛、祛风、活血等功效。用于流行性腮腺炎、肺结核、慢性腰腿痛、湿疹、疖子等。果实性味苦，平。具有清热凉血、舒筋活络等功效。用于跌打损伤等。

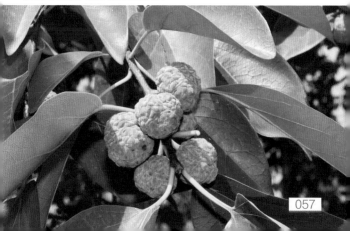

波罗蜜

【别名】木菠萝、树菠萝、牛肚子果、将军木

【学名】*Artocarpus heterophyllus* Lam.

【识别特征】桑科。常绿乔木。株体内具白色乳汁。叶片革质，椭圆形或倒卵形，长7～15cm，全缘，不裂或生于幼枝上的3裂，两面无毛；叶柄长1～2.5cm。花单性，雌雄同株；雄花序顶生或腋生，圆柱形，花被片2，雄蕊1；雌花序矩圆形，生树干或主枝的球形花托上，花被管状。聚合果长圆形或近球形，长可达25～60cm，直径可达25～50cm，表面有六角形的瘤状突起。花、果期春至秋季。

【分布生境】原产印度。我国华南、西南有栽培。

【药用功效】果实、种子入药。果实成熟时采摘，多为鲜用；食用果实时获取种子。果实性味甘、微酸，平。具有健脾益胃、补阴生津等功效。用于咽干烦渴、乳汁不通、积食不化、醉酒等。种子具有补中益气、催乳等功效。用于产妇体弱、缺乳等。

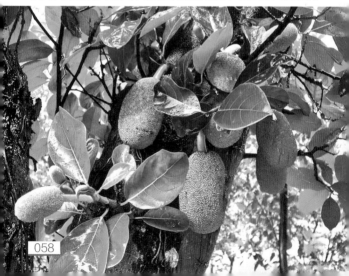

麻叶荨麻

【别名】荨麻、焮麻、蝎子草

【学名】*Urtica cannabina* L.

【识别特征】荨麻科。多年生草本。株体有蜇毛和短毛。叶对生，叶片轮廓五角形，掌状全裂，1回裂片再羽状深裂。托叶离生，狭三角形。雌雄同株或异株，花序长可达12cm；雌雄同株者，雄花序生于下方，雄花花被片4深裂，雄蕊4，与花被裂片对生；雌花花被片4，花后增大，包着瘦果。瘦果椭圆状卵形，稍扁，长约0.2cm，表面具褐点。花期7～8月，果期8～9月。

【分布生境】东北、华北、西北等地。生山坡、沟谷、荒地。

【药用功效】全草入药。夏季至秋季采集，晒干。性味辛、苦，寒；有毒。具有祛风湿等功效。用于风湿疼痛、小儿惊风、荨麻疹等。株体蜇毛有毒，采集时皮肤接触会产生剧烈疼痛感。

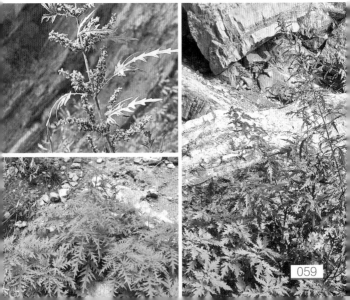

狭叶荨麻

【别名】蜇麻、荨麻

【学名】*Urtica angustifolia* Fisch.ex Hornem.

【识别特征】荨麻科。多年生草本。茎直立，四棱形，具蜇毛。叶对生，披针形或长圆状披针形，先端渐尖，基部圆形或楔形，具3条主脉，叶缘具粗锯齿，叶面疏生短毛。托叶离生，条形。雌雄异株；花序长达4cm，分歧，具伏毛和蜇毛，花集生成簇；苞片膜质。雄花花被片4，深裂；雄蕊4，与花被裂片对生。雌花花被片4，花后增大，包着瘦果，柱头画笔状头形。瘦果卵形，长约0.1cm。花期7～8月，果期8～9月。

【分布生境】东北、华北、华东等地。生山谷溪边、山坡林荫下、灌丛。

【药用功效】同麻叶荨麻。株体蜇毛有毒，采集时皮肤接触会产生剧烈疼痛感。

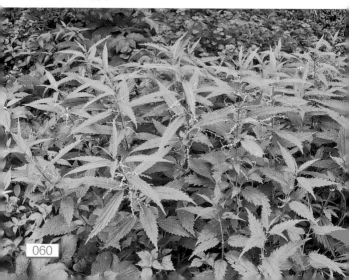

苎麻

【别名】苎麻根、银苎、山麻、野苎麻

【学名】*Boehmeria nivea* (L.) Gaudich.

【识别特征】荨麻科。半灌木。株高可达200cm。枝条被柔毛。叶互生，卵形或近圆形，长5～16cm，宽3.5～12cm，先端渐尖或尾尖，基部近圆形，边缘具锯齿，叶片粗糙，叶背面密被柔毛，具3条基生脉；叶柄长2～10cm。圆锥花序腋生；雄花序通常位于雌花序下；雄花被片4，雄蕊4，具退化雌蕊；雌花簇球形，花被管状，顶端具3～4齿裂。瘦果椭圆形，扁平，密被短毛，宿存柱头线形。花期7～8月，果期9～10月。

【分布生境】西南、华南、华中、华东。生山坡、疏林、灌丛、路边等地。

【药用功效】根入药。秋季采集，晒干。性味甘、寒。具有清热解毒、止血、散瘀等功效。用于热病烦渴、吐血、血淋、赤白带下、丹毒、痈肿、跌打损伤、蛇虫咬伤等。

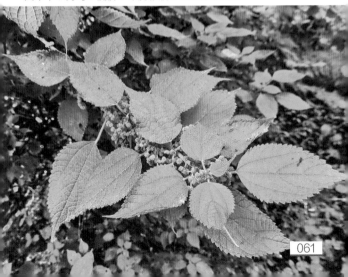

细穗苎麻

【别名】麦麸草、小赤麻、细野麻

【学名】*Boehmeria gracilis* C.H.Wright

【识别特征】荨麻科。多年生草本。株高可达100cm。茎丛生，通常不分枝，红褐色。叶对生，卵形或宽卵形，长3～12cm，宽1.5～6cm，先端尾状渐尖，基部宽楔形或圆形，叶两面具粗伏毛，边缘具粗锯齿；叶柄长2～9cm。托叶离生，条形。穗状花序腋生，长可达20cm，花序轴疏生白色短毛；雌花簇生球形，顶端具3～4齿裂；雄花花被片4裂，雄蕊4。瘦果小，倒卵形，顶端具宿存花柱。花期7～8月，果期8～10月。

【分布生境】华北、华东、西北、西南。生山坡草地、沟谷湿润地、小溪边。

【药用功效】全草入药。夏季至秋季采集，晒干。性味涩、微苦，平。具有清热解毒、利湿止痒等功效。用于湿毒、皮肤瘙痒等。

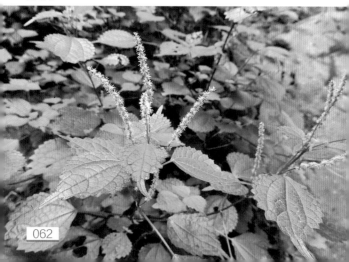

糯米团

【别名】糯米藤、糯米菜、土加藤。

【学名】*Memorialis hirta* (Bl.) Miq.

【识别特征】荨麻科。多年生草本。叶对生，狭卵形或椭圆状披针形，叶面粗糙，长3.5～7cm，宽1～2cm，先端渐尖，基部圆形至近心形，基出脉3～5条；叶柄无或短。花小簇生叶腋，黄绿色；雄花花被片5，倒披针形，雄蕊5；雌花花萼筒状，柱头钻形。瘦果阔卵形，先端尖，纵棱突起，光滑，黑色。花、果期7～10月。

【分布生境】西南、华南、华中、华东等地。生山坡等地。

【药用功效】带根全草入药。全年可采集，鲜用或晒干。性味甘、苦，凉。具有清热解毒、健脾、止血等功效。用于小儿疳积、痈肿、瘰疬、吐血、痢疾、疔疮、外伤出血等。

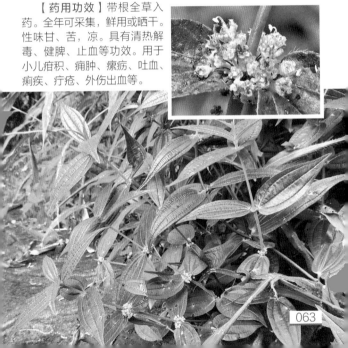

马兜铃

【别名】北马兜铃、圆叶马兜铃、蛇参果、葫芦罐

【学名】*Aristolochia contorta* Bge.

【识别特征】马兜铃科。多年生缠绕草本。茎细长，多分枝。叶互生，三角状阔卵形至卵状心形，长4～12cm，宽4～10cm，基出脉5～7条，全缘；叶柄长1.5～6cm。花数朵簇生叶腋；花被管状，上部带紫色，内侧具软腺毛，基部成球形；花被筒的上部成二唇形开展，先端延伸成细线状的尾尖。蒴果下垂，卵形或椭圆状卵形，长3～5cm，直径2.5～3cm，成熟时黄色，沿室间6瓣开裂。种子扁三角形，边缘具膜质宽翅。花期7～8月，果期9～10月。

【分布生境】华北、华西、东北。生山地灌丛、杂木林中。

【药用功效】果实入药。秋季采摘，晒干。性味苦、寒。具有清肺降气、止咳化痰、解毒消肿等功效。用于肺热咳喘、肺虚久咳、失音、疔疮、痔瘘肿痛、肠热痔血、肠炎、湿疹、皮肤瘙痒等。

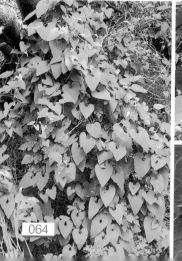
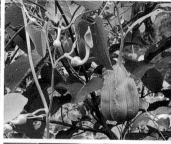
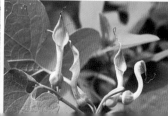

拳参

【别名】紫参、山虾子、破伤药、刀剪药

【学名】*Polygonum bistorta* L.

【识别特征】蓼科。多年生草本。株高40～80cm。根状茎粗壮，紫褐色。茎直立，不分枝。基生叶具长柄；叶片矩圆状披针形，长10～18cm，宽2.5～5cm，先端渐狭或急尖，基部钝圆或截形，沿叶柄下延成狭翅。茎生叶渐小，无柄，狭条形或披针形。托叶鞘筒状，膜质。穗状花序顶生；苞片卵形，淡褐色，膜质；花白色或淡粉红色；花被5深裂，裂片椭圆形；雄蕊8，与花被近等长；花柱3。瘦果椭圆形，具三棱，红褐色。花期6～7月，果期8～10月。

【分布生境】东北、华北、华中、华东、华西。生山坡草地、高山草甸。

【药用功效】根茎入药。春季或秋季采挖，晒干。性味苦、涩，微寒。具有清热镇惊、凉血消肿等功效。用于热病惊痫、破伤风、痈肿、瘰疬、咽喉炎、口腔炎、肝炎、痢疾、肠炎、痔疮出血等。

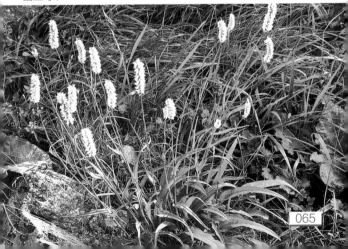

杠板归

【别名】刺犁头、贯叶蓼、河白草、地葡萄

【学名】*Polygonum perfoliatum* L.

【识别特征】蓼科。一年生草本。茎攀援，多分枝，疏生倒钩刺。叶正三角形或长三角形，长2～7cm，底边宽3～8cm，先端钝或微尖，基部稍心形或截形，边缘疏生小钩刺；叶柄盾状着生。托叶鞘近圆形，穿茎，绿色。花序短穗状顶生或腋生；苞片卵圆形，内有2～4花，花白色或淡红色；花被5深裂，果时增大成肉质；雄蕊8，略短于花被；花柱3，中部以下合生。瘦果球形，成熟时黑色，包于宿存的花被内。花期6～8月，果期7～10月。

【分布生境】我国大部分地区。生山沟灌丛、杂木林、湿润地。

【药用功效】全草入药。夏季至秋季采集，晒干。性味酸、苦，平。具有清热解毒、活血消肿等功效。用于黄疸、百日咳、丹毒、湿疹等。

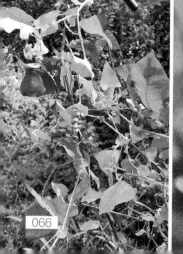
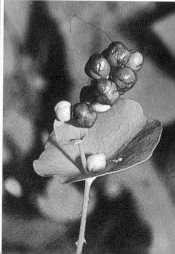

何首乌

【别名】夜交藤根、赤首乌、地精、多花蓼

【学名】*Polygonum multiflorum* Thunb.

【识别特征】蓼科。多年生草本。地下块根肥大，椭圆状球形或不规则纺锤形，黑褐色。茎缠绕，多分枝。叶互生，卵状心形，长5~7cm，宽3~5cm，先端渐尖，基部心形，全缘；叶柄较长。圆锥花序顶生或腋生；花白色，有香味，花被5深裂，结果时外轮3片增大肥厚，背部有翅，翅下延至花梗的节处。瘦果三棱形，黑色，有光泽，包于宿存的花被内。花期6~9月，果期8~10月。

【分布生境】几遍全国。生山坡、灌丛、林缘。各地有栽培。

【药用功效】块根入药。春季或秋季采挖，洗净切片晒干，称生首乌；若以黑豆煮汁拌蒸，晒干为黑色，称制何首乌。何首乌性味苦、甘、涩，微温。生何首乌具有解毒、润肠通便等功效。用于肠燥便秘、高血脂、瘰疬、疮痈、风疹瘙痒等。制何首乌具有补肝肾、益精气、乌须发等功效。用于精血亏虚、腰膝酸软、筋骨酸痛、肢体麻木、神经衰弱、头晕眼花、须发早白等。

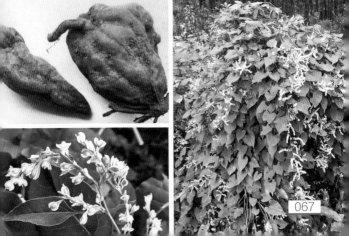

火炭母

【别名】火炭母草、火炭毛、黄鳝藤、晕药

【学名】*Polygonum chinense* L.

【识别特征】蓼科。多年生草本。株高可达100cm。叶互生，卵形或长卵形，长5～10cm，宽3～6cm，叶片中部常有黑色三角形斑，先端渐尖，基部近截形，全缘；叶柄基部两侧常各有一耳垂形的小裂片，有时早脱落。托叶鞘斜截形，膜质。头状花序再排成伞房花序或圆锥花序；苞片膜质，卵形；花白色或淡粉红色，花被5深裂；雄蕊8；花柱3。瘦果卵形，具三棱，黑色，光亮。花期7～9月，果期8～10月。

【分布生境】西南、华南等地。生荒地、沟边湿润地。

【药用功效】全草入药。夏季至秋季采集，鲜用或晒干。性味酸、甘、凉。具有清热利湿、凉血解毒等功效。用于风热咽痛、虚弱头晕、妇女白带、痢疾等。

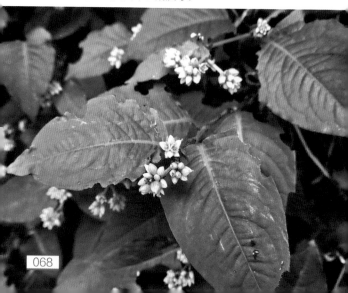

萹蓄

【别名】扁畜、扁竹、地蓼、鸟蓼

【学名】*Polygonum aviculare* L.

【识别特征】蓼科。一年生草本。茎平卧或直立。叶互生，椭圆形，长0.5～3cm，宽0.3～0.6cm，先端钝尖，基部楔形，全缘。托叶鞘膜质，2裂，下部绿色，上部白色透明。花数朵簇生叶腋；花被绿色，5深裂，裂片边缘白色或粉红色；雄蕊8，花丝短；花柱3，分离。瘦果卵状三棱形，黑褐色，果稍伸出宿存的花被外。花期5～7月，果期8～10月。

【分布生境】几遍全国。生农田、荒地、路旁、沟边。

【药用功效】全草入药。夏季至秋季采集，晒干或鲜用。性味苦，微寒。具有清热、利尿、消炎、止泻等功效。用于泌尿系统感染、黄疸、肠炎、痢疾、痔疮、湿疹、阴部瘙痒等。

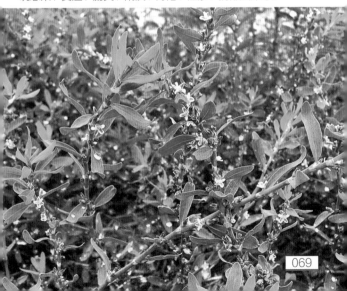

酸模叶蓼

【别名】斑蓼、大马蓼、假辣蓼、旱苗蓼

【学名】*Polygonum lapathifolium* L.

【识别特征】蓼科。一年生草本。株高可达100cm。茎直立，通常带红褐色，节部膨大。叶片披针形或宽披针形，长4～15cm，宽1～4cm，中部常有黑色月牙形斑，先端渐尖，基部楔形，全缘，叶脉和边缘具斜生的刺毛。托叶鞘筒状，膜质，先端截平，无毛。花由数花穗组成圆锥花序，顶生或腋生；苞片漏斗形，内生数花，淡粉红色，花被常为4深裂，稀为5深裂，裂片椭圆形；雄蕊6；花柱2。瘦果扁卵圆形，两面平，黑褐色，具光泽，包在宿存的花被内。花期6～7月，果期7～9月。

【分布生境】几遍全国。生荒地、农田、沟渠边、山坡等地。

【药用功效】全草入药。夏季至秋季采集，切段晒干或鲜用。性味微辛、酸，温。具有清热解毒、散瘀消肿等功效。用于肠炎、痢疾、腹痛、痈肿等。

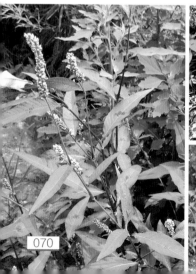
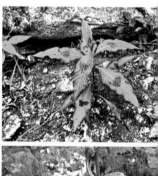
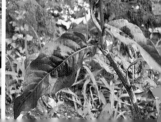

红蓼

【别名】大叶蓼、东方蓼、荭草、狗尾巴花

【学名】*Polygonum orientale* L.

【识别特征】蓼科。一年生草本。株高可达200cm。茎直立，粗壮，节部膨大，上部多分枝，密被柔毛。叶互生，宽卵形或宽披针形，长7～20cm，宽4～10cm，先端渐尖，基部圆形或略成心形；叶柄长。托叶鞘筒状，上部反卷成环状片，具缘毛。圆锥花序顶生或腋生，开花时下垂；苞片卵形，具长缘毛；花通常为粉红色，花被片5，椭圆形；雄蕊7，伸出花被。瘦果近圆形，稍扁，黑色，具光泽，包于宿存的花被内。花期7～9月，果期9～10月。

【分布生境】几遍全国。生荒地、水沟边、村寨旁。

【药用功效】果实入药。秋季果实成熟时割取果穗，晒干，打下果实，除去杂质。性味咸，微寒。具有活血、利尿等功效。用于风湿性关节炎、疝气、脚气、疟疾、疮肿等。

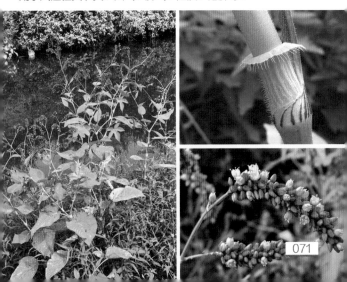

水蓼

【别名】辣蓼、泽蓼、红辣蓼

【学名】*Polygonum hydropiper* L.

【识别特征】蓼科。一年生草本。株高可达80cm。茎直立，单一或分枝。叶披针形，先端渐尖，基部狭楔形，两面具黑褐色腺点，全缘。托叶鞘筒状，膜质，边缘具缘毛。穗状花序顶生或腋生，疏生淡粉红色花；苞片钟形，内生3～5朵花，花被5深裂，密被带紫红色腺点；雄蕊6，稀为8；花柱2～4。瘦果卵形，常一面平，另一面凸出，黑褐色，无光泽。花期7～8月，果期9～10月。

【分布生境】我国大部分地区。生湿润地、沟渠边、小溪旁。

【药用功效】全草入药。夏季至秋季采集，晒干或鲜用。性味辛，平。具有祛风、化湿、行滞、消肿等功效。用于痈肿、腹痛、痢疾等。

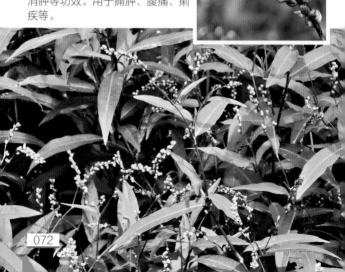

蚕茧蓼

【别名】蚕茧草

【学名】*Polygonum japonicum* Meisn.

【识别特征】蓼科。多年生草本。茎直立，无毛。叶互生，长椭圆状披针形，先端渐尖，基部楔形，全缘，两面被短伏毛，或仅叶脉及叶缘具刺伏毛，叶背面有腺点；叶柄短。托叶鞘筒状，先端截形，有长睫毛。穗状花序顶生或腋生，常2～3穗排成伞房状；苞片漏斗状，先端斜形，具长睫毛；花白色，花被5深裂；雄蕊7～8；花柱2～3，基部合生，柱头头状。瘦果卵圆形，两面凸出，黑色，有光泽，包于宿存的花被内。花、果期7～9月。

【分布生境】华中以南。生山坡、荒地、路边、水沟边。

【药用功效】全草入药。夏季至秋季采集，晒干。性味辛，平。具有散寒、活血等功效。用于麻疹不透、阴寒、陈寒、跌损后受寒等。鲜草捣烂可敷疮。

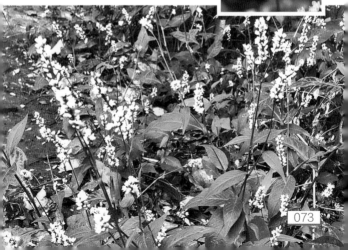

叉分蓼

【别名】酸不溜、叉枝蓼、分枝蓼

【学名】*Polygonum divaricatum* L.

【识别特征】蓼科。多年生草本。株高可达120cm。茎直立或斜升，叉状分枝。叶互生，披针形或长圆状披针形，长4～13cm，宽0.5～2.5cm，先端渐尖，基部楔形，全缘。托叶鞘膜质，具疏生长毛。圆锥形花序顶生；苞片膜质，内生2～4朵花；花白色或淡黄色，花被5深裂，裂片椭圆形；雄蕊7～8，比花被短；花柱3，柱头头状。瘦果三棱形，黄褐色，有光泽，成熟时比花被片长约1倍。花期7～9月，果期8～10月。

【分布生境】东北、华北、西北等地。生海拔较高的山坡草甸。

【药用功效】全草、根入药。夏季至秋季采集全草，切段阴干；春季或秋季采挖根，晒干。全草性味酸、苦，凉。具有清热、消积、散瘿、止泻等功效。用于肠胃积热、热泻腹痛等症。根性味酸、甘，温。具有祛寒、温肾等功效。用于寒疝、阴囊出汗等。

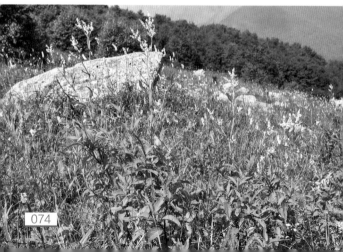

头花蓼

【别名】石莽草、石辣蓼、太阳草、满地红

【学名】*Polygonum capitatum* Buch.-Ham. ex D.Don

【识别特征】蓼科。多年生草本。茎紫红色，被褐色毛。叶片卵状椭圆形或卵圆形，长1～3cm，宽0.5～1.5cm，先端钝尖，基部宽楔形，全缘，有缘毛，叶面中部常有人字形斑，叶片两面均被褐色疏柔毛；叶柄基部有耳状片。托叶鞘筒状，膜质，具褐色柔毛。头状花序顶生或腋生，花序轴有腺毛；花被5深裂，粉红色，雄蕊8。瘦果卵状三棱形，黑色。花期6～9月，果期8～10月。

【分布生境】西南、华南等地。生荒地、山坡、田埂、水沟边、阴湿地、石缝中。

【药用功效】全草入药。全年可采集，晒干。性味苦、辛，温。具有解毒、散瘀、利尿通淋等功效。用于风湿痛、痢疾、肾盂肾炎、膀胱炎、尿路结石、湿疹、跌打损伤等。

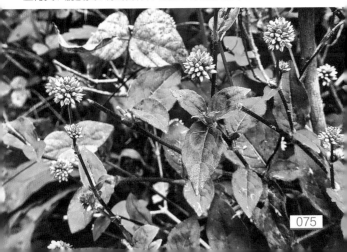

竹节蓼

【别名】扁竹蓼、白足草、观音竹

【学名】*Homalocladium platycladum* (F.Muell.) Bailey

【识别特征】蓼科。多年生草本或灌木。枝体扁平条带形，节间明显，具纵条纹。叶稀少或无，叶片菱状卵形、披针形或卵状披针形，长 2～4cm，宽 0.5～1.5cm，有时叶基部具 2 耳，近无柄或具翅柄。花小，绿白色，有时微带淡红色，簇生于节上的叶腋处；花两性，稀为单性；花被片 5，椭圆形，雄蕊比花被片短；花柱 3。瘦果三棱形浆果状，包于深红色或淡紫色的肉质花被内。花、果期 9～11 月。

【分布生境】原产于南太平洋所罗门群岛。我国各地有栽培。

【药用功效】全草入药，全年可采集，晒干。性味甘、酸，微寒。具有清热解毒、活血散瘀等功效。用于痈疽、肿毒、跌打损伤等。

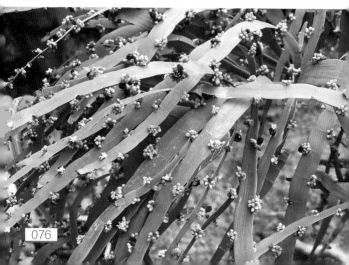

虎杖

【别名】苦杖、斑庄根、阴阳莲、酸桶笋

【学名】*Polygonum cuspidatum* Sieb. et Zucc.

【识别特征】蓼科。多年生灌木状草本。株高可达100cm。根茎肥厚横卧地下，节明显。茎直立，表面散生褐红色斑。叶互生，宽卵形，长5～12cm，先端钝尖，基部圆形或楔形，全缘；叶柄短。花单性，雌雄异株；圆锥花序腋生，花梗中部有关节，上部具翅；花小，白色，花被片5，外轮3片，背面有翅，结果时增大；雄花雄蕊8枚；雌花花柱3，柱头头状。瘦果卵形，具三棱，黑褐色。花期6～8月，果期9～10月。

【分布生境】华东、华中南部、西南、河北、陕西、甘肃等地。生山谷、小溪旁、河岸边等地。

【药用功效】根茎和根入药。春季或秋季采挖，切段晒干。性味微苦，微寒。具有清热利湿、祛风通络、活血散瘀等功效。用于风湿筋骨疼痛、湿热黄疸、癥瘕、妇女经闭、产后恶露不下、痔漏下血、跌打损伤、烫伤等。孕妇忌服。

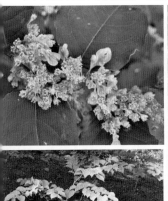

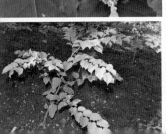

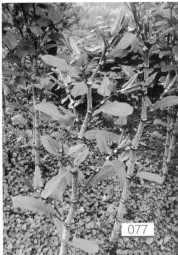

掌叶大黄

【别名】葵叶大黄、北大黄、天水大黄、将军

【学名】*Rheum palmatum* L.

【识别特征】蓼科。多年生草本。根茎粗壮肥厚。株高可达200cm，茎直立，光滑，中空。基生叶宽卵形或近圆形，长度和宽均可达40cm，掌状5～7中裂，裂片全缘或有齿，或浅裂，基部略呈心形；叶柄粗壮，约与叶片等长。茎生叶互生，较小；托叶鞘大，膜质，淡褐色。圆锥花序顶生，分枝弯曲，开展，被短毛；花小，数朵成簇，红紫色，花被片6，2轮；雄蕊9，花药稍外露；子房上位，花柱3。瘦果三棱形，有翅。花期6～7月，果期7～8月。

【分布生境】西南、华北、西北等地。生山坡林缘半湿润地。

【药用功效】干燥根和根茎入药。秋末茎叶枯萎或次春发芽前采挖，除去细根，刮去外皮，切瓣或段，绳穿成串干燥或直接干燥。性味苦，寒。具有泻热毒、通便、凉血解毒、破积滞等功效。用于实热便秘、积滞腹痛、湿热黄疸、眼赤疼痛、水肿、痢疾、痈疡肿毒、疔疮、烫伤等。

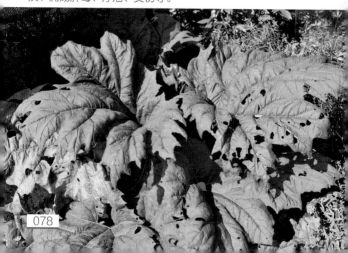

巴天酸模

【别名】土大黄、牛耳大黄、牛西西

【学名】*Rumex patientia* L.

【识别特征】蓼科。多年生草本。株高可达150cm。根粗壮。茎直立，粗壮，具棱槽，不分枝或上部分枝。基生叶长圆状披针形，长15～30cm，宽4～10cm，先端圆钝或急尖，基部圆形或近心形，全缘或边缘波状，叶脉突出；叶柄粗，长约10cm。茎上部叶窄小，近无柄。圆锥花序顶生或腋生；托叶鞘筒状，膜质。花两性，花被片6，2轮，内轮花被片果时增大呈心形，有网纹，基部有瘤状突起；雄蕊6；柱头3，画笔状。瘦果卵状三棱形，褐色，光亮。花期5～8月，果期6～9月。

【分布生境】华北、西北、东北等地。生荒地、山坡、沟边。

【药用功效】根入药。秋季采挖，晒干。性味苦、酸，寒。具有清热解毒、活血散瘀等功效。用于肝炎、血小板减少、痢疾、大便秘结、跌打损伤等。

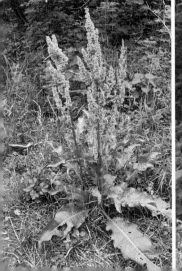
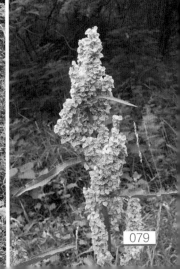

波叶大黄

【别名】土大黄、河北大黄、山大黄、唐大黄

【学名】*Rheum franzenbachii* Münt.

【识别特征】蓼科。多年生草本。株高可达100cm。根状茎肥厚。茎粗壮，直立，具纵沟。基生叶卵形或宽卵形，长15～30cm，宽8～25cm，先端钝，基部近心形，叶缘波状；叶柄长。茎生叶渐小，具短柄或近无柄。托叶鞘膜质，褐色。圆锥花序顶生；花梗纤细，中下部有关节；花小，白绿色，花被片6，成2轮，宿存；雄蕊9；花柱3。瘦果具3棱，沿棱有翅。花期7～8月，果期8～9月。

【分布生境】华北、黑龙江、吉林、湖北等地。生向阳山坡、草地、石缝、林缘。

【药用功效】根茎入药。秋季采挖，切段晒干。性味苦，寒。具有泻热、通便、破积、散瘀等功效。用于湿热黄疸、口疮糜烂、肠燥便秘、痈肿疔毒、跌打瘀痛、烫烧伤等。

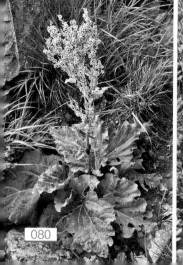
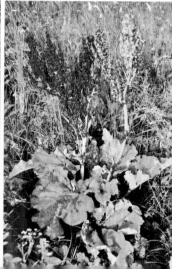

金荞麦

【别名】荞麦三七、金锁银开、金荞麦根

【学名】*Fagopyrum dibotrys* (D.Don) Hara

【识别特征】蓼科。多年生草本。根状茎粗大横走，黑褐色。茎直立，多分枝，绿色或红褐色。叶互生，戟状三角形，长与宽近相等，叶两面具乳突。托叶鞘筒状，膜质，褐色，先端偏斜。花小，集成顶生的聚伞花序；花被片5深裂，白色；雄蕊8；雌蕊1，花柱3。瘦果卵状三棱形，明显伸出宿存的花被。花期4～10月，果期5～11月。

【分布生境】华东、华中南部、西南、西北等地。生山坡、沟谷、田野、沟渠地边。

【药用功效】根茎入药。夏季至秋季采集，晒干。性味微辛、涩，凉。具有清热解毒、祛风除湿等功效。用于肺热咳嗽、咽喉肿痛、肺痈、筋骨酸痛、瘰疬、胸膜炎、急性乳腺炎、痢疾等。

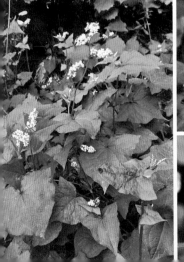
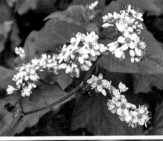
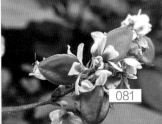

苦荞麦

【别名】野荞麦、万年荞、苦荞头

【学名】*Fagopyrum tataricum* (L.) Gaertn.

【识别特征】蓼科。一年生草本。株高可达100cm。茎直立，分枝，绿色或略带紫色，有细条纹。叶互生，宽三角形或有时为戟形，长2～8cm，宽2.5～8cm，先端急尖，基部心形；叶柄长。托叶鞘膜质，斜形，棕褐色。花小，集成顶生或腋生的聚伞花序；苞片无膜质透明的边；花白色或淡红色，花被5深裂，裂片椭圆形；雄蕊8，与花被等长或稍短；花柱3。瘦果卵状三棱形，黑褐色，表面中央有黑色纵沟。花期7～8月，果期8～10月。

【分布生境】东北、华北、西北、西南等地。生山坡草地、路边、村寨旁。

【药用功效】根茎入药。夏季至秋季采集，晒干。性味甘、苦，平。具有健胃、祛风、除痰等功效。用于消化不良、胃痛、腰腿痛、痢疾、劳伤、高血脂、消渴等。

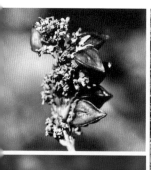

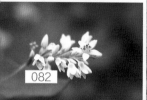

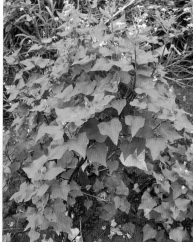

藜

【别名】灰菜、灰苋菜、蔓华、白藜

【学名】*Chenopodium album* L.

【识别特征】藜科。一年生草本。株高60～120cm。茎直立，粗壮，具纵条棱，多分枝。叶互生，卵状三角形或宽披针形，长3～6cm，宽2.5～5cm，先端急尖或微钝，基部楔形或宽楔形，边缘具不整齐的锯齿，叶两面具粉粒；叶柄长。花簇生枝端排成大圆锥花序；花两性，花被5裂，裂片宽卵形；雄蕊5；柱头2。胞果近圆形，完全包于花被内或顶端稍露出。种子双凸镜状，黑色，具光泽，表面具浅沟纹。花、果期5～10月。

【分布生境】几遍全国。生荒地、农田、路边、村寨旁。

【药用功效】全草入药。夏季至秋季采集，鲜用或晒干。性味甘，平。具有清热、利湿等功效。用于痢疾、腹泻、湿疮、痒疹等。

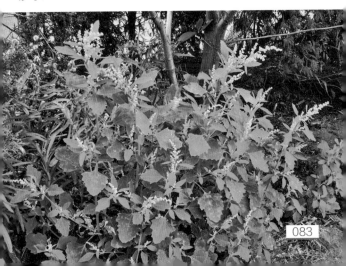

猪毛菜

【别名】扎蓬棵、刺蓬、猪毛缨

【学名】*Salsola collina* Pall.

【识别特征】藜科。一年生草本。株高可达100cm。茎近直立，多分枝。叶片线状圆柱形，肉质，深绿色，长2～5cm，宽0.1～0.3cm，先端具硬尖，基部下延略抱茎。花两性，生茎顶或叶腋，排列成细长的穗状花序；小苞片2，狭披针形，先端具尖；苞片卵形，先端有硬尖，边缘白色膜质；花被5，膜质透明，结果后背部生短翅。雄蕊5，稍超出花被；柱头2裂，丝状。胞果倒卵形，果皮膜质。花期7～9月，果期8～10月。

【分布生境】东北、华北、西南等地。生荒地、田野、山坡、沙质地、村寨旁、农田。

【药用功效】全草入药。夏季采集，鲜用或晒干。性味淡，凉。具有降血压等功效。用于高血压病、头痛、便秘等。

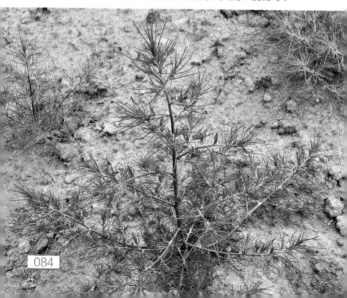

地肤

【别名】扫帚苗、地肤子

【学名】*Kochia scoparia* (L.) Schrad.

【识别特征】藜科。一年生草本。茎直立，多分枝，绿色或紫红色，具纵棱。叶片披针形，先端短尖，基部渐狭，常具3条明显主脉，被绢状缘毛。花常1~3朵簇生叶腋，构成穗状圆锥花序；花被近球形，花被裂片近三角形；翅端附属物三角形至倒卵形，有时近扇形，膜质；花药黄褐色；柱头2，丝状，褐色。胞果扁圆形。种子卵形，黑褐色。花期6~9月，果期7~10月。

【分布生境】我国大部分地区。生田野、园圃、路旁、荒地。

【药用功效】果实入药。秋季果实成熟时采收植株，晒干，打下果实，除去杂质。性味辛、苦，寒。具有清热解毒、利尿通淋等功效。用于目赤、阴部湿痒、痢疾、小便不利、便秘、皮肤风热赤肿等。

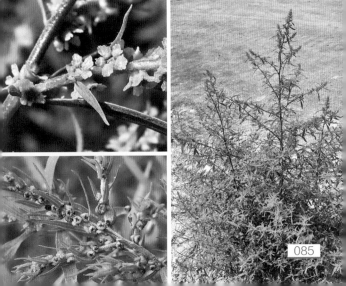

土荆芥

【别名】藜荆芥、杀虫芥、臭草

【学名】*Chenopodium ambrosioides* L.

【识别特征】藜科。一年生或多年生草本。株高可达80cm，有特殊气味。茎直立，具纵棱，多分枝。叶片长圆状披针形，叶缘具大锯齿，叶背散生油点并沿脉稍有毛，叶片具短柄。花两性或雌性，通常3～5朵簇生于上部叶腋，排列成穗状或圆锥花序；花被5裂，绿色；雄蕊5；柱头通常为3，伸出花被外。胞果双凸透镜形，包于花被内。种子圆肾形，黄褐色或红褐色，表面有微细凹点，具光泽。花、果期6～10月。

【分布生境】西南、华南、华中等地。生荒地、山坡、路边。

【药用功效】全草入药。夏季至秋季采集，切段晒干。性味辛，温；有毒。具有祛风、通经、止痛、杀虫等功效。用于皮肤湿疹、瘙痒、痛经、肠道寄生虫病、蛇虫咬伤等。

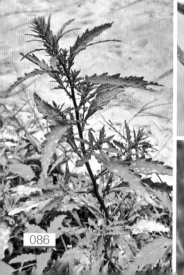

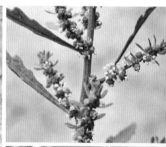

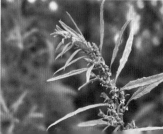

莙荙菜

【别名】牛皮菜、莙菜、红叶莙菜、光菜

【学名】*Beta vulgaris* L.var.*cicla* L.

【识别特征】藜科。一年生或二年生草本。株高可达120cm。叶互生，基生叶卵形或矩圆状卵形，绿色或紫红色，叶厚肉质，长30～40cm，先端钝，基部楔形或微心形，边缘波浪形；叶柄长。茎生叶较小，菱形、卵形或矩圆形。花两性，单生或2～3朵聚生，为一长而开展的圆锥花序；花小，绿色，花被5裂，裂片先端钝；雄蕊5，位于子房周围；子房半下位，花柱2～3。胞果常数个基部聚生。种子横生，圆形或肾形。花期5～6月，果期7月。

【分布生境】我国各地有种植。

【药用功效】茎叶入药。随时采集，多为鲜用。性味甘、微涩，凉。具有清热解毒、行瘀止血等功效。用于烦热口渴、肺热咳嗽、消化不良、热毒下痢、痈肿、闭经、淋浊、麻疹不透等。

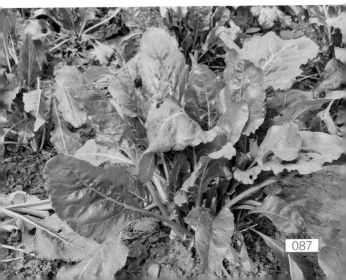

青葙

【别名】青葙子、野鸡冠花、鸡冠苋

【学名】*Celosia argentea* L.

【识别特征】苋科。一年生草本。株高30～120cm。茎直立，具纵条纹，分枝。叶片披针形或椭圆状披针形，长5～8cm，宽1～3cm，先端渐尖，基部渐狭，全缘。穗状花序圆柱形，单生茎顶或枝端，花密生；苞片和花被片干膜质，粉红色或白色；雄蕊5，花药紫红色；花柱细长，紫红色，柱头2～3裂。胞果卵形，盖裂。种子两面凸镜状肾形，黑色。花期5～8月，果期6～10月。

【分布生境】长江以南等地。生荒地、沟边、路边、田边地头。

【药用功效】种子入药。秋季采集成熟的果穗，晒干搓取种子。性味苦，微寒。具有清热明目、祛风除湿等功效。用于风火眼赤、眼生翳膜、肝火眩晕、湿热带下、小便不利、风瘙身痒等。

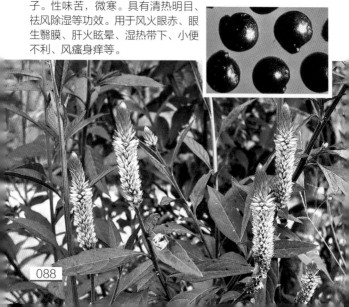

鸡冠花

【别名】老来红、红鸡冠、鸡冠苋、鸡冠花子

【学名】*Celosia cristata* L.

【识别特征】苋科。一年生草本。茎直立，粗壮，具纵棱。叶互生或对生，卵形或卵状披针形，长5～13cm，宽2～6cm，先端渐尖，基部渐狭，全缘。花序生茎顶，呈鸡冠状、卷冠状或羽毛状的穗状花序；苞片、小苞片及花被片红色、淡红色、黄色、紫红色，干膜质，宿存；雄蕊花丝下部合生成杯状；胞果卵形，盖裂。种子两面凸镜状肾形，黑色，有光泽，包裹在宿存的干膜质花被内。花、果期7～10月。

【分布生境】原产于印度。我国各地有栽培供观赏。

【药用功效】花序、种子入药。夏季至秋季花盛开时剪下花序，切成小块晒干；秋季果实成熟时剪下花序，晒干搓出种子。花序性味甘、涩，凉。具有收敛止血、止痢等功效。用于吐血、便血、痔血、崩漏、赤白带下、久痢不止等症。种子性味甘，凉。具有凉血、止血等功效。用于肠风便血、赤白痢疾、淋浊、妇女崩中带下等。

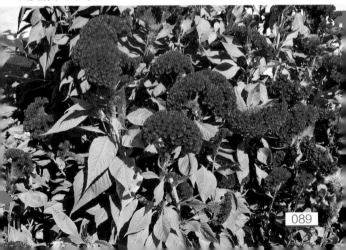

千日红

【别名】百日红、火球花、千金红、球形鸡冠花

【学名】*Gomphrena globosa* L.

【识别特征】苋科。一年生草本。株高可达50cm。茎直立，有分枝，被糙毛。叶对生，长椭圆形或长圆状倒卵形，长4～13cm，宽1.5～5cm，先端锐尖或圆钝，基部渐狭，全缘。头状花序球形生枝端，基部有2片对生绿色叶状苞片；花直径2～2.5cm，紫红色、深红色等；花被片狭披针形，外面密被白色茸毛；花柱线形，柱头2裂。胞果近球形。种子肾形，棕色，有光泽。花、果期6～10月。

【分布生境】原产于美洲热带。我国各地均有栽培。

【药用功效】花序入药。夏季至秋季采集花序，鲜用或晒干。性味甘，平。具有清肝明目、止咳定喘等功效。用于肝热头晕、头痛、目赤疼痛、咳嗽气喘、百日咳、小儿惊风、瘰疬、疮疡等。

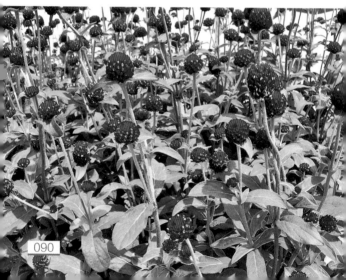

牛膝

【别名】怀牛膝、土牛膝、山苋菜

【学名】*Achyranthes bidentata* Bl.

【识别特征】苋科。多年生草本。株高70～120cm。根圆柱形，土黄色。茎直立，四棱形，分枝对生，节部稍膨大，带紫色。叶对生，椭圆形或椭圆状披针形，长4～12cm，宽2～7.5cm，先端尖锐，基部楔形，全缘。穗状花序顶生或腋生，花在后期向下反折；苞片宽卵形；小苞片刺状，顶端弯曲；花被片5，披针形，顶端急尖，具1中脉；雄蕊5。胞果椭圆形。种子长圆形，黄褐色。花期7～9月，果期9～10月。

【分布生境】我国大部分地区。生沟边、山谷阴湿地。

【药用功效】根入药。冬季茎叶枯萎时采挖，洗净晒干。性味甘、苦、酸，平。具有补肝肾、强筋骨等功效。用于腰膝酸痛、下肢痿软、筋骨无力、肝阳眩晕、头痛、胞衣不下、产后瘀血腹痛、闭经、痛经、淋病、水肿、小便不利等。

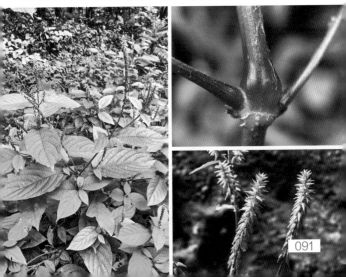

空心莲子草

【别名】水花生、喜旱莲子草、空心苋、革命草

【学名】*Alternanthera philoxeroides* (Mart.) Griseb.

【识别特征】苋科。多年生草本。茎基部匍匐，上部斜升，多分枝。叶对生，革质，卵状倒披针形或长圆状倒卵形，长2.5~5cm，宽0.7~2cm，先端急尖或钝圆，基部渐狭，全缘。头状花序单生叶腋，总花梗长1~4cm；花白色，花被片5；雄蕊花丝基部连合成杯状；子房倒卵形，具短柄。胞果扁平，具翅。花、果期5~10月。

【分布生境】原产南美洲。我国分布西南、华南、华中、华东、华北。生湿润地、河岸边、水沟池塘边等。

【药用功效】全草入药。夏季至秋季采集，晒干。性味微甘、寒。具有清热解毒、凉血、利尿等功效。用于麻疹、乙型脑炎、肺结核咯血、淋浊、带状疱疹、疔疮、蛇虫咬伤等。

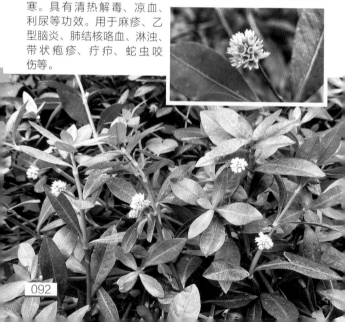

莲子草

【别名】节节花、耐惊菜、虾钳菜、白花节节菜

【学名】*Alternanthera sessilis* (L.) DC.

【识别特征】苋科。多年生草本。株高10~40cm。茎匍匐或斜升，有2行纵列的白色柔毛。叶椭圆状披针形或披针形，长1.5~4cm，先端急尖或钝，基部渐狭成短柄状，全缘。穗状花序1~4腋生，无柄，球形至圆柱形，直径0.3~0.6cm；苞片和小苞片白色；花被片5，白色，干膜质，卵形；退化雄蕊近钻形。胞果倒卵球形，边缘常具翅，深褐色，包于花被内。花期5~7月，果期7~9月。

【分布生境】华南、西南、华东、华中等地。生沟渠边、水田旁及湿润地等。

【药用功效】全草入药。夏季至秋季采集，晒干。性味微苦，凉。具有清热利尿、解毒等功效。用于咳嗽吐血、痢疾、肠风下血、痈疽肿毒、淋病、湿疹等。

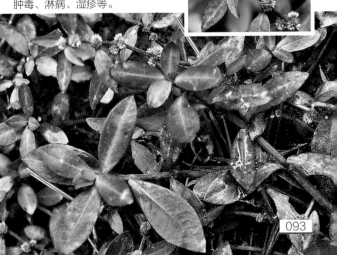

刺苋

【别名】野刺苋、刺苋菜、笋苋菜

【学名】*Amaranthus spinosus* L.

【识别特征】苋科。一年生草本。株高可达100cm。茎直立或斜升，多分枝。叶互生，菱状卵形或卵状披针形，长3～12cm，宽1.5～5cm，先端渐尖，基部楔形，全缘；叶柄长1～6cm，基部两侧各有1长刺，刺长0.5～1cm。花单性或杂性，穗状花序生茎顶或腋生；部分苞片为尖刺状；花被片5，淡绿色；雄花的雄蕊5；雌花花柱3，有时2。胞果长圆形，盖裂。花、果期7～11月。

【分布生境】原产热带美洲。我国分布西南、华南、华东南部、华中、华北等地。生荒地、沟渠边、田边地头、村寨旁。

【药用功效】全草入药。夏季至秋季采集，切段晒干或鲜用。性味甘、微苦，寒。具有清热解毒、利湿消肿等功效。用于喉痛、痢疾、肠炎、痔疮出血、溃疡、疔疮、胆结石、蛇虫咬伤等。

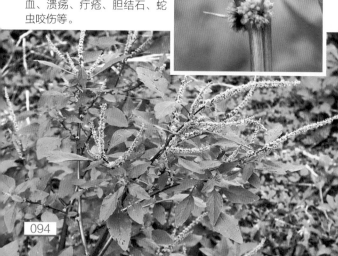

尾穗苋

【别名】老枪谷

【学名】*Amaranthus caudatus* L.

【识别特征】苋科。一年生草本。株高可达150cm。茎粗壮，具纵棱。叶互生，菱状卵形或菱状披针形，长4～15cm，宽2～8cm，先端短渐尖或钝圆，具小芒尖，基部楔形，全缘，叶片两面无毛，叶脉上疏生柔毛。圆锥花序顶生，下垂，由多数穗状分枝组成；苞片和小苞片干膜质，红色，披针形；萼片5，长椭圆形；雄蕊5；雌花花柱3。胞果近球形，长于花被片，盖裂。花期7～8月，果期9～10月。

【分布生境】原产南美洲。我国各地有栽培。常逸生荒地、沟渠边、村寨旁。

【药用功效】根入药，秋季采挖，晒干。性味甘、淡、平。具有滋补强壮作用。用于虚损头晕、四肢无力、小儿疳积等。

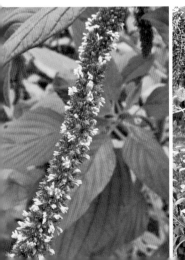
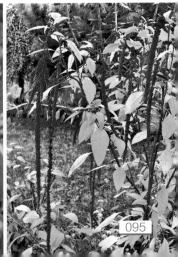

皱果苋

【别名】白苋、野苋、糠苋、假苋菜

【学名】*Amaranthus viridis* L.

【识别特征】苋科。一年生草本。株高40~80cm。茎直立，少分枝。叶互生，卵形或卵状矩圆形，长2~9cm，宽2.5~6cm，先端圆钝微缺，具小芒尖，基部近截形，全缘，叶面中部常有月牙形的灰白色斑；叶柄长3~6cm。圆锥花序顶生，由穗状花序组成；花单性或杂性，绿色；苞片和小苞片干膜质，披针形；萼片3，矩圆形或倒披针形；雄蕊3；雌花柱头2~3。胞果扁球形，长于花被片，不开裂，极皱缩。种子褐色或黑色。花期6~8月，果期8~10月。

【分布生境】我国大部分地区。生荒地、沟渠边、路边。

【药用功效】全草入药，春季至夏季采集，鲜用或晒干。性味甘、淡，凉。具有清热解毒、利尿等功效。用于疮肿、牙疳、痢疾、虫咬等。

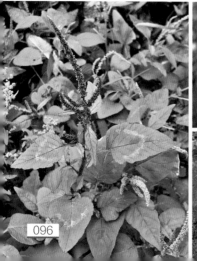
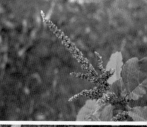
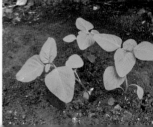

凹头苋

【别名】野苋

【学名】*Amaranthus lividus* L.

【识别特征】苋科。一年生草本。株高10～30cm。茎直立或斜升，有分枝，淡绿色至暗紫色。叶互生，卵形或菱状卵形，长1.5～4.5cm，宽2～4cm，先端圆钝而凹缺，基部阔楔形，全缘；叶柄长1～3.5cm。穗状和圆锥花序顶生或腋生。花单性或杂性，绿色；苞片椭圆形，干膜质；花被片3，浅绿色，长圆形或披针形，先端钝而有微尖；雄蕊3；雌花柱头3或2。胞果球形或宽卵形，略扁，近平滑或略具皱纹，不开裂。花期7～8月，果期8～9月。

【分布生境】除西藏、内蒙古、宁夏和青海外，各地均有分布。生荒地、农田、沟渠边、路边、村寨旁等地。

【药用功效】全草及种子入药。夏季至秋季采集全草，鲜用或晒干；秋季采集种子。性味甘，凉。具有清热解毒等功效。用于肝热目赤、乳痈、痢疾、痔疮等。

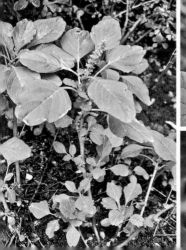

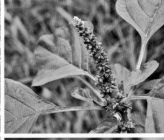

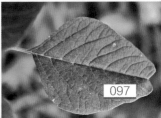

097

紫茉莉

【别名】草茉莉、胭脂花、地雷花、野茉莉

【学名】*Mirabilis jalapa* L.

【识别特征】紫茉莉科。一年生草本。株高可达100cm。地下根粗壮肉质，灰褐色。茎直立，多分枝，节部膨大。叶卵形或卵状三角形，长3～12cm，宽3～8cm，先端渐尖，基部截形或心形，全缘；叶柄长1～4cm。花单生枝端；苞片5，萼片状，长约1cm；花冠漏斗状，先端5浅裂，粉红色、白色、黄色、杂色等。瘦果球形，黑色，具棱和瘤状突起。花期6～10月，果期8～11月。

【分布生境】原产热带美洲。我国大部分地区栽培。

【药用功效】根入药。秋季至冬季采挖，晒干。性味甘、苦，平。具有清热、利水、活血散瘀等功效。用于关节肿痛、肺痨吐血、水肿、热淋、赤白带下、痈疮肿毒、跌打损伤等。

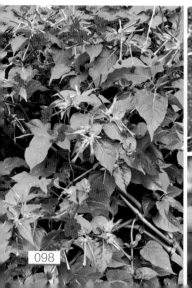

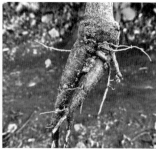

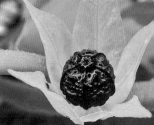

叶子花

【别名】宝巾、三角花、紫三角

【学名】*Bougainvillea glabra* Choisy

【识别特征】紫茉莉科。藤状灌木。茎粗壮，分枝下垂，无毛或疏生柔毛，有叶腋生直刺。叶片卵形或卵状披针形，长5～10cm，宽3～6cm，先端渐尖，基部截形或微心形，全缘；叶柄长约1cm。花腋生，常3朵聚生于苞片内，花梗与苞片的中脉合生；苞片叶状3枚，暗红色或紫红色，椭圆形，长约3.5cm；花被管淡绿色，长1～2cm，疏生柔毛，具棱；雄蕊6～8。瘦果具5棱。在华南等地可全年开花。

【分布生境】原产巴西。我华南、西南等地广为栽培。

【药用功效】花入药。开花时采集，晒干。性味苦、涩、温。具有活血调经、化湿止带等功效。用于月经不调、血瘀经闭、赤白带下等。

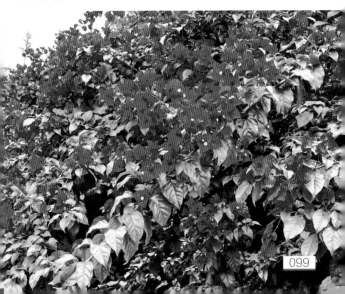

垂序商陆

【别名】美洲商陆、洋商陆、见肿消

【学名】*Phytolacca americana* L.

【识别特征】商陆科。多年生草本。地下根粗壮肉质。茎直立或披散，多分枝，中后期常紫红色。叶互生，卵状椭圆形或披针形，长10～20cm，宽5～10cm，先端短尖，基部楔形，全缘。总状花序顶生或侧生；花白色，花被片5；雄蕊10；心皮10，合生。浆果扁圆形，成熟时紫红色，果序下垂。种子肾形。花期6～8月，果期8～10月。

【分布生境】原产北美洲。我国西南、华南、华东南部、华中、华北等地有逸生或栽培。生荒地、沟边、山谷、林缘。

【药用功效】根入药。秋季至次春采挖，除去须根和泥沙，洗净晒干。性味苦，寒；有毒。具有消肿、通便、解毒散结等功效。用于痈肿疮毒、瘰疬、水肿胀满、二便不通等。孕妇禁用。

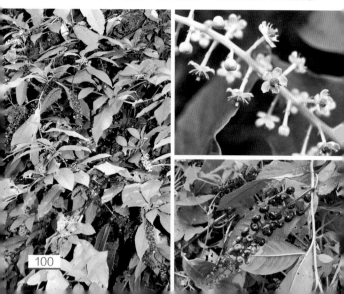

商陆

【别名】苋陆、山萝卜、牛大黄、山苞谷

【学名】*Phytolacca acinosa* Roxb.

【识别特征】商陆科。多年生草本。地下根粗壮肉质。茎直立或披散，多分枝。叶互生，卵状椭圆形，先端急尖，基部楔形而下延。总状花序顶生或侧生；花两性，花被片5，通常为白色；雄蕊8；心皮8～10，离生。浆果扁圆形，通常由8个分果组成，成熟时紫红色。种子肾形，扁平，黑色。花期6～8月，果期8～10月。

【分布生境】西南、华南、华东、西北、华北等地。生荒地、山坡、路边、林缘、村寨旁等地。

【药用功效】根入药。秋季至次春采挖，除去须根和泥沙，洗净晒干。性味苦，寒，有毒。具有泻水、通便、散结等功效。用于水肿、喉痹、脚气、二便不通、疮毒等。孕妇禁用。

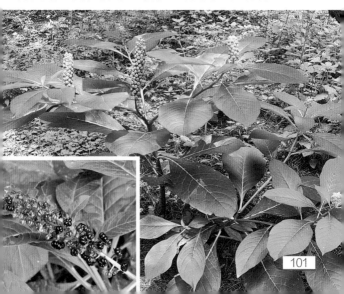

马齿苋

【别名】麻生菜、长命菜、马齿菜、长寿菜

【学名】*Portulaca oleracea* L.

【识别特征】马齿苋科。一年生肉质草本。茎平铺地面，多分枝，绿色或暗红褐色。叶片倒卵形，肉质，光滑，长1～2.5cm，先端钝圆或截形，基部渐狭。花3～8朵簇生枝端；总苞片4～5，三角状卵形，先端具细尖；萼片2，绿色，基部与子房合生；花鲜黄色，花瓣5，倒卵形，先端钝圆；雄蕊8～12，基部合生；子房半下位，卵形。蒴果卵球形，盖裂。种子多数，肾状卵形，黑褐色，表面密被小疣状突起。花期5～8月，果期6～9月。

【分布生境】几遍全国。生荒地、农田、果园、菜田、路边。

【药用功效】全草入药。夏季至秋季采集，鲜用或用开水烫后晒干。性味酸，寒。具有清热解毒、凉血消肿等功效。用于热毒血痢、肠炎、瘰疬、丹毒、带下、便血、痈肿恶疮等。

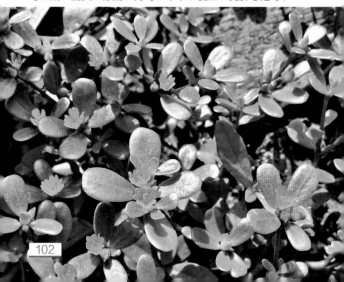

土人参

【别名】栌兰、土洋参、土高丽参、假人参

【学名】*Talinum paniculatum* (Jacq.) Gaertn.

【识别特征】马齿苋科。多年生肉质草本。株高可达60cm。主根粗壮，有分枝，外皮棕褐色。茎圆柱形，下部分枝，基部稍木质。叶互生或近对生，卵状椭圆形或卵状披针形，长5～7cm，宽2.5～3.5cm，先端尖或钝圆，基部渐狭成短柄，全缘。圆锥状花序顶生，常二歧分枝；花小，直径约0.6cm，花瓣5，倒卵形或椭圆形，淡紫红色。蒴果近球形，直径约0.3cm，紫红色，光亮，成熟时3瓣裂。种子多数，灰褐色或黑褐色。花期7～8月，果期9～10月。

【分布生境】原产热带美洲。我国各地有栽培或逸生。

【药用功效】根入药。秋季采挖，去除须根洗净，蒸透晒干。性味甘，平。具有健脾润肺、止咳等功效。用于脾虚劳倦、肺痨咳嗽带血、盗汗自汗、潮热眩晕、月经不调等。

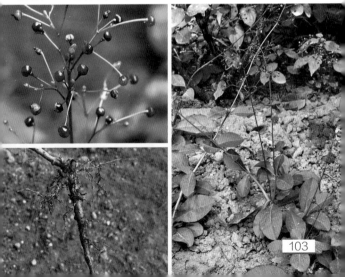

落葵薯

【别名】藤三七、心叶落葵薯、洋落葵

【学名】*Anredera cordifolia* (Tenore) Steenis

【识别特征】落葵科。多年生缠绕草质藤本。地下根粗壮肉质。茎细长，多分枝。叶互生，稍肉质，宽卵形，长4～6cm，宽4～5cm，先端急尖，基部微心形，全缘；叶柄短。叶腋处生有近球形的肉质珠芽，青灰色或土黄色。总状花序腋生，花序细长下垂；花小，白色，后期为黑紫色；花冠5裂，裂片形。花期6～10月。

【分布生境】原产南美洲。我国华南、西南等地有栽培或逸生。生荒地、沟渠边、村寨旁、灌丛。

【药用功效】株芽入药。夏季至秋季采集，多为鲜用。性味微苦，温。具有滋补、消肿散瘀等功效。用于腰膝痹痛、病后体虚、跌打损伤等。

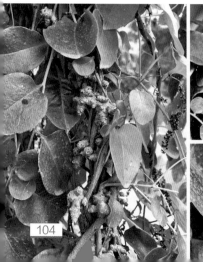
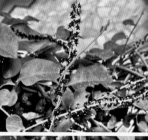
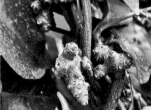

瞿麦

【别名】竹节草、剪绒花、山瞿麦

【学名】*Dianthus superbus* L.

【识别特征】石竹科。多年生草本。株高30～50cm。茎直立，上部二歧分枝，节明显。叶片线状披针形，长3～7cm，宽0.3～0.7cm，先端渐尖，基部成短鞘抱茎。花单生或数朵集成疏聚伞花序生茎顶；花萼圆筒形，长2.5～3cm，具数条纵脉；萼下苞2～3对，宽倒卵形，具突尖，边缘宽膜质；萼齿5，直立，披针形；花瓣5，粉红色，瓣片边缘深裂成丝状，喉部有须毛；雄蕊10，稍微伸出花冠外；花柱2。蒴果狭圆筒形，先端4裂。种子多数，广椭圆状倒卵形，黑褐色。花期6～9月，果期8～10月。

【分布生境】几遍全国。生山坡、草甸。

【药用功效】干燥地上部分入药。夏季至秋季采集，除去杂质，晒干。性味苦，寒。具有清热、利水、破血、通经等功效。用于小便不畅、水肿、闭经、淋病、痛肿等。

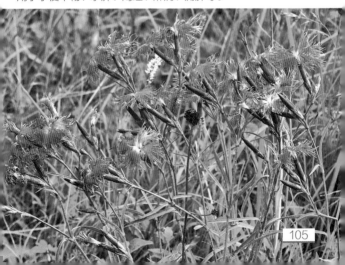

石竹

【别名】北石竹

【学名】*Dianthus chinensis* L.

【识别特征】石竹科。多年生草本。株高25～40cm。茎直立，节明显，上部分枝。叶片线状披针形，长3～5cm，宽0.3～0.7cm，先端渐尖，基部成短鞘围抱茎。花单生或数朵集成疏聚伞花序生茎顶；萼下苞2对，倒卵形，具细长芒尖，长为萼的1/2；萼圆筒形，长1.5～2.2cm，萼齿5，直立，边缘粗糙，具睫毛；花瓣5，瓣片菱状卵形，鲜红色、粉红色或白色等，先端齿裂，喉部有斑纹并疏生须毛；雄蕊10；花柱2。蒴果圆筒形，先端4裂。花期5～7月，果期7～9月。

【分布生境】几遍全国。生山坡、草地、灌丛、草甸、林缘。

【药用功效】同瞿麦。

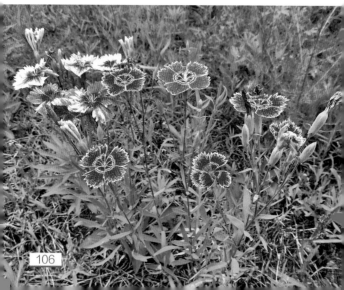

牛繁缕

【别名】鹅肠草、鹅肠菜、抽筋草、壮筋丹

【学名】*Malachium aquaticum* (L.) Moench

【识别特征】石竹科。茎二叉状分枝，被短腺毛。叶对生，卵形或宽卵形，长2.5～5.5cm，宽1～3cm，先端锐尖，基部微心形，全缘；叶柄有缘毛。二歧聚伞花序生枝端或叶腋；花梗细长，花后下垂，密被腺毛。萼片5，背部被腺毛。花瓣5，白色，2深裂几乎达基部；雄蕊10；花柱5，丝状；子房长圆形。蒴果卵圆形，5瓣裂，每瓣顶端再2齿裂。种子肾圆形，暗褐色，有明显刺状突起。花期5～6月，果期6～8月。

【分布生境】我国大部分地区。生湿润地、农田、沟渠地边。

【药用功效】全草入药。夏季至秋季采集，鲜用或切段晒干。性味甘、淡，平。具有清热解毒、活血消肿等功效。用于肺炎、高血压、月经不调、痢疾、痈疽、痔疮等。

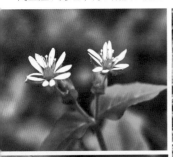

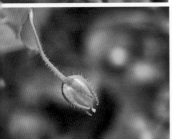

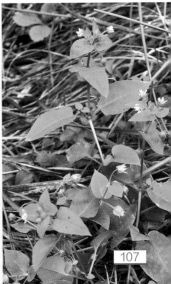

王不留行

【别名】麦蓝菜、金盏银台、剪金花

【学名】*Vaccaria segetalis* (Neck.) Garcke

【识别特征】石竹科。一年生草本。株高可达60cm。茎直立，节部膨大，上部二叉状分枝。叶对生，卵状披针形或披针形，长3～7cm，宽1～2cm，先端尖，基部圆形或近心形，微抱茎。二歧聚伞花序顶生；花梗中部有2小苞片；萼筒卵状圆筒形，具5棱，棱间绿白色，先端5齿裂，边缘膜质；花瓣5，粉红色；雄蕊10，藏于萼筒内；子房长卵形，柱头2。蒴果卵形，4齿裂。种子球形，暗黑色，表面密被疣状突起。花期4～7月，果期5～8月。

【分布生境】原产欧洲。我国分布西南、华东、华中、华北、西北等地。生荒地、山坡、丘陵、麦田、沟边地头。

【药用功效】种子入药。夏季蒴果成熟尚未开裂时采收，晒干打下种子。性味苦，平。具有行血通经、催生下乳、消肿等功效。用于血瘀经闭、痛经、乳汁不通、乳痈肿痛、血淋、热淋、石淋等。孕妇慎用。

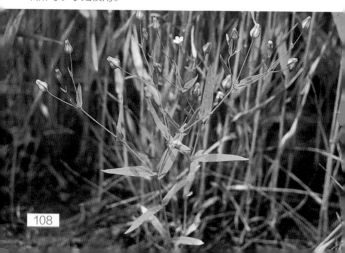

米瓦罐

【别名】麦瓶草、净瓶、梅花瓶、香炉草

【学名】*Silene conoidea* L.

【识别特征】石竹科。一年生草本。株高可达60cm。茎直立，单生或叉状分枝，密被腺毛。基生叶匙形；茎生叶披针形或长圆形，长4～7cm，宽0.5～1cm，先端渐尖，基部半抱茎，两面被腺毛，中脉明显。聚伞花序顶生；萼筒基部膨大成球形，上部缢缩呈圆锥形，具30条纵脉，密被腺毛；花瓣5，倒卵形，粉红色；雄蕊10；子房长卵形，花柱3。蒴果长圆形，6齿裂，包于萼内。种子多数，表面有成行的疣状突起。花期5～6月，果期6～7月。

【分布生境】东北、华北、西北、华东、西南等地。生麦田、荒地、沟边、田埂等地。

【药用功效】全草入药。花期采集，晒干。性味甘、微苦，凉。具有养阴、和血、调经等功效。用于虚劳咳嗽、咯血、衄血、月经不调等。

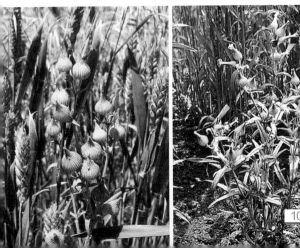

球序卷耳

【别名】婆婆指甲菜、粘毛卷耳、高脚鼠耳草、瓜子草

【学名】*Cerastium glomeratum* Thuill.

【识别特征】石竹科。一年生或二年生草本。茎直立，密被白色柔毛和腺毛。叶卵圆形，长0.5～1.5cm，先端钝尖，基部楔形，叶两面密被柔毛。小花集成二叉状的聚伞花序，花梗密被腺毛；萼片5，被腺毛。花瓣5，白色，倒卵形，先端2裂；雄蕊10；子房圆卵形，花柱5。蒴果圆筒形，长为萼片的1.5倍，先端常10裂。种子卵圆形而略扁，表面有疣状突起。花、果期4～6月。

【分布生境】我国大部分地区。生荒地、山坡草地、林缘。

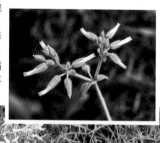

【药用功效】全草入药，春季采集，晒干。性味甘、涩，微寒。具有清热、降压、止痛等功效。用于筋骨痛、风湿疼痛、高血压、眼睛肿痛等。

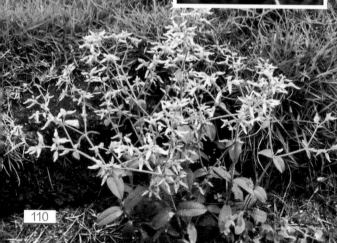

莲

【别名】荷花、莲藕、莲子

【学名】*Nelumbo nucifera* Gaertn.

【识别特征】睡莲科。多年生水生草本。地下根茎横走，肥大，具节。叶片盾状圆形，直径25～90cm，边缘波状；叶柄长圆柱形，多尖刺。花大，粉红色或白色等，花瓣多数，椭圆形，先端尖。莲蓬圆锥形。种子椭圆形，种皮灰棕色。花期7～8月，果期8～9月。

【分布生境】我国各地广为栽培。生池塘、河湖中。

【药用功效】荷叶、莲子、藕节入药。夏季至秋季采集叶片，晒干或鲜用；秋季采摘莲蓬，晒干取子；切藕时留取藕节晒干。叶片性味苦，平。具有清热利湿、升阳止血等功效。用于暑热、脾虚泄泻、多种出血症、肥胖等。莲子性味甘、涩，平。具有益肾养心、补脾止泻、固精、止带等功效。用于脾虚泄泻、心悸失眠、遗精等症。藕节性味甘、涩，平。具有止血、散瘀等功效。用于咯血、尿血、便血等。

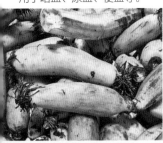

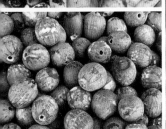

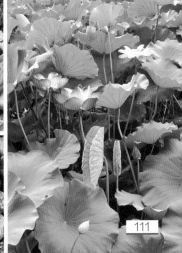

鸡头米

【别名】芡实、鸡嘴莲、刺莲蓬实、鸡头苞

【学名】*Euryale ferox* Salisb.

【识别特征】睡莲科。一年生水生草本。叶片2型；沉水叶戟形或椭圆形，基部深心形。浮水叶，革质，盾圆形，直径可达100cm，叶面多皱褶，叶背面集生气囊，紫红色；叶柄长圆柱形，中空，多刺。花单生，水面开放，紫红色，花瓣多数；花梗粗长，多刺。浆果球形，内部海绵质，表面密生刺，似鸡头状。种子多数，球形，种皮坚硬，假种皮富有黏性。花期7～8月，果期8～9月。

【分布生境】我国大部分地区。生池塘、河湖中。

【药用功效】种仁入药。秋季果实成熟时采集，砸开果皮，取出种子，剥去外壳，晒干。性味甘、涩，平。具健脾益胃、固肾涩精、祛湿等功效。用于肾虚体弱、脾虚久泻、梦遗滑精、遗尿、尿频、白浊、带下等。

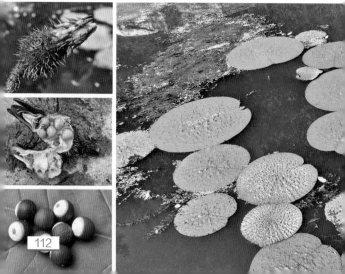

睡莲

【别名】子午莲、睡莲花、茈碧花、瑞莲

【学名】*Nymphaea tetragona* Georgi

【识别特征】睡莲科。多年生水生草本。根状茎具线状黑毛。叶片漂浮于水面，圆心形或卵状肾圆形，长5～14cm，宽4～9cm，先端圆钝，基部深弯缺，有光泽，全缘；叶柄细长。花单生于花梗顶端，漂浮水面；萼片4，绿色；花瓣白色，多层；雄蕊多数，较花瓣短；柱头盘状，呈放射状排列。浆果球形，包被于萼片内。种子椭圆形，黑色。花期7～8月，果期8～9月。

【分布生境】我国大部分地区。生池塘、浅水河、湖泊中。

【药用功效】花、根茎入药。夏季采集，鲜用或晒干。花性味甘、苦，平。具有消暑、定惊等功效。用于小儿惊风。根茎性味甘、微苦，平。具有润肺、降压等功效。用于咳嗽、水肿、高血压等。

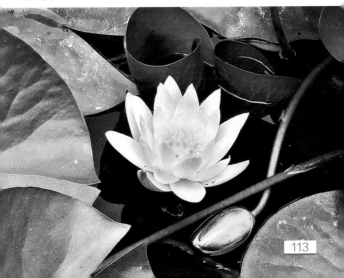

萍蓬草

【别名】水粟、萍蓬莲、黄金莲、萍蓬草子

【学名】*Nuphar pumila* (Timm) DC.

【识别特征】睡莲科。多年生水生草本。根茎横卧，肥厚肉质。叶片浮于水面，卵形或宽卵形，长6～17cm，宽7～12cm，先端圆钝，基部深心形，全缘；叶面亮绿色，叶背面紫红色；叶柄有柔毛。花单生于花梗顶端，漂浮水面，直径3～4cm；萼片5，呈花瓣状，革质，黄色，长1.5～2cm；花瓣小，多数，楔状矩圆形，顶端钝圆；雄蕊多数；子房上位，柱头盘状，有8～10辐射状浅裂。浆果卵形，不规则开裂，具宿存萼片。种子多数，长卵形，假种皮肉质。花期5～7月，果期7～9月。

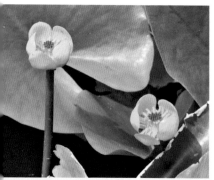

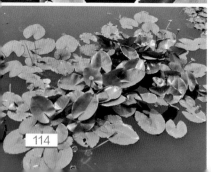

【分布生境】华东、华南、西南、华北、东北等地。生池塘、湖泊、浅水域中。

【药用功效】根茎、种子入药。根茎秋季采集，鲜用或晒干；秋季果实成熟时采集，晒干。根茎性味甘，寒。具有补虚、健胃、调经等功效。用于病后体弱、消化不良、月经失调等症。种子性味甘、涩，平。具有滋养强壮、健胃、调经等功效。用于体质虚弱，消化不良、月经不调等。

芍药

【别名】白芍、川芍、殿春、将离

【学名】*Paeonia lactiflora* Pall.

【识别特征】毛茛科。多年生草本。株高可达100cm。根粗壮，黑褐色。下部茎生叶2回三出复叶，上部叶为三出复叶；小叶狭卵形、椭圆形或披针形，先端渐尖，基部楔形或偏斜，全缘，两面无毛；叶柄长4～10cm。花数朵生茎顶及叶腋；花有粉红色、白色等多种颜色。蓇葖果，顶端具喙。花期5～6月，果期8～9月。

【分布生境】东北、华北、西北等地。生林中、草地、公园。

【药用功效】根入药。夏季至秋季采挖，除去头尾和细根，洗净，入开水中略煮后晒干。性味苦、酸，微寒。具有养血敛阴、柔肝止痛、平抑肝阳、止汗等功效。用于胸胁脘腹疼痛、四肢挛痛、自汗盗汗、阴虚发热、肝阳上亢、头痛、眩晕、泻痢腹痛、月经不调等。

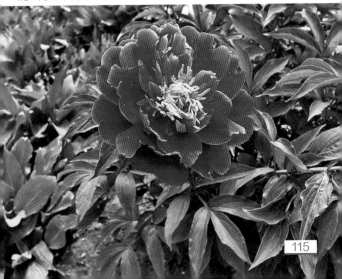

牡丹

【别名】牡丹皮、木芍药、洛阳花、丹皮

【学名】*Paeonia suffruticosa* Andr.

【识别特征】毛茛科，多年生灌木。株高可达200cm。叶2回三出复叶，长20～25cm；顶生小叶宽卵形，长7～8cm，宽5～7cm，先端3浅裂，侧生小叶狭卵形或长圆状卵形，具不等的2～3裂或不裂；叶柄长5～11cm。花单生枝顶，常为重瓣花，有玫瑰色、粉红色、红紫色、白色等颜色。蓇葖果长圆形，密被黄褐色硬毛。花期5～6月，果期8～9月。

【分布生境】河南、山东、安徽等地。生庭院、公园、花圃。我国各地广为栽培。

【药用功效】根皮入药。秋季采挖，除去头尾和细根，剥取根皮晒干。性味辛、苦，微寒。具有清热凉血、活血化瘀等功效。用于骨蒸劳热、阴虚发热、吐血、衄血、便血、血滞、闭经、痛经、癥瘕、痈疡、痈肿疮毒、跌损伤痛等。月经过多或孕妇慎用。

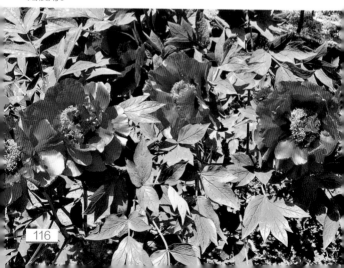

金莲花

【**别名**】旱金莲、金梅草、金芙蓉、金疙瘩

【**学名**】*Trollius chinensis* Bge.

【**识别特征**】毛茛科。多年生草本。株高可达70cm。茎直立，不分枝。茎生叶片轮廓五角形，3全裂；中裂片菱形，3裂至近中部，2回裂片有少数小裂片和锐牙齿。茎上部叶渐小。花通常单生，花梗细长；萼片多数，黄色，椭圆状倒卵形或倒卵形；花瓣狭线形，金黄色，与萼片近等长；雄蕊多数。蓇葖果，具脉网，顶端具稍向外弯的短喙。种子近倒卵形，黑色。花期6~7月，果期8~9月。

【**分布生境**】东北、华北、河南等地。生山坡草地、疏林下。

【**药用功效**】花入药。夏季至秋季采集，鲜用或晾干。性味苦，寒。具有清热解毒、祛瘀消肿、消炎等功效。用于急性扁桃体炎、上呼吸道感染、咽炎、中耳炎、急性结膜炎、急性淋巴管炎、痈肿、疮毒等。

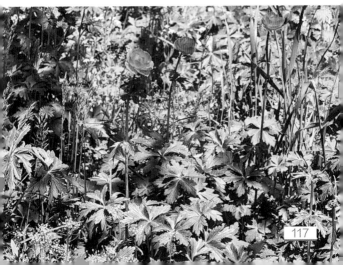

草乌

【别名】北乌头、百步草、五毒根、药羊蒿

【学名】*Aconitum kusnezoffii* Reichb.

【识别特征】毛茛科。多年生草本。株高可达150cm。地下块根圆锥形，暗黄褐色。茎生叶轮廓五角形，长5～12cm，宽6～20cm，3全裂；中央裂片菱形，渐尖，近羽状深裂，小裂片披针形，上面疏生短柔毛，下面无毛。总状花序生枝端；小苞片线形；萼片5，紫蓝色，上萼片盔形或高盔形；花瓣2，有长爪，距向后弯曲。蓇葖果，长1～2cm。种子有膜质翅。花期7～9月，果期10月。

【分布生境】东北、华北等地。生山坡、草地、疏林中。

【药用功效】块根入药。秋季采挖，洗净晒干。性味辛、苦，热；有大毒。具有祛风除湿、散寒止痛等功效。块根经炮制处理后，用于风寒湿痹、脘腹冷痛、关节疼痛、麻醉止痛等。

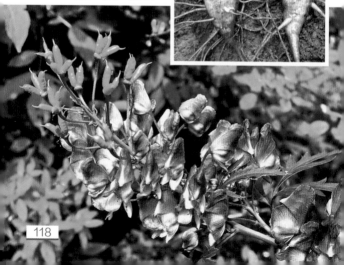

白头翁

【别名】白头公、奈何草、老翁花、大将军草

【学名】*Pulsatilla chinensis* (Bunge) Reglel

【识别特征】毛茛科。多年生草本。全株密被白色柔毛。基生叶丛生，叶片宽卵形，长4.5～14cm，宽8～16cm，三出复叶；中央小叶具短柄，3深裂；侧生小叶无柄，2～3深裂。花葶高15～35cm，花单生花葶顶部；总苞片3，3深裂，裂片狭条形，基部愈合抱茎，密被长柔毛。萼片6，2轮，蓝紫色，无花瓣。聚合果球形。瘦果纺锤形，顶端有发丝状宿存花柱。花、果期4～6月。

【分布生境】东北、华北、华东、西北等地。生向阳山坡、草地、林缘。

【药用功效】根入药。春季或秋季采挖，保留根头白茸毛晒干。性味苦，寒。具有清热解毒、凉血止痢等功效。用于热毒血痢、温疟寒热、疮痈肿毒、鼻衄、血痔、带下、阴部瘙痒等。

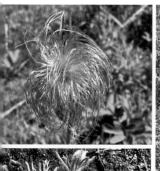

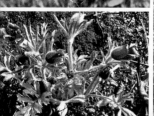

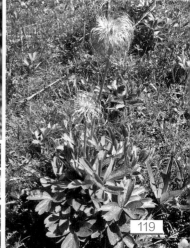

石龙芮

【别名】苦堇、胡椒菜、小水杨梅

【学名】*Ranunculus sceleratus* L.

【识别特征】毛茛科。一年生草本。株高15～50cm。茎直立，上部多分枝。基生叶和下部叶宽卵形或肾状圆形，长1～4cm，宽1.5～5cm，3深裂，裂片倒卵状楔形，不等的2～3浅裂，先端具粗圆齿，叶基部心形；叶柄长1～5cm。茎上部叶较小，无叶柄，3深裂，裂片狭倒卵形。聚伞花序；萼片5，椭圆形，被柔毛；花瓣5，倒卵形，黄色，基部蜜腺呈窝状。聚合果长圆形，长0.8～1cm；瘦果排列紧密，宽卵形，稍扁。花期6～8月，果期8～9月。

【分布生境】我国大部分地区。生水沟边、河岸边、沼泽地、湿润地、稻田。

【药用功效】全草入药。夏季采集，晒干。性味苦、辛，寒；有毒。具有消肿、散结等功效。用于瘰疬、结核、溃疡、疮痈肿毒等。

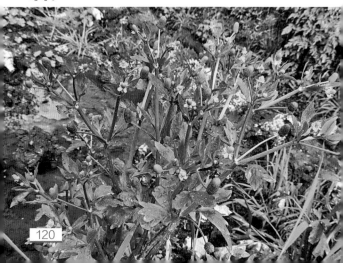

茴茴蒜

【别名】水胡椒、小桑子

【学名】*Ranunculus chinensis* Bunge

【识别特征】毛茛科。多年生草本。株高15～50cm，全株被糙毛。基生叶和茎下部叶叶柄长可达12cm。三出复叶，叶片宽卵形至三角形，长2.6～7.5cm，宽2.7～8cm；中间小叶3深裂，裂片狭长，叶柄长0.8～1.6cm，侧生小叶2～3深裂，叶柄短或近无。茎上部叶渐变小，近无柄，3全裂。单歧聚伞花序；花瓣5，黄色，宽倒卵形，蜜槽有卵状小鳞片。聚合果椭圆形，长约1cm。瘦果多数，排列紧密，扁平，喙极短。花、果期5～9月。

【分布生境】我国大部分地区。生湿润地、水沟边、田边、疏林中。

【药用功效】全草入药。夏季采集，晒干。性味苦、辣，微温；有毒。具有消肿、定喘等功效。用于疟疾、哮喘、顽癣等。

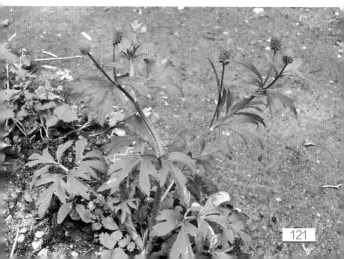

水葫芦苗

【别名】圆叶碱毛茛、区儒白拉

【学名】*Halerpestes cymbalaria* (Pursh) Greene

【识别特征】毛茛科。多年生草本。匍匐茎细长。基生叶近圆形、肾形或宽卵形,长0.5 ~ 2.5cm,宽0.5 ~ 2.8cm,掌状3 ~ 5浅裂或具圆齿,基部微心形、截形或宽楔形;叶柄长3 ~ 13cm。花莛高5 ~ 15cm,通常2 ~ 3朵花集成聚伞状;萼片5,宽椭圆形,绿色;花瓣5,黄色,狭椭圆形,基部具蜜槽。聚合果球形,瘦果多数,排列紧密,斜倒卵形,略扁,具纵肋,喙极短。花、果期5 ~ 9月。

【分布生境】东北、华北、西北、西南等地。生低湿地、河滩湿地、水沟边、轻度盐碱化草甸。

【药用功效】全草入药。7 ~ 8月采集,晒干。性味甘、淡、寒。具有利水消肿、祛风除湿等功效。用于关节炎、水肿等。

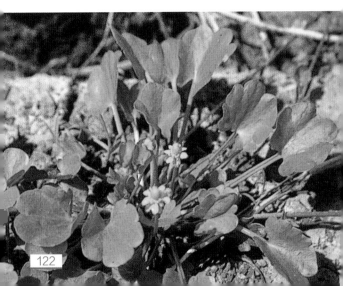

棉团铁线莲

【别名】山蓼、威灵仙、棉花团花

【学名】*Clematis hexapetala* Pall.

【识别特征】毛茛科。多年生草本。株高可达70cm。茎直立，具纵棱，疏生短柔毛。叶对生，1～2回羽状全裂，裂片基部再2～3裂，裂片条形至狭卵形，先端锐尖或凸尖，全缘，网脉明显；叶柄长0.5～3.5cm。聚伞花序顶生或腋生；苞片线状披针形；萼片6，狭倒卵形，白色，展开，外面密被绵毛；雄蕊多数；心皮多数。瘦果扁倒卵形，被柔毛，羽毛状宿存花柱长约2cm。花期6～8月，果期7～10月。

【分布生境】东北、华北、华中、西北等地。生山坡草地。

【药用功效】根入药。秋季采挖，晒干。性味辛、咸，温。具有清热、镇痛、利尿、通经等功效。用于风寒痹痛、四肢麻木、筋脉拘挛、屈伸不利等。

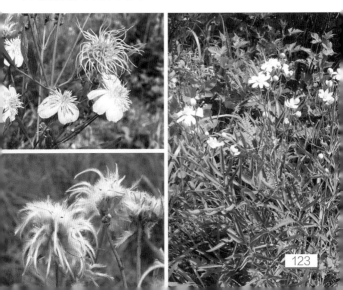

黄连

【别名】王连、支连

【学名】*Coptis chinensis* Franch.

【识别特征】毛茛科。多年生草本。株高15～30cm。根茎黄色，有分枝，密生须根。叶基生，近革质，卵状三角形，3全裂，中央裂片稍呈菱形，两侧裂片斜卵形，裂片常再做羽状深裂；叶柄长6～16cm。花葶1～2条，与叶片等长或更长；二歧或多歧聚伞花序，每花序3～8朵花；萼片5，黄绿色；花瓣条状披针形，先端尖，中央有蜜槽。雄蕊多数；心皮8～12。蓇葖果6～12，具细柄，长0.6～0.7cm。种子长椭圆形，褐色。花期2～4月，果期4～7月。

【分布生境】西南、华中等地。生山地林中阴湿处。

【药用功效】根茎入药。秋季采挖，除去须根，晒干或烘干。性味苦，寒。具有清热燥湿、泻火解毒等功效。用于痢疾、腹泻、腹痛、咽喉肿痛、目赤、牙痛、热盛心烦、高热神昏、口疮、伤寒、痈疽疮毒、黄疸、痞满呕逆、肺结核、消渴、百日咳、疳积、耳道流脓、湿疹、汤火烫伤等。

同属的三角叶黄连*Coptis deltoidea* C.Y.Cheng et Hsiao、云连*Coptis teeta* Wall.的干燥根茎同等入药。

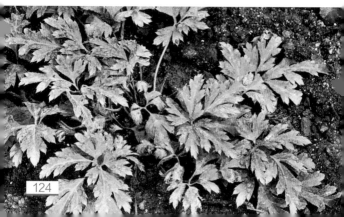

瓣蕊唐松草

【别名】花唐松草、马尾黄连、肾叶唐松草

【学名】*Thalictrum petaloideum* L.

【识别特征】毛茛科。多年生草本。株高可达70cm。茎直立，分枝。叶3～4回三出复叶；小叶倒卵形、近圆形或菱形，3浅裂至3深裂，裂片卵形或倒卵形，全缘，叶面深绿色，叶背面微带粉白色，有短叶柄。复单歧聚伞花序伞房状，花梗长0.5～2.5cm；萼片4，白色，早落；雄蕊多数，花丝白色，倒披针形，明显比花药宽；心皮4～10，无柄，花柱短，柱头狭椭圆形。瘦果卵状椭圆形，具8条纵肋，先端尖弯。花期6～7月。果期9～10月。

【分布生境】东北、华北、西南、华西等地。生山坡草地、灌丛、林缘。

【药用功效】根入药。秋季采挖，鲜用或晒干。性味苦、寒。具有清热解毒等功效。用于赤白痢疾、痈肿疮疖、渗出性皮炎等。

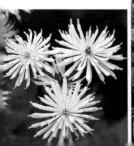

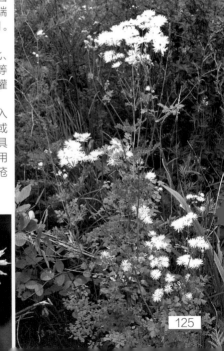

展枝唐松草

【别名】坚唐松草

【学名】*Thalictrum squarrosum* Steph.ex Willd.

【识别特征】毛茛科。多年生草本。株高可达100cm，常自中部近二歧状分枝。叶为3～4回羽状复叶，小叶卵形或宽倒卵形，长0.8～2cm，宽0.5～1.5cm，通常3裂，裂片全缘或具2～3齿；叶柄基部具短鞘。托叶鞘膜质，撕裂状。圆锥花序呈二叉状分枝；萼片4，绿色；雄蕊多数；心皮1～3，柱头箭头状。瘦果常2个对生，近月牙形，具8～10条纵肋。花期7～8月，果期8～9月。

【分布生境】东北、华北、陕西等地。生山坡草地、沟谷、林缘等地。

【药用功效】全草入药。夏季采集，鲜用或晒干。性味苦，平。具有清热解毒、健胃、发汗等功效。用于暑热头痛、头晕、吐酸水、烧心等。

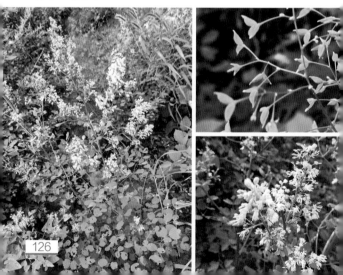

短尾铁线莲

【别名】红钉耙藤、山木通、林地铁线莲

【学名】*Clematis brevicaudata* DC.

【识别特征】毛茛科。落叶攀援草质藤本。茎褐紫色，有纵棱，疏生短柔毛或无。叶对生，1～2回羽状复叶或2回三出复叶，小叶长卵形至披针形，长1.5～6cm，先端渐尖或长渐尖，基部圆形，边缘疏生粗锯齿。圆锥花序腋生或顶生，花梗细长，具短柔毛；花白色，直径1.5～2cm；萼片4，倒卵状长圆形，白色，两面均有短柔毛；雄蕊多数；心皮多数。瘦果卵形，长约0.3cm，密生柔毛，宿存羽毛状花柱长1.5～2.8cm。花期7～9月，果期9～10月。

【分布生境】西南、华中、华北、华西、东北等地。生山坡灌丛、疏林中。

【药用功效】茎叶入药。秋季采集，晒干。性味苦，凉。具有除湿热、利小便等功效。用于小便不利等。

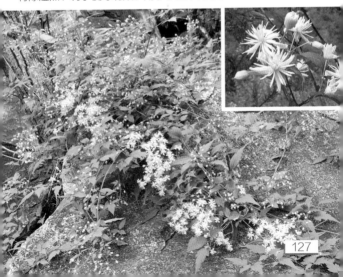

127

毛茛

【别名】水茛、毛堇、火筒青、老虎脚迹

【学名】*Ranunculus japonicus* Thunb.

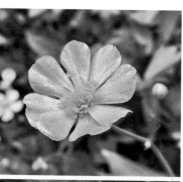

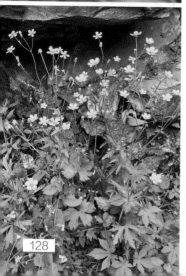

【识别特征】毛茛科。多年生草本。株高可达90cm。基生叶圆心状或五角形，长3～6cm，宽4～7m，3深裂；中央裂片菱形或倒卵形，3浅裂，边缘具粗锯齿或缺刻，侧裂片不等的2裂。单歧聚伞花序顶生，花梗长约10cm，贴生柔毛；萼片5，椭圆形，淡绿色，外被白色柔毛；花直径约1.5cm，花瓣5，亮黄色，倒卵形，基部具短爪，蜜槽由一鳞片包被；雄蕊多数；心皮多数。聚合果球形；瘦果扁平倒卵形，先端具短喙。花期4～8月，果期7～9月。

【分布生境】我国大部分地区。生山坡、沟谷、小溪边等地。

【药用功效】全草及根入药。夏季至秋季采集，多为鲜用。性味辛，温；有毒。为外用药，捣烂敷用或煎水洗；用于疟疾、黄疸、偏头痛、牙痛、火眼、风湿性关节炎、痈肿、恶疮、疥癣等。

三叶木通

【别名】预知子、八月炸、仙沼子、野香蕉

【学名】*Akebia trifoliata* (Thunb.) Koidz.

【识别特征】木通科。落叶攀援木质藤本。三出复叶，小叶卵圆形、宽卵圆形或长卵形，先端钝圆或尖，基部近圆形或宽楔形，叶缘波状或浅裂，三出基脉；叶柄长3～8cm。花序总状腋生；花被片3，稀为4或5，卵圆形；雌花远比雄花大；雄花萼片宽椭圆形，淡紫色；雌花萼片3，近圆形，紫褐色或暗褐色；心皮6～9。果实肉质，长卵形，成熟时灰白色或微紫色，沿腹缝开裂。种子多数，卵形，黑色。花期4～5月，果期7～8月。

【分布生境】华北、华中、华东等地。生山坡灌丛、疏林中。

【药用功效】果实入药。果实变黄时采摘，鲜用或晒干。性味甘，寒。具有疏肝理气、活血止痛、除烦、利尿等功效。用于脘肋胀痛、腰痛、胃热食滞、烦渴、闭经、痛经、小便不利等。

同属的木通*Akebia quinata* (Thunb.) Decne.、白木通*Akebia trifoliata* (Thunb.) Koidz.var.*australis* (Diels) Rehd.的干燥藤茎同等入药。

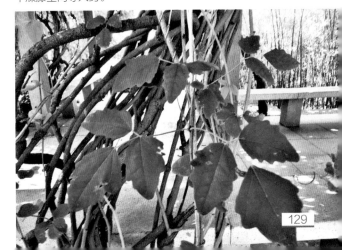

阔叶十大功劳

【别名】十大功劳、土黄连、功劳木、土黄柏

【学名】*Mahonia bealei* (Fort.) Carr.

【识别特征】小檗科。常绿灌木。株高可达400cm。叶互生，革质，奇数羽状复叶，长25～40cm，叶柄较长。小叶7～15，阔卵形至卵状椭圆形，边缘微反卷，每边有2～7枚尖刺；顶生小叶有柄，侧生小叶无柄。总状花序顶端丛生；萼片9，3轮，花瓣状。花黄色，花瓣6，先端2浅裂；雄蕊6。浆果卵圆形，被白粉，成熟时蓝黑色。花期9月至翌年6月，果期翌年3～5月。

【分布生境】西南、华南、东南、华中。生山坡、灌丛中。

【药用功效】叶入药。全年可采集，晒干。性味苦，凉。具有补肺气、清热、燥湿、益肝肾等功效。用于肺热咳嗽、腰膝无力、目赤肿痛、牙痛、头痛、头晕、耳鸣、心烦、黄疸性肝炎、肠炎、腹泻、湿疹等。

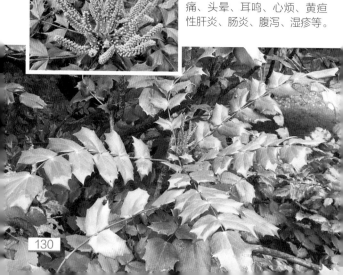

细叶十大功劳

【别名】十大功劳、狭叶十大功劳、木黄连、竹叶黄连

【学名】*Mahonia fortunei* (Lindl.) Fedde

【识别特征】小檗科。常绿灌木。株高可达200cm。叶互生，革质，奇数羽状复叶，长8～25cm；小叶7～13枚，狭披针形，长8～12cm，宽1.2～2cm，先端渐尖，基部狭楔形，边缘两边各有有刺锯齿5～13个，叶背面灰黄绿色。总状花序生自枝顶芽鳞腋间，常4～10条簇生，长3～7cm；萼片9，排列成3轮，花瓣状；花黄色，多数密生，花瓣6，较内轮萼片小；雄蕊6；子房上位，1室。浆果球形，成熟时蓝黑色，被白粉。花期7～9月，果期9～11月。

【分布生境】华中、西南、华东等地。生山坡、沟谷、杂木林、灌丛、路边、河岸边等地。

【药用功效】同阔叶十大功劳。

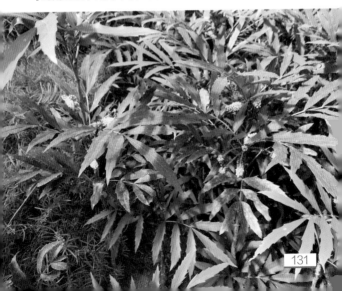

南天竹

【别名】天竺子、红杷子、南竹子、杨桐

【学名】*Nandina domestica* Thunb.

【识别特征】小檗科。常绿小灌木。株高可达200cm。茎直立，分枝。叶2～3回羽状复叶，长30～50cm，叶柄基部呈鞘状。小叶椭圆状披针形，长3～7cm，先端渐尖，基部楔形，全缘；无叶柄。圆锥花序顶生，长20～30cm；萼片多数，每轮3片，内轮呈白色花瓣状；雄蕊6，离生；子房1室，胚珠2，花柱短。浆果球形，直径约0.8cm，成熟时红色。花期5～7月，果期8～10月。

【分布生境】西南、华南、华东、华中。生灌木丛、疏林中。

【药用功效】果实、根、叶入药。秋季采集果实，晒干；根、叶全年可采集，晒干。果实性味甘、酸，平。具有敛肺止咳、清肝明目等功效。用于肺热咳嗽、百日咳、气喘、目赤肿痛、风湿痹痛、瘰疬、腹泻、热淋、尿血、疟疾等。根用于肺热咳嗽、风热头痛、湿热黄疸、风湿痹痛、目赤、瘰疬、疮疡等。叶片用于感冒、百日咳、目赤肿痛、瘰疬、小儿疳积、尿血等。

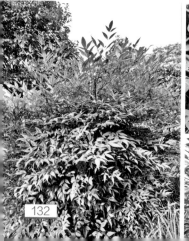
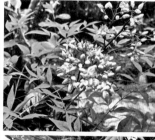
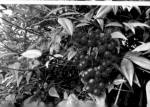

细叶小檗

【别名】小檗、针雀、三颗针、酸狗奶子

【学名】*Berberis poiretii* Schneid.

【识别特征】小檗科。落叶灌木。株高60～150cm。枝条具纵棱,灰褐色,密被黑色小疣点,具细尖刺。叶簇生于刺腋处,叶片狭倒披针形,长1.5～4.5cm,宽0.5～1cm,先端渐尖,基部渐狭成短柄。总状花序生刺腋处,长3～6cm,下垂;小苞片2,披针形;萼片6,花瓣状,排成2轮;花黄色,花瓣倒卵形,较萼片短。浆果长圆形,长约0.9cm,红色。花果期5～6月,果期8～9月。

【分布生境】东北、华北、西北等地。生山坡、丘陵、山埂地、灌木丛、山路旁。

【药用功效】根、茎枝入药(含小檗碱)。夏季至秋季采集,晒干。性味苦,大寒。具有清热燥湿、泻火解毒等功效。用于急性肠炎、痢疾、肺炎、结膜炎、咽喉炎、口疮、黄疸、热痹、瘰疬、痈肿等。

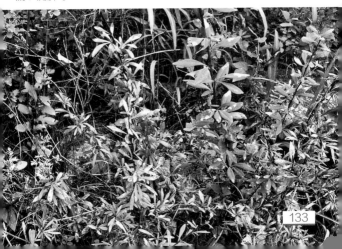

淫羊藿

【别名】仙灵脾、三枝九叶草、牛角花、三叉骨

【学名】*Epimedium brevicornu* Maxim.

【识别特征】小檗科。多年生草本。株高可达40cm。叶为2回三出复叶，小叶9片，卵形或长卵圆形，长4.5～9cm，宽3.5～7.5cm，先端尖，基部深心形，侧生小叶基部斜形，边缘具细锯齿，锯齿先端成刺状毛；叶柄长。圆锥花序顶生；萼片8，2轮，外轮深绿色，内轮白色或淡黄色；花白色或淡黄色，花瓣4，披针形，具短距；雄蕊4；雌蕊1，花柱长。蓇葖果纺锤形，成熟时2裂。花期5～6月，果期6～8月。

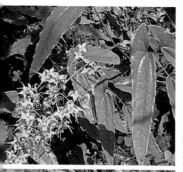

【分布生境】山东、山西、陕西、青海、甘肃、河南、湖北、贵州、四川等地。生山坡荫翳的灌丛、林缘等地。

【药用功效】叶入药。夏季至秋季割取地上部分，晒干。性味辛、甘，温。具有补肾壮阳、祛风除湿等功效。用于阳痿、遗精、半身不遂、肢体麻木、腰膝无力、风湿痹痛、尿频等。

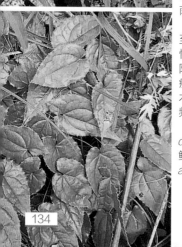

同属的柔毛淫羊藿*Epimedium pubescens* Maxim.、朝鲜淫羊藿*Epimedium koreanum* Nakai等的叶同等入药。

蝙蝠葛

【别名】北豆根、蝙蝠藤、防己葛、马串铃

【学名】*Menispermum dauricum* DC.

【识别特征】防己科。多年生缠绕藤本。地下根较粗壮，黄褐色。茎细长，有纵条纹。叶互生，圆肾形或卵圆形，长与宽近相等，7～10cm，先端尖，基部心形，边缘3～7浅裂；叶柄长6～12cm，盾状着生。花单性，雌雄异株。圆锥花序腋生；雄花黄绿色；萼片6，狭倒卵形，膜质；花瓣6～8，卵圆形；雄蕊12～18，花药球形。核果近球形，成熟时外果皮黑色。花期6～7月，果期7～8月。

【分布生境】东北、华北、华东、西北等地。生山坡灌木丛。

【药用功效】根茎入药。春季或秋季采挖，晒干。性味苦，寒。具有清热解毒、祛风止痛等功效。用于咽喉炎、扁桃体炎、风湿痹痛、胃痛、腹胀、肠炎、痢疾等。

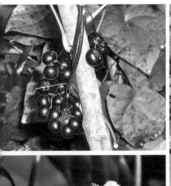

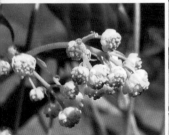

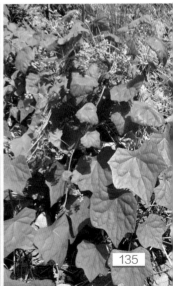

木防己

【别名】土木香、白木香、大防己

【学名】*Cocculus trilobus* (Linn.) DC.

【识别特征】防己科。多年生缠绕藤本。地下根圆柱形，黄褐色。茎枝有纵条纹，密生小柔毛。叶互生，宽卵形或卵状椭圆形，长3~14cm，宽2~9cm，先端尖或钝，基部圆形、楔形或微心形，两面具柔毛；叶柄长1~3cm。花单性，雌雄异株。聚伞花序排成圆锥状生叶腋；雄花萼片6，2轮；花瓣6，卵状披针形，先端2裂；雄蕊6，分离。雌花有退化雄蕊6，心皮6，离生。核果近球形，直径0.6~0.8cm。成熟时果皮蓝黑色。花期7~8月，果期9~10月。

【分布生境】除西北外，几遍全国。生山坡灌木丛。

【药用功效】根入药。秋季采集，晒干。性味苦，寒。具有祛风通络、解毒、止痛等功效。用于风湿痹痛、神经痛、咽喉肿痛、肾炎水肿、尿路感染等。

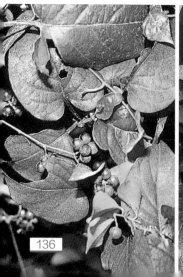
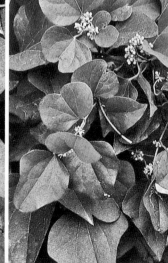

玉兰

【别名】白玉兰、木兰、辛夷

【学名】*Magnolia denudata* Desr.

【识别特征】木兰科。落叶乔木。冬芽密生灰黄色茸毛。叶片倒卵形或倒卵状长圆形，长8～18cm，宽6～10cm，先端突尖，基部楔形，全缘，叶脉具柔毛；叶柄长2～2.5cm。花单生小枝顶端，花白色或紫色，先叶开放，具芳香味；花被片9，倒卵状长圆形；萼片与花瓣无明显区别。聚合蓇葖果，圆柱形，密被褐色茸毛。花期2～4月，果实成熟期8～9月。

【分布生境】我国大部分地区。生山坡、公园、庭院、路边。

【药用功效】花蕾（中药称辛夷）入药。早春花蕾未开放时采集，阴干。性味辛，温。具有散风寒、通窍等。用于鼻塞不通、鼻流浊涕、牙痛、风寒感冒、头痛鼻塞等。

同属的紫玉兰 *Magnolia liliflora* Desr. 等的花蕾同等入药。

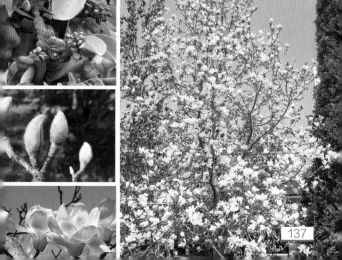

白兰花

【别名】白兰、白玉兰

【学名】*Michelia alba* DC.

【识别特征】木兰科。常绿乔木。树皮灰色。幼枝和芽密被黄色柔毛。叶互生，薄革质，长椭圆形或椭圆状披针形，长10～26cm，宽4～9cm，先端渐尖或尾尖，基部楔形，全缘；叶柄长约2cm。花单生于叶腋，香味浓郁；花被片10，白色，狭披针形，长3～4cm；雄蕊多数，花丝扁平；雌蕊多数，心皮离生，有毛，雌蕊柄长约0.4cm。聚合果卵球形。花期7～8月。一般不结实。

【分布生境】原产印度尼西亚的爪哇。我国西南、华南等地多有栽培。

【药用功效】花入药。花期采集，鲜用或晒干。性味苦、辛、温。具有止咳、化浊等功效。用于慢性支气管炎、虚痨咳嗽、前列腺炎、妇女白带、白浊等。

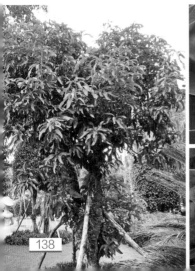
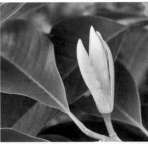
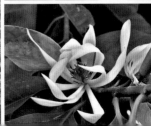

八角茴香

【别名】大料、茴香八角珠、大茴香、舶茴香

【学名】*Illicium verum* Hook.f.

【识别特征】木兰科。常绿乔木。叶互生，革质，椭圆形或椭圆状披针形，先端渐尖或急尖，基部楔形，全缘，中脉明显；叶柄粗短。花单生叶腋，有花梗；萼片3，黄绿色；花瓣6～9，淡粉红色或深红色；雄蕊15～19；心皮8～9，分离。蓇葖果呈星芒状8瓣，成熟时棕红色。种子扁圆形，有光泽。第1次花期3～5月，果期8～9月。第2次花期8～10，第2次果期在翌年3～4月。

【分布生境】华南、西南。生山坡、园圃。多为人工栽培。

【药用功效】果实入药。秋、冬二季果实由绿变黄时采摘，置沸水中略烫后干燥或直接干燥。性味辛、温。具有温阳散寒、理气止痛等功效。用于肾虚腰痛、胃寒呕吐、脘腹冷痛、寒疝腹痛、脚气等。

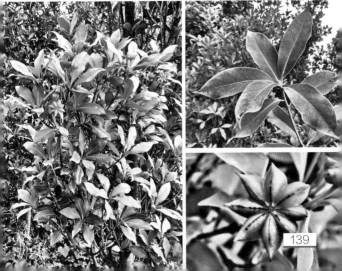

五味子

【别名】北五味子、山花椒、五梅子

【学名】*Schisandra chinensis* (Turcz.) Baill.

【识别特征】木兰科。落叶木质藤本。叶互生，倒卵形、宽卵形或椭圆形，长5～10cm，宽3～5cm，先端渐尖或急尖，基部楔形，边缘具腺状细齿；叶柄长2～5cm。花单性，雌雄异株；花单生或簇生于叶腋；花被片6～9，乳白色或粉红色；雄花有5枚雄蕊；雌花的雌蕊群椭圆形，具17～40个离生的心皮，覆瓦状排列在花托上；开花后期，花托逐渐延长，果熟时成穗状聚合果。浆果肉质，成熟时紫红色。种子肾形，淡橙色。花期5～6月，果期8～9月。

【分布生境】东北、华北、湖南、湖北、江西、四川等地。生山坡灌木丛、疏林中。

【药用功效】果实入药。秋季采集，晒干或蒸后晒干，除去果梗和杂质。性味酸、甘、温。具有生津止渴、止汗、收敛、固涩等功效。用于津伤口渴、自汗、盗汗、心悸失眠、久咳虚喘、久泻不止、遗精、滑精、尿频等。

同科的华中五味子*Schisandra sphenanthera* Rehd.et Wils.的果实同等入药。

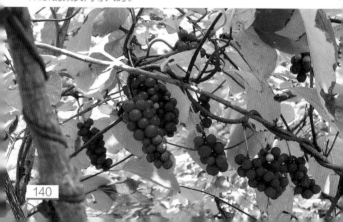

含笑

【**别名**】寒宵、香蕉花

【**学名**】*Michelia figo* (Lour.) Spreng.

【**识别特征**】木兰科。常绿灌木。株高可达300cm。幼枝、芽、嫩叶均密被黄褐色短柔毛。叶互生，革质，长椭圆形或倒卵状椭圆形，长4～10cm，先端渐尖，基部楔形，全缘，叶背中脉有柔毛；叶柄长1.5～4cm。花单生于叶腋，直径1.2～2cm，具芳香味；花被片6，肉质，长椭圆形，淡黄色；雄蕊药隔顶端急尖；雌蕊多数，超出雄蕊，雌蕊柄长约0.6cm，具花色短柔毛。聚合蓇葖果，卵圆形或球形，长2～2.5cm，先端有喙。花期3～5月，果期7～8月。

【**分布生境**】华南等地。生阴山坡杂木林。

【**药用功效**】花蕾入药。花期采集，晒干。性味苦、涩、平。具有祛瘀生新、活血止痛等功效。用于月经不调、痛经、胸胁疼痛等。

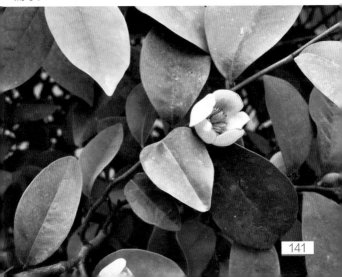

141

鹅掌楸

【别名】凹朴皮、马褂树、双飘树

【学名】*Liriodendron chinense* (Hemsl.) Sarg.

【识别特征】木兰科。落叶乔木。叶互生，呈马褂状，长4～18cm，宽5～20cm，先端平截或微凹，基部近圆形，每侧边缘中部凹入形成2裂片，裂片先端尖。花单生枝顶，杯形；萼片3，外面绿色，内面黄色；花被片6，直立，黄色，长3～5cm；雄蕊多数；雌蕊群在花期超出花被。聚合果卵状长圆锥形，黄褐色，长7～9cm；小坚果具翅，内含1～2粒种子。花期5月，果期9～10月。

【分布生境】西南、东南、华中、华西、华东等地。生山林中。

【药用功效】根及树皮入药。夏季至秋季采收，晒干。性味辛，温。煎汤或泡酒可祛风除湿、强筋壮骨。树皮用于受水湿风寒引起的咳嗽、气急、四肢微浮等。

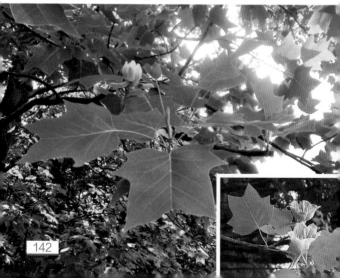

冷饭团

【别名】黑老虎、过山风、牛肾果、绯红南五味子

【学名】*Kadsura coccinea* (Lem.) A.C.Smith

【识别特征】木兰科。木质缠绕藤本。叶互生，革质，长椭圆形或卵状披针形，长8～18cm，宽4～8cm，先端尖，基部宽楔形或钝圆，全缘；叶柄长1～2cm。花单性，雌雄同株；花单生叶腋，红色或黄色带红色；雄花花被片10～16，最外面的最小，卵形，长约0.5cm，最大的长椭圆形或卵状椭圆形，长1.2～2.5cm；雄蕊14～48，2～5轮排列；雌花花被与雄花花被相似，雌蕊群卵形或近球形，心皮50～80,5～7轮排列。聚合果近球形，直径6～10cm，成熟时紫红色或黑紫色。花期4～7月，果期8～12月。

【分布生境】华南、西南、湖南。生山谷疏林、灌木丛。

【药用功效】根、茎叶入药。夏季至秋季采集，晒干。根性味辛、微苦，温。具有行气、活血、散瘀、止痛等功效。可用于急性肠胃炎、慢性胃炎、胃及十二指肠溃疡、风湿骨痛、痛经、产后瘀滞、跌打损伤、刀伤出血等。茎叶性味酸、甘、微温。具有散瘀、消肿、接骨、解毒等功效。可用于跌打骨折、风湿骨痛、疮疖等。

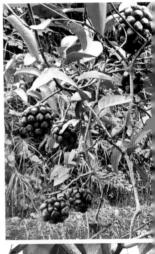
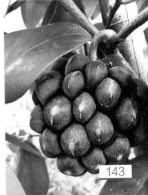

蜡梅

【别名】黄梅花、雪里花

【学名】Chimonanthus praecox (L.) Link

【识别特征】蜡梅科。落叶灌木。枝干有近圆形皮孔。叶片椭圆状卵形或卵状披针形，先端渐尖，基部圆形或楔形。花先叶开放，具芳香味。花被片多数，蜡黄色，具光泽，基部有紫晕。雄蕊5～6；心皮多数，分离，着生壶形花托内。花托在果时半木质化，呈蒴果状。瘦果多数，包于膨大的花托内，扁长圆形，边缘有翅，先端微缺。花期10月至翌年3月，果期翌年4～11月。

【分布生境】西南、华中、华东、华北等地。生山地林中。

【药用功效】花蕾、根入药。花期采集，鲜用或晒干；根随时可挖，晒干。花蕾性味辛，凉。具有解暑生津、顺气止咳等功效。用于热病烦渴、胸闷、百日咳、肝胃气痛等。根用于风寒感冒、腰肌劳损、风湿性关节炎等。

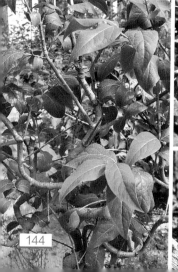

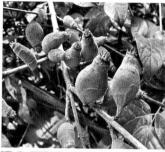

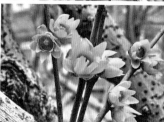

番荔枝

【别名】释迦、佛头果、唛螺陀

【学名】*Annona squamosa* L.

【识别特征】番荔枝科。落叶小乔木。株高可达500cm。叶互生，长椭圆形，长6～12cm，先端渐尖，基部楔形，全缘；叶柄长0.6～1.5cm。花单生或2～4朵聚生枝端或叶腋；花青黄色，花瓣6，2轮，外轮花瓣狭而厚矩圆形，内轮花瓣鳞片状；雄蕊多数，密生；心皮多数，每心皮有胚珠1枚。聚合浆果，近球形或心状圆锥，直径5～8cm，黄绿色，被白色粉霜。花期5～6月，果期6～11月。

【分布生境】原产热带美洲。我国华南、西南等地有栽培。

【药用功效】果实药用。夏季至秋季采收果实，多为鲜用。性味甘，平。具有清热解毒、补中益气、润肺利咽等功效。用于咽喉炎、恶疮肿毒、腹泻等。

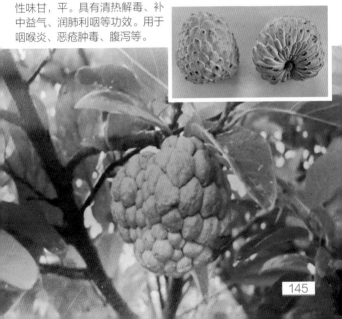

樟树

【别名】香樟、乌樟、芳樟、樟木

【学名】*Cinnamomum camphora* (L.) Presl

【识别特征】樟科。常绿大乔木。株体有樟脑气味。叶互生，卵状椭圆形，薄革质，长6~12cm，宽3~6cm，先端渐尖，基部楔形，具离基三出脉，脉腋有明显的腺体。圆锥花序腋生，长5~8cm；花小，淡黄绿色，花被片6，椭圆形，长约0.2cm，内面密生短柔毛；能育雄蕊9，花药4室；子房球形，无毛。核果球形，0.6~0.8cm，成熟时紫黑色，果托杯状。花期4~5月，果期8~11月。

【分布生境】长江以南、西南等地均有栽培。生山坡、公园、道路边。

【药用功效】木材入药。伐木时或木材厂获取。性味辛，温。具有祛风散寒、理气、活血通络等功效。用于心腹胀痛、跌打损伤、疥癣等。

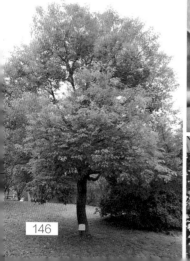

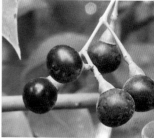

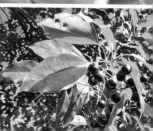

无根藤

【别名】无根草、无地生根、飞天藤

【学名】*Cassytha filiformis* L.

【识别特征】樟科。寄生缠绕草本。借盘状吸根附着在寄主上。茎细长，多分枝，绿色或绿褐色。叶退化成很小的鳞片。花小，两性；花白色，长约0.2cm，无花梗，组成长2～5cm的穗状花序；花被片6，成2轮，外轮3枚小，苞片状，内轮3枚大，卵形；能育雄蕊9，成3轮。果实球形，直径约0.7cm，包藏在肉质果托内。花期5～12月。

【分布生境】华中、华南、西南。生荒草地、灌木丛中。

【药用功效】全草入药。全年可采集，晒干。性味甘、苦，寒。具有清热利湿、消肿利尿等功效。用于肺热咳嗽、痈肿、痢疾、疔疮、肾炎、水肿等。

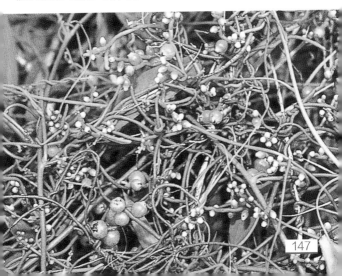

鳄梨

【别名】牛油果、油梨

【学名】*Persea americana* Mill.

【识别特征】樟科。常绿乔木。叶互生，革质，矩卵形、椭圆形或倒卵形，长8～20cm，先端急尖，基部楔形，叶背面稍苍白色；叶柄长约4cm。圆锥花序顶生；花小，淡绿色；花被片6，长0.4～0.5cm，外轮3片略小；能育雄蕊9，花药4室，排成一排，第三轮雄蕊花药外向瓣裂并有2腺体；子房顶端渐狭，柱头盘状。果实大，通常为梨形，长8～18cm，黄绿色至暗红褐色。果核较大，椭圆形，土黄色或黄褐色。花果期3～6月。

【分布生境】原产热带美洲。我国广东、福建、台湾等地有栽培。

【药用功效】果实入药。多为鲜用。性味甘，平。具有生津止渴等功效。用于烦热口渴、贫血、皮肤粗糙等。果皮沏水喝有降血糖作用。

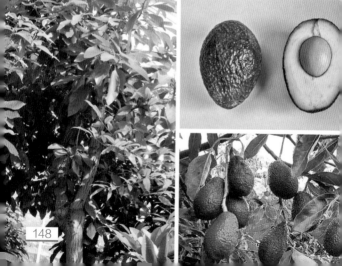

肉桂

【别名】桂皮、桂枝、木桂、桂树

【学名】*Cinnamomum cassia* Presl

【识别特征】樟科。常绿乔木。树皮灰褐色，芳香。幼枝略呈四棱形。叶互生，革质，长椭圆形至披针形，长8～17cm，宽3.5～6cm，先端短尖，基部钝圆，叶面有光泽，具离基三出基脉，全缘；叶柄长1～2cm。圆锥花序腋生或近顶生；花小，白色，花被片6；能育雄蕊9，3轮，内轮花丝基部有2腺体；雌蕊稍短于雄蕊，子房卵形。浆果椭圆形，暗紫色。花期6～8月，果期10～12月。

【分布生境】西南、华南等地。多为栽培。

【药用功效】树皮（桂皮）、嫩枝（桂枝）入药。秋季剥取树皮，晒干或阴干；3～7月剪取嫩枝，截成小段晒干。桂皮性味辛、甘，大热。具有补元阳、暖脾胃、散寒止痛、通血脉等功效。用于阳痿、阳虚眩晕、腰膝冷痛、肢冷脉微、宫冷、闭经、痛经、虚寒吐泻、腹痛泄泻、寒疝等。桂枝性味辛、甘，温。具有发汗解肌、温通经脉、助阳通气等功效。用于风寒感冒、寒凝血滞、肩背肢节酸痛、胸痹痰饮、心悸等。孕妇慎用。

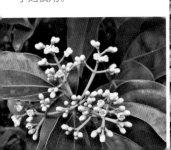

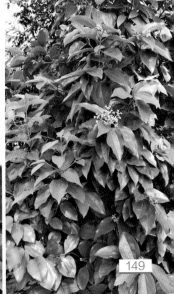

野罂粟

【别名】山大烟、山罂粟、山米壳
【学名】*Papaver nudicaule* L.

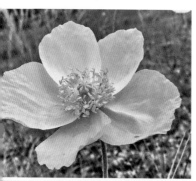

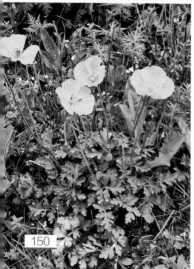

【识别特征】罂粟科。多年生草本。株高20～50cm，全株被粗毛，体内有白色乳汁。基生叶丛生，叶片轮廓卵形、长卵形或披针形，长7～9cm，先端钝圆，两面疏生微硬毛。花单生花葶顶端，花瓣4，鲜黄色，倒卵形或宽倒卵形，长约2.5cm，先端有微波状缺刻；雄蕊多数，花丝丝状；雌蕊心皮5～9，合生，被硬毛；子房具棱，柱头5～9裂。蒴果狭倒卵形，长约1.5cm，被硬毛，顶孔开裂。种子细小，多数。花期6～7月，果期7～9月。

【分布生境】东北、华北、西北等地。生山坡、亚高山草甸。

【药用功效】果实入药。果实成熟期采集，晒干。性味微酸、苦、涩。具有镇痛、止咳等功效。用于神经性头痛、咳嗽、胃痛、痢疾等。

罂粟

【别名】罂粟壳、罂子粟、御米

【学名】*Papaver somniferum* L.

【识别特征】罂粟科。一年生或二年生草本。株高 60～120cm。叶互生，卵形或狭椭圆形，长10～25cm，宽 8～15cm，先端渐尖，基部圆形或近心形，边缘具不规则锯齿 或微羽状浅裂。花单生花梗顶端，直径8～10cm；萼片2，长 椭圆形，早落；花瓣4，圆形或广卵形，有白色、粉红色、紫 红色等。雄蕊多数；子房1室，球形，无花柱，柱头盘状，呈 7～15条放射状排列。蒴果椭圆形或卵状球形，直径4～6cm， 成熟时黄褐色，柱头宿存，孔裂。种子多数，肾形，表面具网 纹，灰褐色。花期4～6月，果期6～8月。

【分布生境】原产欧洲南部。我国药用研究单位有栽培。

【药用功效】罂粟壳、种子入药。果实成熟时采集。罂粟壳 性味酸、涩，平；有毒。具有涩肠止泻、敛肺止咳、止痛等功 效。用于久泻、久痢、肺虚久咳、胃痛、腹痛、筋骨疼痛等。种 子用于反胃、腹痛、泻痢、脱肛等。

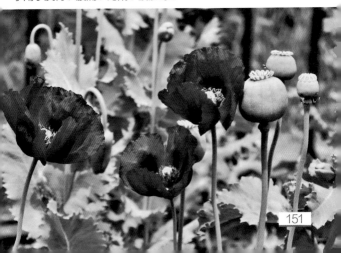

白屈菜

【别名】山黄连、土黄连、假黄连

【学名】*Chelidonium majus* L.

【识别特征】罂粟科。多年生草本。株高可达90cm。茎直立,被白色细长柔毛,体内有黄色汁液。叶互生,有长柄,1~2回羽状全裂,裂片5~7枚,卵形或长圆形,顶裂片常3裂,侧裂片基部具托叶状小裂片,边缘具不整齐的缺刻或圆齿,叶片被白粉,有伏生细毛。花数朵成伞形聚伞花序;花瓣4,倒卵形,鲜黄色,长约1cm;雄蕊多数;子房细圆柱形,花柱短,柱头头状,2浅裂。蒴果细圆柱形,直立,长2~4cm,暗褐色,光滑。花果期5~8月。

【分布生境】我国大部分地区。生山坡、沟坎、石缝等处。

【药用功效】全草入药。夏、秋二季采挖,除去泥沙,阴干或晒干。性味苦,凉;有毒。具有镇痛、止咳、消肿等功效。用于肠胃疼痛、支气管炎、百日咳、疥癣、疮肿,毒虫咬伤等。

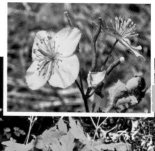

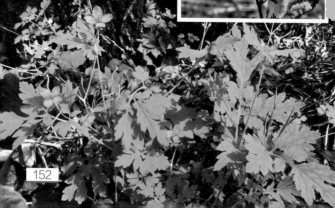

荷包牡丹

【别名】土当归、活血草、鱼儿牡丹、荷包牡丹根

【学名】*Dicentra spectabilis* (L.) Lem.

【识别特征】罂粟科。多年生草本。根粗壮。株高可达60cm。叶为3回羽状复叶，小叶倒卵形，深裂，基部楔形。总状花序顶生，花着生在花序的一侧，下垂；花梗具2苞片；花瓣4，交叉排列为2层，外层稍联合成心脏形，基部膨大成囊状，上部有2短钝距，粉红色，内层细长突出，包在雌雄蕊外，粉白色。雄蕊多数；花柱细长，柱头盾状2裂。蒴果细长圆形。种子细小，有冠毛。花期4～6月。

【分布生境】黑龙江、吉林、辽宁、河北等地。生湿润山坡、草地。

【药用功效】根茎入药，春季或秋季采挖，晒干。性味辛，温。具有散血、除风、和血、消疮毒等功效。用于金疮等。

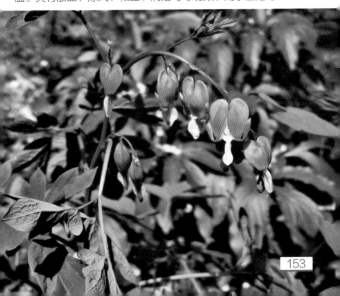

秃疮花

【别名】秃子花、勒马回

【学名】*Dicranostigma leptopodum* (Maxim.) Fedde

【识别特征】罂粟科。二年生或多年生草本。根圆柱形。株高可达30cm，体内有淡黄色汁液。茎直立，被柔毛。基生叶呈莲座状，浅绿色，叶片轮廓倒披针形，羽状全裂或深裂，长10～15cm，宽2.5～5cm，叶背面被粉粒，边缘有齿或缺刻；茎生叶较小，羽状全裂，无叶柄。花黄色，生茎及分枝顶端，排列成聚伞花序，花柄无苞片；萼片2，卵形；花瓣4，阔倒卵形；雄蕊多数。蒴果长圆柱形，长4～7cm。种子卵形或肾形，黑褐色，具粗网纹。花期3～7月，果期6～9月。

【分布生境】西南、华北、西北、华西等地。生山坡、丘陵、草地、农田等地。

【药用功效】带根全草入药，春季至夏季采挖，鲜用或阴干。性味苦、涩，凉。具有清热解毒、消肿止痛、杀虫等功效。用于扁桃体炎、咽喉痛、牙痛、淋巴结核、痈疽、疮疖、秃疮、疥癣等。

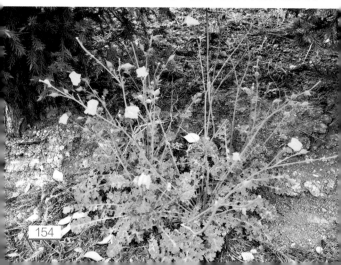

板蓝根

【别名】菘蓝、靛青根、大青叶、蓝靛根

【学名】*Isatis indigotica* Fort.

【识别特征】十字花科。二年生草本。株高可达80cm。地下主根圆柱形。茎直立，上部多分枝，稍被粉霜。基生叶莲座状，倒卵形或长圆状披针形，长5～15cm，宽1～3cm，先端稍尖；叶有长柄。茎生叶互生，长圆状披针形，基部耳状抱茎。总状花序呈圆锥状；花黄色，花瓣4，倒披针形；雄蕊6，花丝扁平。短角果扁长圆形，长1.3～1.7cm，边缘有翅，顶端微缺，具短尖，果梗长1cm。种子1枚，椭圆形，棕色。花期4～6月，果期5～7月。

【分布生境】西南、东南、华东、华北、华西等地。生荒地、路旁、牧场。各地有栽培。

【药用功效】根、叶入药。秋季至初冬采挖根，洗净晒干；叶夏季至秋季采集，鲜用或晒干。根性味苦，寒。具有清热解毒、凉血利咽等功效。用于流行性感冒、流行性乙型脑炎、急慢性肝炎、腮腺炎、肺炎、骨髓炎、咽喉肿痛、火眼、温毒发斑、丹毒等症。叶性味苦，寒。具有清热解毒、凉血止血等功效。用于温病热盛烦渴、流行性感冒、急性传染性肝炎、急性肺炎、急性肠胃炎、腮腺炎、喉痹、口疮、丹毒、黄疸、吐血、衄血、痢疾等。

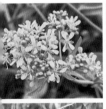
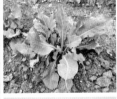
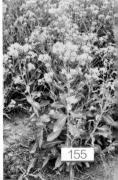
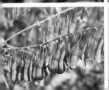
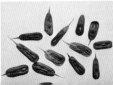

独行菜

【别名】辣辣菜、腺独行菜、葶苈子

【学名】*Lepidium apetalum* Willd.

【识别特征】十字花科。越年生草本。株高15～30cm。茎直立，多分枝，具腺毛。基生叶长圆形，羽状浅裂或深裂，长3～5cm，宽1～1.5cm；叶柄长1～2cm。茎生叶披针形或长圆形，基部呈耳状抱茎。总状花序顶生，果期伸长，花极小；萼片4，卵形；无花瓣，或退化成丝状，比萼片短；雄蕊2～4，蜜腺4。短角果扁圆形，先端微凹。种子椭圆形，棕红色。花期4～6月，果期5～7月。

【分布生境】东北、华北、西北、西南等地。生荒地、农田、山坡、路边、村寨旁。

【药用功效】种子（作葶苈子）入药，短角果成熟时采集，晒干去杂获取种子。性味辛、苦，寒。具有止咳化痰、利尿等功效。用于肺壅喘急、痰饮咳嗽、胸腹水肿、小便不利等。

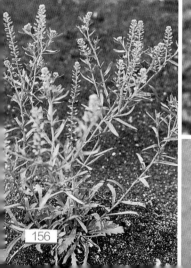
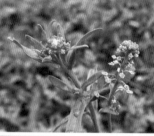
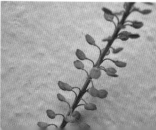

宽叶独行菜

【别名】大辣辣、止痢草、北独行菜、羊辣辣

【学名】*Lepidium latifolium* L.

【识别特征】十字花科。多年生草本。株高可达70cm。茎直立，中上部多分枝。基生叶及茎下部叶椭圆状卵形或长圆形，长3～6cm，宽1～3cm，边缘通常有锯齿。茎生叶卵形或披针形，长2～5cm，先端急尖，基部渐狭。总状花序呈圆锥状；萼片卵形，具白色边缘；花白色，花瓣4，长圆形，具爪；雄蕊6，蜜腺6。短角果，宽卵形或近圆形。种子卵形，黄褐色，花期5～8月，果期6～9月。

【分布生境】东北、华北、西北等地。生地埂田边、路旁、沟边、盐碱化的沙滩或草地。

【药用功效】全草入药，夏季采集，鲜用或晒干。性味微苦，凉。具有清热燥湿等功效。用于痢疾、肠炎等。

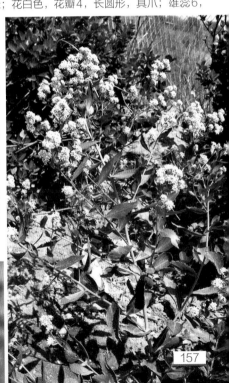

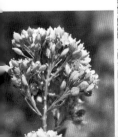

播娘蒿

【别名】葶苈子、麦蒿、米蒿

【学名】*Descurainia sophia* (L.) Webb ex Prantl

【识别特征】十字花科。越年生草本。全株被单毛和分叉毛。茎上部多分枝。叶轮廓狭卵形，长3～5cm，宽2～2.5cm，2～3回羽状全裂，最终的裂片狭条形。总状花序伞房状顶生，无苞片；萼片近直立，线条形外面被分叉柔毛；花黄色，花瓣4，匙形，具爪，比萼片小；雄蕊6，4强，伸出花瓣外。长角果细圆柱形，长2～3cm，宽约0.2cm，果梗长1～2cm，果瓣1脉。种子1行，长圆形或卵形，棕褐色，有细网纹。花果期4～6月。

【分布生境】东北、华北、西北、华东、四川等地。生麦田、荒地、沟渠地边。

【药用功效】种子（作葶苈子）入药，5～6月采集成熟的长角果，晒干去杂获取种子。性味辛、苦，寒。具有祛痰、定喘、利尿、消肿等功效。用于肺壅喘急、痰饮咳嗽、胸腹水肿、小便不利等。

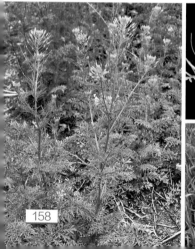
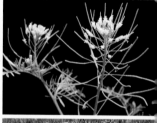
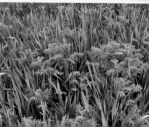

遏蓝菜

【别名】菥蓂、瓜子草、菥蓂子、老鼓草

【学名】*Thlaspi arvense* L.

【识别特征】十字花科。一年生草本。株高10～50cm。茎直立，具纵棱，分枝或不分枝。叶互生，基生叶倒卵状长圆形，长3～5cm，全缘，叶柄长1～3cm。茎生叶长圆状倒披针形，长2.5～5cm，先端钝，基部抱茎，有箭形耳，边缘具疏齿。总状花序顶生；花白色，花瓣4，长圆状倒卵形，先端钝圆或微凹；雄蕊6；子房无柄，花柱短，柱头头状。短角果，圆形扁平，长约1.5cm，宽约1cm，先端凹入，边缘具宽翅。花期4～5月，果期5～7月。

【分布生境】我国大部分地区。生山坡、草地、农田、村寨旁。

【药用功效】全草、种子入药。5～7月果实成熟时采集，晒干，同时获取种子。全草性味甘，平。具有和中益气、利肝明目等功效。用于肾炎、子宫内膜炎等。种子用于目赤肿痛流泪。

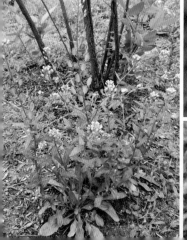

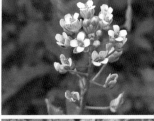

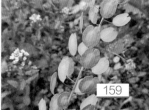

蔊菜

【别名】无瓣蔊菜、野油菜、田葛菜

【学名】*Rorippa dubia* (Pers.) Hara

【识别特征】十字花科。一年生草本。株高10～30cm。茎直立或斜升，分枝。叶互生，茎下部叶提琴状羽状分裂，长2～10cm，宽1.5～3.5cm，顶端裂片大，侧生裂片小；叶柄较长。茎上部叶渐小，卵状披针形，边缘具波状齿；叶柄短或无。总状花序顶生或侧生；萼片4，黄色，披针形或线条形；无花瓣；雄蕊6，2枚较短。长角果，线状圆柱形，长2～3.5cm。花期4～6月，果期6～8月。

【分布生境】西南、华南、华东、华中、陕西、甘肃等地。生湿润地、农田、果园、花圃、路边等地。

【药用功效】全草入药，夏季采集，晒干或鲜用。性味辛，凉。具有清热利尿、活血通经等功效。用于感冒、咳嗽、咽喉痛、风湿性关节炎、闭经、麻疹不透、跌打损伤等。

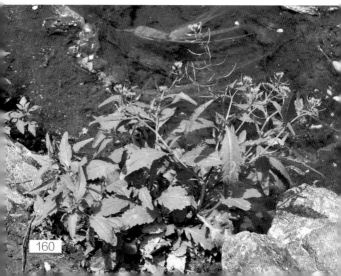

莱菔子

【别名】莱菔、萝卜子

【学名】*Raphanus sativus* L.

【识别特征】十字花科。一年生或二年生草本。株高30～100cm。根肥厚肉质，球形或圆柱形，外皮有白色、青色、红色等。茎直立，中空。基生叶及茎下部叶，通常为大头羽状分裂，被粗毛，边缘有锯齿或缺刻。茎中、上部叶长圆形或披针形，向上渐变小。总状花序顶生及腋生；花白色或淡粉黄色。长角果圆柱形，种间缢缩成串珠状，先端有长喙。种子近圆形，褐黄色。花果期翌年4～6月。

【分布生境】原产地中海地区。我国各地种植，栽培品种较多。

【药用功效】种子入药，果实成熟时采收，晒干除去果荚获取种子。性味辛、甘，平。具有顺气、定喘、消食化痰等功效。用于咳嗽痰多、食积气滞、胸闷腹胀等。鲜萝卜及叶有顺气、助消化、清热止渴、利尿等功效。

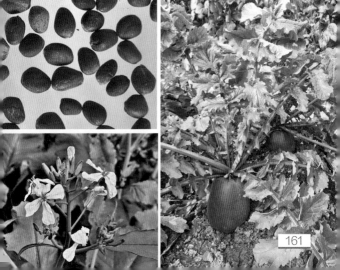

豆瓣菜

【别名】西洋菜、水田芥、水蔊菜

【学名】*Nasturtium officinale* R.Br.

【识别特征】十字花科。多年生草本。株高15～40cm。根状茎节处生不定根，茎中空。叶片为奇数大头羽状复叶，小叶1～4对，卵形或宽卵形，顶生小叶近圆形或宽心形，叶柄长1～2cm。总状花序顶生，果期伸长；萼片4，长圆形；花白色，花瓣4，倒卵形，长约0.5cm。长角果近圆柱形，长1～2cm，稍弯曲，具果梗。种子多数，两行排列，卵形，棕色。花期4～9月，果期5～9月。

【分布生境】华北、华中、华南、西南等地。生水田、浅水河、小溪边、山泉水旁。

【药用功效】全草入药，夏季至秋季采集，鲜用或晒干。性味甘、寒。具有清热解毒、润肺止咳等功效。用于肺热咳嗽、痰多、小便不畅等。

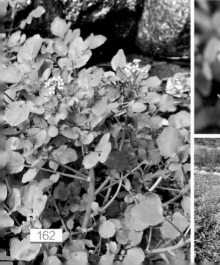

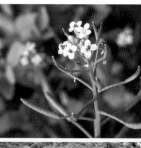

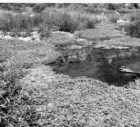

荠菜

【别名】护生草、净肠菜、菱角菜、芹菜

【学名】*Capsella bursa-pastoris* (L.) Medic.

【识别特征】十字花科。一年生或二年生草本。株高可达40cm。主根瘦长，淡黄白色。基生叶丛生，大头羽状深裂，稀为全缘。茎生叶长圆形或条状披针形，基部耳状抱茎。总状花序顶生或腋生，花多数；萼片4，卵形；花瓣4，倒卵形，具爪，白色；雄蕊6，4强，基部有腺体；雌蕊1，子房三角状卵形，花柱极短。短角果倒三角形，扁平，先端微凹，具宿存的花柱。种子长椭圆形，淡褐色。花果期4~7月。

【分布生境】我国大部分地区。生田野、苗圃、果园、农田、沟渠边、路边、村庄旁。

【药用功效】带根全草入药，春季采集，鲜用或晒干。性味甘，平。具有明目、利水、止血等功效。用于目赤疼痛、水肿、淋病、吐血、便血、月经过多、血崩、痢疾等。

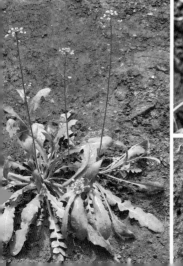
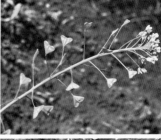
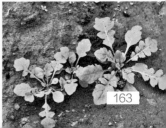

163

猪笼草

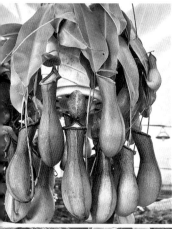

【别名】捕虫草、猪仔笼、猴子埕

【学名】*Nepenthes mirabilis* (Lour.) Druce

【识别特征】猪笼草科。食虫草本。叶互生，椭圆状，叶片先端延伸成长卷须，末端结成一个近圆筒形的食虫囊，上端有近圆形的盖。花单性，雌雄异株；总状花序；萼片4，狭倒卵形；无花瓣；雄蕊柱比萼片稍短，花药密集呈球状；雌蕊花柱短，柱头4裂。蒴果，成熟后开裂为4瓣果。花果期4～12月。

【分布生境】广东、海南岛等地。生山坡灌丛、湿润洼地、山涧、林下。

【药用功效】全草入药，全年可采集，晒干。性味甘、淡、凉。具有清热利湿、化痰止咳等功效。用于感冒咳嗽、肺燥咳嗽、百日咳、黄疸性肝炎、胃及十二指肠溃疡、痈肿、高血压病、尿路感染等。

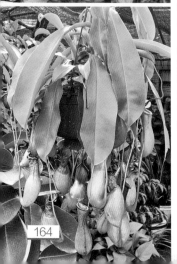

垂盆草

【别名】石指甲、半枝莲、三叶佛甲草、鼠牙半枝莲

【学名】*Sedum sarmentosum* Bunge

【识别特征】景天科。多年生肉质草本。茎匍匐，淡红色，节上生根。叶3枚轮生，叶片长圆形或倒披针形，长1.5～2.5cm，宽0.3～0.6cm，先端急尖，基部狭，全缘。聚伞花序；萼片5，披针形或长圆形；花黄色，花瓣5，披针形或长圆形，长0.5～0.8cm；雄蕊10，较花瓣短；心皮5，稍开展。蓇葖果，成熟时叉状。花期5～6月，果期6～7月。

【分布生境】几遍全国各地。生山坡、石缝、林荫下。

【药用功效】全草入药，夏季至秋季采集，鲜用或晒干。性味甘、淡，凉。具有清热解毒、消肿等功效。用于咽喉肿痛、肝炎、痈肿、烫伤等。

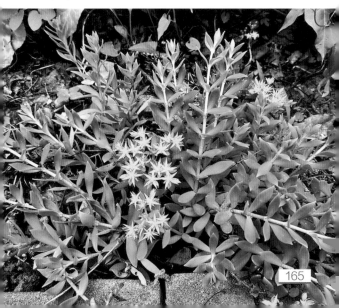

瓦松

【别名】瓦花、向天草、酸塔、流苏瓦松

【学名】*Orostachys fimbriatus* (Turcz.) Berger

【识别特征】景天科。二年生肉质草本。株高10～30cm。基生叶莲座状，匙状条形，长3～4cm，宽约0.5cm，先端增大，半圆形，具齿。茎生叶散生，线条形，长2～3cm。花序圆柱形总状或圆锥状，长可达20cm；花瓣5，粉红色或紫红色，具红色斑点，披针形或长圆形，长0.5～0.6cm，先端渐尖，基部合生；雄蕊10，花药紫红色。蓇葖果长圆形，顶端具细喙。花期8～9月，果期9～10月。

【分布生境】东北、华北、西北、华东、华西等地。生农村房屋瓦缝中、山坡沙石地及岩石缝中。

【药用功效】全草入药，夏季至秋季连根拔起全草，晒干。性味酸、苦，平。具有清热解毒、止血消肿、敛疮等功效。用于肝炎、疟疾、吐血、衄血、便血、痔疮、泻痢、月经不调、疔疮、痈毒、疮口不收、热淋、烫伤等。

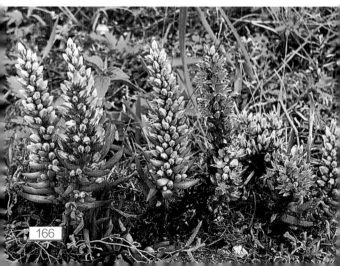

景天三七

【别名】土三七、费菜、血山草、见血散

【学名】*Sedum aizoon* L.

【识别特征】景天科。多年生肉质草本。株高20~50cm。茎直立，不分枝。叶互生，椭圆状披针形或卵状披针形，长3~7cm，宽1~2cm，先端渐尖，基部楔形，边缘具齿，无叶柄。聚伞花序顶生；萼片5，线形；花黄色，花瓣5，长圆状披针形，长0.6cm，有短尖；雄蕊10，较花瓣短；心皮5，基部稍连合。蓇葖果，呈星芒状排列。种子肾卵形，褐色。花期6~7月，果期8~9月。

【分布生境】西南、华中、华北、华西、华东、东北等地。生山坡、草地、石缝中。

【药用功效】全草入药，花期采集，鲜用或晒干。性味甘、微酸，平。具有止血、散瘀、消肿止痛等功效。用于咯血、便血、尿血、跌打损伤等。

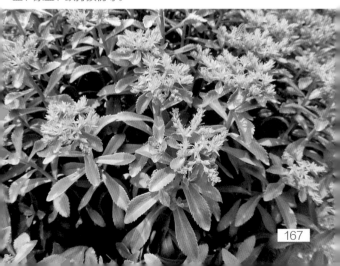

景天

【**别名**】八宝景天、护火、火焰草、活血三七

【**学名**】*Sedum erythrostictum* (Miq.) H.Ohba

【**识别特征**】景天科。多年生草本。株高可达70cm。茎直立，不分枝。叶对生，长圆形或卵状长圆形，长4.5～7cm，宽2.5～3.5cm，先端急尖，基部短渐狭，边缘有疏锯齿；无叶柄。伞房花序顶生，花密集；萼片5，披针形；花瓣5，淡红色或白色，宽披针形；雄蕊10，与花瓣等长或稍短，花药紫色；心皮5，基部几分离。蓇葖果，直立，腹部浅囊状，先端渐尖。花期8～10月。

【**分布生境**】西南、华北、华东、东北等地。生山坡草地、沟谷等处。

【**药用功效**】全草入药，夏季采集，鲜用或晒干。性味苦、酸，寒。具有清热解毒、止血等功效。用于目赤涩痛、烦热惊狂、咯血、吐血、肿毒、丹毒、风疹、漆疮、疔疮、外伤出血等。

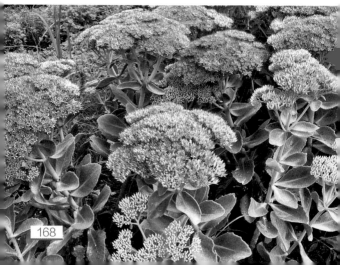

小丛红景天

【别名】凤尾七、凤凰草、香景天、雾灵景天

【学名】*Rhodiola dumulosa* (Franch.) S.H.Fu

【识别特征】景天科。多年生草本。株高15～30cm。根粗壮。茎丛生,基部残存有老枝。叶互生,条形,密集,长0.7～1.2cm,宽0.1～0.2cm,先端急尖或稍钝,全缘,基部无叶柄。花两性;花序顶生聚伞状;萼片5,线状披针形;花瓣5,淡红色或白色,披针状长圆形;雄蕊10,比花瓣短,花药紫色。蓇葖果内有少数种子。种子长圆形,具狭翅。花期6～7月,果期8月。

【分布生境】东北、华北、华中、西北等地。生亚高山及高山、岩石旁或石缝中。

【药用功效】根入药,夏季至秋季采集,晒干。性味甘、涩、微苦,温。具有补肾、养心安神、明目、调经活血等功效。用于头晕目眩、虚劳、骨蒸劳热、月经不调等。

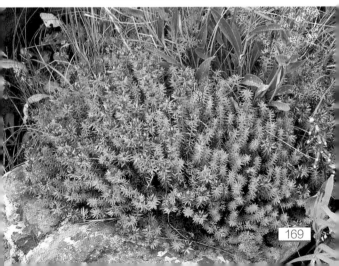

虎耳草

【别名】老虎草、矮虎耳草、石荷叶、丝绵吊梅

【学名】*Saxifraga stolonifera* Curtis

【识别特征】虎耳草科。多年生草本。株高 15 ~ 40cm，全株被毛。茎匍匐细长。叶全为基生，圆形或肾形，长 2 ~ 8cm，宽 2.5 ~ 10cm，基部心形或截形，叶缘有钝锯齿；叶面有白色斑纹，背面紫红色；叶柄长 3 ~ 10cm，密被褐色柔毛。总状花序松散，花梗上有短腺毛；苞片披针形；萼片 5，密被柔毛；花瓣 5，白色，下 2 瓣特大，披针形，上 3 瓣较小，卵形，基部有黄色斑点；雄蕊 10；心皮 2，合生。蒴果卵圆形，顶端 2 深裂，呈喙状。花果期 4 ~ 11 月。

【分布生境】西南、华南、华中、华东、华北。生湿润地、灌丛、草甸、石缝中。

【药用功效】全草入药，夏季至秋季开花后采集，晒干。性味辛、苦，寒。具有清热解毒、祛湿等功效。用于风热咳嗽、急性中耳炎、肺痈、丹毒、崩漏、湿疹、风疹瘙痒等。

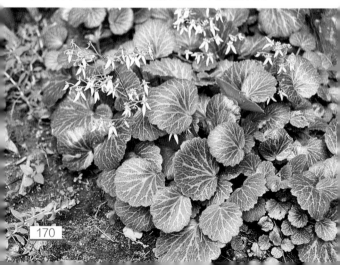

红升麻

【别名】落新妇、野升麻、虎麻、小升麻

【学名】*Astilbe chinensis* (Maxim.) Franch.et Savat.

【识别特征】虎耳草科。多年生草本。株高40～100cm。根茎肥厚。茎和叶柄散生棕褐色长毛。基生叶2～3回三出复叶，小叶卵状长圆形或菱状卵形，长3～10cm，宽2～5cm，先端渐尖，基部圆形，边缘具重锯齿。茎生叶2～3，较小。圆锥花序顶生，长可达30cm；花小密集，花瓣5，狭条形，紫红色；雄蕊10，花药紫色；子房上位，心皮2，离生。蓇葖果，内有多数种子。花果期6～9月。

【分布生境】东北、华北、华东、华西、西南等地。生山坡林荫下、小溪边、阴湿地。

【药用功效】根茎入药，夏季至秋季采挖，晒干。性味辛、苦，凉。具有祛风、清热、止咳等功效。用于风热感冒、咳嗽、头痛、身痛等。

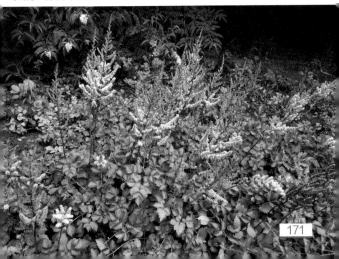

扯根菜

【别名】水泽兰、水杨柳、水滓蓝

【学名】*Penthorum chinense* Pursh

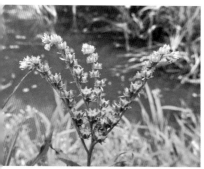

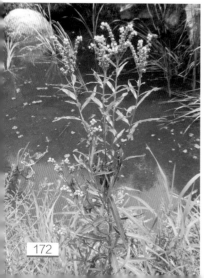

【识别特征】虎耳草科。多年生草本。株高可达80cm。茎直立，分枝或不分枝。叶互生，披针形，长3.5～10cm，宽0.6～1.2cm，先端渐尖，基部楔形，边缘有细锯齿，无叶柄或近无柄。聚伞花序顶生，3～10分枝，分枝先端向下弯曲；苞片小，卵形或钻形；萼片黄绿色，5深裂，裂片三角状卵形，基部合生；无花瓣；雄蕊10，稍伸出花萼外；心皮5，基部合生；子房5室，花柱短，柱头扁球形。蒴果扁五角形，紫红色，5短喙呈星状斜展。花果期7～9月。

【分布生境】几遍全国。生水沟边、河边及湿地。

【药用功效】全草入药，秋季采集，晒干。性味甘，温。具有消肿、祛瘀、利水等功效。用于经闭、血崩、带下、水肿、跌打损伤等。

绣球

【别名】八仙花、粉团花、紫阳花、土常山

【学名】 *hydrangea macrophylla* (Thunb.) Ser.

【识别特征】虎耳草科。落叶小灌木。株高可达100cm。小枝有明显的皮孔和叶迹。叶对生，椭圆形或卵圆形，长7～20cm，宽4～15cm，先端短渐尖，基部宽楔形，边缘除基部外具粗锯齿；叶柄长1～3cm。伞房花序顶生，球形，直径可达20cm；花有白色、粉红色、蓝色等，全部为不孕花；萼片4，宽卵形或圆形。花期6～8月。

【分布生境】原产于日本。生山谷、疏林中。我国各地有栽培。

【药用功效】根、叶、花均可入药，春季至夏季采集，鲜用或晒干。性味苦、微辛，寒；有小毒。具有清热、解毒、抗疟、杀虫等功效。用于心热惊悸、烦躁、喉痹、疟疾、阴囊湿疹、疥癞等。

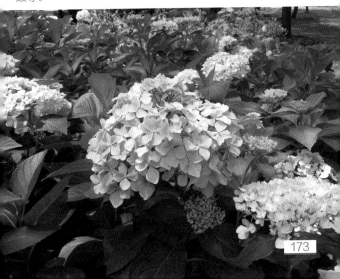

梅花草

【别名】无
【学名】 *Parnassia palustris* L.

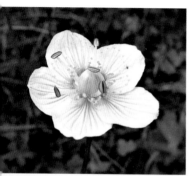

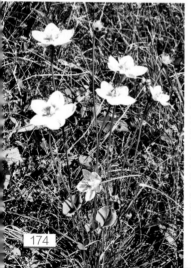

【识别特征】虎耳草科。多年生草本。株高可达50cm。基生叶丛生，卵圆形或心形，长1～3cm，先端钝圆或锐尖，基部心形，全缘。花葶近中部生1片叶，无叶柄，基部抱茎。花单生花葶顶端，白色，直径1.5～2.5cm；萼片5，长椭圆形；花瓣5，宽卵形，平展；雄蕊5，花丝粗壮，白色；退化雄蕊5，中上部丝状裂，裂片先端有黄色圆球形腺体；子房上位，近球形，花柱短，先端4裂。蒴果卵球形，上部4裂。种子多数。花期7～9月，果期9～10月。

【分布生境】东北、华北、陕西、甘肃、新疆等地。生山坡、草甸、林缘湿润地、山谷小溪边。

【药用功效】全草入药，夏季开花时采集，阴干。性味苦，凉。具有清热解毒、凉血、消肿等功效。用于黄疸性肝炎、脉管炎、疮痈肿毒等。

海桐

【别名】七里香叶、金边海桐

【学名】*Pittosporum tobira* (Thunb.) W. T. Aiton.

【识别特征】海桐花科。常绿灌木或小乔木。株高可达200cm。枝条近轮生，嫩枝被黄褐色柔毛。叶片聚生枝端，革质，倒卵形，长5～10cm，宽2～4cm，先端钝圆或微凹，基部楔形，全缘；叶柄长约1cm。伞房花序圆锥状顶生，密被黄褐色短毛；花萼杯状，5裂，卵形，基部连合；花白色，花瓣5，离生，有香味；雄蕊5；子房卵圆形，密被短柔毛，柱头头状。蒴果近球形，密被短柔毛，3瓣裂。种子多数，肾形，暗红色。花期3～5月，果期5～10月。

【分布生境】西南、华南、东南、华东等地。生山坡、疏林中、石灰岩区域、海边沙地、路旁。

【药用功效】全草入药，全年可采集，切段晒干或鲜用。性味辛、涩、温。具有解毒、杀虫等功效。用于肿毒、疥疮等。

杜仲

【别名】思仲、丝连皮、扯丝皮、玉丝皮

【学名】*Eucommia ulmoides* Oliv.

【识别特征】杜仲科。落叶乔木。树皮灰色，折断后有银白色橡胶丝。叶互生，卵状椭圆形或长圆状卵形，长6～15cm，宽3～7cm，先端锐尖，基部圆形或宽楔形，边缘有锯齿，叶背面脉上有毛；叶柄长1～2cm。雌雄异株，无花被。雄蕊4～10，花丝极短；雌花子房狭长，顶端有2叉状花柱。翅果扁，狭椭圆形，宽约1cm，先端有凹口，翅革质。花期4～5月，果期9～10月。

【分布生境】西南、华中、华东、华北等地。生山地杂林、灌丛、山谷中。

【药用功效】树皮入药，4～6月剥取树皮，刮去老皮堆放至内皮呈紫褐色时晒干。性味甘、微辛，温。具有补肝肾、强筋骨、安胎、降血压等功效。用于肾虚腰痛、筋骨无力、妊娠漏血、胎动不安、习惯性堕胎、高血压、小便余沥等。

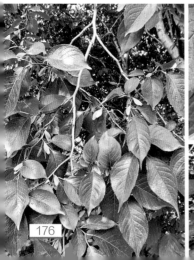

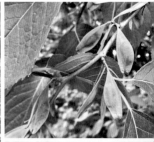

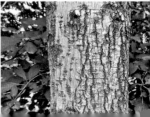

桃仁

【别名】桃、大桃仁、扁桃仁、毛桃仁

【学名】*Prunus persica* (L.) Batsch

【识别特征】蔷薇科。落叶乔木。叶片长圆状披针形,先端长渐尖,基部楔形,边缘有锯齿;叶柄长具腺点。花常单生,先叶开放;花萼卵圆形或长圆状三角形,被短毛;花瓣5,粉红色;雄蕊多数;子房被毛。核果肉质多汁,卵形、阔椭圆形、扁圆形,浅绿色、黄色、橘红色等,果实表面密被茸毛。果核表面具深槽及窝孔,果核内有桃仁1枚。花期3~5月,果期7~9月。

【分布生境】我国大部分地区有栽培,品种较多。

【药用功效】果仁入药,桃成熟时采摘,砸开果核取出果仁晾干。性味苦、甘,平。具有润肠通便、活血祛瘀等功效。用于咳嗽气喘、肺痈、肠痈、肠燥便秘、跌打损伤、瘀血肿痛、经闭等。

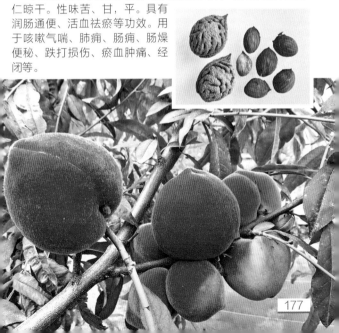

杏仁

【别名】苦杏仁、杏核仁、杏梅仁、木落子

【学名】*Prunus armeniaca* L.

【识别特征】蔷薇科。落叶乔木。叶片卵圆形或近圆形，长5~9cm，宽4~5cm，先端具短尾尖，基部圆形或楔形，边缘具钝锯齿；叶柄长2~3cm，近顶端处常有2腺体。花单生，先叶开放；花瓣5，白色或浅粉红色；雄蕊多数；心皮1，有短毛。核果肉质多汁，近球形，黄白色至黄红色，微被短毛。果核平滑，沿腹缝有纵沟。果仁扁心形，味苦或甜。花期4月，果期6~7月。

【分布生境】华北、西北、东北、西南等地。生山坡、丘陵等地。栽培品种多。甜杏仁可食用。苦杏仁主要为药用。

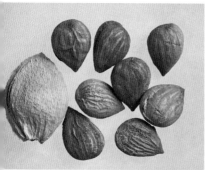

【药用功效】果仁入药，果实成熟时采集，去除果肉，砸开果核取出种子晾干。性味苦，微温，有小毒。具有止咳平喘、润肠通便等功效。用于咳嗽气喘、胸满痰多、血虚津枯、肠燥便秘等。

同属的山杏*Prunus armeniaca* L.var.*ansu* Maxim.、西伯利亚杏*Prunus sibirica* L.、东北杏*Prunus mandshurica* (Maxim.) Koehne 的果仁同等入药。

乌梅

【别名】梅、酸梅、红梅、熏梅

【学名】*Prunus mume* (Sieb.) Sieb. et Zucc.

【识别特征】蔷薇科。落叶乔木。叶互生，宽卵形或卵形，长4～10cm，宽2.5～4cm，先端短渐尖，基部宽楔形，边缘具细锐锯齿，沿叶背脉有柔毛；叶柄被短柔毛。花1～2簇生，先叶开放；花瓣5，白色或粉红色，单瓣或重瓣，有微香味；雄蕊多数；雌蕊1，子房密被毛，花柱细长。核果近球形或椭圆形，直径2～3cm，一侧有浅槽，成熟时黄色。花期2～3月，果期5～6月。

【分布生境】我国大部分地区有栽培。

【药用功效】尚未完全成熟的青黄色果实入药，夏季采集，鲜用或低温烘干后闷至皱皮色变黑即可。性味酸，温。具有收敛生津、涩肠、驱虫等功效。用于肺虚久咳、虚热烦渴、呕吐、久泻、痢疾、便血、尿血、蛔厥腹痛、钩虫病等。

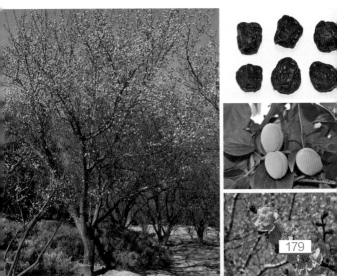

李子

【别名】李实、嘉庆子

【学名】*Prunus salicina* Lindl.

【识别特征】蔷薇科。落叶乔木。叶互生，长圆状卵圆形或长圆状倒卵形，长6～10cm，宽3～4cm，先端急尖，基部渐狭至柄，边缘具细钝齿；叶柄长1～2cm，有数个腺点。花小，通常3朵簇生，白色，花瓣5；雄蕊多数；子房光滑，花柱细长。核果球状卵形或近球形，直径5～7cm，先端稍尖，基部深陷，一侧有浅槽，被白色蜡粉，成熟时黄色或紫红色。花期4～5月，果期7～8月。

【分布生境】我国大部分地区。生山坡灌丛、山谷疏林中。多为栽培。

【药用功效】果实、果仁入药。果实成熟时采摘，果肉多为鲜用；砸开果核获取果仁晒干。果实性味甘、酸，平。具有清肝除热、生津、利水等功效。用于虚劳骨蒸、消渴、腹水等。果仁性味甘、苦，平。具有散瘀、利水、润肠等功效。用于跌打血瘀疼痛、咳嗽痰多、水肿、大便秘结等。

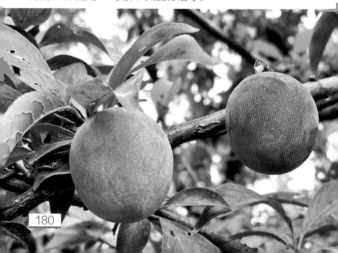

欧李

【别名】郁李仁、小梅子、李仁肉、钙果

【学名】*Cerasus humilis* (Bunge) Sokolov.

【识别特征】蔷薇科。落叶灌木。株高可达100～150cm。多分枝。叶互生，长圆形或椭圆状披针形，长2.5～5cm，宽约2cm，先端短尖，基部楔形，叶缘有细锯齿；叶柄短。花单生或2朵并生；花瓣5，白色或浅粉白色；花梗有稀疏短柔毛；花萼5，花后反折；雄蕊多数；雌蕊1，子房1室，花柱无毛。核果近球形，直径约1.5cm，成熟时红色。花期4～5月，果期5～6月。

【分布生境】西南、华东、华北、东北等地。生向阳山坡、灌木丛等地。

【药用功效】果仁入药，果实成熟时采摘，砸开果核取果仁晒干。性味辛、苦、甘、平。具有润燥、滑肠、下气、行水等功效。用于大肠气滞、肠燥便秘、四肢水肿、大腹水肿、脚气、小便不利等。孕妇慎服。

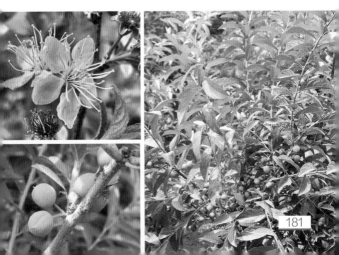

樱桃

【别名】莺桃、荆桃、山樱桃

【学名】*Prunus pseudocerasus* (Lindl.) G.Don

【识别特征】蔷薇科。落叶乔木。叶互生，卵圆形或椭圆形，长7～15cm，宽3～6cm，先端渐尖，基部近圆形，边缘具锯齿，齿端有腺点，叶背面疏生柔毛；叶柄长0.8～1.5cm。花3～6朵簇生成总状花序；花先叶开放，花白色，花瓣5，卵形或圆形，先端微凹；雄蕊多数。核果近球形，直径约1.5cm，成熟时红色。花期3～4月，果期5～6月。

【分布生境】我国大部分地区。生山沟、溪旁、杂木林。现多为人工栽培。

【药用功效】果实入药，果实成熟时采摘，多为鲜用。性味甘、微酸，温。具有补中益气、祛风除湿、健脾胃、养肝肾等功效。用于风湿腰腿疼痛、四肢不仁、体弱气虚、心悸气短、倦怠无力、咽干口渴等。

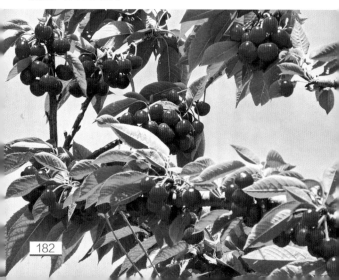

毛樱桃

【别名】山樱桃、野樱桃、山豆子、朱桃

【学名】*Prunus tomentosa* (Thunb.) Wall.

【识别特征】蔷薇科。落叶灌木。株高可达300cm。嫩枝密被茸毛。叶倒卵圆形或椭圆形，长4～7cm，宽1.5～2.5cm，先端尖，基部楔形，边缘具不整齐锯齿，叶面皱，两面被茸毛；叶柄短，被茸毛。花1～3朵簇生，直径1.5～2cm，花梗短，被短茸毛；花瓣5，白色或浅粉白色，倒卵形；雄蕊多数；子房密被短柔毛。核果近球形，直径约1cm，成熟时红色。花期4～5月，果期5～7月。

【分布生境】西南、华北、华西、西北、东北等地。生山坡、山沟、杂木林等处。

【药用功效】果实入药，初夏采摘，多为鲜用。性味甘、酸、平。具有健胃、益气、固精等功效。用于积食、遗精、脚气、泻痢、便秘等。

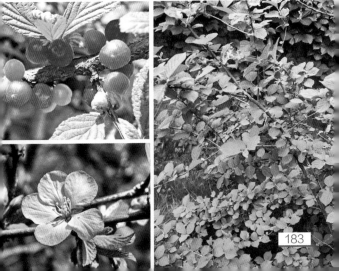

石楠叶

【别名】风药、栾茶、红树叶、千年红

【学名】*Photinia serrulata* Lindl.

【识别特征】蔷薇科。常绿灌木或乔木。叶互生，革质，长椭圆形或长倒卵圆形，长8～16cm，宽3～6cm，先端急尖或渐尖，基部圆楔形或圆形，叶缘具细密尖齿；叶柄长2～3cm。枝端嫩叶常呈暗褐红色。圆锥状伞房花序顶生；花萼钟状，裂片5，三角形；花瓣5，白色，宽卵圆形；雄蕊多数，花丝长短不等；子房半下位，花柱通常2枚，基部合生。梨果近球形，直径约0.5cm，成熟时红色。花期4～5月，果期10月。

【分布生境】河南以南、西南等地。生山坡、田野、杂木林中。常种植在庭院、路边、公园等处。

【药用功效】叶片入药，全年可采集，晒干。性味辛、苦，平。具有祛风、通络、益肾等功效。用于腰背酸痛、偏头痛、肾虚、阳痿、遗精、女子腰冷不孕、月经不调、风痹、风疹等。

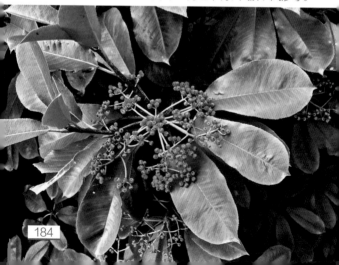

枇杷

【别名】枇杷叶、卢橘、苏杷叶、广杷叶

【学名】*Eriobotrya japonica* (Thunb.) Lindl.

【识别特征】蔷薇科，常绿乔木。枝条、叶和果实密生锈色茸毛。叶互生，革质，长椭圆形、披针形或倒卵形，长12～25cm，宽3～9cm，先端急尖或渐尖，基部楔形，叶面多皱，叶背面密被锈色茸毛；叶柄长约1cm。圆锥花序顶生；萼片5；花白色，花瓣5；雄蕊20；子房下位，2～5室，花柱5，离生。果实椭圆形，成熟时橘黄色或黄色。花期10月至笠年2月，果期5～6月。

【分布生境】西南、华南、华东、华中。多为栽培植物。

【药用功效】叶片、果实入药。果实成熟时采摘，多为鲜用；叶片随时可采集，晒干。叶片性味苦，微寒。具有清肺止咳、降逆止呕等功效。用于肺热咳嗽、气逆喘急、胃热呕逆、烦热口渴等。果实性味甘、酸，平。具有润肺止咳、生津润燥等功效。用于肺热咳嗽、咽干口渴等。

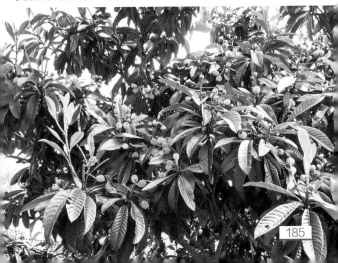

山楂

【别名】酸楂、酸梅子、北山楂、山里红果

【学名】*Crataegus pinnatifida* Bge.

【识别特征】蔷薇科。落叶小乔木。枝条有长刺，稀无刺。叶互生，宽卵形或三角状卵形，长6～10cm，宽4～7cm，先端渐尖，基部宽楔形，通常有3～5对羽状深裂片，裂片卵形或卵状披针形，边缘有锯齿；叶柄长2～6cm。伞房花序生枝端，总花梗及花梗均有柔毛；萼筒钟状，被白色柔毛；花白色，瓣5；雄蕊20；花柱3～5，基部有柔毛。果实近球形，直径约1cm，成熟时深红色，表面有浅色斑点，萼片宿存。花期5～6月，果期9～10月。

【分布生境】华北、东北、华东等地。生山坡、丘陵、杂木林。

【药用功效】果实入药，秋季果实成熟时采摘，鲜用或切片晒干。性味酸、甘，微温。具有消食化积、散瘀等功效。用于饮食积滞、瘀阻胸腹痛、产后瘀阻、瘀血闭经、泻痢、腹痛等。

同属的山里红 *Crataegus pinnatifida* Bge.var.*major* N.E. Br.的果实同等入药。

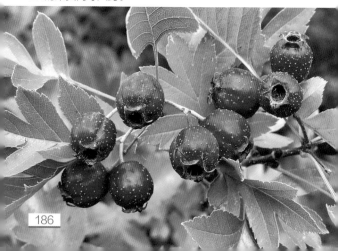

梨

【别名】快梨、果宗、蜜父

【学名】*Pyrus bretschneideri* Rehd.

【识别特征】蔷薇科，落叶乔木。叶片卵形或椭圆状卵形，长5～10cm，宽4～6cm，先端短尖或具长尾尖，基部圆形，叶缘具尖锐锯齿；叶柄较长。伞形总状花序；萼片三角形；花瓣5，白色；花柱5或4；心皮4～5室。果实卵形或球形，大小随种不同而有很大差异。梨的品种很多，如鸭梨、蜜梨、雪花梨、秋白梨、香水梨、红霄梨等。花期4月，果期8～9月。

【分布生境】华北、西北、辽宁等地。广为栽培。

【药用功效】果实入药，成熟时采摘，鲜用或切片晒干。果实性味甘、微酸，凉。具有生津、润肺、止咳化痰等功效。用于热病伤津烦渴、肺热咳嗽、消渴、目赤肿痛、便秘等。

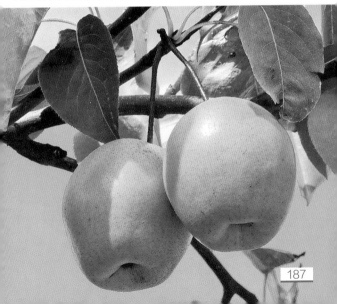

苹果

【别名】柰、频果、天然子

【学名】*Malus pumila* Mill.

【识别特征】蔷薇科。落叶乔木。叶互生，卵形或椭圆形，长4.5～10cm，宽3～3.5cm，先端急尖，基部圆形或阔楔形，边缘具锯齿，幼时叶片两面有短柔毛；叶柄长1.5～3cm，被短柔毛。伞房花序集生小枝端部；花白色带粉红晕，花瓣5，倒卵形；雄蕊多数；花柱5。果实近球形，顶端及基部凹陷，因品种不同成熟时有红色、青绿色或黄色等。花期5月，果期7～10月。

【分布生境】原产欧洲。我国主产华北、西北等地。栽培品种较多。

【药用功效】果实入药，夏季至秋季采摘，鲜用或切片晒干。性味甘、微酸，凉。具有滋阴生津、清热止渴、健脾胃、助消化、润肺止咳等功效。用于伤津口渴、胃酸过多、脾胃虚弱、精神疲倦、暑热心烦、肺热咳嗽、记忆力减退、盗汗、便秘等。

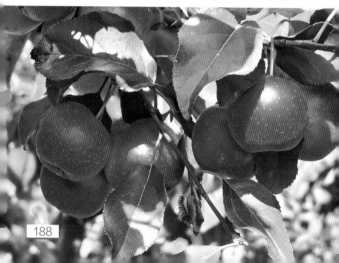

海棠

【别名】西府海棠、海棠果、红海棠

【学名】*Malus micromalus* Makino

【识别特征】蔷薇科。落叶乔木。小枝紫红色或暗紫色。叶长椭圆形或椭圆形，长5～10cm，宽2.5～5cm，先端急尖或渐尖，基部楔形，边缘具尖锐锯齿，幼时叶片两面有短柔毛；叶柄长2～2.5cm。伞房总状花序集生枝端，有花4～7朵；花瓣粉红色；雄蕊20；花柱5，基部具茸毛。果实近球形，直径1～1.5cm，萼洼下陷，成熟时红色。花期4～5月，果期8～10月。

【分布生境】西南、东南、华北、华西等地。常见栽培于公园、庭院、村寨旁等处。

【药用功效】果实入药，秋季果实成熟时采摘，多为鲜用。性味甘、酸，平。具有生津止咳、健脾开胃、涩肠止泻等功效。用于消化不良、积食腹胀、肠炎、腹泻、痔疮等。

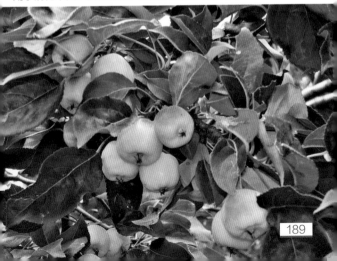

沙果

【别名】林檎、花红、花红果、五色奈

【学名】*Malus asiatica* Nakai

【识别特征】蔷薇科。落叶小乔木。小枝疏生有茸毛。叶片椭圆形或卵状椭圆形，长5～11cm，宽4～5.5cm，先端急尖或渐尖，基部圆形或宽楔形，边缘具细锯齿，叶背面密被短柔毛；叶柄长1～1.5cm。伞房花序生枝端，有花4～7朵；花瓣淡粉红色；雄蕊20；花柱4，基部具长茸毛。果实近球形或卵形，直径3～5cm，因栽培品种不同大小有差异，成熟时红色。花期4～5月，果期8～9月。

【分布生境】除华南外，我国大部分地区有分布。生山坡、平原、沙质地。

【药用功效】果实入药，秋季果实成熟时采摘，多为鲜用。性味甘、酸，平。具有止渴、化滞、涩精等功效。用于消化不良、消渴、肠炎、泻痢、遗精等。

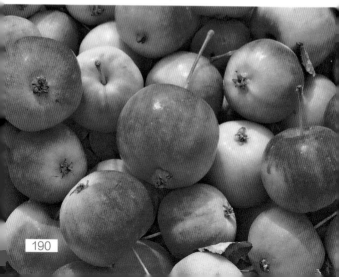

木瓜

【别名】榠楂、光皮木瓜、土木瓜

【学名】*Chaenomeles sinensis* (Thouin) Koehne

【识别特征】蔷薇科。落叶灌木或乔木。小枝无刺,幼时被茸毛。叶互生,椭圆状卵形或长椭圆形,长5~8cm,宽2.5~6cm,先端尖锐,基部楔形,边缘具细锐锯齿,齿端有腺点;叶柄长1~2cm。花单生枝端或叶腋处,直径约3cm;萼片5,向外反卷;花瓣5,淡红色;雄蕊多数;子房5室,花柱3~5。果实长椭圆形或卵圆形,长10~15cm,成熟时深黄色或暗褐黄色,有芳香味。花期4~5月,果期9~10月。

【分布生境】西南、华南、华东、华中。生山坡、庭院。

【药用功效】果实入药,秋季果实成熟时采摘,鲜用或切片晒干。性味酸、涩,平。具有舒筋活络、和胃化湿等功效。用于风湿筋骨酸痛、转筋、瘰疬、咳嗽、支气管炎、痢疾、吐泻、水肿等。

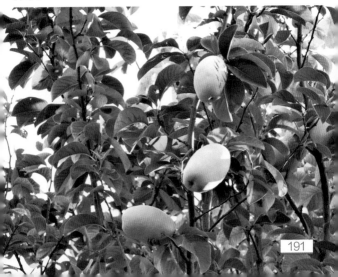

贴梗海棠

【别名】木瓜、皱皮木瓜、贴梗木瓜

【学名】*Chaenomeles speciosa* (Sweet) Nakai

【识别特征】蔷薇科。落叶灌木。枝条常具刺。叶片卵形或椭圆形，长3~8cm，宽2~5cm，先端急尖或圆钝，基部楔形，叶缘有短尖锯齿；叶柄长约1cm。托叶肾形或椭圆形，边缘有尖锐重锯齿，齿尖有腺体。花先叶开放，常3朵簇生；花瓣5，猩红色；雄蕊多数；花柱5，基部合生。果实球形或卵圆形，成熟时黄色或黄绿色，具芳香味。花期3~5月，果实成熟期9~10月。

【分布生境】西南、华南、东南、华西。各地有栽培供观赏。

【药用功效】果实入药，秋季果实成熟时采摘，鲜用或切片晒干。性味酸，温。具有平肝和胃、舒筋活络等功效。用于腰膝疼痛、湿痹拘挛、转筋、脚气、水肿、吐泻等。

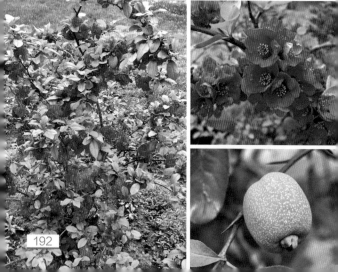

蛇莓

【别名】野杨梅、地莓、龙珠草、蚕莓

【学名】*Duchesnea indica* (Andr.) Focke

【识别特征】蔷薇科。多年生草本。匍匐茎细长，被柔毛。掌状复叶，小叶通常3枚，叶柄长5～12cm；小叶菱状卵形，长1.5～3cm，宽1.2～1.8cm，先端稍钝，基部宽楔形，叶缘有钝齿。花单生叶腋，花梗长；花瓣5，鲜黄色，先端微凹或钝圆；萼筒浅，萼片5，卵状披针形；副萼片比萼片大，边缘具3浅裂。花托膨大成柔软球形，红色，其上着生多数瘦果。瘦果长圆状卵形，暗红色。花期6～8月，果期8～10月。

【分布生境】我国大部分地区。生山坡草地、沟渠地边、湿润地、墙根湿地、路旁。

【药用功效】全草入药，夏季至秋季采集，晒干。性味甘、淡、寒。具有清热解毒、散瘀消肿等功效。用于感冒发热、咳嗽、咽喉肿痛等。

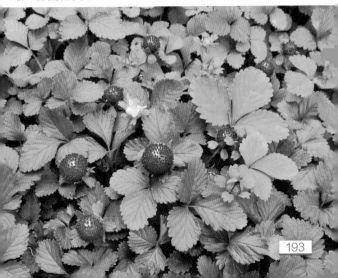

草莓

【别名】洋莓、红莓、地莓、士多啤梨

【学名】*Fragaria × ananassa* Duch.

【识别特征】蔷薇科。多年生草本。茎细长匍匐，被柔毛。掌状三出复叶，小叶卵形或菱状卵形，长5～8cm，宽4～6cm，先端圆钝，基部楔形，边缘具粗锯齿，叶面微被柔毛；基生叶的叶柄长10～30cm。聚伞花序或花簇生；副萼片披针形，与萼片等长；萼片卵形，先端渐尖；花瓣白色，近圆形；雄蕊多数，短于花瓣。聚合果肉质多汁，成熟时红色。露地花期4～5月，果期6～7月。

【分布生境】我国大部分地区有栽培。北方多为温室栽培。

【药用功效】果实入药，成熟期采摘，多为鲜用。性味甘、微酸，凉。具有清热解毒、利尿等功效。用于烦热口渴、风热咳嗽、声音嘶哑、高血压、贫血、消化不良、食欲不振、便秘等。

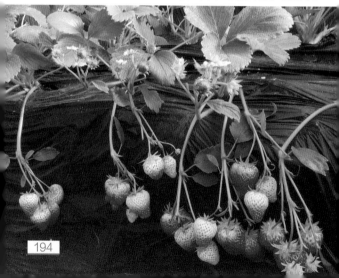

翻白草

【别名】鸡腿儿、茯苓草、天青地白

【学名】*Potentilla discolor* Bge.

【识别特征】蔷薇科。多年生草本。茎密被白色柔毛。基生叶丛生，奇数羽状复叶，小叶5～9枚，叶柄长5～8cm；小叶长圆状椭圆形，长2～7cm，先端微尖或钝，基部楔形，边缘有粗锯齿，叶背面密被白色茸毛。茎生叶3小叶，叶柄短。聚伞花序顶生；萼片卵状三角形，有白色茸毛；花鲜黄色，花瓣5，倒卵形，先端微凹。瘦果卵圆形，淡黄色。花期5～7月，果期6～9月。

【分布生境】我国大部分地区。生山坡、丘陵、荒草地。

【药用功效】全草及根入药，夏季至秋季未开花前采集，鲜用或晒干。性味甘、苦，寒。具有清热解毒、止血消肿等功效。用于肺热咳嗽、咯血、吐血、便血、外伤出血、痈肿疮毒、瘰疬、消渴、湿热泻痢、疮癣等。

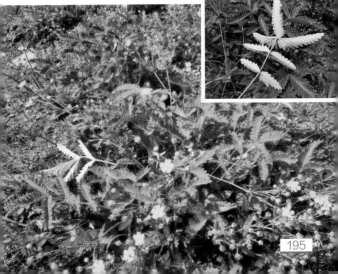

委陵菜

【别名】翻白草、黄州白头翁、蛤蟆草

【学名】*Potentilla chinensis* Ser.

【识别特征】蔷薇科。多年生草本。株高可达60cm。茎直立或斜升，被稀疏短柔毛和白色绢毛。奇数羽状复叶，小叶15～31枚，小叶长圆状倒卵形，长3～5cm，宽约1.5cm，羽状深裂，小裂片三角状披针形，叶背密被白色茸毛。茎生叶与基生叶相似，小叶7～15枚。伞房状聚伞花序生枝端；副萼片条状披针形或线条形；萼片三角状卵形，外被柔毛；花鲜黄色，直径约1cm，花瓣5，先端微凹。瘦果卵形，有皱纹。花期5～8月，果期6～9月。

【分布生境】东北、华北、西北、西南等地。生山坡、路边、荒草地。

【药用功效】全草入药，夏季至秋季采集，晒干。性味苦，寒。具有祛风湿等功效。用于风湿筋骨疼痛、痢疾、痔疮出血、疮疖等。

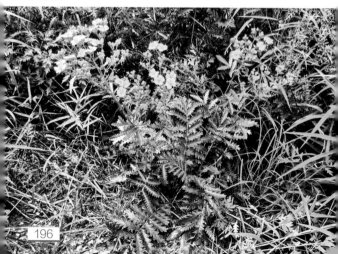

鹅绒委陵菜

【别名】蕨麻、人参果、莲花菜、绢毛委陵菜

【学名】*Potentilla anserina* L.

【识别特征】蔷薇科。多年生草本。地下根肥厚，不规则形，外表棕褐色，肉质白色。茎细长匍匐，节上生根。基生叶为奇数羽状复叶，小叶7～25，卵状长圆形或椭圆形，先端钝圆，边缘具深锯齿，叶背面密生白色绢毛。花单生叶腋；副萼片狭长圆形；萼片卵形，外被丝状柔毛；花鲜黄色，直径1.2～1.8cm，花瓣5，花梗细长。瘦果椭圆形，褐色，具皱纹。花期5～8月，果期6～9月。

【分布生境】东北、华北、西北、西南等地。喜生湿润地等。

【药用功效】根入药，春季或秋季采挖，洗净晒干。性味甘，平。具有健脾益胃、益气补血等功效。用于营养不良、体虚乏力、贫血、腹泻等。

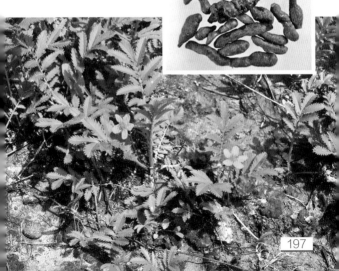

三叶委陵菜

【别名】三片风、三叶蛇莓、铁秤砣、三爪金

【学名】*Potentilla freyniana* Bornm.

【识别特征】蔷薇科。多年生草本。株高可达30cm。主根短粗。茎直立，细弱，被柔毛。三出复叶；基生叶的小叶椭圆形或矩圆形，长1.5～5cm，宽1～2.5cm，先端钝尖，基部楔形，边缘具锯齿，叶两面疏生平伏柔毛；叶柄细长。茎生叶片较小，叶柄短。伞房状聚伞花序顶生；总花梗和花梗有柔毛；花黄色，直径0.8～1cm，花瓣5，倒卵形，先端微凹。雄蕊多数；雌蕊多数；瘦果卵球形，黄褐色，表面有皱纹。花期4～5月，果期6～7月。

【分布生境】我国大部分地区。生山坡草地、石缝、湿润地。

【药用功效】全草或根入药。夏季采收开花的全草，晒干；春季或秋季挖根，晒干。全草性味苦，寒。具有清热解毒、散瘀止血等功效。用于口腔炎、瘰疬、骨结核、跌打损伤、外伤出血等。根性味微苦、涩，凉。具有清热、利湿、止痛等功效。用于骨髓炎、外伤出血、毒蛇咬伤等。

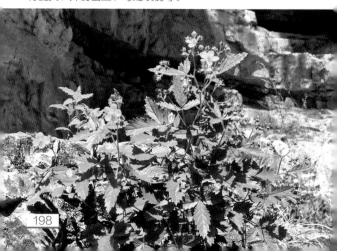

金露梅

【别名】金老梅、药王茶、金蜡梅、木本委陵菜

【学名】*Potentilla fruticose* L.

【识别特征】蔷薇科。落叶灌木。株高可达100cm。茎直立，多分枝。奇数羽状复叶，小叶3～7枚，长椭圆形，长0.6～1.5cm，宽0.3～0.6cm，先端急尖，基部近圆形，边缘略反卷，两面疏生柔毛；小叶无叶柄。花单生或数朵花生枝端；花萼5，卵形，先端尖；副萼5，披针形；花黄色，直径2～3cm，花瓣5，倒卵圆形，花梗长0.8～1.2cm。瘦果卵圆形，具柔毛。花期6～7月，果期8～9月。

【分布生境】东北、华北、西北、华西等地。生高山草甸。

【药用功效】茎叶、花入药。夏季采集茎叶，晒干；6～7月采花，阴干。茎叶性味甘，平。具有清暑热、益脑清心、健胃、调经等功效。用于暑热眩晕、两目不清、胃气不和、食滞、月经不调等。花性味苦，凉。具有健脾化湿等功效。用于消化不良、水肿、赤白带、乳腺炎等。

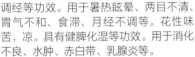

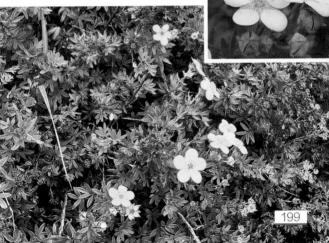

银露梅

【别名】银老梅

【学名】*Potentilla glabra* Lodd.

【识别特征】蔷薇科。落叶灌木。株高可达100cm。茎直立，多分枝，嫩枝褐色，老枝黄褐色。奇数羽状复叶，小叶3～5枚，椭圆形或圆状倒卵形，长0.5～0.7cm，宽0.3～0.4cm，先端急尖，基部近圆形，叶缘稍反卷，两面疏生毛或近无毛；小叶无叶柄；总叶柄长0.5～1cm。单花或数朵花生枝端；花梗长约2cm，有柔毛；花萼5，卵形，先端尖；副萼5，披针形；花白色，直径1.5～2.5cm，花瓣5，倒卵形；雄蕊多数。瘦果卵圆形，具柔毛。花期6～8月，果期9月。

【分布生境】东北、华北、西北、四川等地。生高山草甸。

【药用功效】茎叶、花入药。秋季采集茎叶，晒干；6～8月采花，阴干。性味甘，温。具有理气散寒、镇痛固齿、利尿等功效。用于风热牙痛、牙齿松动等。

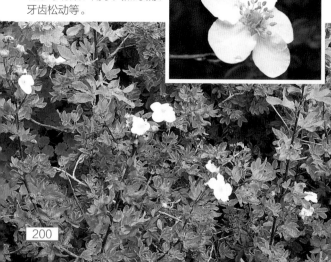

玫瑰花

【别名】刺玫花、徘徊花、赤蔷薇

【学名】*Rosa rugosa* Thunb.

【识别特征】蔷薇科。落叶灌木。株高可达200cm。茎枝密被茸毛，有皮刺或针刺。奇数羽状复叶，小叶5～9，椭圆形或椭圆状倒卵形，长2～5cm，宽1～2cm，先端钝圆，基部圆形或宽楔形，边缘有钝锯齿，叶面皱褶，叶背面有柔毛及腺毛；叶柄长2～4cm，疏生小皮刺及腺毛。花单生或数朵簇生枝端；萼片卵状披针形，先端尾尖；花紫红色，直径6～8cm，多为重瓣，芳香，花梗长1～2.5cm，密生短毛和腺毛。蔷薇果扁球形，直径2～2.5cm，光滑，萼片宿存。花期5～6月，果期8～9月。

【分布生境】主产我国北部、西南部。多生长在山坡、丘陵。

【药用功效】花蕾入药，多为花蕾期采集，鲜用或低温干燥。性味甘、微苦，温。具有理气解郁、散瘀等功效。用于肝胃气痛、月经不调、经前乳房胀痛、跌打损伤等。

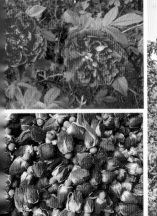

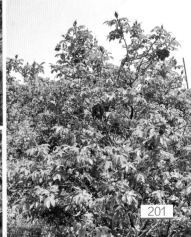

月季

【别名】四季花、月月红、月月花

【学名】*Rosa chinensis* Jacq.

【识别特征】蔷薇科。常绿或落叶灌木。株高 100～200cm。茎枝上有钩状皮刺。奇数羽状复叶，小叶 3～7，宽卵形或卵状长圆形，长2～6cm，宽1～3cm，先端渐尖，基部宽楔形，边缘有粗锯齿，叶面光泽，两面无毛；叶柄与叶轴疏生皮刺和腺毛。花单生或数朵聚生枝端，花梗常有腺毛；萼片卵形，先端尾尖，具腺毛；花多为重瓣，有多种颜色，花瓣倒卵形，先端常外卷。蔷薇果卵圆形或梨形，花萼片宿存。花期4～9月，果期6～11月。

【分布生境】我国各地均有栽培。栽培品种多。

【药用功效】花入药，夏季至秋季花微开时采集，阴干或低温干燥。性味甘、淡，微温。具有活血调经、消肿解毒、疏肝解郁等功效。用于月经不调、痛经、闭经、胸胁胀痛、血瘀肿痛、痈疽肿毒、瘰疬、跌打损伤等。

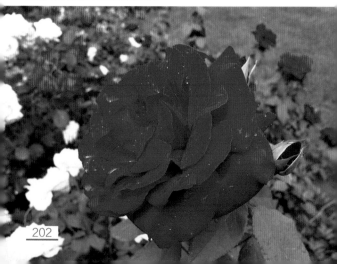

地榆

【别名】赤地榆、红地榆、白地榆、黄瓜香

【学名】*Sanguisorba officinalis* L.

【识别特征】蔷薇科。多年生草本。株高可达100cm。地下根粗壮，常呈纺锤形，褐色。茎直立，具纵棱。奇数羽状复叶，小叶2～5对，稀为7对，对生，长椭圆形，长2～6cm，宽0.8～2.8cm，先端钝，基部心形，边缘有锯齿。穗状花序顶生，圆柱形或倒卵形，长1～3cm，总花梗长可达15cm；萼片4，卵圆形，暗红色，花瓣状，基部有毛；无花瓣。瘦果褐色，具纵棱，包于宿存萼内。花期6～7月，果期8～9月。

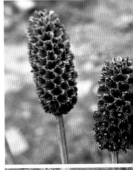

【分布生境】我国大部分地区。生山坡草地、草甸、疏林中。

【药用功效】根入药，春季刚发芽或秋季植株枯死后采挖，晒干。性味苦、酸、涩，微寒。具有解毒敛疮、凉血止血等功效。用于吐血、衄血、血痢、崩漏、痔疮便血、痈肿疮毒、湿疹、烫伤等。

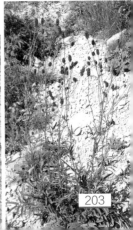

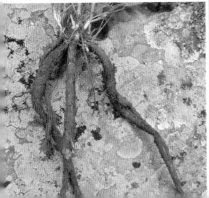

仙鹤草

【别名】龙牙草、黄龙尾、地仙草、脱力草

【学名】*Agrimonia pilosa* Ledeb.

【识别特征】蔷薇科。多年生草本。株高30～100cm，密被长柔毛。茎直立，分枝。奇数羽状复叶，叶柄长1～2cm。小叶3～5对，并杂有小型小叶，椭圆状卵形或倒卵形，长3～6cm，宽1～3cm，边缘有锯齿，两面疏生柔毛。托叶亚心形，边缘具齿。总状花序顶生，被长柔毛；花黄色，花瓣5，比萼片长。萼筒上部有一圈钩状刺。瘦果，包于宿存萼筒内。花期6～9月，果期8～10月。

【分布生境】我国大部分地区。生山坡、草地、灌丛中。

【药用功效】全草入药，夏季至秋季未开花前采收，晒干。性味苦，涩，平。具有收敛止血、止痢、补虚、截疟等功效。用于咯血、吐血、衄血、尿血、便血、崩漏带下、赤白痢疾、腹泻、劳伤脱力、疟疾寒热、痈肿疮毒、创伤出血等。

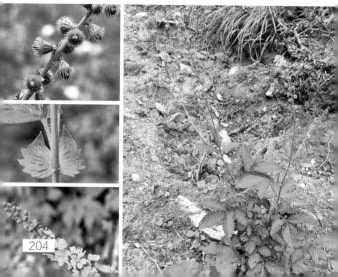

刺梨

【**别名**】茨梨、文先果、团糖二、缫丝花

【**学名**】*Rosa roxburghii* Tratt.

【**识别特征**】蔷薇科。落叶灌木。株高可达300cm，多分枝，遍布短刺。叶互生，奇数羽状复叶，小叶7～11枚，长倒卵形或椭圆形，先端尖，基部宽楔形，边缘具细锯齿，无叶柄。花单生或2～3朵生枝顶端，直径4～6cm；萼筒扁球形，密被刚毛；花瓣5，宽倒卵形，顶端凹入，淡红色，具香味；雄蕊多数，着生在花盘外围；雌蕊多数，柱头头状。果实扁球形，直径3～4cm，密被针刺，成熟时黄色。花期5～7月。花果期8～10月。

【**分布生境**】西南、东南、华中等地。生山坡灌木丛、路边、沟旁。

【**药用功效**】果实、花、叶、根入药，果实成熟时采集，多为鲜用。性味甘、酸、涩。具有健胃、消食等功效。用于解暑、食积饱胀等。此外，花用于止泻痢。叶用于小儿热疮、金疮等。根用于胃痛、久咳、遗精、泄泻、痢疾、崩漏带下等。

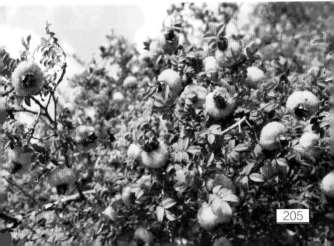

金樱子

【别名】刺榆子、山鸡头子、灯笼果

【学名】*Rosa lacvigata* Michx.

【识别特征】蔷薇科。常绿攀援灌木。茎具倒钩状皮刺和刺毛。三出复叶，小叶椭圆状卵圆形或卵状披针形，先端急尖或渐尖，基部近圆形或宽楔形，边缘具细齿；叶柄具褐色腺点及细刺。花单生侧枝顶端；萼片5，卵状披针形，被腺毛；花瓣5，白色；雄蕊多数；雌蕊花柱线形，柱头圆形。果实椭圆形，密被直刺，顶端花萼宿存，果实成熟时紫红色或黄褐色。花期4～6月，果期7～10月。

【分布生境】华中、华南、华东、西南等地。生向阳山坡等地。

【药用功效】果实入药，秋季果实成熟时采摘，晒干，除去外面的刺毛。性味酸、甘、涩、平。具有固精涩肠、缩尿止泻等功效。用于肺虚喘咳、脾虚泻痢、自汗、盗汗、遗精、尿频、脱肛、白带、子宫下垂、崩漏带下等。

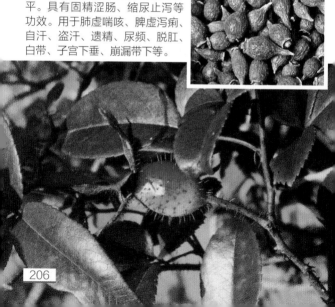

蚕豆

【别名】佛豆、胡豆、寒豆

【学名】*Vicia faba* L.

【识别特征】豆科。一年生草本。株高30～100cm。茎方形，直立，中空，具纵条纹。偶数羽状复叶，小叶2～6枚，长圆形、椭圆形或倒卵形，长4～7cm，宽2～4cm，先端圆，基部楔形，全缘。托叶半箭头形。总状花序腋生；花白色，带暗紫色斑点。荚果近圆柱形，肥大，长5～10cm，直径约2cm，种子间有横膈膜。种子扁椭圆形，褐黄色。花期5～6月，果期6～7月。

【分布生境】原产欧洲南部至非洲北部。我国各地广为种植。

【药用功效】种子、茎叶、皮入药，荚果老熟时采收，晒干，除去荚壳获取种子。种子性味甘，平。具有健脾、利湿等功效。用于水肿、膈食等。茎叶用于肺结核咯血、消化道出血、外伤出血等。蚕豆皮用于水肿、小便不利等。极少数人食用蚕豆后会出现急性溶血性贫血（俗称蚕豆病），应及时送医院救治。

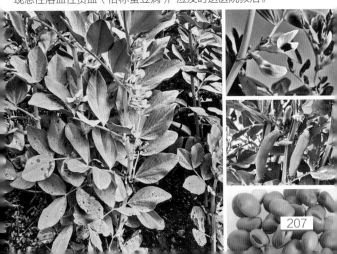

豇豆

【别名】长豆、裙带豆、浆豆、饭豆。

【学名】*Vigna unguiculata* (L.) Walp.

【识别特征】豆科。一年生缠绕草本。三出羽状复叶，顶生小叶菱状卵形，长4～12cm，宽4～6cm，先端渐尖，基部宽楔形；侧生小叶斜卵形。托叶卵形，长约1cm。总状花序腋生；萼钟状，萼齿5，三角形；花淡紫红色，长约2cm；子房被短毛，花柱上部里面有淡黄色须毛。荚果细长圆柱形，长可达30cm，成熟后稍膨胀。种子肾形，褐色。花期6～8月，果期7～9月。

【分布生境】我国各地广为栽培。

【药用功效】种子入药，荚果老熟时采摘，晒干除去荚壳获取种子。性味甘，平。具有健脾补肾等功效。用于脾胃虚弱、泻痢、小便频数等。

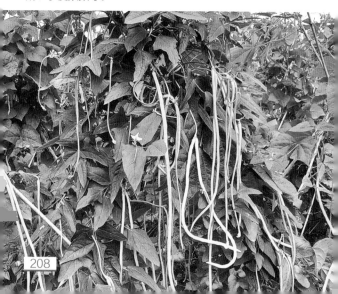

四季豆

【别名】白饭豆、架豆、芸豆、豆角

【学名】*Phaseolus vulgaris* L.Sp.Pl.

【识别特征】豆科。一年生缠绕草本。全株有短毛。三出羽状复叶，顶生小叶阔卵形，长5～10cm，宽4～8cm，先端急尖或渐尖，基部圆形或宽楔形，全缘；侧生小叶斜卵形。总状花序腋生，萼钟状，萼齿5，成二唇形；花白色、淡紫色或黄色。荚果稍扁圆柱形，长10～15cm，宽1～2cm，顶端有长喙。种子肾形或长圆形，长约1.5cm，白色或褐色带蓝。花果期6～9月。

【分布生境】我国各地广为栽培。

【药用功效】种子入药，荚果老熟时采集，晒干除去荚壳获取种子。性味甘、淡、平。具有清热除烦、利尿消肿等功效。用于体质虚弱、烦热口渴、肾虚水肿、脚气等。

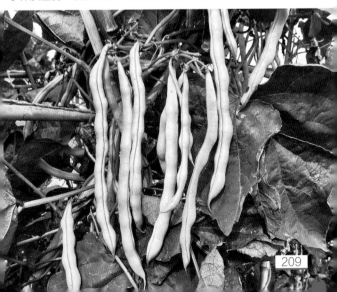

绿豆

【别名】青小豆

【学名】*Phaseolus radiatus* L.

【识别特征】豆科。一年生草本。茎直立，被倒生的硬毛。三出羽状复叶，顶生小叶菱状卵形，长6～10cm，宽4～6cm，先端渐尖，基部圆形或宽楔形，全缘；侧生小叶斜卵形。总状花序腋生；花冠黄绿色，旗瓣近肾形，翼瓣卵形，龙骨瓣上端卷曲，其中1片中部以下有角状突起。荚果圆柱形，长4～6cm，疏生褐色硬毛，成熟后黑色，开裂。种子椭圆形，绿色。花期6～7月，果期8～9月。

【分布生境】我国大部分地区有栽培。

【药用功效】种子入药，荚果老熟时采集，晒干除去荚壳获取种子。性味甘，寒。具有清热解毒、利水消肿、消暑生津、活血化瘀等功效。用于暑热烦渴、发热、视物昏花、高血压、高血脂、腮腺炎、热痢、小便不利、水肿、腹胀、肾炎、丹毒、疮痈肿毒等。

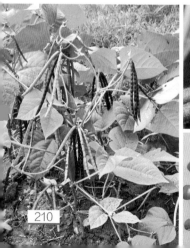

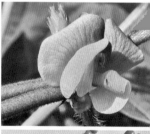

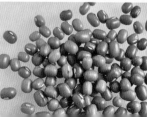

赤豆

【别名】红小豆、红豆、饭豆

【学名】*Vigna angularis* (Willd.) Ohwi et Ohashi

【识别特征】豆科。一年生草本。茎直立，被倒生的硬毛。三出羽状复叶，顶生小叶菱状卵形或卵形，长5～10cm，宽4～8cm，先端渐尖，基部圆形或宽楔形，全缘；侧生小叶斜卵形。总状花序腋生；萼钟形，萼齿三角形；花冠黄色，旗瓣肾形或扁圆形，翼瓣比龙骨瓣宽，有短爪和耳，龙骨瓣上端卷曲，其中1片中部以下有角状突起。荚果稍扁圆柱形，长6～10cm，成熟后黄褐色。种子椭圆形，暗红色，种脐白色不凹陷。花期6～7月，果期8～9月。

【分布生境】我国大部分地区有栽培。

【药用功效】种子入药，荚果老熟时采集，晒干除去荚壳获取种子。性味甘、酸，平。具有清热利湿、利水消肿、解毒排脓等功效。用于水肿胀满、瘀血肿痛、风湿热痹、水肿、脚气、黄疸、小便赤黄、肠痈腹痛等。

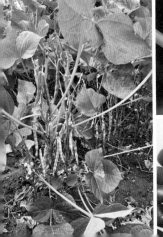

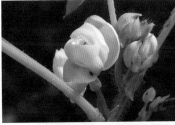

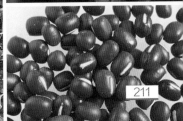

白扁豆

【别名】牛耳豆、眉豆、峨眉豆、藤豆

【学名】*Dolichos lablab* L.

【识别特征】豆科。一年生缠绕草本。茎常为淡紫褐色，分枝。三出羽状复叶，顶生小叶菱状卵形，先端急尖或渐尖，基部圆形或宽楔形，全缘，两面有短毛；侧生小叶斜卵形。总状花序腋生；花白色或紫红色；子房有绢毛，基部有腺体。荚果镰刀状或长圆形，长 7 ~ 12cm，宽 3 ~ 4cm，先端有喙。种子 3 ~ 5粒，椭圆形，白色或黑紫色，种脐部有白色长厚边。花期 7 ~ 9月，果期 8 ~ 10月。

【分布生境】我国各地广为栽培。

【药用功效】种子、花入药。荚果老熟时采集，晒干除去荚壳获取种子；夏季至秋季采集未完全开放的花，晒干或阴干。种子性味甘，微温。具有补脾和中、化湿等功效。用于脾虚湿滞、胸闷腹胀、暑湿吐泻、便溏、泄泻、白带过多等。花性味甘、淡，平。具有健脾和胃、清热除湿等功效。用于痢疾、泄泻、赤白带下等。

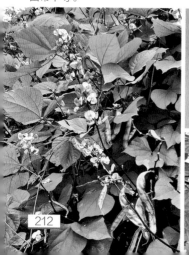

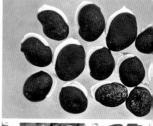

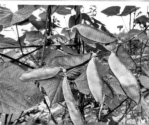

刀豆

【别名】刀豆子、大刀豆、刀鞘豆、野刀板藤

【学名】*Canavalia gladiata* (Jacq.) DC.

【识别特征】豆科。一年生缠绕草本。三出羽状复叶，顶生小叶宽卵形，长8~20cm，宽5~16cm，先端渐尖，基部近圆形；侧生小叶斜卵形。总状花序腋生，花着生在花序轴隆起的节上；花萼二唇形，上唇大2裂，下唇3裂；花冠粉红色或淡紫色，长3~4cm。荚果扁长条形，长15~30cm，边缘有隆脊。种子肾形，长约3cm，红色或褐色。花期6~7月，果期7~9月。

【分布生境】我国长江以南各地有栽培或野生。

【药用功效】种子、根入药。荚果老熟时采集，晒干除去荚壳获取种子；拉秧时拔出根，洗净晒干。种子性味甘，温。具温中下气、益肾补元等功效。用于肾虚腰痛、胃痛、腹胀、呃逆呕吐、痰喘等。根性味苦，温。用于风湿腰脊痛、头风、疝气、闭经、跌打损伤等。

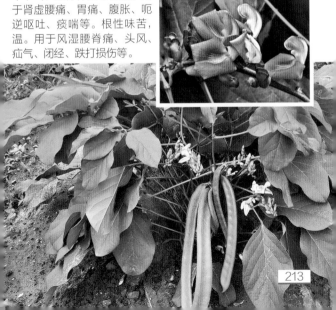

甘草

【别名】甜草、甜根子、蜜草

【学名】*Glycyrrhiza uralensis* Fisch.

【识别特征】豆科。多年生草本。株高30～100cm。地下根粗壮圆柱形，褐色，有甜味。奇数羽状复叶，小叶7～17，卵形或宽卵形，长2～5cm，宽1～3cm，先端急尖，基部圆形或宽楔形，两面有短毛和腺体。总状花序腋生；萼钟状，萼齿披针形；花冠蓝紫色或紫红色。荚果条状长圆形，弯曲成镰刀状或环状，密生短毛和腺体。种子2～8粒，肾形或扁圆形。花期7～8月，果期8～9月。

【分布生境】东北、华北、西北等地。生向阳山坡等地。

【药用功效】根入药，春季或秋季采挖，洗净晒干。性味甘，平。具有清热解毒、祛痰止咳、补脾益气、调和诸药等功效。用于咳嗽痰多、咽喉肿痛、脾胃虚弱、心气不足、心悸气短、四肢挛急疼痛、热毒疮疡等。

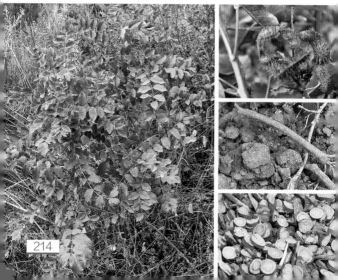

刺果甘草

【别名】奶椎、马狼秆、马狼柴、胡苍耳

【学名】*Glycyrrhiza pallidiflora* Maxim.

【识别特征】豆科。多年生草本。全株被鳞片状黄色腺体。茎基部木质化，具纵条纹。奇数羽状复叶，小叶5～13，披针形或宽披针形，长2～5cm，宽0.5～2cm，先端渐尖，基部楔形。总状花序腋生；花排列紧密，花长约1cm；萼钟状，5裂；花冠蝶形，蓝色。荚果卵形，密生尖刺，紧密排列成果序。荚果内具2粒种子，黑色。花期6～7月，果期8～9月。

【分布生境】东北、华北、河南、山东、陕西、江苏等地。生山坡、灌丛、河岸边、荒野草丛。

【药用功效】果实入药，秋季采集，晒干。性味甘、辛，温。具有催乳等功效。用于乳汁缺少等。乳汁缺少：刺果甘草果序七个（鲜或干品均可），皂刺3钱。水煎服。

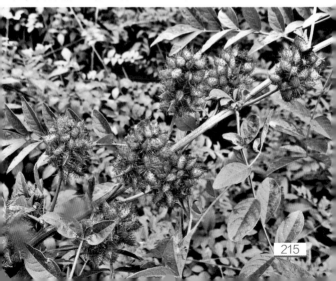

望江南

【别名】野扁豆、金豆子、假决明、山绿豆

【学名】*Senna occidentalis* (L.) Link

【识别特征】豆科。一年生亚灌木状草本。株高100～200cm。茎直立，上部分枝。偶数羽状复叶，小叶3～5对，卵形或卵状披针形，长2～6cm，宽1～2cm，先端渐尖，基部近圆形，边缘有细毛；叶柄近基部有1个腺体。伞房状总状花序顶生或腋生；花瓣5，黄色，长1～1.2cm。荚果扁圆柱状条形，长10～13cm，宽约1cm，沿缝线边缘增厚。种子卵形。花期4～8月，果期6～10月。

【分布生境】西南、华南、东南。生荒地、山坡、沟渠边、河滩地、村寨旁。

【药用功效】种子入药，秋季荚果老熟时采集，晒干除去荚壳获取种子。性味苦，寒。具有清热明目、健脾、润肠等功效。用于目赤肿痛、头痛、咳嗽、哮喘、脘腹痹痛、伤食胃痛、便秘、疔疮肿毒等。

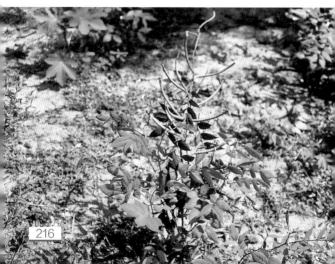

山扁豆

【别名】含羞草决明、搭地沙、水皂角、地柏草

【学名】*Cassia mimosoides* L.

【识别特征】豆科。半灌木状草本。株高30～60cm。茎有分枝，被短柔毛。偶数羽状复叶，长7～10cm。小叶20～60对，线条形，小叶长0.3～0.4cm，宽0.1～0.2cm，先端短尖，基部圆形偏斜，全缘；叶柄上端有一圆盘状腺体。花腋生，单一或数朵排成短总状花序；萼片5，披针形，先端急尖；花黄色，花瓣5；雄蕊10，5长5短。荚果扁条形，长2.5～5cm，宽约0.5cm，被疏毛。种子6～10粒，深褐色，近菱形，平滑光泽。花期8～9月，果期9～10月。

【分布生境】原产热带美洲。我国分布华北至华南、西南等地，生荒地、山坡、灌丛、草地、林缘。

【药用功效】全草入药，夏季至秋季采收，晒干。性味甘，平。具有清肝利湿、散瘀化积等功效。用于暑热吐泻、湿热黄疸、劳伤积瘀、小儿疳积、水肿、疔疮痈肿等。

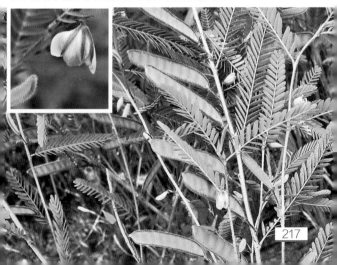

决明

【别名】决明子、草决明、假花生、羊角豆

【学名】*Cassia tora* L.

【识别特征】豆科。一年生亚灌木状草本。株高可达200cm。茎直立，上部多分枝。偶数羽状复叶，小叶3对，倒卵形或倒卵状长圆形，长1.5～6.5cm，宽1～3cm，先端钝圆，基部楔形；在叶柄顶端1对小叶之间的叶轴上有1个钻形腺体。花通常2朵生于叶腋；萼片5，卵形；花瓣5，黄色，倒卵形或椭圆形，基部有爪；雄蕊10，上面3条不育；子房有柄。荚果细圆柱形，长15～25cm。种子近菱形，淡褐色，有光泽。花期7～8月，果期9～10月。

【分布生境】我国长江以南各地区。生山坡、灌丛、河滩地、田野。各地有栽培。

【药用功效】种子入药，荚果老熟时采集，晒干除去荚壳获取种子。性味甘、苦、咸，凉。具有清肝明目、润肠通便等功效。用于目赤肿痛、目暗不明、头痛、眩晕、高血压、肠燥便秘、小便不利等。

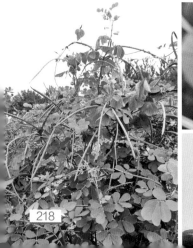

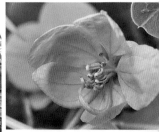

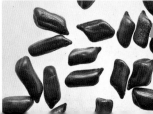

猪屎豆

【别名】野黄豆、猪屎青、三圆叶猪屎豆、大眼兰

【学名】*Crotalaria mucronata* Desv.

【识别特征】豆科。半灌木状草本。株高可达100cm。茎直立，具沟纹，分枝。三出复叶，顶生小叶卵形或倒卵形，长4～8cm，宽2.3～5.5cm，先端钝或微缺，基部楔形，叶背面有微毛；两侧小叶略小；叶柄长3.5～6cm，小叶柄长约1cm。总状花序顶生，花多数；花萼有绢毛，萼齿三角形；花冠黄色，比萼长。荚果圆柱形，长约5cm，下垂，密被柔毛，先端有长喙。种子近肾形，黄褐色。花果期6～10月。

【分布生境】西南、华南、华中、华东。生荒地、山坡、灌丛、路边、村寨旁、河滩地。

【药用功效】种子入药，秋季采集成熟荚果，晒干除去荚壳获种子。种子性味甘、涩，凉。具有补肝肾、固精等功效。用于眼目昏花、虚劳、湿热腹泻、遗精、早泄、白带、遗尿、小便数频等。

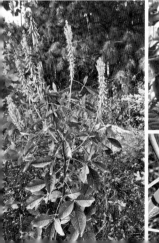
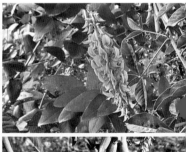
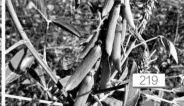

胡芦巴

【别名】香草、苦豆、香苜蓿、季豆

【学名】*Trigonella foenum-graecum* L.

【识别特征】豆科。一年生草本。株高30～80cm。茎直立，疏生柔毛。三出复叶，顶生小叶倒卵形或卵状披针形，长1～3.5cm，宽0.4～1.5cm，先端钝圆，基部楔形，边缘有锯齿，侧生小叶略小；叶柄长1～4cm。托叶卵形，全缘，基部与叶柄连合。花无柄，1～3朵生叶腋；花萼筒状，萼齿披针形；花冠白色或淡黄色。荚果细长扁圆筒形，直或稍弯，先端具喙。种子近圆形，黄褐色，长0.3～0.5cm。花期5～7月，果期7～9月。

【分布生境】原产于欧洲南部及亚洲。我国许多地方有栽培。

【药用功效】种子入药，荚果成熟时采集，晒干除去荚壳获取种子。性味苦，温。具有补肾阳、祛寒湿等功效。用于肾虚腰酸、阳痿、小腹冷痛、肾脏虚冷、寒湿、疝气、脚气等。

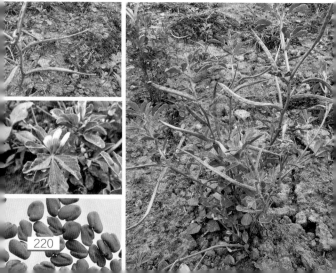

毛排钱草

【别名】排钱草、麒麟片、鳞狸鳞

【学名】*Phyllodium elegans* (Lour.) Desv.

【识别特征】豆科。小灌木。株高50～150cm。全株密被黄色茸毛。三出复叶，顶端小叶较大，先端钝圆或微凹，基部近圆形或楔形，两面均被柔毛；侧生小叶较小，卵圆形或椭圆形。圆锥花序顶生，由多数伞形花序组成，每个伞形花序隐藏在2个圆形叶状的苞片内；花萼筒状，被短毛，萼齿5裂，外侧2齿裂愈合为1；花白色；子房线形，密被绢伏毛。荚果圆柱形，通常3节，密被银色绢毛。花果期7～9月，果期9～10月。

【分布生境】华南、西南等地。生荒地、山坡、灌丛。

【药用功效】全草入药，夏季至秋季收割，晒干。性味苦、涩、平。具有散瘀消肿、祛湿风热等功效。用于风湿痹痛、湿热下痢、慢性肝炎、瘰疬、小儿疳积、乳痈、咯血、衄血、血淋、跌打损伤等。

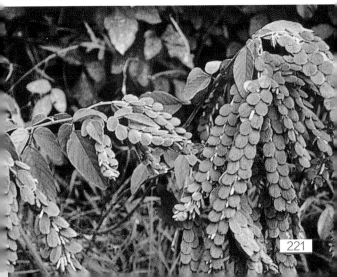

米口袋

【别名】甜地丁、米布袋

【学名】*Gueldenstaedtia multiflora* Bge.

【识别特征】豆科。多年生草本。根粗壮圆锥形。茎短缩，全株被白色柔毛。奇数羽状复叶，小叶9～21，椭圆形或长圆形，长0.4～2cm，宽0.3～0.8cm，先端钝圆或稍尖，基部圆形或楔形，全缘，两面密被柔毛。伞形花序自叶丛抽出，有6～8朵花；花冠紫红色或蓝紫色，长1.2～1.4cm。荚果短圆柱形，长1.5～2cm，密被短毛。种子肾形，具蜂窝状凹点。花期4～6月，果期5～7月。

【分布生境】东北、华北、西北、华东等地。生向阳山坡地、荒草地、沙丘地。

【药用功效】带根全草入药，夏季采挖，晒干。性味苦、寒。具有清热解毒、消肿等功效。用于疔疮肿毒、目赤、喉痹、痢疾、腹泻等。

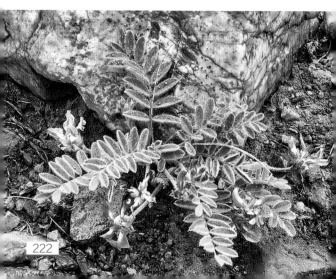

含羞草

【别名】知羞草、怕羞草、感应草

【学名】*Mimosa pudica* L.

【识别特征】豆科。多年生草本。株高可达100cm，全株具刚毛和皮刺。羽片2～4枚组成掌状复叶，触碰即闭合而下垂；每个羽片有小叶7～24对，小叶长圆形，长0.6～1.2cm，宽0.3～0.4cm，先端尖或急尖，基部圆形，叶缘及脉上有纤毛。头状花序，常2～3个生叶腋；花淡粉红色；雄蕊伸出花瓣之外。荚果扁平，长1.2～2cm，宽0.3～0.4cm，边缘有刺毛，有3～4荚节，每荚节内含1粒种子。花期3～10月，果期5～11月。

【分布生境】原产热带美洲。我国分布西南、华南、东南等地。生荒地、山坡、灌丛、沟渠地边、村寨旁。

【药用功效】全草入药，夏季采集，晒干。性味甘、涩、微寒。具有清热解毒、安神等功效。用于神经衰弱、目热肿痛、肠胃炎、脓肿、带状疱疹等。

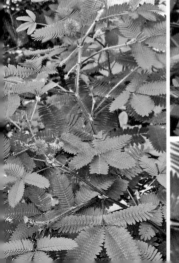
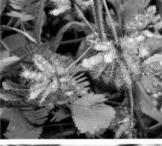
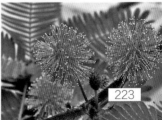

扁茎黄耆

【别名】沙苑子、沙苑蒺藜、夏黄草

【学名】*Astragalus complanatus* R. Br.

【识别特征】豆科。多年生草本。茎略扁，分枝，常平卧地面，被白色柔毛。奇数羽状复叶，小叶9～21，椭圆形或卵状椭圆形，长0.7～2cm，宽0.3～0.8cm，先端钝圆，基部圆形，叶背面具白色短毛。总状花序腋生；花冠白色或带淡紫色；柱头有画笔状须毛。荚果纺锤形，长2～4cm，膨胀，背腹扁，先端有尖喙。种子圆肾形，灰棕色。花期7～8月，果期8～10月。

【分布生境】东北、华北、西北等地。生向阳山坡、灌丛、荒沙滩地。

【药用功效】种子（称沙苑子）入药，成熟时采集，晒干除去荚壳获取种子。性味甘，温。具有补肾固精、清肝明目等功效。用于目昏暗、肝肾不足、腰膝酸痛、遗精、早泄、遗尿、尿血、白带、小便数频等。

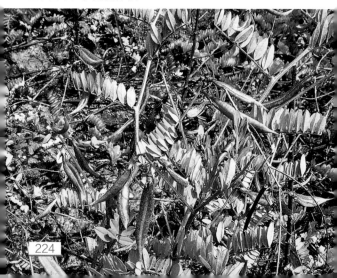

膜荚黄耆

【别名】黄耆、东北黄耆

【学名】*Astragalus membranaceus* (Fisch.) Bge.

【识别特征】豆科。多年生草本。株高可达100cm。地下主根粗壮，稍微木质化。茎上部多分枝。奇数羽状复叶，小叶13～31，椭圆形或卵状披针形，长0.7～3cm，先端钝圆或微凹，基部圆形，全缘。总状花序生枝端的叶腋；花萼钟状，有毛；花冠黄色或淡黄色，长1.5～1.8cm。荚果刀形，稍膨胀，膜质，长2～3cm，宽0.8～1.2cm，有短毛。种子3～8粒，肾形。花期7～8月，果期8～9月。

【分布生境】东北、华北、甘肃、四川、西藏等地。生向阳山坡、草地、灌木丛、林缘。

【药用功效】根入药，春季或秋季采挖，除去须根和根头，洗净晒干。性味甘，温。具有滋肾补脾、止汗利水、消肿排脓、托毒生肌等功效。用于脾气虚弱、倦怠乏力、肺气虚弱、过敏性鼻炎、慢性鼻炎、气虚自汗、慢性肾炎、气血亏虚、水肿、溃疡化脓、疮口久不愈合、久泻脱肛等。

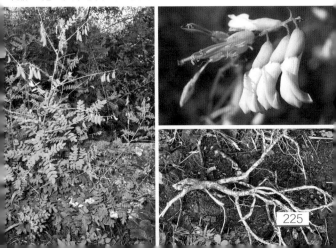

蒙古黄耆

【别名】黄耆、内蒙古黄耆

【学名】*Astragalus mongholicus* Bge.

【识别特征】豆科。多年生草本。株高可达100cm。地下主根粗壮，土黄色，稍微木质化。茎直立，上部多分枝。奇数羽状复叶，小叶25～37，宽椭圆形、椭圆形或长圆形，长5～10cm，宽0.3～0.7cm，两端近圆形，全缘，叶背面有短毛。总状花序生茎枝端的叶腋；花萼钟状，具短毛；花冠黄色或淡黄色，长1.8～2m。荚果刀形，膨胀，膜质，长2～3cm，宽1～1.6cm，无毛。种子肾形。花期6～7月，果期7～8月。

【分布生境】东北、华北等地。生向阳山坡、灌木丛、林缘。

【药用功效】同膜荚黄耆。

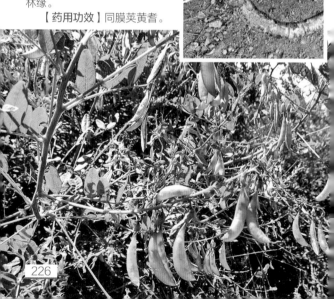

凉薯

【别名】土瓜、地瓜、葛薯、豆薯

【学名】*Pachyrhizus erosus* (L.) Urban

【识别特征】豆科。一年生草质缠绕藤本。地下块根肉质肥大，圆锥形或纺锤形，直径10～20cm，外皮土黄色，肉质白色，多汁味甜。三出复叶，顶生小叶宽菱形，边缘有疏齿或掌状浅裂；侧生小叶稍小。总状花序生枝端，花序长15～30cm，每节有花3～5朵；花萼钟形，表面被毛；花冠浅蓝色或淡红色；花柱与柱头内弯。荚果扁圆柱形，成熟后褐色，被细长糙伏毛；每荚内有种子8～10粒，种子近方形，土黄色，种脐凹陷。花期8月，果期10～11月。

【分布生境】原产热带美洲。我国西南等地有栽培。

【药用功效】块根药用，秋季采挖，多为鲜用。性味甘，凉。具有生津止渴、清肺、利尿等功效。用于热病口渴、感冒发热、头痛等。种子有毒不可食用。

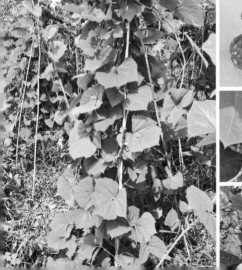
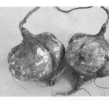
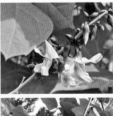

野葛

【别名】葛藤、粉葛

【学名】*Pueraria lobata* (Willd.) Ohwi

【识别特征】豆科。多年生藤本。全株被黄褐色硬毛。地下块根粗壮肥大。三出羽状复叶；顶生小叶比侧生小叶大，菱状卵形，长6～19cm，先端渐尖，基部圆形，全缘或三浅裂。总状花序腋生；花冠紫红色，长1～1.5cm，旗瓣近圆形，基部有附属体和爪；翼瓣狭窄，基部有爪和耳；龙骨瓣长圆形。荚果扁平形，密被褐色硬毛。种子扁圆形，赤褐色，有光泽。花期4～9月，果期8～10月。

【分布生境】几遍全国。生山坡、沟谷、林缘。

【药用功效】块根、花蕾入药。花期采集花蕾，晒干；秋季至冬季采挖块根，切成厚片或小块晒干。块根性味甘、辛，凉。具有解表、开胃、除烦渴等功效。用于热病伤津、烦热口渴、风热感冒、高血压、颈项疼痛、消化不良、尿涩痛、麻疹不透等。花蕾用于头痛、头晕、胸膈胀满、呕吐、烦渴等。

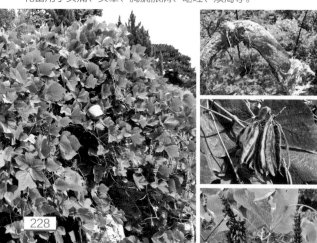

紫藤

【别名】招豆藤、紫金藤、豆藤

【学名】*Wisteria sinensis* (Sims) Sweet

【识别特征】豆科。木质藤本。奇数羽状复叶，小叶7～13枚，卵状长圆形或卵状披针形，长5～11cm，宽1.5～5cm，先端渐尖，基部圆形或宽楔形，全缘，中脉有毛；叶轴和小叶柄有柔毛。总状花序顶生或侧生，下垂，长15～30cm；花冠蓝紫色或紫色，长约2cm。荚果扁条形，长10～20cm，密被灰褐色短柔毛。种子长圆形，长约1.2cm，深褐色。花期4～5月，果期8～9月。

【分布生境】东北、华北、华中、陕西、甘肃、四川等地。生山地、疏林、村寨旁、庭院、公园。

【药用功效】茎叶、根皮、种子入药。茎叶夏季至秋季采集，晒干；秋季至冬季采集成熟果实，晒干除去果壳获取种子；根全年可挖取，洗净切片晒干。茎叶性味甘，温，有小毒。具有利水、除痹、驱虫等功效。用于水肿、关节疼痛、肠道寄生虫等。根皮用于痹证等。种子用于筋骨疼痛等。

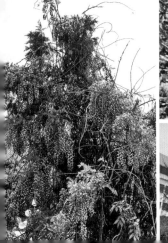

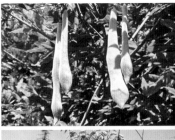

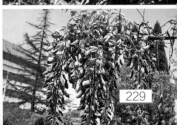

苦参

【别名】地槐、苦骨、野槐、川参

【学名】*Sophora flavescens* Ait.

【识别特征】豆科。落叶亚灌木。株高可达120cm。根圆柱形，土黄色。奇数羽状复叶，长11～25cm；小叶15～25，狭卵形，长2～4cm，宽0.8～1.5cm，先端渐尖，基部圆形，全缘，叶背面有伏毛。总状花序顶生，长10～20cm；花黄白色，旗瓣匙形，无爪，翼瓣无耳。荚果圆柱形，长5～10cm，呈不规则的念珠状，先端有喙，成熟时不开裂。种子近球形，黑褐色。花期6～7月，果期8～9月。

【分布生境】我国大部分地区。生山坡、草地、荒地、沙质地。

【药用功效】根入药，秋季采挖，洗净切片晒干。性味苦、寒。具有清热、燥湿、利尿、杀虫等功效。用于急性扁桃体炎、肺炎、黄疸、疳积、瘰疬、热毒血痢、赤白带下、痔漏、脱肛、小便不利、滴虫性阴道炎、皮肤瘙痒、阴疮湿痒等。

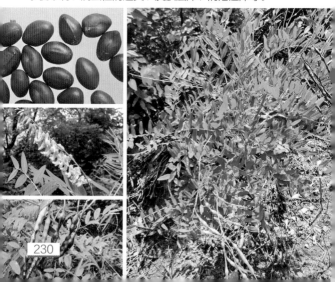

槐花

【别名】白槐、槐米、槐树花、槐角

【学名】*Sophora japonica* L.

【识别特征】豆科。落叶乔木。奇数羽状复叶，小叶7～15，卵状长圆形，长3～6cm，宽1.2～3cm，先端急尖，基部圆形，先端尖，基部近圆形。圆锥花序顶生；花白色或乳黄色，有短梗；碟形花冠，旗瓣近圆形，先端微凹，基部具短爪；翼瓣与龙骨瓣近等长，同形，具2耳。荚果念珠状，长约8cm，果皮肉质不裂，内有种子1～6枚。种子肾形，黑褐色。花期7～8月，果期9～10月。

【分布生境】原产朝鲜半岛和日本。我国大部分地区有种植。

【药用功效】花（槐米）、槐角（荚果）入药。夏季采集花蕾，晒干；秋季至初冬采荚果，晒干。花性味苦，凉。具有凉血止血、清肝泻火等。用于肝热目赤、头痛眩晕、吐血、衄血、崩漏、血痢、便血、痔疮出血、痈疽疮毒等。槐角用于肠风便血、痔疮便血、痔疮肿痛、心胸烦闷、阴疮湿痒等。

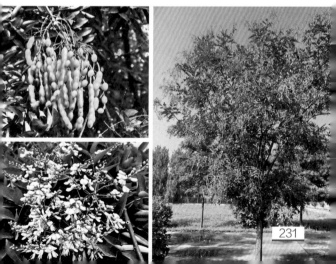

洋槐花

【别名】刺槐花、胡藤

【学名】*Robinia pseudoacacia* L.

【识别特征】豆科。落叶乔木。树皮灰褐色，具纵向深裂

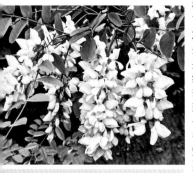

槽。奇数羽状复叶，小叶7～19，椭圆形或卵形，长2.5～4.5cm，宽1～2cm，先端圆形或截形，有小尖头，基部圆形或宽楔形，全缘；叶柄长1～3cm，基部具2个长1～2cm的托叶刺。总状花序腋生，下垂，长10～20cm；花白色，芳香，长1.2～2cm，旗瓣具短爪，基部常有黄色斑点。荚果条状矩圆形而扁平，长8～12cm，成熟时灰褐色。种子肾形，黑褐色。花期4～5月，果期8～10月。

【分布生境】原产美洲东北部。我国除西藏、青海外，各地均有种植。

【药用功效】花入药，4～5月采集花蕾，晒干或烘干。性味微苦，凉。具有清热、凉血、止血、降压等功效。用于咯血、妇女红崩、肠道出血、痔疮便血等。

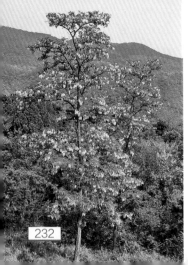

合欢

【别名】夜合槐、绒花树、合欢皮、马樱花

【学名】*Albizia julibrissin* Durazz.

【识别特征】豆科。落叶乔木。小枝皮孔明显。羽片4～12对，小叶10～30对，镰刀形或长圆形，长0.6～1.2cm，宽0.1～0.4cm，先端锐尖，基部截形，全缘。头状花序生枝端，多数，排列成伞房状；花粉红色，花冠漏斗形，先端5裂；雄蕊多数，花丝细长，上部粉红色。荚果扁平条形，长8～12cm，宽1.2～2.5cm。种子扁平椭圆形，褐色。花期6～7月，果期8～10月。

【分布生境】我国大部分地区。生山坡、路旁、庭院、公园。

【药用功效】花、树皮入药，花期采集，及时晒干或烘干。花性味甘，平。具有舒郁、安神、理气、活络等功效。用于抑郁不舒、忧郁失眠、健忘多梦、风火眼疾、视物模糊、咽痛、痈肿、跌打肿痛等。树皮性味甘，平。具有消肿、解郁、安神、活血等功效。用于心神不安、忧郁失眠、痈肿、瘰疬、筋骨折伤等。

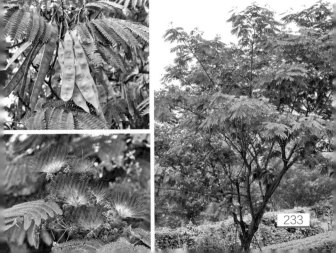

银合欢

【别名】白合欢

【学名】*Leucaena leucocephala* (Lam.) de Wit.

【识别特征】豆科。落叶灌木或小乔木。偶数羽状复叶，叶轴有毛，在第1对羽片着生处有1枚黑色腺体，羽片4～8对；小叶4～15对，条状长椭圆形，先端急尖，基部楔形，中脉偏向小叶上部。头状花序1～2个腋生，直径2～3cm，花梗长2～4cm；花白色，花瓣极狭，长约为雄蕊的1/3，分离，有毛；雄蕊10；子房有短柄，花柱丝状，柱头凹下似杯状。荚果扁平条形，长10～14cm，宽约1.5cm。种子卵形，扁平，有光泽。花期4～7月，果期8～10月。

【分布生境】华南、西南等地。生荒地、山坡、庭院、公园。

【药用功效】树皮入药，秋季或冬季采集，晒干。性味甘，平。具有解毒消肿、安神等功效。用于心烦失眠、心悸、肺痈、痈肿、骨折、跌打损伤等。

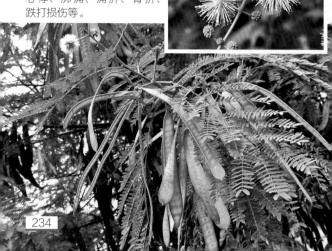

酸角

【别名】酸豆、罗晃子、酸饺、通血香

【学名】*Tamarindus indica* L.

【识别特征】豆科。常绿乔木。偶数羽状复叶，小叶14～40，长椭圆形，长1～2.4cm，宽0.5～1cm，先端圆或微凹，基部近圆形，偏斜，无毛。花为腋生的总状花序或顶生的圆锥花序；花冠黄色有紫红色条纹，上面3枚发达，下面2枚退化成鳞片状；荚果肥厚圆筒形，直或弯曲，长3～6cm，宽0.5～1.5cm，灰褐色。种子近圆形，红褐色。花期5～8月，果期11月至翌年5月。

【分布生境】原产非洲。我国分布华南、西南等地。生山坡、村寨旁、庭院、公园。

【药用功效】果实药用，成熟时采集，晒干。性味甘、酸、凉。具有清热解暑、消食化滞等功效。用于暑热烦渴、消化不良、食欲不振、小儿疳积、妊娠呕吐等。

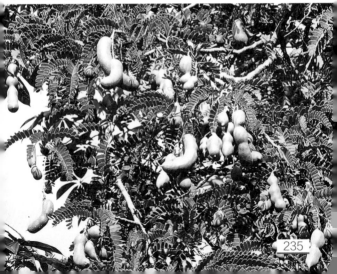

皂荚

【别名】大皂角、大皂荚、皂角刺、天丁

【学名】*Gleditsia sinensis* Lam.

【识别特征】豆科。落叶乔木。棘刺粗壮，红褐色，圆柱形或圆锥形，常分枝，长可达16cm。偶数羽状复叶，小叶6～14，长椭圆形或卵状披针形，长3～8cm，宽1.5～3.5cm，先端钝或渐尖，基部斜圆形，边缘有细锯齿。总状花序腋生或顶生；花瓣4，淡黄白色；荚果扁条形稍厚，长12～30cm，宽2～4cm，被白粉霜。种子扁长椭圆形，红褐色。花期3～5月，果期5～11月。

【分布生境】华北、华东、华南、西南等地。生山地、村寨旁。

【药用功效】荚果、刺（皂角刺）入药。秋季果实成熟时采摘，晒干；皂角刺全年可采集，晒干。荚果性味辛、咸、温；微毒。具有祛痰、除湿毒等功效。用于咳嗽痰喘、喉痹、口眼㖞斜、头痛、中风、癫痫、肠风便血、疮癣疥癞等。皂荚刺性味辛，温。具有消肿拔毒、排脓等功效。用于痈疽疮毒初起或脓成不溃、疮毒、疥癣、麻风等。痈疽已溃者忌用。

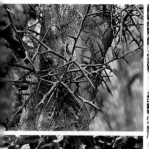

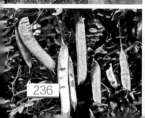

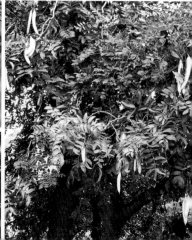

紫花苜蓿

【别名】紫苜蓿、光风草、木粟、苜蓿草

【学名】*Medicago sativa* L.

【识别特征】豆科。多年生草本。茎直立，多分枝。羽状复叶，小叶3，倒卵形或长圆状倒卵形，长1～3cm，宽约0.7cm，先端钝圆或截形，有小尖头，基部楔形，叶缘中上部具锯齿。托叶披针形或锥形，先端锐尖，下部与叶柄合生。总状花序腋生，花排列密集；花萼钟形，5齿；花冠蓝紫色或紫色，长0.7～1.2cm。荚果，螺旋状卷曲，表面有毛，先端具喙。种子肾形，黄褐色。花期5～7月，果期6～8月。

【分布生境】原产欧洲及亚洲西部。生旷野、草地、山坡。我国许多地区有栽培或逸生。

【药用功效】全草及根入药，夏季至秋季采收，鲜用或晒干。全草性味微苦、涩，平。具有清脾胃、下膀胱结石等功效。用于尿酸性膀胱结石、脾胃虚寒、贫血、营养不良、水肿等。根性味苦，寒。具有清湿热、利尿等功效。用于黄疸、尿路结石等。

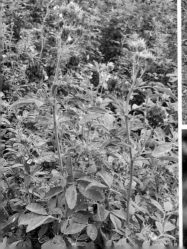
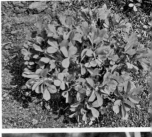
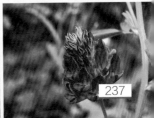

红花车轴草

【别名】红三叶、三叶草、红花苜蓿、红菽草

【学名】*Trifolium pratense* L.

【识别特征】豆科。多年生草本。株高30～80cm，被疏毛。小叶3枚，菱状卵形或卵形，长2.5～4cm，宽1～2cm，先端钝，基部圆楔形，叶面中常有白色"∨"字形斑纹，叶两面疏生茸毛；小叶无柄。托叶卵形，先端锐尖。花小密生成球形的伞房花序，腋生；总苞大，卵圆形，具纵脉；花萼筒状，萼齿条状披针形，最下面的一枚萼齿较长；花冠淡红色或淡紫红色。荚果倒卵形，包于宿存的萼内。种子细小，黄褐色或黄紫色。花果期5～9月。

【分布生境】我国大部分地区有栽培或野生。

【药用功效】花序及带花茎叶入药，6～7月采集，鲜用或晒干。性味甘，平。有镇痉、止咳、止喘作用。全草制成软膏，治局部溃疡。

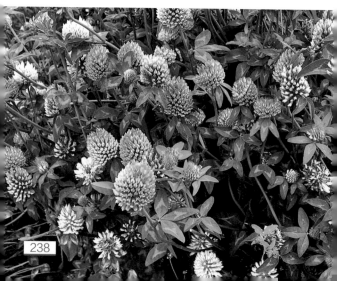

白花车轴草

【别名】三消花、白三叶、螃蟹花、白花苜蓿

【学名】*Trifolium repens* L.

【识别特征】豆科。多年生草本。茎蔓生匍匐，无毛。小叶3枚，倒卵形或倒心形，长1.2～2cm，宽1～1.5cm，先端圆或微凹，基部楔形，叶面中部常有白色三角形斑纹，边缘具细锯齿。托叶椭圆形，抱茎。小花密生成球形的伞房花序；花萼筒状，萼齿三角形，较萼筒短，均被微毛；花冠白色或乳白色。荚果倒卵形，包于宿存的萼内。种子细小，黄褐色，近圆形。花果期5～10月。

【分布生境】原产欧洲。我国各地均有栽培或逸生。

【药用功效】全草入药，夏季至秋季采集，鲜用或晒干。性味微甘，平。具有清热、凉血、宁心等功效。用于癫病（精神失常）、痔疮出血等。

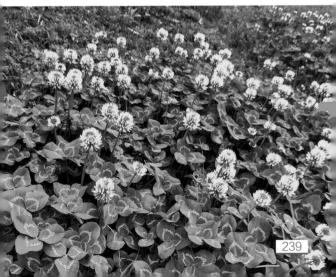

红花锦鸡儿

【别名】金雀花、黄枝条

【学名】*Caragana rosea* Turcz.

【识别特征】豆科。落叶小灌木。株高可达120cm。小枝细长，具纵棱，灰褐色。长枝上的托叶硬化成针刺。短枝上的托叶脱落，叶轴脱落或宿存变成针刺状。小叶4，假掌状排列，上面一对较大，长椭圆状倒卵形，长1～3cm，宽0.4～1.2cm，先端圆或微凹，具刺尖，基部楔形。花单生叶腋，花梗中部有关节。花萼近筒状，长1～1.4cm，宽约0.4cm，基部偏斜；花冠黄色或淡红色，龙骨瓣白色，后期变紫红色；子房无毛。荚果圆柱形，长约6cm，褐色或黑褐色，先端尖。花期4～5月，果期6～8月。

【分布生境】东北、华北、华中、华东等地。生山坡、灌丛、杂木林中。

【药用功效】根入药，秋季采挖，除去须根晒干。性味微辛，平。具有健脾强胃、活血、催乳、通经、利尿等功效。用于虚损劳热、阴虚喘咳、淋浊等。

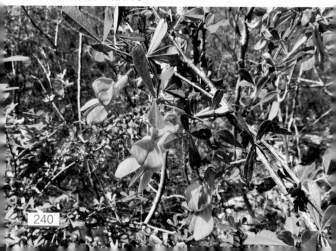

鬼箭锦鸡

【别名】鬼见愁、冠毛锦鸡儿、着母香

【学名】*Caragana jubata* (Pall.) Poir.

【识别特征】豆科。落叶灌木。株高100～200cm，多分枝。茎皮暗灰色或灰黑色。托叶和宿存的叶轴均硬化成刺，叶轴长5～7cm。羽状复叶，小叶4～6对，长椭圆形，长0.7～2.5cm，宽0.2～0.7cm，先端圆，具刺尖，基部圆形，密被柔毛，全缘。花单生叶腋，长2.5～3.5cm，花梗极短，基部有关节；萼筒状钟形，长1.4～1.7cm，有柔毛；花冠白色或浅粉红色；子房有柔毛。荚果长圆柱形，长约3cm，密被丝状柔毛，具长尖头。花期6～7月，果期8～9月。

【分布生境】辽宁、华北、华西、西北等地。生高海拔山坡、草甸、石缝中。

【药用功效】茎叶、皮入药，7～9月采集，晒干。性味甘，平。具有祛风除湿、活血通络、接筋续断、消肿止痛等功效。用于跌打损伤、风湿筋骨疼痛、月经不调、乳房发炎等。孕妇禁用。

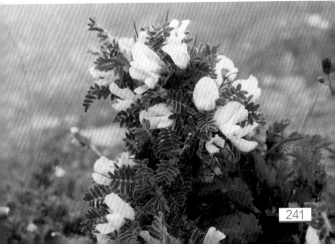

野大豆

【别名】野毛豆、鹿藿、柴豆、野大豆藤

【学名】*Glycine soja* Sieb.et Zucc.

【识别特征】豆科。一年生草本。茎细长缠绕，疏生黄棕色毛。三出羽状复叶，顶生小叶卵状披针形，先端急尖或钝，基部圆形，全缘，两面有毛；侧生小叶斜卵状披针形，比顶生小叶稍小。总状花序腋生；花小，长0.3～0.5cm，花冠淡紫粉色；苞片披针形；萼钟形，萼齿三角形，密被长毛；荚果狭长圆形或镰刀形，长1.5～2.5cm，宽0.4～0.5cm，两侧扁，密被黄色硬毛，种间收缩。荚果内种子常为3粒，褐色或黑褐色。花期6～8月，果期7～9月。

【分布生境】我国大部分地区。生山坡、灌丛、河岸边等地。

【药用功效】全草及种子入药，秋季采收，晒干除去荚壳获取种子。全草性味甘、淡，平。具有健脾、益肾、止汗等功效。用于盗汗、伤筋等。种子性味甘，温。具有平肝、明目、强壮等功效。用于体虚、脾虚、盗汗等。

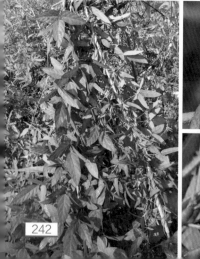

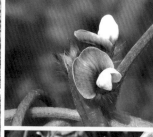

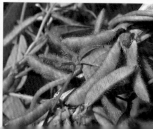

黄豆

【别名】黄大豆、大豆

【学名】*Glycine max* (L.) Merr.

【识别特征】豆科。一年生草本。全株密被黄褐色硬毛。茎粗壮直立，多分枝。三出羽状复叶，叶柄长可达12cm；顶生小叶比侧生小叶大，卵形或菱状卵形，长8～15cm，宽3～7cm，先端钝或尖，基部圆形或宽楔形；侧生小叶斜卵形。总状花序腋生；花萼钟状，绿色，萼齿披针形；花冠白色或淡紫色。荚果条状长圆形或镰刀形，长3～5cm，宽0.8～1.2cm，种间收缩，密生黄色硬毛。种子椭圆形或球形，黄色。花期6～7月，果期8～9月。

【分布生境】我国各地均有种植。

【药用功效】种子及加工制成的淡豆豉入药，秋季果实成熟时采集，晒干除去荚壳获取种子。种子性味甘，平。具有健脾宽中、润燥消肿等功效。用于羸瘦、疳积、泻痢、腹胀、妊娠中毒、疮痈肿毒、外伤出血等。淡豆豉性味辛、苦，凉。具有解表、除烦、解郁热等功效。用于烦躁胸闷、感冒、寒热头痛、虚烦不眠等。

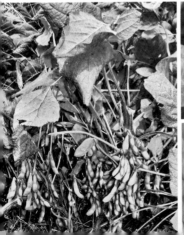

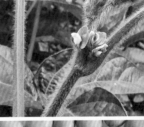

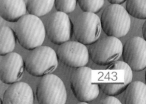

黑豆

【别名】黑大豆、乌豆、大菽

【学名】*Glycine max* (L.) Merr.

【识别特征】豆科。一年生草本。全株密被黄褐色硬毛。茎粗壮直立，多分枝。三出羽状复叶，叶柄长可达12cm。顶生小叶比侧生小叶大，卵形或菱状卵形，长8～15cm，宽3～7cm，先端钝或尖，基部圆形或宽楔形；侧生小叶斜卵形。总状花序腋生；花萼钟状，绿色，萼齿披针形；花冠白色或淡紫色。荚果条状长圆形或镰刀形，长3～5cm，宽0.8～1.2cm，种间收缩，密生黄色硬毛。种子肾形或长椭圆形，黑色，略有光泽。花期6～7月，果期8～9月。

【分布生境】我国大部分地区有种植。

【药用功效】种子入药，秋季果实成熟采集，晒干，除去荚壳获取种子。性味甘，平。具有滋阴补肾、活血解毒、利水消肿等功效。用于肾虚腰痛、头晕目眩、烦热、风毒、水肿胀满、水肿、脚气、须发早白、黄疸、风痹筋急、痈肿疮毒等。

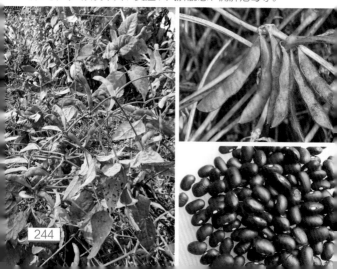

苦豆子

【别名】布亚、苦甘草、苦豆根

【学名】*Sophora alopecuroides* L.

【识别特征】豆科。落叶小灌木。枝条密被灰色绢毛。叶互生，奇数羽状复叶，小叶11～27，椭圆状长圆形，灰绿色，长1.5～2.5cm，两面被绢毛，顶生小叶比侧生小叶略小。总状花序顶生，长可达15cm，花密生；花萼被灰色绢毛，萼齿短三角状；花冠白色或黄白色；雄蕊10，基部稍合生。荚果念珠状，长3～7cm，密被灰色绢毛。种子卵形，淡黄色。花期5～7月，果期8～10月。

【分布生境】西南、东南、华北、华西、西北等地。生山坡、草地、沙地。

【药用功效】全草、根入药。全草夏季采集，晒干；根秋季采挖，晒干。全草性味苦，寒，有毒。具有清热燥湿、止痛、杀虫等功效。用于湿热泻痢、胃脘痛、吐酸、白带过多、湿疹、皮癣、热毒疮疖、溃疡等。根性味苦，寒。具有清热解毒等功效。用于咳嗽、牙痛、痢疾、湿疹等。

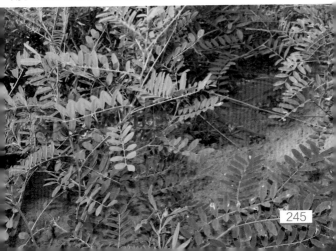

鸡血藤

【别名】香花岩豆藤、血风藤、山鸡血藤、大活血

【学名】*Millettia dielsiana* Harms

【识别特征】豆科。木质藤本。藤茎内红褐色，年轮色深。幼枝及花序被金色茸毛。羽状复叶，小叶5，狭卵圆形或披针形，长5～15cm，宽2.5～5cm，先端钝尖，基部圆楔形。圆锥花序顶生，长可达15cm；萼钟形，密被锈色毛；花蝶形，紫色，长1.2～2cm；旗瓣椭圆形，具爪，外面密被锈色丝毛；雄蕊成9+1的两组；雌蕊的子房密被长茸毛。荚果条形，长7～12cm，宽约2cm，密被黄色茸毛。花期夏季，果期秋季。

【分布生境】西南、华南等地。生山坡灌丛中。

【药用功效】藤茎入药，全年可采集，切片晒干。性味甘、苦，温。具有行血补血、舒筋通络、调经等功效。用于风湿痹痛、手足麻木、肢体瘫痪、血虚萎黄、月经不调、痛经、闭经等。

同科的密花豆*Spatholobus suberectus* Dunn等的藤茎同等入药。

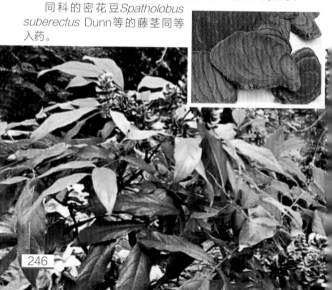

大巢菜

【别名】救荒野豌豆、薇、垂水、苕子

【学名】*Vicia sativa* L.

【识别特征】豆科。一年生草本。株高可达50cm，被稀疏的黄色短柔毛。偶数羽状复叶，叶轴末端卷须分叉。托叶半箭头形，具牙齿。小叶8～16，椭圆形或倒卵形，长0.8～2cm，宽0.3～0.7cm，先端截形或稍凹，具小细尖，基部楔形，全缘，两面均被短柔毛。花1～3朵生叶腋；花冠紫红色或玫瑰色，长2～2.5cm，旗瓣倒卵形，中部收缩，翼瓣比旗瓣短，长于龙骨瓣。荚果条形，略扁，长2.5～4.5cm，成熟时棕黑色。种子球形，深褐色。花期1～8月，果期2～9月。

【分布生境】我国大部分地区。生田野、路旁、草地、山坡、林缘。

【药用功效】全草入药，4～5月采集，鲜用或晒干。性味甘、辛，寒。具有清热利湿、活血祛瘀等功效。用于水肿、疟疾、黄疸、心悸、梦遗、鼻衄、月经不调等。

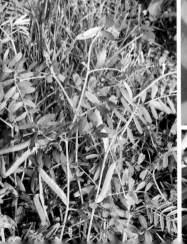
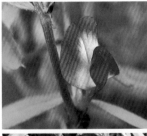
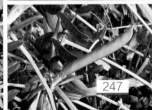

天蓝苜蓿

【别名】老蜗生、黑荚苜蓿、接筋草、清酒缸

【学名】*Medicago lupulina* L.

【识别特征】豆科。一年生或越年生草本。株高10～60cm。茎细弱,伏地面或斜升,有疏毛。羽状复叶,小叶3枚,宽倒卵形或菱状倒卵形,长0.7～1.2cm,宽0.4～1.6cm,先端钝圆或微缺,有小尖,基部宽楔形,叶片上部有细齿,两面有柔毛。头状花序腋生,有花10～20朵;花萼钟形,萼齿线状披针形,比萼筒长1～2倍。花冠黄色,比萼片长;花柱弯曲,稍成钩状。荚果弯曲呈肾形,有纵纹,具柔毛,成熟时黑色。种子1粒,黄褐色。花期4～8月,果期6～9月。

【分布生境】我国大部分地区。生山坡、草地、路旁、河滩地。

【药用功效】全草入药,夏季至秋季采集,晒干。性味甘、涩,平。具有清热利湿、舒筋活络、止喘等功效。用于风湿筋骨痛、坐骨神经痛、黄疸性肝炎、喘咳、痔疮出血等。

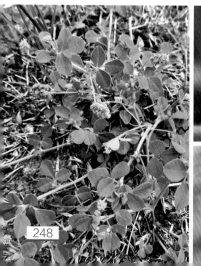

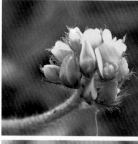

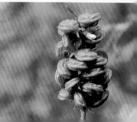

杭子梢

【别名】壮筋草

【学名】*Campylotropis macrocarpa* (Bunge) Rehder

【识别特征】豆科。落叶灌木。株高100～250cm。幼枝上密生白色短柔毛。三出羽状复叶，叶柄长2～4cm；顶生小叶比侧生小叶大，椭圆形，长3～6.5cm，宽1.5～4cm，先端圆或微凹，有小尖，基部圆形，全缘，叶背面有柔毛。总状花序或圆锥花序，顶生或腋生；花冠粉紫色或紫色，长约1cm。荚果斜椭圆形，长1～1.5cm，有网纹，先端具短喙。花期4～8月，果期9月。

【分布生境】东北、华北、西北、华东、湖北、四川等地。生山坡、灌丛、山地田埂、林缘等地。

【药用功效】根入药，秋季采挖，切段晒干。性味苦、微辛、平。具有舒筋活血等功效。用于肢体麻木、半身不遂等。

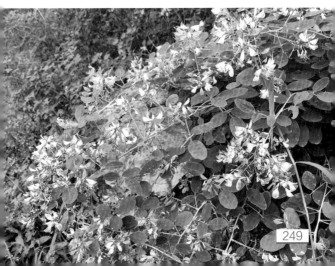

长萼鸡眼草

【别名】掐不齐、鸡眼草
【学名】*Kummerowia stipulacea* (Maxim.) Mak.

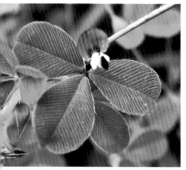

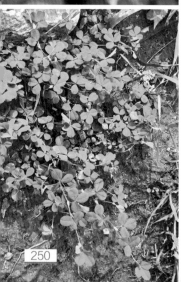

【识别特征】豆科。一年生草本。茎细弱，匍匐地面或斜升，多分枝。三出掌状复叶，小叶倒卵形或椭圆形，长0.5～1.9cm，宽0.4～1cm，先端微凹或截形，基部楔形，叶缘有须毛。花1～3朵簇生叶腋；花冠紫红色，长0.5～0.6cm，旗瓣花椭圆形，与翼瓣近等长，比龙骨瓣短。荚果椭圆形或长椭圆形，长约0.4cm，顶端圆形，有小刺尖。花期7～8月，果期8～9月。

【分布生境】我国大部分地区。生山坡、路旁、荒地、沟渠边。

【药用功效】全草入药，7～8月采集，鲜用或晒干。性味甘、辛，平。具有清热解毒、健脾利湿等功效。用于感冒发热、胃痛、肠炎、痢疾、小便不利等。

同属的鸡眼草*Kummerowia striata* (Thunb.) Schindl.的全草同等入药。

白刺花

【别名】白花刺、苦刺花、铁马胡烧、狼牙刺

【学名】*Sophora viciifolia* Hance

【识别特征】豆科。落叶灌木。株高可达300cm。枝条灰褐色，有刺。奇数羽状复叶，小叶11～25枚，椭圆形或长倒卵形，长0.9～2cm，宽0.5～1cm，先端微凹或钝圆，有小刺尖，基部钝圆，全缘，叶背面疏生短柔毛。托叶成刺状。总状花序生小枝顶端；花冠长约1.5cm，白色或蓝白色，花梗短。荚果念珠状，长3～6cm，直径约0.5cm，密被白色柔毛。花期5～6月，果期9～10月。

【分布生境】西南、陕西、甘肃、山西、河南、河北。生丘陵、沙地、石灰性土壤的山区、灌木丛。

【药用功效】根入药，夏季或秋季采挖，洗净晒干。性味苦、寒。具有清热解毒、凉血等功效。用于鼻血、便血、痢疾、膀胱炎、尿血等。

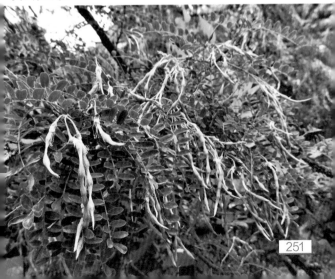

紫荆

【别名】紫荆皮、白林皮、肉红、满条红

【学名】*Cercis chinensis* Bge.

【识别特征】豆科。落叶灌木或乔木。树皮暗灰褐色，小枝有皮孔。单叶互生，叶近圆形，长6～13cm，宽5～12cm，先端急尖或渐尖，基部心形或圆形，全缘；叶柄长3～5cm。花先叶开放，常5～10朵余簇生于老枝上；花粉红色至紫红色，长1.5～1.8cm，花瓣5，大小不一；雄蕊10，分离；雌蕊1，子房光滑，花柱上部弯曲，柱头短小，成压扁状。荚果扁条形，长5～17cm，宽1.3～1.5cm。种子扁而近圆形，黑褐色。花期4～5月，果期8～9月。

【分布生境】东北、华北、华东、华中、东南、西南。多为栽培植物。

【药用功效】树皮入药，夏季至秋季采集，洗净晒干。性味苦，平。具有解毒、消肿、活血、通经等功效。用于风寒湿痹、喉痹、妇女闭经、淋病、痈肿、跌打损伤、疥癣、蛇咬伤等。孕妇忌用。

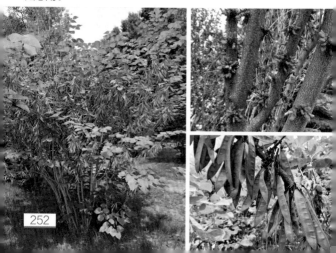

草木犀状黄芪

【别名】苦豆根、秦头、扫雪苗、草木犀状紫云英

【学名】*Astragalus melilotoides* Pall.

【识别特征】豆科。多年生草本。株高可达150cm。茎直立，多分枝，具疏毛。奇数羽状复叶，小叶3～5，长0.8～1.5cm，宽约0.5cm，先端截形或微凹，基部楔形，两面有短柔毛，全缘。总状花序腋生；花白色或淡粉红色，龙骨瓣带紫色，旗瓣椭圆形或近圆形；翼瓣比旗瓣稍短，先端成不均等的二裂；翼瓣比龙骨瓣长；子房无柄，无毛。荚果椭圆状球形或宽倒卵球形，长0.3～0.4cm，先端有喙，内含1粒种子。花期6～8月，果期8～9月。

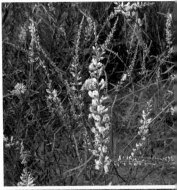

【分布生境】东北、华北、西北、华中、西南等地。生山坡、草原、沙质地、丘陵地。

【药用功效】全草入药，夏季至秋季采集，切段晒干。性味苦，微寒。具有祛风湿等功效。用于风湿性关节疼痛、四肢麻木等。

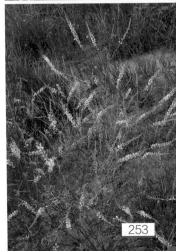

披针叶黄华

【别名】牧马豆、披针叶野决明、黄花苦豆子、苦豆

【学名】*Thermopsis lanceolata* R.Br.

【识别特征】豆科。多年生草本。株高可达40cm。茎直立,稍分枝。三出掌状复叶,小叶倒卵状长圆形或倒披针形,长2.5～7.5cm,宽1.2～1.8cm,先端急尖,基部渐狭,全缘,叶背面密生平伏短柔毛。托叶2,对生,基部连合,抱茎。总状花序顶生;花萼筒状钟形,长约1.7cm,萼齿披针形,密生平伏柔毛;花黄绿色,长2～2.5cm。荚果扁平条形,长5～9cm,宽0.7～1.2cm,先端具喙尖。种子多数,肾形,黑褐色,有光泽,长约0.4cm。花期7～8月,果期8～9月。

【分布生境】东北、华北、西北等地。生山坡、草地、沙丘、沙滩地。

【药用功效】全草入药,7～9月结果时采收,晒干。性味甘,微温。具有止咳祛痰等功效。用于咳嗽、痰喘等。

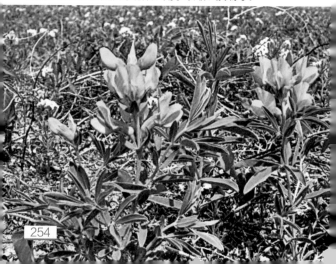

山野豌豆

【别名】宿根巢菜、落豆秧、山黑豆、透骨草

【学名】*Vicia amoena* Fisch.

【识别特征】豆科。多年生草本。株高30～100cm。茎四棱形，攀援或斜升。偶数羽状复叶，叶轴末端有分歧的卷须；小叶4～7对，椭圆形或长圆状椭圆形，长1.5～3.5cm，宽0.6～1.5cm，先端钝或微凹，基部近圆形，全缘，叶背面有粉霜。总状花序腋生，有花10～30朵；花萼短筒形，萼齿5，披针形，下萼齿较长；花红紫色、蓝色或蓝紫色，长1.2～1.5cm；子房无毛，有柄，花柱上部周围有毛。荚果长圆形，略膨胀，长约2.5cm，宽约0.5cm，两端急尖。花期7～8月，果期8～9月。

【分布生境】东北、华北、西北、河南、山东等地。生山坡、荒地、草地、灌木丛。

【药用功效】嫩茎叶入药，7～8月采集植株上部的嫩茎叶，晒干。性味甘、苦，温。具有祛风湿、舒筋活血、止痛等功效。用于风湿疼痛、无名肿毒、闪挫伤、阴囊湿疹等。

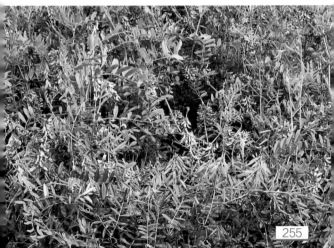

酢浆草

【别名】酸味草、三叶酸、老鸭嘴、满天星

【学名】*Oxalis corniculata* L.

【识别特征】酢浆草科。多年生草本。全株被疏生伏毛。茎纤细平卧，多分枝，节上生不定根。掌状三出复叶，叶柄长2 ~ 4cm，基部有关节。小叶倒心形，长0.5 ~ 0.8cm，宽0.8 ~ 1cm，先端心形，基部宽楔形。托叶长圆形或卵圆形，与叶柄基部贴生。花序伞房状腋生；花黄色，花瓣5，长圆状倒卵形，长0.6 ~ 0.8cm，先端钝圆或微凹；雄蕊10，花丝基部结合；柱头5，有毛。蒴果圆柱形，长1 ~ 1.5cm，成熟时开裂。种子扁圆形，红褐色。花果期5 ~ 10月。

【分布生境】我国大部分地区。生荒地、路边、田野、庭院。

【药用功效】全草入药，夏季至秋季采集，鲜用或晒干。性味酸，寒。具有清热解毒、利湿、消肿、安神等功效。用于咽喉肿痛、月经不调、湿疹等。

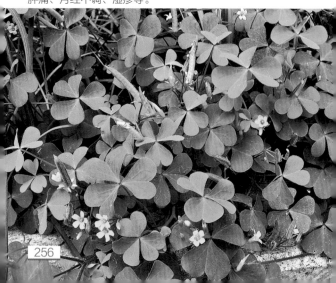

红花酢浆草

【别名】铜锤草、大酸味草

【学名】*Oxalis corymbosa* DC.

【识别特征】酢浆草科。多年生草本。地下具多数小鳞茎，鳞片上有3条褐色纵棱；主根肥厚，白色半透明。掌状三出复叶基生，小叶宽倒卵形，长2～3cm，宽2.5～4cm，先端心形或凹缺，基部宽楔形，两面有短毛及瘤状腺点；叶柄长15～25cm。伞房花序从基生叶丛中伸出，有5～10朵花；花萼片5，顶端有2长圆形的红色腺体；花淡紫红色，长约1cm，花瓣5，窄倒卵形，其上有多条紫红色纵条纹；蒴果角果形，长1.7～2cm，成熟时开裂。种子扁圆形，棕褐色。花果期3～12月。

【分布生境】原产美洲热带。我国分布华南、华中、华东、华西、华北等地。生荒地、庭院、田埂、园圃、沟渠地边。

【药用功效】同酢浆草。

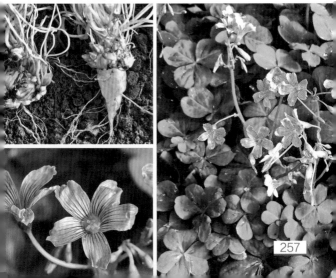

阳桃

【别名】羊桃、杨桃、五棱子、三棱子

【学名】*Averrhoa carambola* L.

【识别特征】酢浆草科。常绿乔木。奇数羽状复叶，小叶5～11枚，卵形或椭圆形，长3～7cm，宽2～3.5cm，先端渐尖，基部偏斜或宽楔形。圆锥花序或聚散花序腋生；萼片5，紫红色；花冠近钟形，淡紫红色或白色，长约0.6cm；雄蕊10，其中5枚较短的无花药；子房5室，具5棱槽。浆果卵形或椭圆形，长8～12cm，具3～5棱，成熟时黄绿色。花期4～12月，果期7～12月。

【分布生境】华南、西南、东南等地。多为栽培。

【药用功效】果实、花、叶、根入药。夏季至秋季采集果实，多为鲜用；花、叶、根可随时采集，鲜用或晒干。果实性味甘、酸，寒。具有清热解毒、生津利尿等功效。用于风热咳嗽、烦渴、口腔溃疡、牙痛、咽痛、石淋等。花用于寒热往来等。叶用于小便不利、痈肿、血热瘙痒、疥癣等。根用于头风、关节痛等。

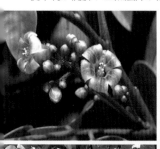

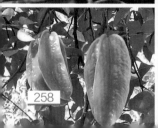

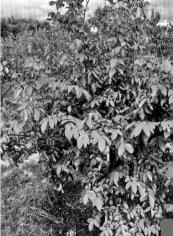

野老鹳草

【别名】老鹳草

【学名】*Geranium carolinianum* L.

【识别特征】牻牛儿苗科。一年生草本。株高20～50cm。茎直立或斜生，多分枝，密被倒向柔毛。叶肾圆形，长2～3cm，宽4～6cm，下部叶互生，上部叶对生；5～7深裂，每裂再3～5裂，小裂片条形，锐尖头，两面有柔毛，下部叶长柄可达10cm。花成对集生于茎端或叶腋，花梗长，有腺毛；花淡粉红色，花瓣5，先端凹。蒴果长约2cm，顶端有长喙，成熟时开裂，5果瓣向上翻卷。种子椭圆形，表面有网纹。花期4～7月，果期5～9月。

【分布生境】原产北美洲。我国分布华东、华中、华南、西南等地。生荒地、沟渠地边、路边草丛中。

【药用功效】全草入药，夏季至秋季采集，晒干。性味苦、辛，平。具有祛风湿、通经络、收敛止泻等功效。用于风湿疼痛、拘挛麻木、痈疽、痢疾、肠炎等。

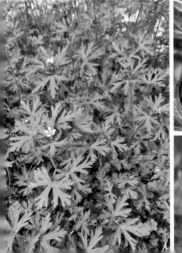

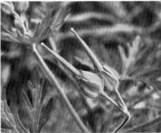

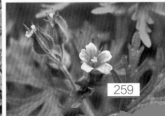

牻牛儿苗

【别名】太阳花、老鸦嘴、斗牛儿

【学名】*Erodium stephanianum* Willd.

【识别特征】牻牛儿苗科。一年生或二年生草本。株高 20～50cm。茎平卧或斜生，多分枝，节明显，被柔毛。叶对生，卵形或椭圆状三角形，长6～7cm，2回羽状深裂，羽片2～7对，小羽片条形，不整齐，具1～3粗齿或缺刻；叶柄长4～8cm。伞形花序腋生，通常2～5朵花，总花梗细长；萼片矩圆形，先端具长芒；花冠淡紫色或蓝紫色，花瓣倒卵形，先端凹。蒴果顶端有长喙，成熟时5个果瓣与中轴分离，喙部呈螺旋状卷曲。种子条状长圆形，褐色。花果期4～9月。

【分布生境】东北、华北、西北、西南、长江流域。生向阳山坡、荒草地、路边。

【药用功效】同野老鹳草。

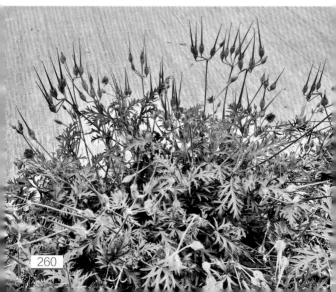

旱金莲

【别名】旱莲花、金莲花

【学名】*Tropaeolum majus* L.

【识别特征】旱金莲科。一年生或多年生攀援草本。叶互生，近圆形，直径4～6cm，有9条主脉，边缘有波状钝角；叶柄长9～16cm，盾状着生在叶片的近中心处。花单生叶腋，长4～6cm，花梗细长；萼片5，基部合生，上面1片延伸成长距；花橘红色或红色，花瓣5，宽倒卵形，上面2片较大，下面3片略小，基部有长爪，爪缘细裂成毛状；雄蕊8，分离；子房3室，花柱3裂。果实成熟时分裂成3个分果。花期6～10月，果期7～10月。

【分布生境】原产于南美洲。我国各地有栽培供观赏。

【药用功效】全草入药，秋季采集，晒干。性味辛，凉。具有清热解毒等功效。用于目赤肿痛、疮毒等。

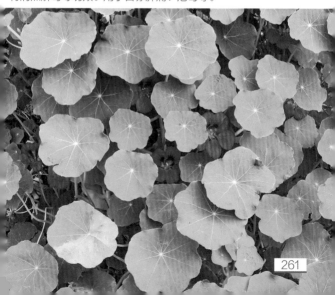

亚麻

【别名】胡麻、胡脂麻、亚麻子、山西胡麻

【学名】*Linum usitatissimum* L.

【识别特征】亚麻科。一年生草本。株高40～100cm。茎直立，上部分枝。叶条形或线状披针形，长2～4cm，先端锐尖，基部渐窄，全缘；无叶柄。花单生枝端及叶腋；萼片5，卵形，具3脉，边缘膜质；花瓣5，倒卵形，淡蓝色或蓝紫色；子房5室，花柱5，分离，柱头条形。蒴果球形，直径约0.7cm，顶端尖，成熟时顶端开裂。种子扁卵形，棕褐色。花期6～8月，果期7～10月。

【分布生境】我国大部分地区。生山坡草地。

【药用功效】种子、根、茎叶入药。秋季收割，晒干获取种子；夏季采茎叶，晒干；秋季采根，晒干。种子性味甘、平。具有祛风、润燥等功效。用于皮肤瘙痒、脱发、麻风、眩晕、便秘等。根用于肝炎、睾丸炎、跌打损伤等。茎叶用于头痛、刀伤出血等。

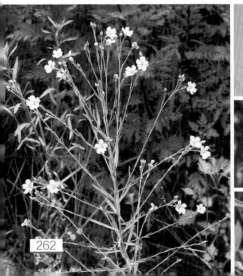

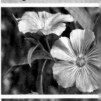

蒺藜

【别名】刺蒺藜、蒺藜子、白蒺藜

【学名】*Tribulus terrestris* L.

【识别特征】蒺藜科。一年生草本。全株密被灰白色柔毛。茎由基部分枝，匍匐状。叶对生或互生，偶数羽状复叶，小叶5～8对，长圆形，长0.6～1.5cm，宽0.2～0.5cm，先端锐尖，基部近圆形稍偏斜，全缘。托叶小，边缘半透明状膜质。花单生于叶腋；花黄色，花瓣5，倒卵形，先端钝圆，基部渐狭；雄蕊10，生花盘基部，基部有鳞片状腺体。果实扁球形，由5个分果爿组成，每个分果爿具长刺，有毛和瘤状突起。花期5～8月，果期6～9月。

【分布生境】我国大部分地区。生荒地、沙砾地、道路边。

【药用功效】果实入药，秋季果实成熟时割去全株，晒干，打下果实，碾去硬刺。性味苦、辛，微温。具有平肝解郁、祛风明目、止痒等功效。用于头晕目眩、目赤翳障、胸胁胀痛、乳闭胀痛、白癜风、风疹瘙痒等。孕妇慎用。

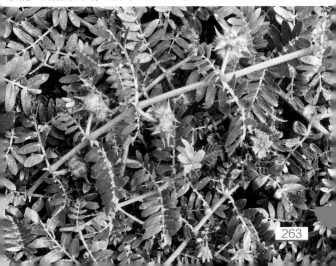

白鲜

【别名】白癣皮、北癣皮、山牡丹

【学名】*Dictamnus dasycarpus* Turcz.

【识别特征】芸香科。多年生草本。株高可达100cm。根肉质，淡白黄色。茎基部稍木质化。奇数羽状复叶，叶轴有狭翅；小叶9～13对，卵形或椭圆形，长3～12cm，宽1～5cm，先端渐尖，基部宽楔形，边缘有细锯齿，两面有毛。总状花序顶生；花白色、粉红色或淡紫色，花瓣5，菱状卵形，其上有多条紫红色纵向条纹；雄蕊10；子房上位。蒴果5室，棕褐色，裂瓣先端具锐尖的长喙，密被柔毛和腺点。种子近球形，黑色。花期5～6月，果期7～8月。

【分布生境】东北、华北、西北、华西、华东、华中。生山坡、丘陵、荒草地、灌丛、疏林中。

【药用功效】根皮入药，春季或秋季挖根，剥取根皮洗净，切段晒干。性味苦，寒。具有清热解毒、祛风解毒等功效。用于湿热疮毒、风湿热痹、黄疸尿赤、湿疹、风疹、疥癣等。

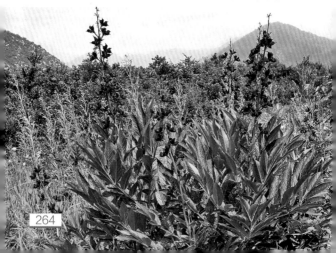

花椒

【**别名**】秦椒、蜀椒、点椒、汗椒

【**学名**】*Zanthoxylum bungeanum* Maxim.

【**识别特征**】芸香科。灌木或小乔木。株体有扁三角形皮刺。奇数羽状复叶，小叶5～11，对生，卵形或卵状披针形，长1.5～7cm，宽1～3cm，先端急尖或渐尖，基部钝圆形，边缘有细钝锯齿，齿缝处有透明的腺点；叶柄基部具1对皮刺，叶轴两侧有狭翅。聚伞状圆锥花序顶生；花单性，花被片4～8，1轮；雄花有5～7雄蕊。蓇葖果球形，成熟时红褐色或紫红色，表面有瘤状突起。种子圆形，黑色，有光泽。花期4～6月，果期7～9月。

【**分布生境**】我国大部分地区。生山坡、灌丛、村寨旁。

【**药用功效**】果实（果皮）入药，秋季采摘成熟果实，晒干，除去黑色种子和杂质。性味辛，温。具有温中散寒、除湿、健胃、杀虫等功效。用于风寒湿痹、积食、脘腹冷痛、牙痛、咳嗽气逆、呕吐、疝气痛、泄泻、痢疾、虫积腹痛、湿疹、阴部瘙痒、疮疥等。

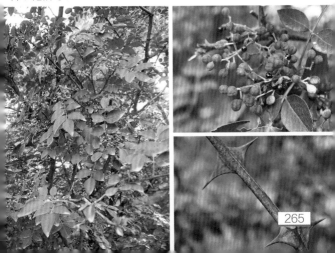

黄皮

【别名】黄皮果、金弹子、黄弹子

【学名】*Clausena lansium* (Lour.) Skeels

【识别特征】芸香科。灌木或小乔木。奇数羽状复叶，小叶5～11，卵形或椭圆形，长6～13cm，宽2.5～6cm，先端急尖或渐尖，基部偏斜，边缘浅波状或具浅钝齿。圆锥花序顶生；萼片5，短三角形；花白黄色，直径约0.5cm，花瓣5，分离；雄蕊8～10，着生在伸长的花盘周围；子房5室，柱头扁圆呈盘状。浆果椭圆形，长2～3.5cm，淡黄色或黄褐色。花期4～5月，果期7～8月。

【分布生境】华南、西南等地。多为栽培。

【药用功效】果实药用，夏季至秋季采摘，多为鲜用。性味甘、酸，温。具有消食、化痰、理气等功效。用于积食、胸膈满痛、咳嗽痰多等。

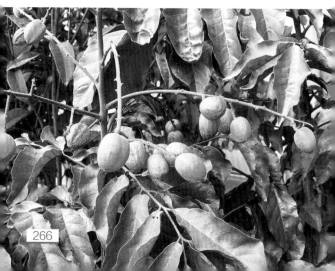

橘子

【别名】陈皮、红橘、川橘、大红袍。

【学名】*Citrus reticulata* Blanco Fl.

【识别特征】芸香科。常绿小乔木。枝条具刺。叶革质，卵状披针形，具半透明油点，长6～8cm，宽3～4cm，先端渐尖，基部楔形，全缘或具钝齿；叶柄细长，翅不明显。花单生或数朵生枝端和叶腋；萼片5；花白色或淡粉红色，花瓣5，长椭圆形；雄蕊18～24，花丝常3～5枚合生；雌蕊1。柑果扁球形或球形，直径5～7cm，橙黄色或绿黄色，果皮松弛。花期4～5月，果期10～12月。

【分布生境】长江流域以南广为栽培。

【药用功效】果皮入药（中药称陈皮），剥橘子时随时收集，晒干或低温烘干，以存放久者为佳。性味辛、苦，温。具有理气健脾、燥湿化痰等功效。用于脾胃气滞、呕吐、呃逆、湿痰、寒痰咳嗽、胸脘胀满等。

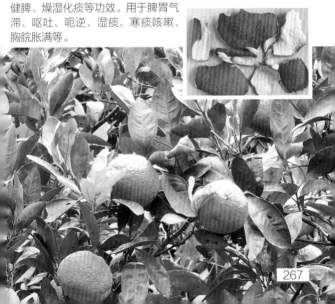

佛手

【别名】佛手柑、五指柑、九爪木

【学名】*Citrus medica* L.var. *sarcodactylis* Swingle

【识别特征】芸香科。常绿灌木或小乔木。叶互生，革质，长椭圆形，长8～15cm，宽3.5～6.5cm，先端钝圆或微凹，基部圆形或楔形，边缘有浅锯齿，具透明油点；叶柄短，无翅。花簇生或为总状花序；花萼杯状，4～5裂；花瓣4～5，白色，外面有淡紫色晕斑。柑果卵形或长圆形，顶端裂瓣指状如拳，表皮极厚粗糙，成熟时橙黄色。通常不结种子。花期6～7月，果期10～12月。

【分布生境】原产印度东北部。我国西南及南部有栽培。

【药用功效】果实入药，果实成熟时采摘，鲜用或切片晒干。性味辛、苦、酸、温。具有疏肝理气、和胃止痛等功效。用于肝胃气滞、胸胁胀痛、胃脘痞满、食少呕吐等。

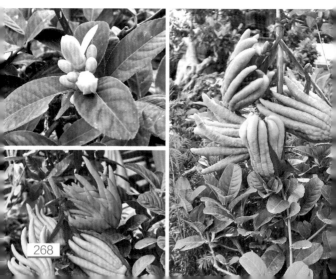

柚子

【别名】化橘红、文旦、柚子皮、柚子红桔

【学名】*Citrus maxima* (Burm.) Merr.

【识别特征】芸香科。常绿乔木。枝条扁，被柔毛。单叶互生，宽卵形或长椭圆形，长6.5～17cm，宽4.5～7cm，先端急尖或渐尖，基部楔形，边缘有钝锯齿；叶柄有倒心形宽翅。花单生或数朵簇生叶腋，长1.8～2.5cm；花萼长约1cm；花瓣白色，反卷；雄蕊25～45，花药大，鲜黄色；花柱粗壮，柱头扁球形。柑果圆形、梨形或扁球形，直径10～20cm，成熟时柠檬黄色，皮极厚。花期4～5月，果期9～11月。

【分布生境】华中、华南、西南等地。多为栽培。

【药用功效】果皮入药，果未成熟时采摘，剥下果皮晒干。性味辛、苦，温。具有散寒、消食、化痰等功效。用于风寒咳嗽、积食、呕恶痞闷等。

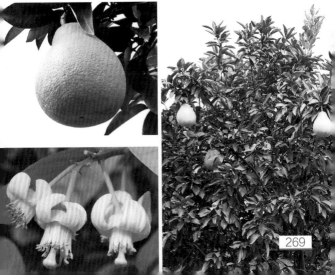

柠檬

【别名】黎檬、黎檬子、柠果、里木树

【学名】*Citrus limonia* Osbeck

【识别特征】芸香科。常绿灌木。枝条具硬刺。叶片长圆状椭圆形或长圆形，长8～12cm，宽3～5cm，先端锐尖或钝，基部宽楔形，边缘有钝锯齿；叶柄短，具狭翅，顶端有关节。花单生或簇生叶腋；花萼杯状，5裂；花瓣5，外面淡紫色，内面白色，长1.3～1.5cm；雄蕊多数。柑果椭圆形，直径4～5cm，先端具乳头状突起，成熟时黄色或橙黄色，皮薄。花期4～5月，果期9～10月。

【分布生境】原产亚洲南部。我国西南、华南等地有栽培。

【药用功效】果实药用，果实成熟时采摘，多为鲜用。性味甘、酸，平。具有生津、止渴、祛暑、安胎等功效。用于食欲不振、咽干口渴、维生素C缺乏症、皮肤粗糙等。

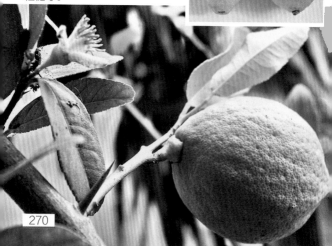

枸橘

【别名】枳、枳壳、绿衣枳壳、枸橼

【学名】*Poncirus trifoliata* (L.) Rafin.

【识别特征】芸香科。落叶灌木或小乔木。枝条密生粗壮扁棘刺，刺长3~4cm，基部扁平。叶互生，三出复叶，小叶倒卵形或椭圆形，长2.5~5cm，宽1.5~3cm，先端钝圆，基部楔形，边缘有钝齿；叶柄长1~3cm，有窄翅。花单生或成对腋生；萼片5，卵状三角形；花白色，花瓣5；雄蕊8~20，不等长。柑果球形，直径3~5cm，成熟时黄色，密被短柔毛。花期4~5月，果期7~10月。

【分布生境】我国大部分地区。生庭院、公园、沟渠边。

【药用功效】果实入药，采摘未成熟的青果，切开晒干。性味辛、苦，温。具有理气宽中、健胃消食、化痰等功效。用于胸腹胀满、积食、胃痛、心腹冷痛、疝气、睾丸肿胀、子宫下垂、跌打损伤等。

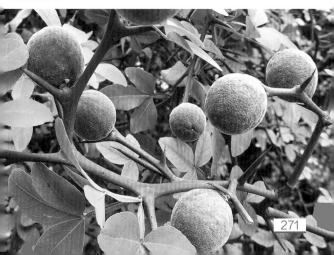

橙子

【别名】橙、黄果、甜橙

【学名】*Citrus sinensis* (L.) Osbeck

【识别特征】芸香科。常绿乔木。小枝无刺或稍有刺。叶互生，椭圆形，革质，长6～12cm，宽3～5.5cm，先端渐尖，基部阔楔形，边缘有不明显的波状锯齿；叶柄长0.8～1.8cm，宽约0.3cm，有窄翅，与叶交结处有明显的隔痕。花萼杯状，3～5裂，裂片卵圆形；花瓣通常为5，白色，长椭圆形，长约1.5cm，宽约0.7cm；雄蕊多数；子房上位，10～13室，每室胚珠4～8，花柱粗大，常早落。柑果球形，直径7～9cm，成熟时橙黄色。花期5～6月，果期10～11月。

【分布生境】我国华南、西南、华东等地多有栽培。

【药用功效】果实、果皮入药，果实成熟时采摘，鲜用或剥下果皮晒干。果实性味甘、酸，微温。具有消积食、宽胸膈等功效。用于消化不良、食欲不振、胸腹胀痛、乳痈等。果皮性味辛、微苦，温。具有理气化痰、健脾导滞等功效。用于感冒咳嗽、食欲不振、胸腹胀痛、乳痈等。

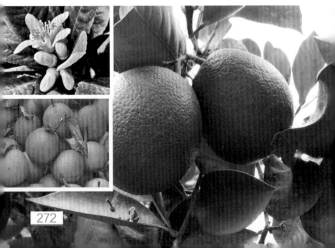

金橘

【别名】卢桔、罗浮、金枣、牛奶桔

【学名】*Fortunella margarita* (Lour.) Swingle

【识别特征】芸香科。常绿灌木或小乔木。枝条无刺。叶互生，椭圆形或卵状披针形，长4～8cm，宽2～3cm，先端渐尖，基部楔形，边缘具细锯齿，叶背面密生腺点；叶柄长0.5～1cm，有窄翅。花单生或2～3朵腋生；花瓣5，白色，狭矩圆形，向下反卷，长约0.7cm；雄蕊20～25，基部不规则的合生成几束；雌蕊1。果实椭圆形或倒卵形，长2～3.5cm，成熟时金黄色，油腺点明显。花期6月，果熟期12月。

【分布生境】广东、广西、四川、浙江、江西等地。广为栽培。

【药用功效】果实药用，果实成熟期采摘，鲜用或切开晒干。性味甘、微酸，温。具有疏肝理气、解郁、化痰止咳、醒酒等功效。用于胸闷郁结、食欲不佳、脘腹痞胀、百日咳、伤酒口渴等。

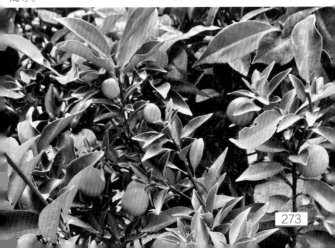

九里香

【别名】千里香、过山香、月橘、黄金桂

【学名】*Murraya paniculata* (L.) Jack.

【识别特征】芸香科。灌木或乔木。奇数羽状复叶，小叶3～9枚，卵形、倒卵形或近菱形，长2～7cm，先端钝，有时渐尖，基部阔楔形或近圆形，全缘。花3朵至数朵组成聚伞花序，顶生或腋生；花白色，花瓣5，分离，反卷，覆瓦状排列，长1.2～1.5cm，具芳香味；雄蕊10，长短相间；柱头大头状，黄色。浆果球形或卵形，成熟时红色。种子1～2粒，有棉质毛。花期4～8月，果期9～12月。

【分布生境】西南、华南等地。生山野或石灰岩地带。

【药用功效】茎叶、根入药。茎叶全年可采集，晒干；根秋季采挖，切片晒干。茎叶、根性味辛、苦，温。具有祛风除湿、行气活血、镇痛等功效。用于脘腹气痛、牙痛、跌打肿痛、肿毒、皮肤瘙痒等。根用于风湿痹痛、腰痛、跌打损伤、睾丸疼痛、湿疹、疥癣等。

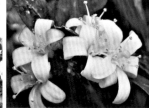

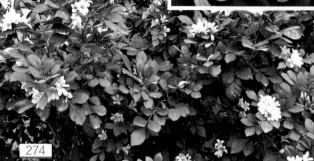

臭椿

【别名】樗白皮、凤眼草、臭椿皮、大眼桐

【学名】*Ailanthus altissima* (Mill.) Swingle

【识别特征】苦木科。落叶乔木。树皮灰色，浅裂或不裂。小枝褐色，疏生灰黄色皮孔，被短柔毛。奇数羽状复叶，小叶13～27，卵状披针形，长7～12cm，宽2～4cm，先端渐尖，基部稍偏斜，圆形或楔形。圆锥花序顶生；花杂性，白绿色，花瓣长圆形；心皮5，花柱合生，柱头5裂。翅果倒卵形或椭圆形，成熟后浅褐色。种子扁圆形。花期4～5月，果期8～10月。

【分布生境】我国大部分地区。生山坡、村寨旁、公园。

【药用功效】树皮、根皮、果实（凤眼草）入药。春季或秋季剥取根部或树干的内皮，晒干；秋季摘取果实，晒干。根皮或干皮性味苦，涩，寒。具有清热燥湿、收涩、止血等功效。用于痢疾、腹泻、肠风便血、崩漏、遗精等。果实性味苦，寒。具有活血祛风、清热利湿功效。用于痢疾、肠风便血、尿血、崩漏等。

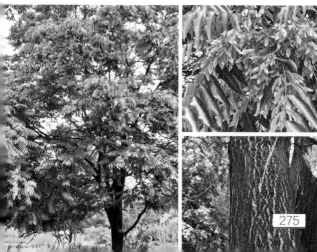

橄榄

【别名】青果、山榄、白榄、黄榔果

【学名】*Canarium album* (Lour.) Raeusch.

【识别特征】橄榄科。常绿乔木。单数羽状复叶，小叶9～15，对生，革质，卵状矩圆形，长7～14cm，宽2～5cm，先端渐尖，基部偏斜，全缘，叶背面网脉上有小窝点；叶柄短。圆锥花序顶生或腋生；花萼杯状，3～5浅裂；花瓣3～5，白色；雄蕊6，生环状花盘外侧。核果卵状矩圆形，长约3cm，两端锐尖，黄绿色或青黄色。花期4～5月，果期10～12月。

【分布生境】华南、西南等地。生低海拔的杂木林、村寨旁。

【药用功效】果实入药，成熟时采摘，鲜用或晒干。性味甘、涩，平。具有清热除烦、生津止渴、涩肠止泻等功效。用于心烦口渴、咽喉肿痛、咳嗽、食滞、泄泻、痔疮出血等。

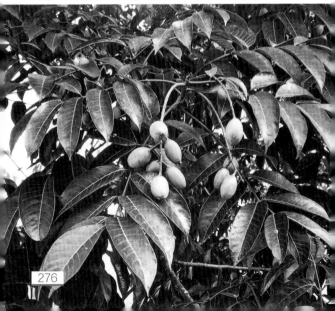

香椿

【别名】椿白皮、椿菜树、椿树、香椿子

【学名】*Toona sinensis* (A.Juss.) Roem.

【识别特征】楝科。落叶乔木。树皮灰褐色，条片状剥落。幼枝褐色，被短柔毛。偶数或奇数羽状复叶，小叶5～11对，狭卵状披针形，长6～12cm，宽2～4cm，先端渐尖或尾尖，基部稍偏斜；小叶柄短。圆锥花序顶生，下垂；花淡绿色，花瓣5，卵状长圆形。蒴果倒卵形或椭圆形，长1.5～2.5cm，成熟时红褐色，有皮孔。种子上端有翅。花期5～6月，果期8～9月。

【分布生境】我国大部分地区。生山谷、杂木林、村寨旁。

【药用功效】树皮、根皮、果实（香椿子）入药。树皮、根皮全年可剥取，晒干；果实秋季采收，晒干。树皮、根皮性味苦、涩，凉。具有收敛、止血、祛湿等功效。用于痢疾、腹泻、肠风便血、崩漏带下、遗精、疳积、肠道寄生虫、疮癣等。香椿子具有祛风、散寒、止痛等功效。用于风寒感冒、心胃气痛、风湿关节痛等。

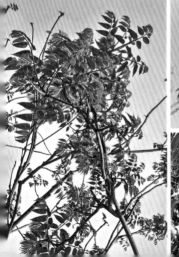

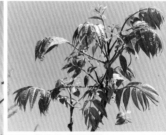

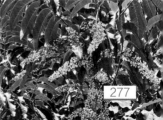

米仔兰

【别名】米兰、碎米兰、鱼子兰、千里香

【学名】*Aglaia odorata* Lour.

【识别特征】楝科。常绿灌木或小乔木。叶互生，奇数羽状复叶，小叶3～5片，对生，革质，光泽，倒卵形或长椭圆形，长2～7cm，宽1～3.5cm，先端钝，基部楔形，全缘。圆锥花序腋生；萼5裂，裂片圆形；花小，黄色，芳香，花瓣5，长圆形或近圆形，比萼长；雄蕊5，花丝基部合生成筒状；子房卵形，密生黄色毛。浆果卵形或球形，不开裂，表面常散生有星状鳞片。花期5～12月，果期7至翌年3月。

【分布生境】华南、西南地。生疏林、灌丛。各地有栽培。

【药用功效】花朵、枝叶入药。夏季花开放时采集，晒干；枝叶全年可采集，晒干。花性味辛、甘，平。具有宽中解郁、清肺、醒脑、止烦渴等功效。用于胸膈胀满、噎膈初起、咳嗽、头晕等。枝叶性味辛，温。用于跌打损伤、痈疮等。

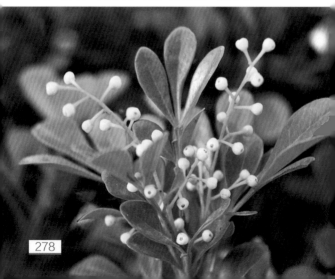

远志

【别名】细叶远志、草远志、山胡麻

【学名】*Polygala tenuifolia* Willd.

【识别特征】远志科。多年生草本。株高15～50cm。茎直立或斜升。叶互生，线条形，长1～4cm，宽0.2～0.3cm，两端尖，全缘；小叶近无柄。总状花序，偏侧生在小枝顶端；萼片5，外轮3片小，内轮2片花瓣状；花淡蓝色或蓝紫色，长约0.6cm；花瓣3，中央1瓣呈龙骨瓣状，下面顶部有鸡冠状附属物；花梗细长。蒴果扁卵圆形，顶端凹陷，无睫毛。花期5～7月，果期6～9月。

【分布生境】东北、华北、西北、华中、西南。生山坡、草地。

【药用功效】根入药，秋季采挖，除去须根，洗净，晒干。性味苦、辛，温。具有安神益智、化痰等功效。用于失眠多梦、惊悸、健忘、癫痫惊狂、咳嗽多痰、喉痹、乳房肿痛、痈疽疮毒等。

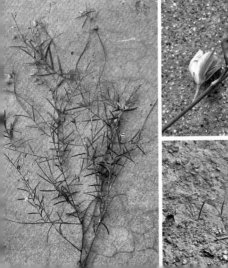

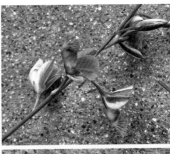

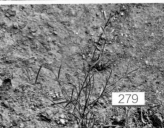

西伯利亚远志

【别名】卵叶远志、阔叶远志、甜远志

【学名】*Polygala sibirica* L.

【识别特征】远志科。多年生草本。株高10～40cm。茎直立，被细柔毛。叶互生，披针形或卵状披针形，长1～2cm，宽0.3～0.6cm，先端渐尖，基部宽楔形，全缘；小叶近无柄。总状花序生腋外或假顶生；萼片5，外轮3片小，内轮2片花瓣状；花蓝紫色，长约0.6cm，花瓣3，下面中央1片龙骨瓣状，其下面顶部有鸡冠状的附属物。蒴果近倒心形，长约0.6cm，边缘狭翅状，有短睫毛。花期5～7月，果期7～9月。

【分布生境】我国大部分地区。生山坡、草地、石灰岩地带。

【药用功效】根入药，秋季采挖，晒干。性味苦、辛，寒。具有滋阴清热、化痰等功效。用于痨热咳嗽、风湿疼痛、腰酸痛等。

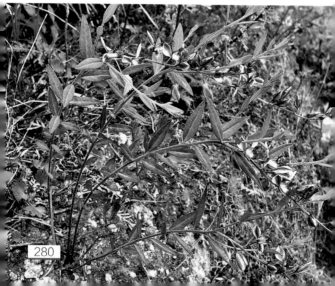

猩猩草

【别名】草本一品红、一品红、叶象花

【学名】*Euphorbia cyathophora* Murr.

【识别特征】大戟科。多年生草本。株高可达100cm。茎直立，有分枝，折断后会流出白色乳汁。叶互生，卵形至椭圆形，中下部叶长4～10cm，宽2～3cm，全缘或提琴状裂，顶部叶片猩红色。杯状聚伞花序顶生；总苞钟状，宽0.3～0.4cm，顶端5裂；腺体1～2，无花瓣状附属物；子房3室，花柱3，离生，顶端2裂。蒴果球形，直径约0.6cm，无毛。种子卵形，有疣状突起。花期7～9月，果期8～10月。

【分布生境】原产美洲热带。我国各地有栽培供观赏。

【药用功效】全草入药，全年可采集，晒干。性味苦、涩、寒；有毒。具有凉血、调经、散瘀消肿等功效。用于月经过多、跌打损伤、骨折等。

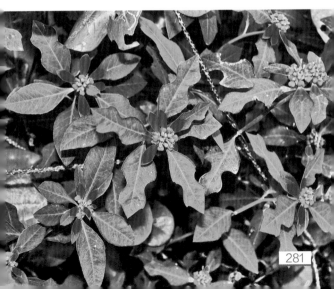

飞扬草

【别名】大飞扬草、大乳汁草、九歪草

【学名】*Euphorbia hirta* L.

【识别特征】大戟科。一年生草本。全株被糙毛。茎匍匐或斜升，基部分枝，折断后会流出白色乳汁。叶对生，卵形或卵状披针形，长1~4cm，先端尖，基部偏斜，叶中部常有1紫色斑，边缘有细锯齿，两面被柔毛。杯状聚伞花序多数，密集成腋生头状花序；总苞宽钟形，顶端4裂，腺体4，红色，附属物白色至淡红色，花药红色。蒴果卵状三棱形，被短柔毛。花果期6~12月。

【分布生境】西南、华南、东南等地。生荒地、路边、灌丛、农田、沟渠地边、草地。

【药用功效】全草入药，夏季至秋季采集，晒干。性味辛、酸，凉。具有清热解毒、祛风止痒等功效。用于肺炎、肠炎、痢疾、产后少乳、小便不畅、皮肤瘙痒等。

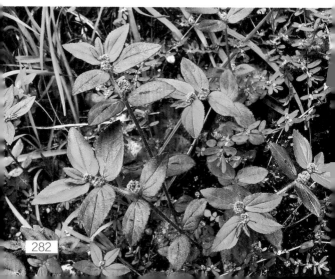

铁海棠

【别名】虎刺、麒麟刺、老虎簕、麒麟花

【学名】*Euphorbia milii* Ch. des Moulins

【识别特征】大戟科。蔓生灌木。株高可达100cm。株体内有白色乳汁。茎直立，分枝，灰褐色。刺坚硬锥形，刺长1～2.5cm。叶互生，倒卵形或长圆状匙形，长2.5～5cm，宽2～2.5cm，先端圆而凸尖，基部楔形，全缘；无叶柄。杯状聚伞花序，2～4枚生枝端，排列成二歧聚伞花序；总苞钟形，顶端5裂，腺体4，无花瓣状附属物；苞片倒卵状圆形，红色，直径1～1.2cm；子房3室，花柱3，中部以下合生，顶端2浅裂。蒴果扁球形。南方可全年开花。

【分布生境】原产非洲马达加斯加。我国各地有栽培。

【药用功效】全草入药，全年可采集，鲜用或晒干。性味苦、涩、凉，有毒。具有解毒、排脓、活血等功效。用于痈疮肿毒、肝炎、大腹水肿等。

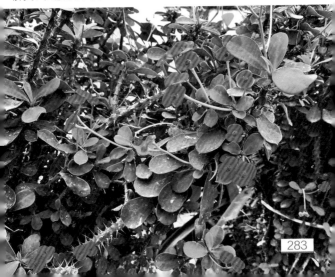

猫眼草

【别名】华北大戟、细叶猫眼草、猫儿眼

【学名】*Euphorbia esula* L.

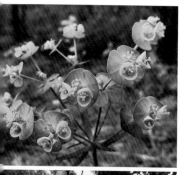

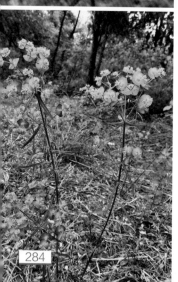

【识别特征】大戟科。多年生草本。株高25～50cm。株体内有白色乳汁。茎直立，有分枝或无。叶片线状披针形，长2～5cm，宽0.3～0.4cm，先端钝圆或尖，基部楔形，全缘；无叶柄。花序基部的叶扇状半月形至三角状肾形；总花序顶生，伞梗3～6条；总苞钟状，顶端4～5裂，裂片间有新月形腺体，两端有端角；子房3室，花柱3，中部以上分离，先端2浅裂。蒴果扁球形。种子卵圆形，长约0.2cm，光滑。花期5～6月，果期7～8月。

【分布生境】东北、华北、山东等地。生山坡、丘陵、荒草地、山路边。

【药用功效】全草入药，夏季采集，晒干。性味苦、寒；有毒。具有镇咳祛痰、拔毒止痒等功效。用于咳嗽、痰多、疮疥发痒等。

泽漆

【别名】五朵云、乳浆草、猫眼儿草

【学名】*Euphorbia helioscopia* L.

【识别特征】大戟科。一年生或二年生草本。株高10～30cm。茎直立或斜升，体内有白色乳汁。叶互生，倒卵形或匙形，长1～3cm，宽0.5～1.8cm，先端钝圆或微凹，基部楔形，叶缘上半部有细齿。茎顶端有5片轮生的叶状苞片。多歧聚伞花序顶生，有5条伞梗；每条伞梗分为2～3小伞梗，每小伞梗又分成2叉状；杯状总苞钟形，顶端4浅裂，裂间有肉质肾形腺体4个。蒴果近球形。花期4～5月，果期6～7月。

【分布生境】河南以南各地区。生湿润地、水沟旁、路边、荒地、田边地头等地。

【药用功效】全草入药，开花时采集，晒干或鲜用。性味苦、微寒，有毒。具有化痰散结、利尿消肿等功效。用于咳嗽痰喘、瘰疬、淋巴结核、水肿、疮癣等。

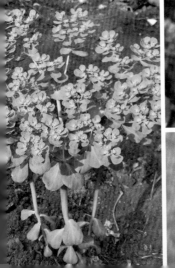

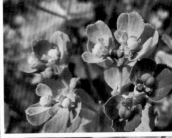

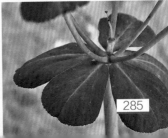

甘遂

【别名】甘泽、肿手花根、猫儿眼

【学名】*Euphorbia kansui* T. N. Liou

【识别特征】大戟科。多年生草本。株高25～40cm。株体内有白色乳汁。根长稍弯曲，呈连球形或椭圆形，外皮棕褐色。茎直立，基部多分枝。叶互生，披针形或条状披针形，长2～2.5cm，宽0.4～1cm，先端钝尖，基部渐狭，全缘；无叶柄。总花序顶生，有5～9条伞梗，每伞梗再二叉状分枝；苞片三角状宽卵形；花序总苞钟状，先端4裂，腺体4，生在裂片之间的外缘，呈新月形，黄色；花单性，无花被；雄花仅有1枚雄蕊；子房三角状卵形，3室，花柱3，柱头2裂。蒴果近球形。花期6～9月。

【分布生境】山西、河南、陕西、甘肃等地。生荒坡、草地。

【药用功效】根入药，春季或秋季采挖，刮去外皮晒干。性味苦，寒；有毒。具有利水、消肿、散结等功效。用于水肿胀满、胸腹积水、痰饮积聚、气逆咳喘、大小便不利、痈肿疮毒等。

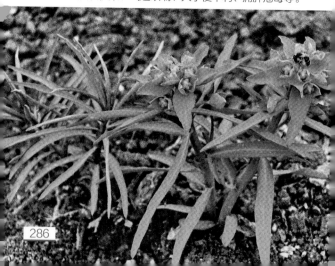

地锦

【别名】地锦草、猢狲头草、奶花草、红丝草

【学名】*Euphorbia humifusa* Willd.

【识别特征】大戟科。一年生草本。茎纤细匍匐，分枝，红褐色，体内有白色乳汁。叶对生，长椭圆形，长0.5～1cm，宽0.4～0.7cm，先端钝圆，基部渐狭，基部偏斜，边缘有细锯，绿色或带淡红色；叶柄极短。朴状聚伞花序生叶腋；总苞倒圆锥形，淡红色，顶端4裂，裂片三角形，膜质，裂片间有腺体，具白色花瓣状附属物；雄花数朵和雌花1朵同生在总苞内。蒴果三棱状球形，无毛。种子卵形，黑褐色，外被白色蜡粉。花期6～7月，果期7～10月。

【分布生境】几遍全国。生荒地、路边、农田、河滩、湿润地。

【药用功效】全草入药，夏季至秋季采集，晒干。性味辛，平。具有清热解毒、凉血止血等功效。用于湿热黄疸、咯血、便血、尿血、崩漏、肠炎、痢疾、痈肿疔疮、跌打肿痛、蛇虫咬伤等。

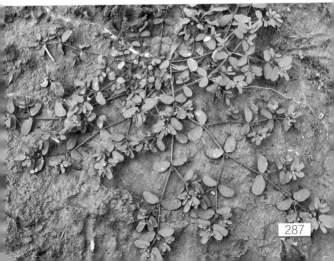

霸王鞭

【别名】火殃簕、金刚纂、刺金刚

【学名】*Euphorbia antiquorum* L.

【识别特征】大戟科。多年生肉质灌木。茎直立，分枝，体内有白色乳汁。小枝肉质，具3～5纵棱。叶片倒卵形至卵状长圆形，长5～7.5cm，宽1.5～3cm，先端钝圆，基部楔形，全缘；叶柄基部有1对褐色坚硬皮刺。杯状聚伞花序，花single生或3朵簇生，总花梗短而粗壮，花黄色；杯状聚伞花序的总苞片球形，先端5浅裂，裂片边缘撕裂。蒴果扁球形，无毛。花期6～7月，果期7～8月。

【分布生境】华南、西南等地。生山坡、岩石缝、村寨旁。

【药用功效】茎叶入药，随时可采集，刮去青皮切片，炒至焦黄即可。性味苦、涩，寒；有毒。具有祛湿、消肿拔毒等功效。用于急性肠胃炎、恶疮痈肿、疥癣等。植株的白色乳汁外搽患处，可治皮癣。

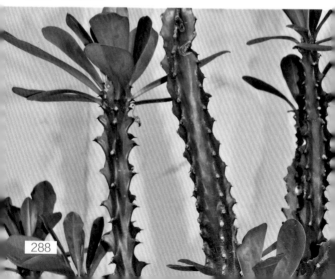

铁苋菜

【别名】海蚌含珠、血见愁、叶里藏珠、血布袋

【学名】*Acalypha australis* L.

【识别特征】大戟科。一年生草本。株高20～50cm。茎直立，多分枝。叶片卵状披针形或菱状卵形，长2～8cm，宽1.5～3.5cm，先端尖，基部楔形，边缘有钝齿；叶柄长1～3cm。穗状花序腋生，无花瓣；雄花多数，生在花序的上部，紫红色，雄蕊8；雌花生在花序的下部，常3朵花生于叶状苞片内，苞片三角状卵形，长约1cm，边缘有齿。蒴果近球形，有毛瘤状突起。花期5～7月，果期7～8月。

【分布生境】除内蒙古、新疆外，几遍全国。生荒野、农田。

【药用功效】全草入药，夏季至秋季采集，晒干。性味苦、涩，平。具有清热解毒、利水消肿等功效。用于肠炎、痢疾、便血、尿血、痈疔疮疡、湿疹等。

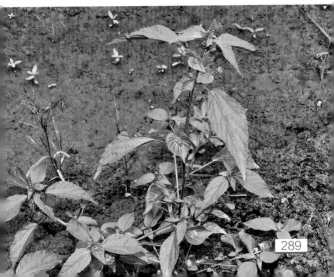

蓖麻

【别名】红蓖麻、蓖麻子、大麻子

【学名】*Ricinus communis* L.

【识别特征】大戟科。一年生草本。株高150～200cm。茎直立，中空，表面被白粉。叶片盾形，直径20～60cm，掌状7～11中裂，裂片卵形，边缘有齿；叶柄长，着生在叶片的中部。聚伞圆锥花序，顶生或与叶对生，长10～20cm，无花瓣；雄花的萼3～5裂；雌花的萼5裂；子房3室。蒴果近球形或长圆形，长1.5～3cm，密生长软刺。种子椭圆形，光滑有花纹。花期7～8月，果期9～10月。

【分布生境】原产非洲。我国大部分地区有种植。

【药用功效】种子入药，秋季采收成熟果实，晒干，去掉果壳获取种子。性味辛，平；有毒。具有消肿拔毒、泻下通滞等功效。用于痈疽肿毒、瘰疬、大便燥结、疥癞癣疮等。种子有毒不可食用。

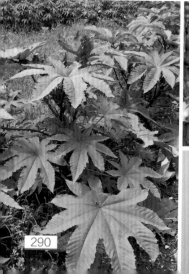

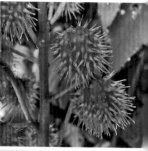

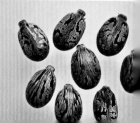

变叶木

【别名】洒金榕

【学名】*Codiaeum variegatum* (L.) A.Juss.

【识别特征】大戟科。常绿灌木或小乔木。叶形变化大，近革质，条状披针形、倒披针形、条形、椭圆形等；颜色有绿色带黄色斑点、黄色或红色斑纹、杂色等。总状花序腋生，花序长10～20cm；花小，单性，雌雄同株；花多数，淡黄色或浅绿色；雄花序通常2～6朵簇生，花萼5裂，花瓣5，雄蕊20～30，雄花花盘腺体5枚；雌花无花瓣，花盘杯状，子房3室，每室1胚珠，花柱3。蒴果球形或稍扁，白色。花期7～8月。

【分布生境】原产于东南亚。我国南方等地多有栽培。

【药用功效】全草入药，全年可采集，鲜用或晒干。性味苦、寒；有毒。具有清热理肺、消肿散瘀等功效。用于肺热咳嗽、跌打肿痛等。

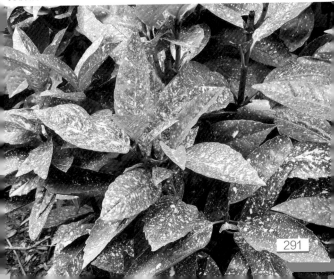

地构叶

【别名】珍珠透骨草、透骨草、地构菜

【学名】*Speranskia tuberculata* (Bge.) Baill.

【识别特征】大戟科。多年生草本。株高20～50cm。茎直立，多分枝，被柔毛。叶互生，长圆状披针形或披针形，长2～5cm，宽0.5～1.5cm，先端渐尖，基部钝圆，边缘具不整齐的钝齿，两面有短毛；叶柄很短。总状花序顶生，长5～12cm，雄花在上部，雌花在下部；雄花萼片5，花瓣白色，雄蕊10～15，花丝有毛；雌花的花瓣极小，子房有毛和瘤状突起。蒴果扁球状三角形，直径0.6cm，有毛和瘤状突起。种子球形，深褐色。花期6～8月，果期7～9月。

【分布生境】东北、华北、山东、湖北、江苏、安徽、陕西、甘肃等地。生荒地、山坡、沙质地。

【药用功效】全草入药，秋季结果时采集，晒干。性味辛，温。具有祛风除湿、舒筋活血等功效。用于风湿痹痛、筋骨挛缩、寒湿、脚气、肿毒、疮癣等。

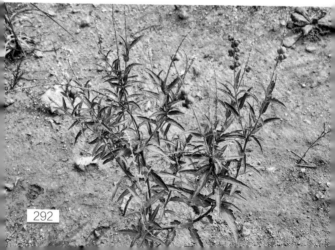

毛果算盘子

【别名】漆大姑、毛漆、漆大伯

【学名】*Glochidion eriocarpum* Champ.

【识别特征】大戟科。常绿灌木。株高可达50～200cm。小枝密被淡黄色的长柔毛。叶互生，卵形或卵状披针形，长4～5cm，宽1.5～3.5cm，先端渐尖，基部楔形，全缘，两面被长柔毛；叶柄短，被黄毛。花淡黄绿色，单性同株；雄花通常2～4朵簇生叶腋处，萼片6，雄蕊3；雌花无柄，通常单生于小枝上部的叶腋处，萼片6；子房扁球形，5室，被粗毛，花柱短，矩圆形，顶端5裂。蒴果扁球形，顶端凹入，具5条纵沟，密被白色长柔毛，紫红色。花果期几乎全年。

【分布生境】华东、华南、西南等地。生山谷灌丛、林缘。

【药用功效】枝叶、根入药。枝叶夏季至秋季采集，鲜用或晒干；根全年可采挖，晒干。枝叶性味苦、甘、涩，平。具有祛湿止痒、散瘀、消肿止痛等功效。用于急性肠炎、痢疾、风湿关节痛、漆树过敏、水田性皮炎、剥脱性皮炎、荨麻疹、湿疹、皮肤瘙痒、跌打损伤、创伤出血等。根用于肠炎、痢疾等。

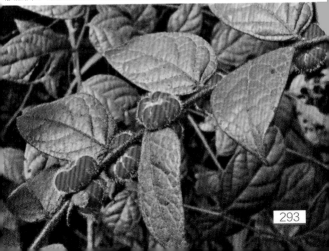

杧果

【别名】檬果、芒果、庵罗果

【学名】*Mangifera indica* L.

【识别特征】漆树科。常绿乔木。叶片革质，长圆形或长圆状披针形，长12～30cm，宽3～6cm，先端渐尖，基部楔形，全缘；叶柄长4～6cm。圆锥花序生枝端，萼片卵形或长椭圆形，5裂，被柔毛。花小，杂性，芳香；花瓣5，淡黄色，花盘肉质，5裂；雄蕊5，仅1枚发育；雌蕊1，位于花盘中央，花柱线形，柱头不显著。核果椭圆形、圆形或近肾形，成熟时黄色或红黄色，中果皮肉质肥厚，黄色；果核大，扁平。花期3～4月，果期7～8月。

【分布生境】原产东南亚。我国华南、台湾、云南南部等地有栽培。

【药用功效】果实药用，果实成熟期采摘，多为鲜用。性味甘、酸，凉。具有益胃、止呕、解渴、利尿等功效。用于口渴咽干、消化不良、眩晕呕吐、咽痛音哑、咳嗽痰多等。

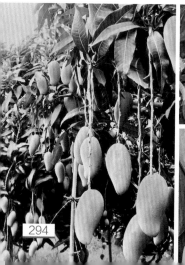
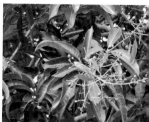
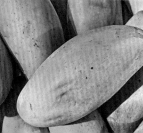

漆树

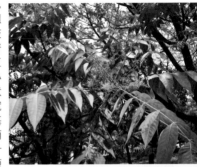

【别名】山漆、大木漆、干漆、漆渣

【学名】*Toxicodendron vernicifluum* (Stokes) F. A.Barkley

【识别特征】漆树科。落叶乔木。树皮灰白色，粗糙，呈不规则纵裂。小枝淡黄色，被棕色柔毛。奇数羽状复叶，螺旋状互生，叶柄长5～15cm；小叶9～15，卵形或长圆状卵形，长7～15cm，宽2～6cm，先端渐尖，基部圆形或宽楔形，全缘，两面叶脉上有棕色短毛；小叶柄短。圆锥花序腋生，具短毛；花杂性，或雌雄异株；花小密集，黄绿色。果序下垂，核果扁球形或肾形，直径0.6～0.8cm，外皮棕黄色。花期5～6月，果期7～10月。

【分布生境】除西北外，几遍全国。生山地林中。

【药用功效】干漆入药，割树皮时流出的液体干固后即为干漆。性味辛，温；有毒。具有破瘀、消积、杀虫等功效。用于妇女闭经、癥瘕、虫积腹痛等。

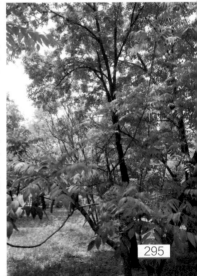

盐肤子

【别名】盐麸子、盐麸树、盐木、木附子

【学名】*Rhus chinensis* Mill.

【识别特征】漆树科。落叶灌木或小乔木。叶互生，奇数羽状复叶；小叶7～13，卵形或卵状长圆形，长5～12cm，宽2～6cm，先端急尖，基部圆形或宽楔形，边缘有锯齿，两面均有柔毛；小叶柄短或无。圆锥花序顶生，长15～30cm，花序梗密生褐色柔毛；花小、杂性、黄白色；萼片和花瓣均为5～6；雄蕊5，花药黄色；子房密生柔毛，花柱3，柱头头状。核果近球形，直径0.3～0.5cm，成熟时红色或红褐色。花期7～8月，果期9～10月。

【分布生境】除新疆、青海外，几遍全国。生山坡杂木林等地。

【药用功效】果实入药，秋季果实成熟时采收，晒干。性味酸、咸、凉。具有生津润肺、降火、化痰、敛汗、止痢等功效。用于痰咳、喉痹、黄疸、盗汗、痢疾、痈毒、顽癣等。

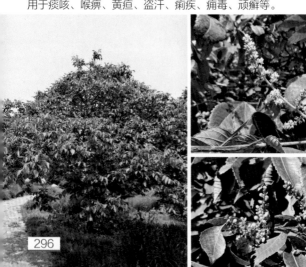

腰果

【别名】鸡腰果、介寿果

【学名】*Anacardium occidentale* L.

【识别特征】漆树科。灌木或乔木。小枝灰褐色。叶互生，革质，倒卵形，先端圆形、平截或微凹，基部楔形、全缘，两面无毛；叶片主脉和羽脉极明显，绿黄色。圆锥花序生枝端，多分枝，排成伞房状，长10～20cm；花密集，黄色，杂性；雄蕊7～10。果期花托膨大呈肉质，形成梨状的假果，成熟时红色。假果（花托）的先端为肾形核果，两侧压扁，成熟时灰褐色或灰黑色。花期3～4月，果期7～8月。

【分布生境】原产热带美洲。我国云南、广西、广东、福建、台湾等地有栽培。

【药用功效】果实药用，果实成熟时采摘，晾干或低温烘干。性味甘，平。具有润肺、除烦、祛痰等功效。用于营养不良、体质虚弱、烦躁、皮肤干燥、肠燥便秘等。

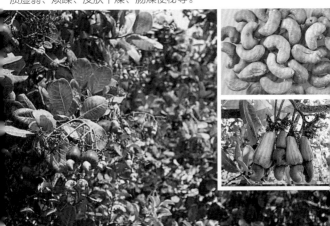

铁冬青

冬青科

【别名】救必应、冬青柴、白沉香

【学名】*Ilex rotunda* Thunb.

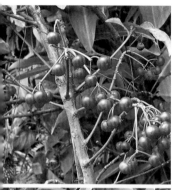

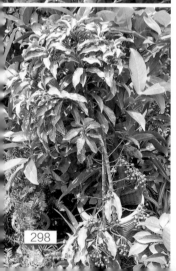

【识别特征】冬青科。常绿灌木或小乔木。叶互生，卵圆形或椭圆形，长4～10cm，宽1.5～4cm，先端尖，基部楔形，全缘；叶柄长1～2cm。花单性，雌雄异株；通常4～6花排成有梗的伞形花序，生叶腋处；雄花花瓣4～5，绿白色，卵状矩圆形，雄蕊4～5；雌花较小，花柄较粗壮。核果球形或椭圆形，长0.6～0.8cm，成熟时红色，顶端有宿存柱头。花期4～6月，果期8～12月。

【分布生境】西南、华南、华中、华东。生疏林下、溪沟边。各地有栽培供观赏。

【药用功效】树皮、根皮入药，全年可采集，洗净晒干。性味苦，寒。具有清热解毒、利湿、止痛等功效。用于感冒发热、咽喉肿痛、扁桃体炎、肠胃炎、肠胃溃疡、风湿关节痛、跌打损伤等。

枸骨

【别名】猫儿刺、枸骨刺、八角刺、老虎刺

【学名】*Ilex cornuta* Lindl.

【识别特征】冬青科。常绿灌木或小乔木。叶互生，革质，光亮，近长方形，长4～8cm，宽2～4cm，先端具3枚硬刺，中央的刺向下反卷；叶中部左右边有时各生1枚硬刺；叶基部两侧各有1枚硬刺。花绿白色或黄白色，簇生叶腋；花萼杯状，4裂；花瓣4，倒卵形，基部愈合；雄蕊4；雌蕊1。核果球形，直径0.8～1cm，成熟时红色。花期4～5月，果期10～12月。

【分布生境】华南、华东、东南、华中、华西。生山坡、沟谷、灌木丛、疏林中。

【药用功效】叶、果实入药。8～10月采集叶片，晒干；秋季至冬季采摘成熟果实，晒干。

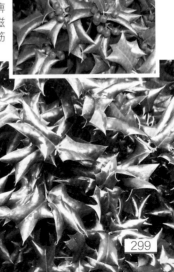

叶性味微苦，凉。具有补肝肾、养气血等功效。用于肺痨咳嗽、劳伤失血、腰膝痿弱、风湿痹痛、跌打损伤等。果实具有滋阴、益精、活络等功效。用于筋骨疼痛、阴虚身热、淋浊等。

大叶黄杨

【别名】冬青卫矛、调经草、正木、八木

【学名】*Euonymus japonicus* Thunb.

【识别特征】卫矛科。常绿灌木或小乔木。叶对生，革质，倒卵形或椭圆形，长3～6cm，宽2～3cm，先端钝或渐尖，基部楔形，边缘具细锯齿；叶柄长0.5～1.5cm。聚伞花序腋生，1～2回二歧分枝，每分枝有花5～12朵；花白绿色，直径约0.7cm，花盘肥大。蒴果近球形，直径约1cm，具4条纵浅沟，成熟时淡红色。种子棕色，长约0.6cm，有橙红色假种皮。花期6～8月，果期9～10月。

【分布生境】原产日本。生山坡、林边。我国大部分地区有栽培。

【药用功效】根、枝叶入药。枝叶全年可采集，晒干；冬季挖根，切片晒干。根性味苦、辛，温。具有调经化瘀等功效。用于痛经、月经不调等。枝叶性味苦、辛，微温。具有祛风湿、强筋骨、活血止血、解毒消肿等功效。用于风湿痹痛、跌打肿痛等。

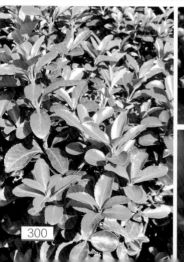

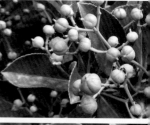

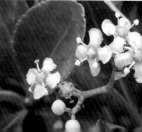

南蛇藤

【别名】蔓性落霜红、过山风、穿山龙、金红树

【学名】*Celastrus orbiculatus* Thunb.

【识别特征】卫矛科。落叶攀援灌木。小枝圆柱形，灰褐色。叶互生，宽卵形或近圆形，长6～10cm，宽5～7cm，先端短尖或圆形，基部宽楔形或圆形，叶缘具钝锯齿；叶柄长2～2.5cm。聚伞花序腋生；花瓣5，黄绿色。蒴果球形，直径0.7～0.8cm，成熟后黄色，3裂。种子卵形或椭圆形，花期4～5月，果期9～10月。

【分布生境】华中、华西、东南、华北、东北等地。生山坡、沟谷、丘陵、灌丛、杂木林、林缘。

【药用功效】藤茎、根、叶入药。叶夏季至秋季采集，晒干；藤茎、根全年可采集，晒干。藤茎性味微辛，温。具有祛风湿、活血脉等功效。用于筋骨疼痛、四肢麻木、小儿惊风、痢疾等。根性味微辛，温。具有祛风除湿、行气散血、解毒消肿等功效。用于风湿筋骨疼痛、跌打损伤、痈疽肿毒等。叶用于毒蛇咬伤。

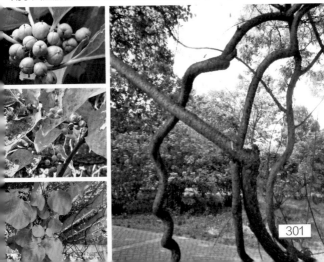

丝棉木

【别名】明开夜合、白杜、白皂树

【学名】*Euonymus maackii* Rupr.

【识别特征】卫矛科。落叶灌木或小乔木。小枝细长。叶对生，卵圆形或椭圆状卵形，长4～8cm，宽3～5cm，先端渐尖，基部宽楔形或近圆形，边缘具细锯齿；叶柄长1～3cm。聚伞花序腋生，有花3～15朵；萼片4，近圆形；花淡绿白色，花瓣4，椭圆形；雄蕊4，花药紫色，与花丝近等长；子房与花盘连合，花柱1。蒴果倒卵形四棱状，直径约1cm，成熟时4瓣裂，露出橙红色的假种皮。种子淡黄色或粉红色，花期5～6月，果期8～10月。

【分布生境】我国大部分地区。生山坡、山沟小溪边、林缘。

【药用功效】根、树皮、枝叶、果实均可入药。果实秋季采集，晒干；其他春季或秋季采集，晒干。性味苦、涩、寒；有小毒。具有祛风湿、活血止痛等功效。用于风湿性关节炎、腰痛、血栓闭塞性脉管炎、衄血、痔疮、漆疮等。

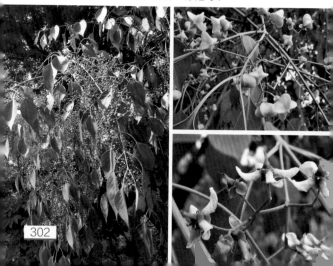

卫矛

【别名】鬼箭羽、神箭、四棱锋、风枪林

【学名】*Euonymus alatus* (Thunb.) Sieb.

【识别特征】卫矛科。落叶灌木。株高150～300cm。枝条生有纵向的扁条状木栓质翅，翅宽约1cm，灰褐色。叶对生，椭圆形或菱状倒卵形，长2～7cm，宽1.5～3.5cm，先端渐尖或短尖，基部宽楔形或近圆形，边缘具细锯齿；叶柄长0.5～1cm。聚伞花序腋生，常具3～9朵花，总花梗长1～2cm；花小，淡黄绿色，直径0.5～0.7cm，花瓣4，椭圆形；雄蕊4，花药紫色，与花丝近等长；子房与花盘连合，花柱1。蒴果近倒卵形，直径约1cm，成熟时4瓣裂，棕色带紫。种子紫棕色，有红色假种皮。花期5～6月，果期9～10月。

【分布生境】我国大部分地区。生山坡、沟谷、灌丛、疏林。

【药用功效】翅状枝条入药，全年可采集翅状枝条，晒干。性味苦，寒。具有破血、通经、杀虫等功效。用于经闭、癥瘕、产后瘀滞腹痛、虫积腹痛、白带过多、过敏性皮炎等。

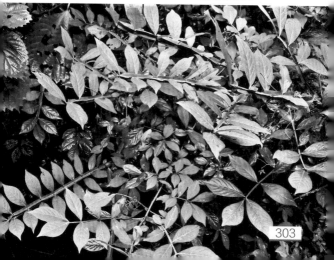

栓翅卫矛

【别名】翅卫矛、约哦

【学名】*Euonymus phellomanus* Loes.

【识别特征】卫矛科。落叶灌木。株高可达400cm。枝条生有纵向的扁条状木栓质翅，翅灰褐色。叶对生，长椭圆形或椭圆状倒披针形，长6~10cm，宽2~4cm，先端渐尖，基部楔形，边缘具细锯齿；叶柄长1~1.5cm。聚伞花序1~2回分枝，常具7~15朵花，总花梗长1~2.5cm；花小，淡黄绿色，直径约0.8cm，花瓣4，椭圆形。蒴果粉红色，近倒心形，4浅裂，直径约1cm。种子有红色假种皮，花期5~7月，果期8~11月。

【分布生境】华中、华西等地。生山谷、林缘、河岸边灌丛。

【药用功效】枝皮入药，夏季至秋季采集，晒干。性味苦、寒。具有破血、调经等功效。用于风湿疼痛、产后腹痛、崩中下血、月经不调等。

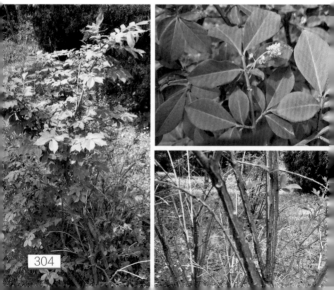

七叶树

【别名】娑罗子、娑罗树、莎婆子、梭椤子

【学名】*Aesculus chinensis* Bunge

【识别特征】七叶树科。落叶乔木。小枝光滑。掌状复叶，叶柄长7～15cm，具短柔毛。小叶5～7，长椭圆形或长椭圆状卵形，长8～15cm，宽2～6.5cm，先端钝尖，基部阔楔形，边缘具细锯齿，叶背面沿中脉有毛。圆锥花序顶生，尖塔形，连总花梗长可达45cm；花萼筒形，5浅裂；花白色，长约1cm，花瓣4，椭圆形；雄蕊6～8，花丝极长。蒴果近球形或梨形，直径3～4cm，顶端钝圆或微凸，黄褐色，密被疣点。种子圆球形。花期4～5月，果期9～10月。

【分布生境】华北、甘肃、华东等地。公园、庙宇等地有栽培。

【药用功效】种子入药，霜降后采集成熟果实，剥去果皮晒干或低温烘干。性味甘，温。具有疏肝解郁、和胃止痛等功效。用于胸闷胁痛、胃寒疼痛、脘腹胀痛、妇女经前乳房胀痛、疝积、疟疾、痢疾等。

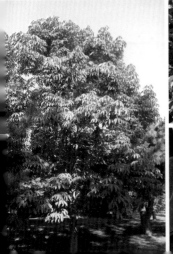

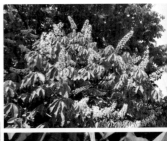

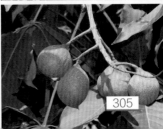

龙眼

【别名】龙眼肉、桂圆、圆眼

【学名】*Dimocarpus longan* Lour.

【识别特征】无患子科。乔木。枝条散生苍白色皮孔。偶数羽状复叶，连叶柄长15～30cm。小叶2～6对，长椭圆形或长椭圆状披针形，长6～20cm，宽2.5～5cm，先端渐尖或急尖，基部阔楔形，两侧常不对称，边缘具细锯齿，叶背面沿中脉有毛。圆锥花序顶生或腋生，长12～15cm，具锈色星状柔毛；花小、杂性，花瓣5，黄白色；萼片5；雄蕊8。果实球形核果状，直径1.5～2.5cm，外皮黄褐色粗糙，假种皮肉质白色多汁半透明，内含1粒种子。种子球形，黑褐色，光亮。花期3～9月。花果期3～9月。

【分布生境】华南、云南等地栽培。

【药用功效】果肉（假种皮）、果核入药。果实成熟时采摘，鲜用或晒干，剥去果壳取其假种皮和果核。果肉（中医称龙眼肉）性味甘，温。具有益心脾、补气血、安神等功效。用于气血两亏、血虚萎黄、食欲不振、失眠健忘、神经衰弱、惊悸、月经不调等。果核性味苦、涩，平。具有行气散结、止痛等功效。果核用于瘰疬、疝气、创伤出血、疥癣、湿疮等。

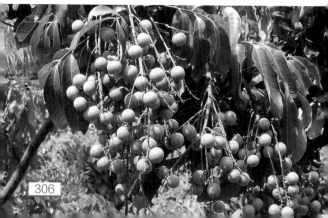

荔枝

【别名】离支、荔支、丹荔、勒枝

【学名】*Litchi chinensis* Sonn.

【识别特征】无患子科。乔木。小枝有白色小斑点或微毛。偶数羽状复叶，小叶2～4对，小叶偏斜状披针形，革质，叶面光滑，长6～17cm，宽2～4cm，先端渐尖，基部狭楔形，全缘，基出三脉明显，叶柄短。圆锥花序顶生，具褐黄色短柔毛；花萼杯状，萼片4，被锈色毛；花小，白绿色或淡黄色，无花瓣；雄蕊通常为8。果球形核果状，直径3～4cm，外皮红色，具小瘤状突起，肉质白色多汁。种子椭圆形，黑褐色，光亮。花期2～3月，果期6～7月。

【分布生境】华南、西南。我国广东、福建等地盛产。

【药用功效】果实、果核入药。果实成熟时采摘，多为鲜用；除去果皮及果肉获取果核，洗净晒干。果实性味甘、微酸，温。具有补脾益肝、养心理气等功效。用于贫血、病后体弱、胃痛、津伤口渴、呃逆、食欲不振、瘰疬、疔肿等。果核性味辛、微苦，温。具有行气散结、散寒止痛等功效，用于胃脘疼痛、疝气痛、睾丸肿痛、痛经、产后腹痛等。

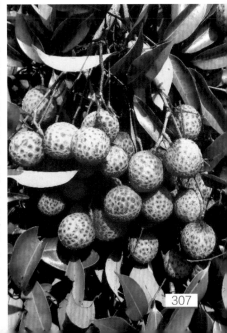

红毛丹

【别名】毛荔枝、毛龙眼、海南韶子

【学名】*Nephelium lappaceum* L.

【识别特征】无患子科。常绿乔木。叶片薄革质，小叶常2～3对，椭圆形或倒卵形，长6～18cm，先端钝、微圆或近短尖，基部楔形，全缘，两面无毛，侧脉7～9对，仅在背面隆起。圆锥花序腋生或顶生，常多分枝，被锈色短柔毛；花萼革质，长约0.2cm，裂片卵形，被柔毛；无花瓣；雄蕊长约0.3cm。果实椭圆形，长约4cm，红黄色，表皮密生钩状软刺，刺长约1cm。种子多数，椭圆形，深褐色，有毛。花期初夏，果期初秋。

【分布生境】原产东南亚。我国广东、海南、台湾、云南等地有栽培。

【药用功效】果实药用，成熟期采摘，多为鲜用。性味甘、微酸，温。具有收敛止泻、散寒等功效。用于贫血、低血压、头晕、心腹冷痛、口腔炎、溃疡、疮疡、腹泻等。

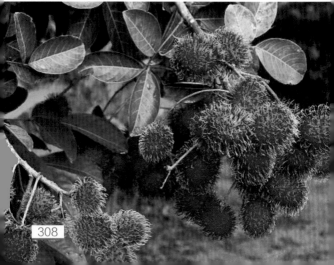

文冠果

【别名】文冠花、文光果、温旦革子、文冠木

【学名】*Xanthoceras sorbifolia* Bge.

【识别特征】无患子科。落叶乔木。叶互生,奇数羽状复叶,小叶9～19,长圆心形或披针形,长2～5cm,宽1～1.5cm,先端锐尖,基部楔形,边缘具锐锯齿。花杂性,总状花序顶生或腋生,长14～25cm;萼片5,椭圆形,有短毛;花瓣5,倒卵形,白色,基部具紫红色或黄色斑晕;花盘薄而分裂,每裂的背面有一角状的附属物;雄蕊8,花丝长而分裂;子房长圆形,3室。蒴果绿色,近圆形、椭圆形或近四方形,直径4～6cm,果柄粗壮,褐色。种子多数,圆形光亮,成熟时黑褐色或黑色。花期4～5月,果期7～8月。

【分布生境】华北、西北等地。生丘陵、山谷中。

【药用功效】木材或枝叶入药,木材全年可采集,剥去外皮晒干;或取鲜枝叶切碎,熬膏用。性味甘,平。具有祛风除湿等功效。用于风湿性关节炎等。

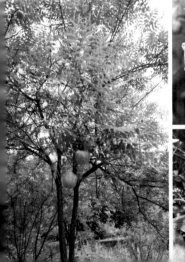

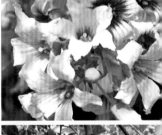

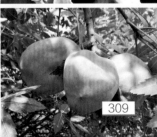

凤仙花

【别名】指甲草、灯盏花、急性子

【学名】*Impatiens balsamina* L.

【识别特征】凤仙花科。一年生草本。茎直立，肉质，分枝。叶互生，披针形，长4～12cm，宽1～3cm，先端长渐尖，基部楔形，叶缘具尖锯齿；叶柄长1～3cm，具数个腺体。花单生或数朵簇生叶腋；花瓣圆形，先端凹，花有红色、白色、淡黄色等颜色；花萼距向下弯，2侧片宽卵形，疏生柔毛。蒴果纺锤形，密被白色茸毛，果实成熟时弹裂。种子多数，椭圆形，黑褐色，有毛。花期7～9月，果期8～10月。

【分布生境】原产印度。我国大部分地区有栽培。

【药用功效】种子入药，果实未开裂前采集，晒干除去果壳获取种子。性味辛、微苦，温；有小毒。具有祛风、破血、消肿、止痛等功效。用于经闭、腹痛、产后瘀血未尽、痈疽等。孕妇慎用。

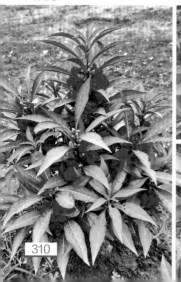
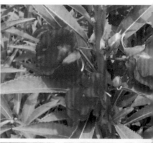
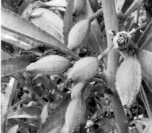

酸枣

【别名】山枣、野枣、棘、枣仁

【学名】*Ziziphus jujuba* Mill.var.*spinosa* (Bunge.) Hu ex H.F.Chow

【识别特征】鼠李科。多年生灌木或乔木。株高100～300cm，枝条成"之"字形曲折，紫褐色，有尖刺。叶片卵形、椭圆状卵形或卵状披针形，长2～3.5cm，宽0.6～1.2cm，先端钝尖，基部钝圆或宽楔形，边缘具细锯齿，三出基脉；叶柄短。花2～5朵簇生叶腋；花黄绿色，雄蕊5。核果近球形，直径0.8～1.5cm，成熟时红褐色，果核近圆形或椭圆形。花期6～7月，果期8～9月。

【分布生境】华北、华西、华东、西北等地。生山坡、丘陵。

【药用功效】枣仁入药，秋季至冬季采集果实，除去果肉及果壳，获取种仁晒干。性味甘、酸，平。具有养心安神、镇静催眠、健脾、敛汗等功效。用于津伤口渴、惊悸、失眠、多梦、神经衰弱、体虚自汗、盗汗等。

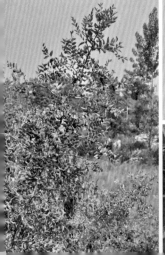

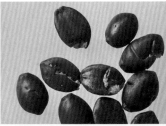

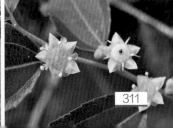

大枣

【别名】红枣、干枣、美枣、良枣

【学名】*Ziziphus jujuba* Mill.

【识别特征】鼠李科。落叶乔木。枝条光滑，成"之"字形曲折，具有长刺，刺直立或钩状。叶互生，长圆状卵形，长3～6cm，宽2～3cm，先端钝或微尖，基部圆楔形偏斜，边缘具细锯齿，基出三脉；叶柄长0.5～1cm。花小，黄绿色，常2～5朵簇生叶腋成聚伞状；花萼5裂，裂片三角状卵形；花瓣5，线条状匙形或匙形；雄蕊5，与花瓣对生。核果长圆形、纺锤形或近圆形，长2～4cm，成熟时红褐色。果核长圆形，两端尖。花期5～6月，果期9月。

【分布生境】我国大部分地区有栽培。

【药用功效】果实入药，秋季果实成熟时采摘，鲜用或晒干。性味甘、温。具有补中益气、养血安神等功效。用于脾气虚弱、消瘦、倦怠乏力、失眠、气血不足、脏躁、便溏等。

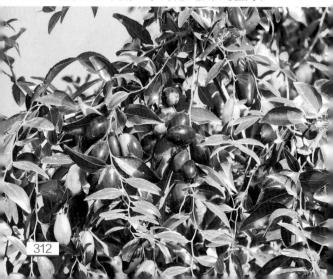

枳椇

【别名】枳椇子、拐枣、鸡爪梨、金钩梨

【学名】*Hovenia dulcis* Thunb.

【识别特征】鼠李科。落叶乔木。枝条红褐色，有皮孔。叶片广卵形或卵状椭圆形，长10～15cm，宽6～11cm，先端渐尖，基部圆形或心形，边缘有细齿，基出三脉；叶柄长3～5cm。复聚伞花序腋生或顶生；萼片卵状三角形；花小，淡黄绿色，花瓣倒卵形，两侧边缘内卷。果柄肉质肥厚，扭曲状，黄褐色，干后黑褐色；浆果状核果球形，褐色。花期5～7月，果期8～10月。

【分布生境】西南、华中、西北、河北等地。生山坡、村寨旁。

【药用功效】肥厚的果柄及种子入药，秋季果实成熟时采集，鲜用或晒干。性味甘，平。具有清热利尿、除烦止渴、解酒毒等功效。用于烦热口渴、呃逆、呕吐、小便不利、解酒毒等。

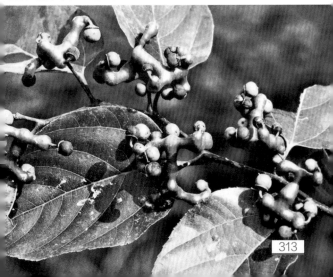

乌蔹莓

【别名】五叶藤、母猪藤、五爪龙、过江龙

【学名】*Cayratia japonica* (Thunb.) Gagnep.

【识别特征】葡萄科。多年生蔓生草本。茎具纵棱，有卷须。鸡足状复叶，小叶5，卵圆形或椭圆形，长2.5～7cm，宽1.5～3.5cm，中间小叶比侧生小叶大，先端急尖，基部楔形，边缘具锯齿；叶柄长4～6cm。聚伞花序腋生或假腋生，具长总花梗；花小，黄绿色，有短花梗，花瓣4，卵状三角形；雄蕊4，与花瓣对生；花盘浅杯状，肉质红色。浆果圆形，成熟时黑色。花期6～7月，果期7～8月。

【分布生境】西南、华南、华中、华西、华东、华北。生灌丛、林缘。

【药用功效】全草入药，夏季至秋季采集，洗净切段，鲜用或晒干。性味苦、酸，寒。具有清热解毒、活血散瘀等功效。用于热毒痈肿、咽喉肿痛、风湿痹痛、丹毒、疔疮、跌打损伤、黄疸、痢疾、尿血、蛇虫咬伤、水火烫伤等。

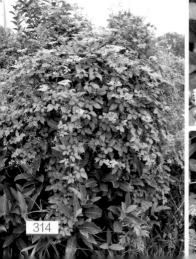

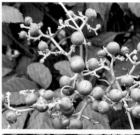

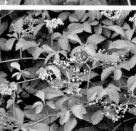

葎叶蛇葡萄

【别名】葎叶白蔹、小接骨草、活血丹

【学名】*Ampelopsis humulifolia* Bunge.

【识别特征】葡萄科。木质藤本。枝条光滑，卷须分叉，与叶对生。叶宽卵形，长与宽7～15cm，3～5中裂或深裂，有时3浅裂，先端渐尖，基部心形，边缘有粗齿；叶柄长约7cm。聚伞花序与叶对生，花梗比叶柄稍长；萼片合生成浅杯状；花小，淡黄绿色，花瓣5，卵形；花盘浅杯状；雄蕊5，与花瓣对生。浆果球形，直径0.6～0.8cm，淡蓝紫色或褐黄色。花期5～6月，果期8～9月。

【分布生境】东北、华北、河南、陕西等地。生山坡、沟谷、岩石缝、灌木丛中。

【药用功效】根入药，秋季采挖，洗净晒干。性味辛，温。具有消炎解毒、活血散瘀、祛风散湿等功效。用于跌打损伤、骨折、关节炎等。

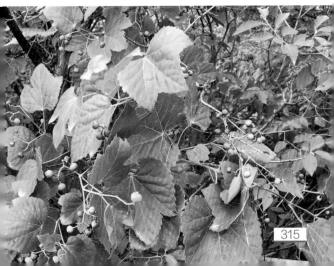

爬山虎

【别名】地锦、爬墙虎、假葡萄藤

【学名】*Parthenocissus tricuspidata* (Sieb.et Zucc.) Planch.

【识别特征】葡萄科。落叶攀援木质藤本。枝条粗壮，卷须短，5～9分枝，枝端有吸盘。叶片宽卵形，长10～18cm，宽8～16cm，3浅裂，基部心形，叶缘具粗疏锯齿；叶柄长8～20cm。聚伞花序通常生在短枝顶端的2叶之间，花梗细长；花萼全缘，浅蝶状；花瓣5，狭长圆形，顶端反折；雄蕊5，与花瓣对生。浆果球形，直径0.6～0.8cm，成熟时蓝黑色。花期6～7月，果期7～8月。

【分布生境】东北、华北、华东、东南。生山坡、岩石峭壁旁。人工栽培多攀爬在围墙、篱笆墙上。

【药用功效】藤茎及根入药，秋季采集，切段晒干。性味甘、涩、温。具有祛风通络、活血止痛等功效。用于风湿筋骨疼痛、头痛、产后血瘀、赤白带下、跌打损伤、痈疽肿毒等。

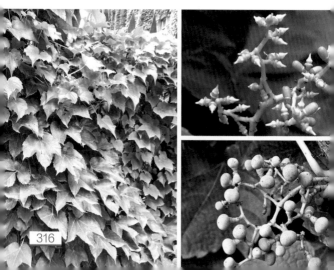

扁担藤

【别名】扁藤、扁茎崖爬藤、腰带藤、扁骨风

【学名】*Tetrastigma planicaule* (Hook.F.) Gagnep.

【识别特征】葡萄科。攀援木质藤本。茎扁平，具节，宽5～10cm，灰褐色。分枝圆柱形，常有肿大的节。卷须不分枝。叶互生，具长柄，掌状5小叶；小叶卵状长椭圆形，长9～15cm，宽3～5cm，先端突尖，基部阔楔形，边缘具疏钝齿；叶柄长约1cm。伞房状聚伞花序腋生；花淡黄绿色，花瓣宽卵状三角形；雄蕊比子房短；子房宽圆锥形，柱头4裂。浆果近球形，肉质，成熟时黄色。花期4～6月，果期8～12月。

【分布生境】华南、西南。生山地林中，常攀援树木或岩石峭壁上。

【药用功效】藤茎入药，全年可采集，切片晒干或鲜用。性味辛、微涩，温。具有祛风化湿、舒筋活络等功效。用于风湿性腰腿痛、半身不遂、肌肉风湿痛等。

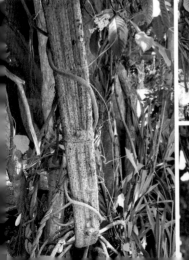
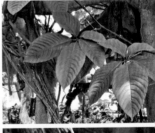
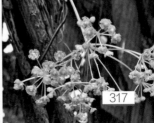

葡萄

【别名】草龙珠、山葫芦

【学名】*Vitis vinifera* L.

【识别特征】葡萄科。木质缠绕藤本。卷须二叉分枝。叶互生，卵圆形，宽 10～20cm，通常 3～5 浅裂或中裂，基部心形，边缘具不整齐的粗深锯齿，叶背面密被蛛丝状绵毛；叶柄长4～10cm。圆锥花序密集或疏散，与叶对生；花小，黄绿色，花瓣 5，花瓣长约 0.2cm；雄蕊 5；花盘隆起，基部与子房合生。浆果椭圆形或圆形，成熟时因品种不同，有紫红色、紫黑色、红色或黄绿色等。花期 5～6 月，果期 8～10 月。

【分布生境】原产亚洲西南部和欧洲东南部。我国各地有栽培。

【药用功效】果实、叶、根均可入药。叶片夏季采集，晒干；果实秋季采摘，鲜用或晒干；根秋季采挖，切段晒干。果实性味甘、酸，平。具有补气血、强筋骨、利小便等功效。用于营养不良、水肿、神经衰弱、心悸盗汗、咽干口渴、气血虚弱、肺虚咳嗽、风湿痹痛等。叶片用于目赤、水肿、痈肿、小便不利等。葡萄根味甘、涩，性平。具有祛风利湿、解毒消肿等功效。葡萄叶性平，味酸、涩。具有解毒消肿、祛风除湿的功效。

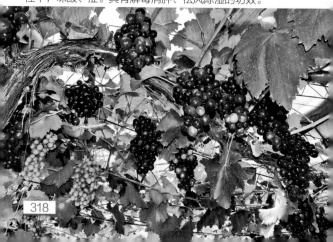

苘麻

【别名】青麻、白麻、苘麻子、野柠麻

【学名】*Abutilon theophrasti* Medic.

【识别特征】锦葵科。一年生草本。株高可达200cm。茎直立，上部多分枝，具柔毛。叶互生，圆心形，长5～15cm，先端尾尖，基部心形，两面密被星状柔毛，边缘具不规则钝锯齿；叶柄长3～12cm。花单生叶腋；花黄色，花瓣5，倒卵形，先端平凹，花梗长1～3cm；心皮多数，轮生。蒴果半球形，密被星状毛，分果爿15～20，顶端具长喙，成熟时开裂。种子肾形，黑灰色，具星状毛。花期6～8月，果期8～9月。

【分布生境】我国大部分地区。生荒地、农田、沟渠边、路边。

【药用功效】全草、种子入药。全草夏季至秋季采集，晒干；秋季蒴果成熟未开裂时采收，晒干打下种子。全草性味苦，平。具有清热解毒、祛风等功效。用于痢疾、中耳炎、耳鸣、耳聋、关节酸痛等。种子性味苦，平。具有清热利湿、解毒、退翳等功效。用于痈肿、目翳、瘰疬、赤白痢疾、淋病涩痛等。

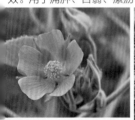

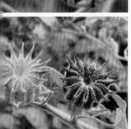

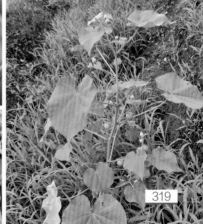

磨盘草

【别名】金花草、耳响草、印度苘麻、磨牙果

【学名】*Abutilon indicum* (L.) Sweet

【识别特征】锦葵科。一年生或多年生草本。株高100 ~ 250cm。茎直立，上部多分枝，密被短柔毛。叶互生，卵圆形，长3 ~ 12cm，宽2.5 ~ 9cm，先端渐尖，基部心形，两面密被星状柔毛，边缘具不规则钝锯齿；叶柄长约10cm。花单生叶腋；花黄色，花瓣5，倒宽卵形，先端钝圆或微平截；心皮多数，轮生。蒴果半球形，密被粗毛，分果爿15 ~ 20，顶端具短喙，成熟时开裂。花果期7 ~ 12月。

【分布生境】西南、华南等地。生荒地、山坡、沙地、海滩。

【药用功效】种子入药，秋季蒴果成熟未开裂时采集，晒干打下种子。性味苦，平。具有清热利湿、解毒等功效。用于赤白痢疾、淋病涩痛、痈肿、目翳等。

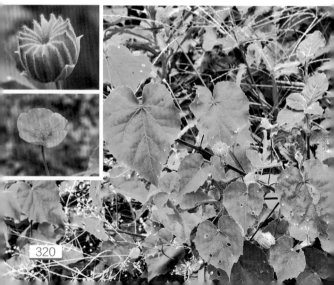

金铃花

【别名】灯笼花、猩猩花、宫灯扶桑

【学名】*Abutilon striatum* Dickson.

【识别特征】锦葵科。常绿灌木。茎圆柱形。叶互生，掌状3～5深裂，裂片卵状渐尖，叶缘具锯齿，掌状5主脉；叶柄细长。花单生叶腋，钟状，下垂；花萼裂片披针形；花橘黄色，直径约3cm，具红色网纹，花瓣5，宽倒卵形，先端钝尖；花药褐黄色，多数，集生于雄蕊柱的顶端；子房钝头，花柱10裂。花期5～10月。

【分布生境】原产于南美洲。我国西南等地有栽培。

【药用功效】花、叶入药，花期采集，晒干。性味辛，寒。具有活血散瘀、止痛等功效。用于跌打损伤、腹痛等。

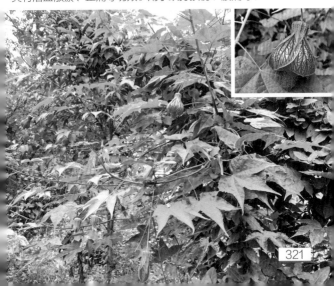

野西瓜苗

【别名】小秋葵、打瓜花、山西瓜秧、香铃草

【学名】*Hibiscus trionum* L.

【识别特征】锦葵科。一年生草本。株高30～60cm。茎斜升或横卧，有分枝，被白色星状粗毛。叶互生，下部叶3浅裂，中、上部叶掌状3～5全裂，中裂片最长，裂片倒卵形，边缘有羽状缺刻；叶柄长2～4cm。花单生叶腋，具长花梗；副萼片多数，线条形；萼钟形，浅绿色，长1.5～2cm，裂片5，三角形，膜质半透明，有紫色条纹；花冠白色，基部紫红色，花瓣5，宽倒卵形，覆瓦状排列。蒴果近球形，有粗毛。花期6～7月，果期7～9月。

【分布生境】原产非洲中部。我国大部分地区有分布，生山坡荒地、田埂、路边。

【药用功效】全草入药，夏季至秋季采集，晒干。性味甘、寒。具有清热祛湿、止咳等功效。用于风热咳嗽、关节炎、烫伤等。

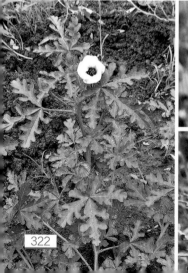

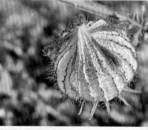

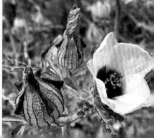

朱槿

【别名】扶桑、扶桑花、大红花、红木槿

【学名】*Hibiscus rosa-sinensis* L.

【识别特征】锦葵科。落叶灌木或小乔木。叶阔卵形或狭卵形，长7～11cm，宽4～7cm，先端渐尖，基部楔形，边缘有粗锯齿；叶柄长1～3cm。花单生叶腋处，下垂；副萼片6～7，线条形；萼钟形，长约2cm，裂片5；花冠红色，直径6～10cm，花有单瓣和重瓣之分，花梗细长；雄蕊柱长，超出花冠外。蒴果卵形，有喙。南方可全年开花，一般不结果实。

【分布生境】西南、华南等地。各地有栽培。

【药用功效】花、叶、根入药。花半开时采集，晒干；叶全年可采集，晒干；根秋季采挖，切片晒干。花性味甘、寒。具有清肺、化痰、凉血、解毒等功效。用于肺热咳嗽、衄血、痈肿、毒疮、尿路感染、痢疾等。叶用于痈肿、毒疮、衄血等。根用于月经不调、血崩等。

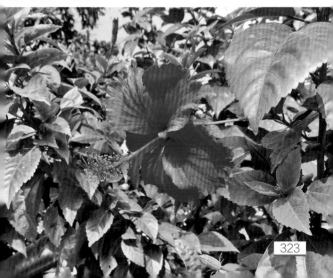

木槿

【别名】木槿花、白槿花、川槿皮、川槿子

【学名】*Hibiscus syriacus* L.

【识别特征】锦葵科。落叶灌木或小乔木。叶片卵形或菱状卵形，长3～6cm，宽2～4cm，常3裂，裂缘缺刻状，基部楔形，边缘具不规则齿；叶柄长0.5～2.5cm。花单生叶腋，花梗长0.4～1.4cm；副萼6～7，线条形；萼具不等形裂；花瓣或重瓣，有淡紫色、红色、白色等；雄蕊和柱头不伸出花冠外。蒴果长圆形，被茸毛。种子黑褐色，背部有长棕色毛。果花期7～10月。

【分布生境】除东北和西北外，各地均有栽培。

【药用功效】树皮、花、种子入药。4～5月剥取树皮，晒干；花半开时采集，晒干；9～10月果实黄时摘下，晒干取种子。树皮性味甘、苦，凉。具清热解毒、利湿止痒等功效。用于肠风泻血、痢疾、脱肛、白带、痔疮、疥癣等。花用于肠风泻血、痢疾、白带等。种子用于肺风痰喘、咳嗽、黄水脓疮等。

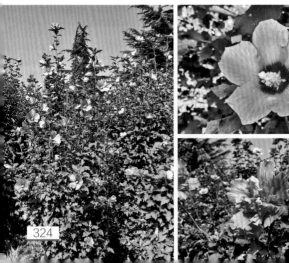

木芙蓉

【别名】地芙蓉、山芙蓉、芙蓉花、醉酒芙蓉

【学名】*Hibiscus mutabilis* L.

【识别特征】锦葵科。落叶灌木或小乔木。株高200～500cm。茎直立，具星状毛。叶掌状5～7分裂，叶缘具钝齿。花单生枝端叶腋；花萼钟形，裂片卵形；花淡红色，基部与雄蕊柱合生。瘦果扁球形，被绵毛，果瓣5。种子肾形。花果期8～11月。

【分布生境】云南、广东、福建、台湾、湖南等地。生灌丛、溪边、沟渠地边、村寨旁。各地有栽培。

【药用功效】叶、花、根入药。叶夏季至秋季采集，晒干；花秋季采集初开放的花朵，晒干；根秋季采挖，晒干。叶性味辛，平。具有解毒、凉血、消肿止痛等功效。用于痈疽焮肿、缠身蛇丹、目赤肿痛、跌打损伤、烫伤等。花用于肺热咳嗽、痈肿、疔疮、吐血、烫伤等。根用于痈肿、咳嗽气喘、秃疮等。

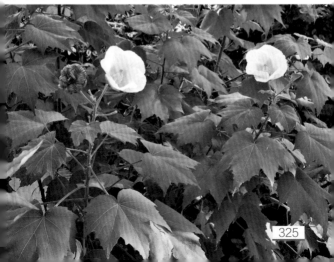

玫瑰茄

【别名】山茄、红金梅

【学名】*Hibiscus sabdariffa* L.

【识别特征】锦葵科。一年生草本。株高100～200cm。茎直立，淡紫色。茎下部的叶片卵形，不分裂；茎中、上部的叶片掌状3深裂，长2～8cm，宽0.5～1.5cm，裂片披针形，主脉3～5条，下面中肋有腺体；叶柄长2～8cm。花单生叶腋，近无梗；副萼片8～12，紫色，披针形，基部与萼合生，先端有刺状附属物。花萼杯形，淡紫色，疏生粗毛和刺，裂片5，长1.5～3cm；花冠粉白色，内面基部深红色，直径6～7cm。蒴果卵球形，直径约1.5cm，果瓣5。种子多数，肾形。花果期夏至秋季。

【分布生境】广东、海南岛、福建、台湾、云南等地有栽培。

【药用功效】花萼入药，花期采集，晒干。性味酸，凉。具有敛肺止咳、降血压等功效。用于肺虚咳嗽、咽干口渴、高血压、醉酒等。

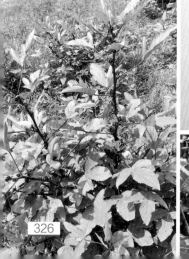
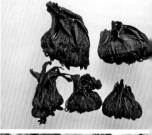
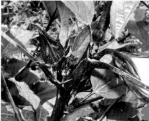

肖梵天花

【别名】地桃花、野棉花、刺头婆、红花地桃花

【学名】*Urena lobata* L.

【识别特征】锦葵科。小灌木。株高可达100cm。茎直立，紫红色，有分枝，被星状柔毛。叶互生，下部叶片近圆形；中部叶片卵形；上部叶片矩圆形或披针形，长4～7cm，宽2～6cm，叶面粗糙被柔毛，叶背面有星状毛。单钟生叶腋，花梗向下弯；花萼杯状，先端5裂；花粉红色或粉白色，花瓣5，倒卵形，外面被短毛；雄蕊柱无毛。蒴果扁球形，直径约1cm，分果爿具钩状刺毛，成熟时与中轴分离。花果期5～12月。

【分布生境】西南、华南、华中、东南等地。生荒地、山坡。

【药用功效】全草或根入药，全年可采集，鲜用或晒干。性味甘、辛，平。具有清热解毒、祛风利湿等功效。用于感冒发热、风湿痹痛、肠炎痢疾、水肿、白带、吐血、痈肿、外伤出血等。

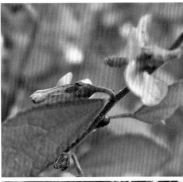

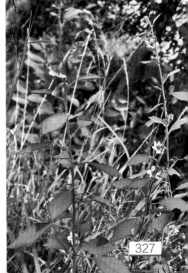

黄花稔

【别名】拔毒散、脓见消、牙罕满囡、四吻草

【学名】*Sida acuta* Burm. F.

【识别特征】锦葵科。灌木状草本。株高100～200cm。茎直立，多分枝。叶互生，披针形，长3～5cm，先端渐尖或短尖，基部圆或钝，边缘有钝锯齿；叶柄短。托叶线状披针形，比叶柄长。花单生或成对生于叶腋；花梗中上部具关节；花萼浅杯状，先端5裂，裂片三角形；花冠黄色，花瓣5，倒卵形，先端偏斜。蒴果盘状，分果瓣4～9，顶端具2短芒，果皮具网状皱纹。种子近球形，黄褐色。花果期春季至秋季。

【分布生境】华南、西南。生荒地、路边、山坡、农田边。

【药用功效】叶或根入药，夏季至秋季采集，晒干。性味微辛，凉。具有清热解毒、消肿止痛、收敛生肌等功效。用于感冒、乳腺炎、肠炎、痢疾、痈疮肿毒、跌打损伤、骨折、外伤出血等。

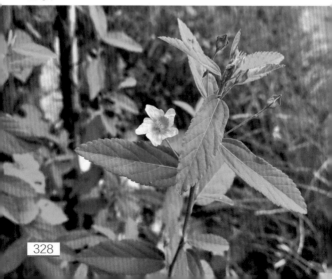

黄蜀葵

【别名】黄蜀葵花、棉花葵、黄葵、野芙蓉
【学名】*Abelmoschus manihot*（L.）Medic.
【识别特征】锦葵科。一年生或多年生草本。株体被白色刚毛。叶片卵形至近圆形，掌状5～9深裂，裂片不等长，两面有长硬毛；叶柄长6～18cm。花单生叶腋和枝端；小苞片4～5，卵状披针形；花萼佛焰苞状，5裂，果期脱落；花冠淡黄色，中央紫色，直径约12cm，花瓣5，覆瓦状排列；雄蕊多数；雌蕊柱头5分裂。蒴果卵球状椭圆形，长5～7.5cm，密生粗毛。种子多数。花果期8～10月。
【分布生境】东南、华南、华中等地。生山坡、草地、田边等。
【药用功效】根、茎、叶、花、种子均可入药。茎、叶、花夏季采集，晒干；种子、根秋季采集，晒干。根性味甘、苦、寒。具有解毒消肿、利水、散瘀等功效。用于水肿、乳汁不通、腮腺炎、淋病、痈肿等。茎性味甘、涩、寒。具有除邪热、和血等功效。用于产褥热、烫伤等。叶片用于痈疽、烫伤等。花用于痈疽肿毒、淋病、烫伤等。种子用于乳汁不通、痈肿、跌仆损伤等。

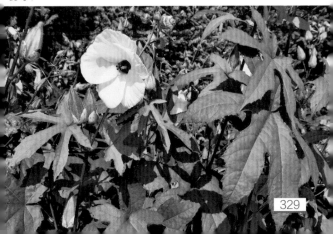

冬葵

【别名】冬寒菜、滑菜、野葵、葵菜子

【学名】*Malva verticillate* Var. *crispa* Linnaeus

【识别特征】锦葵科。二年生草本。株高30～100cm。茎直立，疏被星状毛。叶互生，肾形或近圆形，掌状5～7浅裂，基部心形，边缘具钝锯齿；叶柄长2～10cm。花小，数朵簇生于叶腋，近无叶柄；小苞片3，有细毛；花萼杯状，5齿裂，裂片阔三角形；花瓣5，倒卵形，先端凹入，淡粉色，具粉红色纹。雄蕊多数，花丝合生；子房10～12室，每室1胚珠。果实扁圆形，成熟时各心皮分开，淡棕色。种子近圆形，红褐色。花果期4～10月。

【分布生境】我国大部分地区。生山坡、丘陵、荒地。

【药用功效】根、叶、种子入药。夏季至秋季采集叶片，鲜用或晒干；秋季采集成熟种子、挖根，晒干。根性味甘、辛、寒。具有清热解毒、利窍、通淋等功效。用于消渴、乳汁少、淋病、大小便不利等。叶片用于肺热咳嗽、热毒下痢、黄疸、大小便不通、丹毒、金疮等。种子用于水肿、乳汁不通、乳房肿痛等。

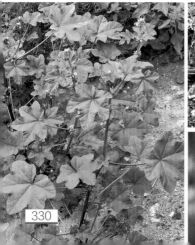

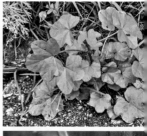

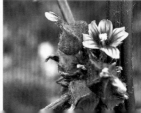

榴梿

【别名】流莲、韶子、麝香猫果

【学名】*Durio zibethinus* Murr.

【识别特征】木棉科。常绿乔木。幼枝上部有鳞片。叶片长圆形或倒卵状长圆形，先端渐尖或急尖，基部圆形或钝圆，叶背面有贴生鳞片。聚伞花序细长下垂，簇生茎或枝上；花瓣淡黄色，长为萼的2倍；雄蕊5束，每束有多数花丝，花丝基部合生。蒴果椭圆形，硕大肥厚，淡黄色或黄绿色，果皮坚硬，密生大突尖。假种皮肉质，淡黄白色，黏性多汁，有强烈气味。花果期6～12月。

【分布生境】原产印度尼西亚。我国广东、海南岛等地有栽培。

【药用功效】果实药用，成熟时采集，多为鲜用。性味甘、淡、温。具有健脾益气、补肾温阳、生津止渴等功效。用于营养不良、体质虚弱、贫血、畏寒、心腹冷痛、痛经、痢疾等。

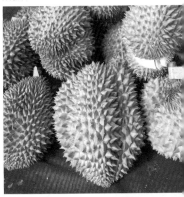

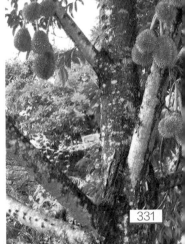

木棉

【别名】攀枝花、英雄树、木棉花、琼枝

【学名】*Bombax ceiba* L.

【识别特征】木棉科。落叶乔木。树干有圆锥状粗刺。掌状复叶，小叶5 ~ 7，长椭圆形或长圆状披针形，长10 ~ 20cm，宽5 ~ 7cm，先端渐尖，基部阔或渐狭，全缘；小叶柄长

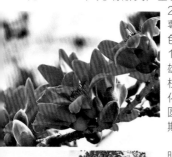

2 ~ 4cm。花单生枝端叶腋；花萼厚革质，裂片宽三角形，绿黄色；花红色，先叶开放，直径约10cm，花瓣5，肉质，矩圆形；雄蕊多数，基部合生；子房5室，柱头5裂。蒴果大，矩圆形，木质化，内有丝状绵毛。种子多数，卵圆形，灰黑色。花期3 ~ 4月，果期5 ~ 6月。

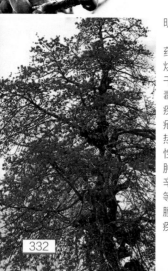

【分布生境】华南、西南。生旷野、河谷、山林、村寨等地。

【药用功效】花、根、树皮入药。春季采集盛开的花朵，晒干或烘干；根、树皮随时可采集，晒干。花性味甘，凉。具有清热解毒、利湿、止血等功效。用于痢疾、泄泻、血崩、疮毒、湿疹、金疮出血等。根性味甘，凉。具有清热利湿、收敛止血等功效。用于慢性胃炎、胃溃疡、瘰疬、产后水肿、赤痢、跌打损伤等。树皮性味辛，平。具有清热利湿、活血消肿等功效，用于慢性胃炎、胃溃疡、腰腿不遂、腰膝疼痛、泄泻、痢疾、跌打损伤、疮肿等。

梧桐

【别名】桐树、青桐、梧桐子、青皮树

【学名】*Firmiana simplex* (L.) W.Wight

【识别特征】梧桐科。落叶乔木。树皮青绿色。叶片掌状3～5裂，长15～20cm，基部心形，裂片全缘，叶背面有星状短柔毛；叶柄长与叶片长近相等。圆锥花序顶生，长约20cm；萼片长圆形，长约1cm，花瓣状，向外反卷；花单性，黄绿色，无花瓣；心皮4～5，开裂成叶状，长3～10cm。蓇葖果，5瓣裂。种子球形，生于心皮边缘。花期6～7月，果期9～10月。

【分布生境】西南、华南、东南、华中、华西、华北。多为栽培。

【药用功效】种子、花、叶、根、树皮均可入药。种子成熟时采集，晒干；叶、花夏季采集，晒干；根、树皮秋季采挖，晒干。种子性味甘，平。具有消食、和胃、顺气等功效。用于伤食、胃痛、疝气、小儿口疮等。花用于水肿、秃疮、烫伤等。叶、根、树皮用于风湿疼痛、腰膝痹痛、月经不调、痈疮肿毒、跌打损伤等。

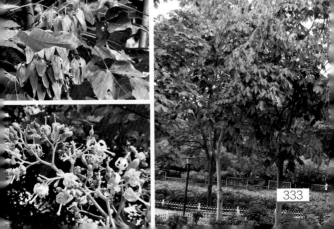

胖大海

【别名】大海子、安南子、大洞果、胡大海

【学名】*Sterculia lychnophora* Hance

【识别特征】梧桐科。落叶乔木。叶革质，卵形或椭圆状披针形，先端渐尖，基部圆形或近截形，全缘；叶柄长 5 ~ 15cm。花杂性同株；圆锥花序顶生或腋生；花萼钟状深裂，裂片披针形；花瓣呈星状伸张；雄花具雄蕊 10 ~ 15；子房心皮 5，柱头 2 ~ 5 裂，退化雄蕊为一簇无柄花药。蓇葖果大，常 1 ~ 5 个着生于果梗上，长 18 ~ 24cm，基部宽 5 ~ 6cm，呈船形，成熟前裂开。种子棱形或倒卵形，长 1.8 ~ 2.5cm，宽 1.2cm，黑褐色或黄褐色，表面有皱纹。

【分布生境】华南、云南西双版纳等地有引种栽培。

【药用功效】种子入药，4 ~ 6 月从成熟开裂的果实中采集种子，晒干。性味甘、淡、寒。具有清肺化痰、利咽开音、润肠通便等功效。用于肺热音哑、干咳无痰、咽喉疼痛、头痛、目赤、牙痛、燥热便秘等。

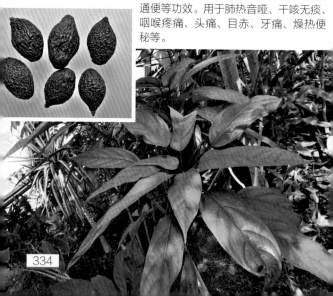

可可

【别名】可可树

【学名】*Theobroma cacao* L.

【识别特征】梧桐科。常绿乔木。嫩枝有短柔毛。叶片大，卵状长椭圆形或倒卵状长椭圆形，长20～30cm，宽7～10cm，顶端长渐尖，尖头钝，基部圆形、近心形或钝；叶柄短。聚伞花序簇生在树干或主枝上；花萼粉红色，5深裂，裂片长披针形；花淡黄色，直径约1.8cm，花瓣5，略比花萼长，下部凹陷成头盔状，上部匙形而向外反卷。果实椭圆形或椭圆形，长15～20cm，表面有纵棱，深黄色或淡红色，5室，每室有12～14粒种子。种子卵形，长约2.5cm。花果期全年。

【分布生境】原产南美洲。我国海南岛、云南等地有栽培。

【药用功效】种子入药，果实成熟时采集，晒干。性味甘、平。具有强心、利尿等功效。用于口腔溃疡、内痔、肛瘘等。

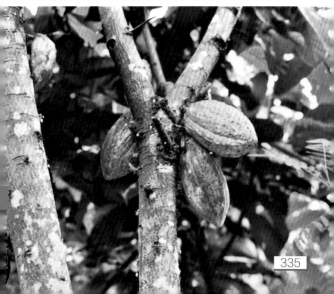

猕猴桃

【别名】中华猕猴桃、羊桃、藤梨、毛叶猕猴桃

【学名】*Actinidia chinensis* Planch.

【识别特征】猕猴桃科。落叶藤本。幼枝密被褐色毛。叶互生，阔卵形、椭圆形或近圆形，长6～17cm，宽5～13cm，先端短至渐尖，基部圆形或微心形，叶背面密被星状茸毛；叶柄长3～8cm，密被褐色毛。花杂性，常3～6朵成腋生的聚伞花序；花白色或淡橙黄色，花瓣5；萼片5，外被黄色茸毛；雄蕊多数；子房上位，花柱丝状。浆果椭圆形或近圆形，长4～6cm，密被棕黄色长硬毛。种子多数，细小，黑色。花期4～6月，果期8～10月。

【分布生境】西南、华南、东南、华中、华东、华西。生山坡、林缘、灌丛、疏林中。

【药用功效】果实药用，秋季果实成熟时采集，多为鲜用。性味甘、酸，寒。具有清热、生津润燥、通淋等功效。用于烦热口渴、烦躁不安、消化不良、食欲不振、反胃呕吐、黄疸、尿结石、小便不利、痔疮等。

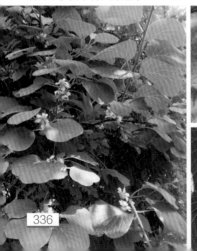
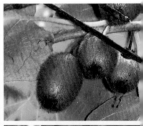
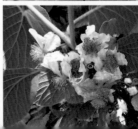

软枣猕猴桃

【别名】猕猴梨、软枣子、圆枣子、洋桃藤

【学名】*Actinidia arguta* (Sieb.et Zucc.) Planch.

【识别特征】猕猴桃科。落叶藤本。幼枝被灰白色疏毛，老枝光滑。叶互生，卵圆形、椭圆形或长圆形，长6～13cm，宽5～9cm，先端突尖或短尾尖，基部圆形，边缘具锐锯齿，叶背面脉腋处有柔毛；叶柄长。聚伞花序腋生，有花3～6朵；花白色，直径1.2～2cm，花被5，花梗无毛；萼片仅边缘有毛；雄蕊多数；花柱丝状，多数；子房球形。浆果近球形，长约2.5cm，黄绿色，光滑。花期5～6月，果期8～9月。

【分布生境】东北、华北、西北、长江流域等地。生向阳山坡、灌丛、林缘。

【药用功效】根、果实入药。秋季挖根，晒干或鲜用；秋季果实成熟时采集，多为鲜用。根性味淡、微涩，凉。具有清热、健胃、利温等功效。用于消化不良、呕吐、腹泻、黄疸、风湿关节痛等。果实用于止渴、解烦热、下石淋等。

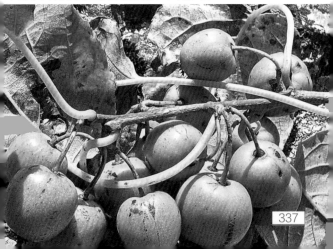

山茶

【别名】山茶花、红茶花、一捻红

【学名】*Camellia japonica* L.

【识别特征】山茶科。常绿灌木或乔木。树皮灰褐色，幼枝棕色。叶互生，革质，光滑，卵形或椭圆形，长5～10cm，宽2.5～6cm，先端尖，基部楔形，边缘具锯齿；叶柄长0.8～1.5cm。花单生叶腋或枝端；萼片5，宽卵形；花红色或白色等，花瓣5～7片或重瓣；雄蕊多数，2轮；雌蕊2，子房上位，花柱先端3裂。蒴果球形，直径约3cm，室背开裂。种子近球形，有棱角，暗褐色。花期4～5月，果期9～10月。栽培品种较多，花、果期不一。

【分布生境】我国大部分地区有栽培。南方生山坡、丘陵。

【药用功效】花入药，盛开时采集，晒干。性味甘、苦、辛，凉。具有消肿散瘀、凉血止血等功效。用于吐血、血崩、血淋、痔疮出血、血痢、跌打损伤、外伤出血等。

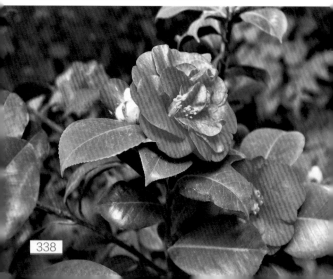

红旱莲

【别名】金丝蝴蝶、黄海棠、长柱金丝桃、大金雀

【学名】*Hypericum ascyron* L.

【识别特征】藤黄科。多年生草本。株高可达80cm。叶对生，卵状长圆形或披针形，长6～12cm，宽1.5～3cm，先端尖，基部抱茎，全缘。聚伞花序顶生，花数朵；萼片5，卵形或卵状长圆形；花黄色，花瓣5，倒卵形或披针形；雄蕊5束，每束有雄蕊约30枚，短于花瓣；花柱5，分离。蒴果卵圆形，长3～4cm，成熟时5瓣裂。花期7～8月，果期8～9月。

【分布生境】除西藏外，各地均有。生山坡、灌丛、溪边湿地。

【药用功效】全草入药，夏季至秋季采集，晒干。性味微苦、寒。具有清热解毒、平肝、止血、消肿等功效。用于头痛、吐血、咯血、衄血、跌打损伤、疮疖痈肿等。

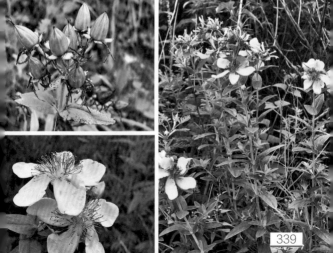

山竹

【别名】山竺、莽吉柿

【学名】*Garcinia mangostana* L.

【识别特征】藤黄科。小乔木。叶片革质，椭圆状长圆形，先端短尖，基部宽楔形或近圆形，全缘；叶柄粗短。雄花2～9簇生枝端，雄蕊合生成4束；雌花单生或对生在枝端，比雄花稍大。花柱宽短，柱头4～8裂。果实近球形，直径5～8cm，成熟时紫红色，皮厚，果肉乳白色，肉质多汁。花期9～10月，果期11～12月。

【分布生境】原产印度尼西亚。我国华南、台湾、云南有栽培。

【药用功效】果实药用，秋季果实成熟时采摘，多为鲜用。性味甘、微酸，平。具有健脾、生津、止泻等功效。用于阴虚内热、肺热咳嗽、脾虚腹泻、口渴、口腔炎、湿疹等。

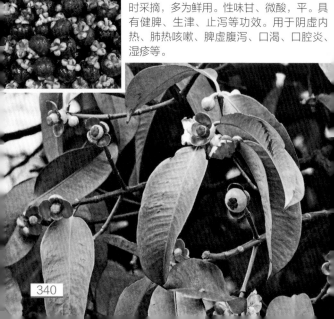

柽柳

【别名】柽、殷柽、垂丝柳、红柳。

【学名】*Tamarix chinensis* Lour.

【识别特征】柽柳科。灌木或小乔木。树皮及枝条褐红色。茎多分枝，枝条细长下垂。叶小，长0.1～0.3cm，呈鳞片状、卵状三角形、卵状长圆形或披针形，先端渐尖，基部鞘状，蓝绿色，无叶柄。圆锥状复总状花序顶生；萼片5，卵状三角形；花小，粉红色，花瓣5；雄蕊5，伸出花瓣外，花药紫红色，花丝细长；雌蕊1，柱头3裂；花盘褐色，5深裂，每裂片先端再分裂至中部成10裂状。蒴果圆锥体状，成熟时3瓣裂。花期6～7月，果期8～9月。

【分布生境】华北、东北、华东、华南、西北等地。生河流冲积平原、海滨沙滩、盐碱地、荒漠地带等。

【药用功效】枝叶入药，春季花未开时采集，阴干。性味甘、咸，平。具有疏风、解表、解毒、利尿等功效。用于感冒、咳喘、风湿骨痛、小便不利、麻疹不透、风疹身痒等。

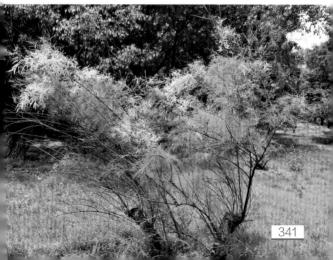

紫花地丁

【别名】光瓣菫菜、辽菫菜、地丁

【学名】*Viola yedoensis* Makino

【识别特征】菫菜科。多年生草本。根茎短粗，浅黄白色。基生叶丛生，舌形至长圆状披针形，先端钝，基部截形或微心形，叶缘具圆齿；叶柄具狭翅。托叶基部与叶柄合生。小苞片生在花梗的中部。萼片5，卵状披针形，基部附属物短。花紫堇色或紫色，花瓣5，侧瓣无须毛或稍有须毛，下面1瓣较大，距细管状。蒴果椭圆形，成熟时分裂成3果瓣。种子圆形，棕黄色，光滑。花期4～5月，果期5～7月。

【分布生境】东北、华北、西北等地。生荒地、山坡、路边。

【药用功效】带根全草入药，春季采集，鲜用或晒干。性味苦，寒。具有清热解毒、利湿消肿等功效。用于喉痹、目赤、腹泻、痈肿、疔疮肿毒、丹毒、瘰疬、虫蛇咬伤等。

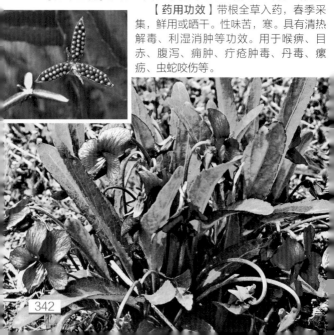

西番莲

【别名】转枝莲、转心莲、玉蕊花、西洋鞠

【学名】*Passiflora coerulea* L.

【识别特征】西番莲科。多年生缠绕草质藤本。茎细长，卷须单条着生在叶腋处。叶互生，掌状3～5深裂，裂片披针形，先端渐尖或钝尖，基部近心形；叶柄先端近叶基部有2腺体。花单生叶腋，花梗细长；苞片3，皱缩不平；萼片5，先端圆，背部有一突起。花瓣5，与萼片近等长；副花冠丝状，蓝紫色；雄蕊5，花药能转动；子房上位，花柱3。浆果椭圆形，成熟后黄色。花期秋季。

【分布生境】华南、西南。生山坡、林缘。

【药用功效】全草入药，夏季至秋季采，切段晒干。性味苦，温。具有除风清热、镇静等功效。用于神经痛、风热头昏、失眠、痛经等。

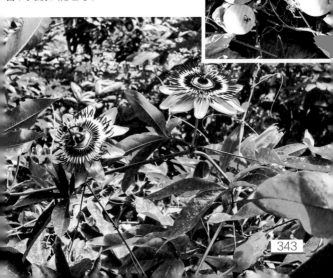

龙珠果

【别名】龙吞珠、龙须果、龙爪珠、香花果

【学名】*Passiflora foetida* L.

【识别特征】西番莲科。多年生攀援草质藤本。茎细长，有卷须。叶互生，卵形，3浅裂，长5～13cm，宽4～12cm，先端尖，基部心形，两面被柔毛和少数腺毛；叶柄长约6cm。花单生叶腋；萼片5；花白色或淡紫色，花瓣5，与萼片近等长；副花冠丝状。苞片1～3回羽状分裂为许多丝状小裂片，裂片顶端具腺毛。浆果椭圆形，长2～3cm，成熟时黄色。花期7～8月，果期9～11月。

【分布生境】原产西印度群岛和美洲。生山坡、灌丛、林缘、路边绿地等。我国华南、云南等地有栽培或逸生。

【药用功效】全草、果实入药。夏季至秋季采集，鲜用或晒干。全草性味甘、微苦，凉。具有清热解毒、利水等功效。用于肺热咳嗽、水肿、白浊等。果实具有润肺、止痛等功效。用于疥疮、无名肿毒等。

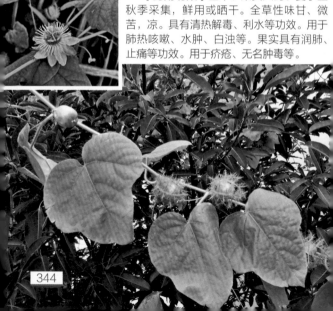

鸡蛋果

【别名】西番莲、土罗汉果、百味果、洋石榴

【学名】*Passiflora edulis* Sims

【识别特征】西番莲科。多年生草质藤本。茎圆柱形，具卷须。叶互生，掌状3深裂，裂片椭圆形或卵圆形，先端钝尖，边缘有细锯齿；叶柄近上端有2个腺体。花单生叶腋；花瓣5，与萼片近等长，副花冠由许多丝状体组成3轮排列，下部紫色，上部白色；雄蕊5，花丝合生；柱头3。浆果椭圆形或近圆形，成熟时红褐色。种子多数，具淡黄色黏液质假种皮。花期6～7月，果期10～11月。

【分布生境】原产南美洲。我国华南、西南等地有栽培或逸生。

【药用功效】果实药用，秋季果实成熟时采摘，多为鲜用。性味甘、酸、平。具有清肺润燥、安神止痛等功效。用于肺热咳嗽、咽干口渴、声音嘶哑、失眠、关节痛、痛经、痢疾、便秘等。

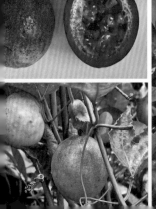

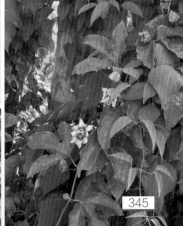

番木瓜

【别名】万寿果、番瓜、木瓜

【学名】*Carica papaya* L.

【识别特征】番木瓜科。多年生软木质乔木。茎粗壮直立，不分枝，有螺旋状排列的叶痕。叶片常5～9深裂，裂片再羽状分裂；叶柄粗而长，中空。花单性或两性；花白色或乳黄色；雌花单生或数朵排成伞房状，雌花无雄蕊；雄花具10雄蕊。浆果近球形、橄榄形或卵状圆柱形，肉质肥大，成熟后黄色或淡橘黄色，果肉橘黄色，味甜。种子圆形，黑色，表面有皱纹。南方热带花果期可全年。

【分布生境】原产中美洲。生山坡、路边、沟边、村寨旁、庭院等地。我国华东南部、华南、西南等地有栽培或逸生。

【药用功效】果实药用，成熟时采摘，多为鲜用。性味甘、平。具有消暑解渴、健脾胃、助消化等功效。用于脾胃虚弱、胸腹胀满、消化不良、肠胃溃疡、肢体麻木、风湿痹痛、乳汁稀少等。

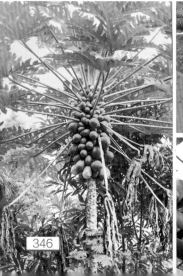
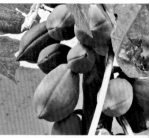
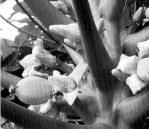

中华秋海棠

【别名】红黑二丸、野秋海棠、岩丸子、鸳鸯七

【学名】*Begonia sinensis* A.DC.

【识别特征】秋海棠科。多年生草本。株高20～60cm。地下具块根茎，深褐色。茎直立，圆柱形，光滑，上部有分枝，节部褐红色。叶片斜卵形，长5～12cm，宽4～9cm，先端渐尖或尾尖，基部偏斜成偏心状，边缘具稀疏锯齿；叶柄长约10cm。托叶膜质，卵状披针形。聚伞花序生枝顶叶腋处；雌雄同株；花粉红色，雄花的花被片4；雌花的花被片5。蒴果，长1.5～3cm，具3条翅。花期7～8月，果期8～9月。

【分布生境】西南、东南、华西、华东、华北等地。生山坡阴湿处、山石缝隙中。

【药用功效】根茎入药，开花前采集，切段晒干或鲜用。性味甘、酸，微寒。具有活血止血等功效。用于痢疾、红崩白带、跌打损伤等。

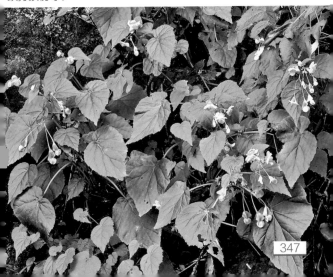

仙人掌

【别名】观音掌、神仙掌、观音刺、凤尾笏

【学名】*Opuntia dillenii* Haw.

【识别特征】仙人掌科。肉质灌木。茎下部稍木质化，近圆柱形；上部茎多分枝，扁平，卵形、长椭圆形或圆形，表面散生许多小窠，每小窠具1～12枚黄褐色尖刺。叶细小，钻形，生在小窠体的刺束之下，早落。花单生或数朵生在扁茎顶部的边缘处，亮黄色；雄蕊多数，数轮排列，花药2室；雌蕊1，花柱白色，柱头6裂。浆果肉质，卵形或椭圆形，长5～7cm，表面疏生小窠，窠内有黄褐色刺，果实成熟时紫红色或红色。花期6～12月。

【分布生境】原产加勒比。我国多分布在华南、西南地区。生长在阳光充足的山坡、沙质地、海滩荒地、礁石缝隙中。

【药用功效】茎入药，随时可采集，多为鲜用。性味苦、涩、寒。具有清热解毒、行气活血等功效。用于咽喉疼痛、咳嗽、肺痛、乳痈、心胃气痛、痞块、痢疾、痔血、疔疮、汤火伤、蛇咬伤等。

火龙果

【**别名**】红龙果、仙人果、仙蜜果

【**学名**】*Hylocereus undulatus* Britt.

【**识别特征**】仙人掌科。攀援肉质灌木。植株三棱状柱形，多分枝，深绿色或淡蓝绿色，棱呈翅状，边缘波状或圆齿状，可生出气生根。花大，漏斗形，长约15cm，夜间开放。浆果红色，椭圆形、卵圆形或近球形，长10～15cm，宽约10cm果，肉白色或红色，味淡。种子小，倒卵形，黑色。花果期6～10月。

【**分布生境**】原产哥斯达黎加等地。我国南方等地引种栽培。

【**药用功效**】果实药用，成熟期采摘，多为鲜用。性味甘、微酸，凉。具有清热降火、生津止渴、补脾益气、润肠通便等功效。用于烦热口渴、阴虚火旺、高血压、高血脂、消化不良、痔疮、便秘等。

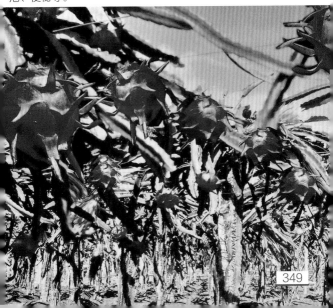

狼毒

【别名】瑞香狼毒、断肠草、川狼毒、续毒

【学名】*Stellera chamaejasme* L.

【识别特征】瑞香科。多年生草本。根粗壮圆柱形，具须根。株高可达50cm。茎直立，丛生。叶互生，披针形或卵状披针形，长1.5～3cm，宽0.3～0.9cm，全缘；叶柄极短。头状花序顶生，花密集。花白色或淡紫红色，具绿色总苞；花萼筒呈细管状，长0.8～1.2cm，先端5裂；雄蕊10，呈2列着生于喉部；子房上位，花柱短，柱头头状。果实圆锥形，被花被管所包。花果期6～9月。

【分布生境】西南、华北、华西、西北、东北等地。生高山草甸、草原、沟谷沙石地。

【药用功效】根入药，春季或秋季采挖，洗净晒干。性味苦、辛，平，有毒。具有祛痰、利水、破积、杀虫等功效。用于心腹疼痛、慢性气管炎、咳嗽、气喘、水肿腹胀、疥癣、虫积腹痛等。

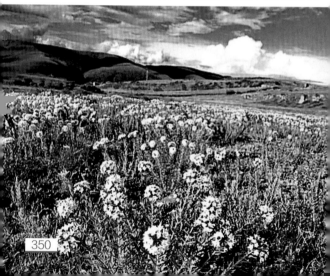

沙棘

【别名】醋柳、沙棘果、酸刺、中国沙棘

【学名】*Hippophae rhamnoides* L.

【识别特征】胡颓子科。落叶灌木或小乔木。枝具粗壮棘刺，幼枝密被褐锈色鳞片。叶互生或对生，条形或条状披针形，长2～6cm，宽0.4～1.2cm，两端钝尖，中脉凹下，叶背面银白色；叶柄极短。花先叶开放，雌雄异株；短总状花序腋生；花小，淡黄色；雄花花被2裂，雄蕊4；雌花花被筒囊状，顶端2裂。浆果扁球形，直径0.5～1cm，成熟时橙黄色。花期4～5月，果期9～10月。

【分布生境】西南、华北、华西等地。生山坡、草原、河岸边。

【药用功效】果实入药，秋季或冬季采收，鲜用或晒干。性味甘、酸，温。具有健脾消食、活血散瘀、止咳化痰等功效。用于消化不良、体倦乏力、食积腹痛、胸痹瘀滞、咳嗽痰多、高血压、高血脂、跌打损伤、月经不调、闭经等。

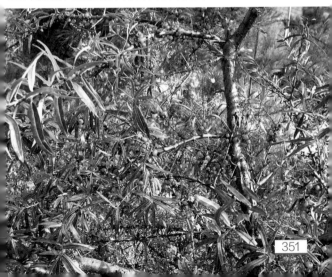

沙枣

【别名】银柳、红豆、牙格达、四味果

【学名】*Elaeagnus angustifolia* L.

【识别特征】胡颓子科。灌木或小乔木。幼枝被银白色鳞片，老枝褐色。叶片披针形，长2～6cm，宽1～2cm，先端钝尖，基部宽楔形，两面密被白色细鳞片，全缘；叶柄长0.5～1cm。花银白色，1～3朵生叶腋；花被钟形，上部4裂，外被鳞片；雄蕊4；花柱基部被花盘所包被。核果长圆状椭圆形，成熟时黄褐色，密被白色细鳞片。花期5～6月，果期8～10月。

【分布生境】西北、华北、华西等地。生沙漠边缘、戈壁滩、荒漠地。

【药用功效】果实药用，秋季果实成熟时采集，晒干。性味甘、酸、涩，平。具有健胃、止泻、利尿、镇静等功效。用于身体虚弱、失眠、胃痛、肺热咳嗽、消化不良、腹泻等。

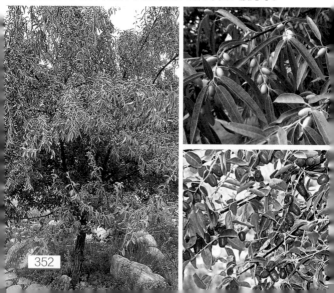

胡颓子

【别名】羊奶子、蒲颓子、甜棒捶、潘桑果

【学名】*Elaeagnus pungens* Thunb.

【识别特征】胡颓子科。落叶灌木。叶片椭圆形至长圆形，长4～7cm，宽2～3cm，先端尖或钝，基部圆形或宽楔形，全缘，叶背面密被灰白色鳞片；叶柄长约1cm。花1至数朵簇生叶腋，乳白色，长约1cm；花被筒漏斗形，顶端4裂；雄蕊4；子房上位，柱头不裂。核果近圆形或椭圆形，长0.8～1cm，被锈色鳞片。南方花期9～11月，果熟期翌年4～6月。北京花期5月，果熟期10～11月。

【分布生境】西南、东南、华中、华东等地。生山坡、灌丛。

【药用功效】根、叶、果实入药。果实成熟时采摘，鲜用或晒干；根秋季采挖，晒干；叶夏季至秋季采集，晒干。根性味甘、酸，平。具有祛风利湿、消积滞、利咽止咳等功效。用于咽喉肿痛、咳喘、吐血、咯血、便血、月经过多、黄疸、风湿性关节痛、小儿疳积、泻痢等。叶用于咳嗽气喘、咯血、痈疽、外伤出血等。果实用于泻痢、消渴、咳喘等。

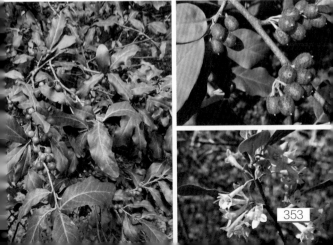

木半夏

【别名】野樱桃、四月子、枣皮树、骆驼花

【学名】*Elaeagnus multiflora* Thunb.

【识别特征】胡颓子科。落叶灌木。小枝褐红色，密被鳞片。叶片椭圆形或卵状长圆形，长2.5～6cm，先端锐尖，基部圆形或宽楔形，全缘，叶背银白色，散生褐色鳞片；叶柄长0.5～0.7cm。花1～2朵腋生，银白色，密被白色和疏被褐色鳞片；花被筒管状，上部4裂；雄蕊4；雌蕊1。核果椭圆形，长1～1.2cm，密被锈色鳞片，成熟时红色，果柄长约2cm。花期4～5月，果熟期7～8月。

【分布生境】西南、华中、东南、华北、华东等地。生山坡、灌丛、疏木林中。

【药用功效】果实、根入药。果实成熟时采集，鲜用或晒干；秋季挖根，洗净晒干。果实性味甘、酸，温。具有收敛、活血行气等功效。用于跌打损伤、肿毒、哮喘、痢疾、痔疮等。根性味淡、涩，温。具有活血行气、补虚损等功效。用于跌打损伤、痔疮等。

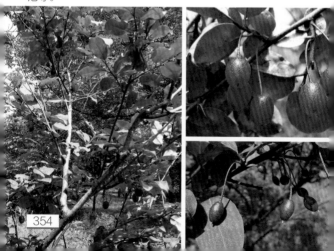

紫薇

【别名】痒痒树、宝幡花、紫梢、满堂红

【学名】*Lagerstroemia indica* L.

【识别特征】千屈菜科。灌木或小乔木。叶片椭圆形或倒卵形，长2.5～7cm，宽2.5～4cm，先端尖或钝，基部圆形或楔形，全缘；叶近无柄。圆锥花序顶生，长6～20cm；花红色、粉红色、白色等，花瓣6，近圆形，基部具爪，边缘具皱波纹，雄蕊多数；子房上位。蒴果近球形，直径约1.2cm，6瓣裂。花期6～9月，果期9～10月。

【分布生境】西南、华东、华中、华北、华东、东北。多为栽培植物。

【药用功效】根、叶、花入药。夏季采集叶片和花朵，晒干；根全年可采挖，晒干。根性味微苦、涩，平。具有活血止血、解毒消肿等功效。用于痈疽肿毒、牙痛、痢疾等。叶用于痢疾、湿疹、创伤出血等。花用于疥癞癣疮、产后血崩不止、带下淋漓等。

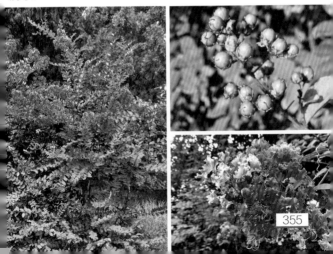

千屈菜

【别名】水柳、对叶莲、对牙草

【学名】*Lythrum salicaria* L.

【识别特征】千屈菜科。多年生草本。株高100～150cm。茎直立，多分枝。叶对生或3枚轮生，披针形或阔披针形，长3.5～7cm，宽1～1.5cm，先端渐尖，基部略抱茎，全缘。总状花序顶生；花两性，具短梗；花萼筒状，长0.3～0.6cm，外有12条细棱，顶端具6齿，齿间有尾状附属物；花粉红色或紫红色，花瓣6，生萼筒上部；雄蕊12，2轮，长短不一；子房上位，2室。蒴果椭圆形，包藏于花萼内，2裂，裂片再2裂。花期7～9月，果期9～10月。

【分布生境】几遍全国。生河岸边、小溪旁、沼泽地、湿地。

【药用功效】全草入药，夏季至秋季采集，晒干。性味苦，寒。具有清热解毒、收敛、通瘀等功效。用于痢疾、血崩、瘀血闭经、溃疡等。

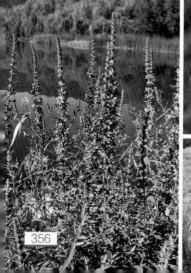

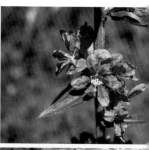

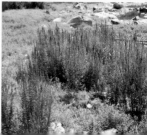

石榴

【别名】安石榴、金罂、石榴皮

【学名】*Punica granatum* L.

【识别特征】石榴科。落叶灌木或小乔木。叶片对生或簇生，长圆状披针形，先端尖，基部渐狭，全缘；叶柄短。花1至数朵生小枝顶端或叶腋处。花萼筒钟状，肉质肥厚，裂片6，卵状三角形；花红色，花瓣6，倒卵形；雄蕊多数，着生萼筒中部；雌蕊1，子房下位或半下位。浆果近球形，直径7～10cm，果皮肥厚，先端花萼宿存，成熟时红色、黄色或浅黄白色。种子多棱形，具晶莹剔透多汁的外种皮。花果期6～7月，果期7～10月。

【分布生境】我国大部分地区。广为栽培。

【药用功效】石榴皮入药，果实成熟时采摘，取皮晒干。性味酸、涩、温。具有涩肠止泻、收敛止血、杀虫等功效。用于腹泻、便血、崩漏、虫积腹痛、脱肛等。果实用于咽干口渴、滑泻久痢等。

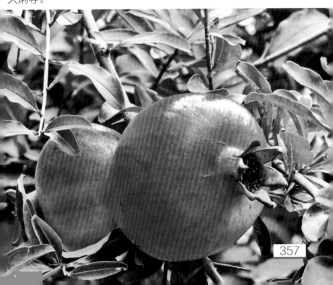

使君子

【别名】五棱子、留求子、索子果、冬均子

【学名】*Quisqualis indica* L.

【识别特征】使君子科。落叶灌木。叶对生，长圆状椭圆形或椭圆形，长5~13cm，宽2~6cm，先端短渐尖，基部圆形或略心形，全缘；叶柄长0.5~1.5cm。伞房式穗状花序生枝端，花略芳香；萼筒细管状，长约6cm，先端5裂；花瓣5，长圆形或倒卵形，初开时白色，后变红色；雄蕊10，2轮；雌蕊1，子房下位，花柱细长，柱头短。果实橄榄状，长2.5~4cm，具5棱，成熟后黑褐色或棕色。花期5~9月，果期6~10月。

【分布生境】西南、华南、东南等地。生平原、山坡、疏林、灌丛、路边、河岸边等地。

【药用功效】果实入药，果皮变紫黑时采摘，晒干。性味甘、温；有毒。具有健脾、消积、杀虫等功效。用于小儿疳积、虫积腹痛、腹胀、泻痢等。服药时忌饮茶。

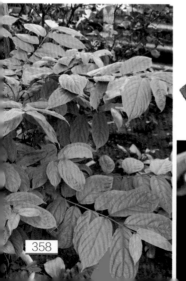
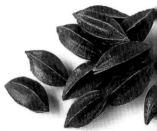
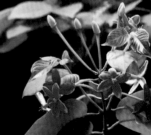

番石榴

【别名】鸡矢果、缅桃、芭乐、番石榴干

【学名】*Psidium guajava* L.

【识别特征】桃金娘科。灌木或乔木。小枝灰褐色，有毛。叶对生，革质，椭圆形或长圆形，先端钝尖，基部宽楔形，背面密生短柔毛，羽状脉明显，叶缘微波状；叶柄粗短。花单生或数朵同生在总花梗上。花萼管钟形，萼帽近圆形；花瓣4～5，白色，较萼片长；雄蕊多数；子房下位，3室。浆果近球形或卵圆形，成熟时淡粉红色，先端有宿存萼片。花期5～6月，果期7～10月。

【分布生境】原产热带美洲。我国华南、西南多有栽培或逸生。

【药用功效】未成熟的果实、叶片入药。夏季至秋季采摘果实，鲜用或切片晒干；夏季采集嫩叶片，鲜用或晒干。果实性味酸、涩，温。具健脾消积、涩肠止泻等功效。用于消化不良、肠炎、泄泻久痢、消渴、湿疹、创伤出血等。叶片性味甘、涩，平。具有燥湿健脾、清热解毒等功效。用于泄泻久痢、湿疹、创伤出血等。

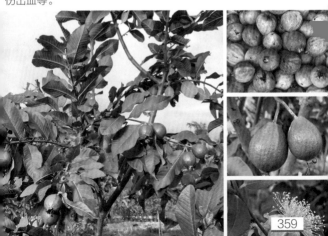

莲雾

【别名】洋蒲桃、爪哇蒲桃、铃铛果、南洋蒲桃

【学名】*Syzygium samarangense* (Blume) Merr. et Perry

【识别特征】桃金娘科。乔木。叶对生，革质，椭圆状距圆形，先端钝尖，基部圆形或狭心形，全缘。聚伞花序顶生或腋生，具数朵花；花萼筒倒圆锥形，裂片4，裂片近半圆形，边缘膜质；花瓣4，白色；雄蕊多数，离生，伸出。浆果核果状，三角状半球形，肉质多汁，淡红色或粉红色，表面光亮。花期3~4月，果期5~6月。

【分布生境】原产泰国、马来西亚、印度尼西亚。我国华南、西南及台湾等地有栽培。

【药用功效】果实药用，成熟时采集，多为鲜用。性味甘、淡，凉。具有清热解毒、降压安神、消炎利尿等功效。用于肺热咳嗽、咽干口渴、口舌生疮、小便不利、痔疮出血等。

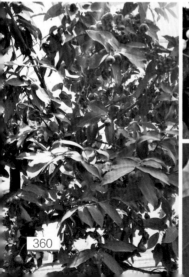

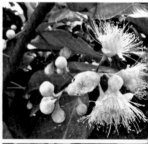

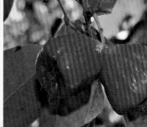

桃金娘

【别名】山稔子、豆稔干、岗稔、金丝桃

【学名】*Rhodomyrtus tomentosa* (Ait.) Hassk.

【识别特征】桃金娘科。小灌木。株高100～200cm。幼枝密被柔毛。叶对生，近革质，椭圆形或倒卵形，长3～6cm，宽1.5～3.5cm，先端钝，基部圆形，三出脉，叶背面密被短柔毛，全缘；叶柄短。花单生叶腋，直径2～4cm，花瓣5，倒卵形，玫瑰色；花萼管倒卵形，裂片5，近圆形；雄蕊多数，离生；子房3～4室。浆果近球形，直径0.8～1.2cm，成熟时黑紫色。花期5～7月，果期7～9月。

【分布生境】西南、华南、东南等地。生山坡、丘陵、草地。

【药用功效】根、叶、果实入药。根、叶全年可采集，鲜用或晒干；秋季果实成熟时采摘，晒干。根性味甘、微酸，平。具有祛风除湿、止血止痛等功效。用于风湿性关节炎、胃痛、肝炎、疝气、血崩、痔疮、烫伤等。叶片性味甘，平。具有止血止痛、散热毒等功效。用于头痛、急性肠胃炎、疳积、外伤出血、疮疹等。果实性味甘、涩，平。具有养血、止血、涩肠、固精等功效。用于贫血、病后体虚、神经衰弱、耳鸣、遗精、便血、痢疾、脱肛等。

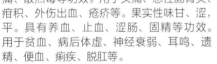

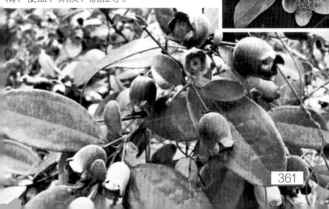

野牡丹

【别名】山石榴、高脚山落苏、地茄、大金香炉
【学名】*Melastoma candidum* D.Don

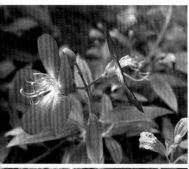

【识别特征】野牡丹科。灌木。株高50～150cm。株体被糙毛。叶对生，卵形或宽卵形，长5～10cm，宽2～4cm，先端短尖，基部近圆形或宽楔形，基出脉5～7条，全缘，两面有毛；叶柄长1～1.5cm。伞房花序生枝端，通常有花3～5朵；花萼筒长约1cm，先端5裂，裂片披针形，与萼筒近等长；花瓣玫瑰色或粉红色，花瓣5，倒卵形，先端圆形，基部渐狭；雄蕊5长5短；子房下位，5室。蒴果坛状球形，长约1cm，密被糙毛。花期5～7月，果期9～11月。

【分布生境】华南等地。生荒地、山坡、灌丛、路边。

【药用功效】全草入药，夏季至秋季采集，晒干。性味酸、涩，凉。具有清热解毒、活血消肿等功效。用于月经过多、产后腹痛、乳汁不通、痈肿疔毒、跌打损伤、咯血、外伤出血等。

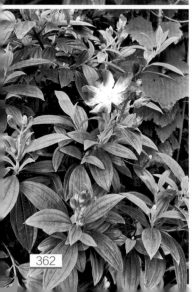

毛稔

【别名】红花山牡丹、红爆牙狼、豹牙郎、开口枣

【学名】*Melastoma sanguineum* Sims.

【识别特征】野牡丹科。灌木。株高100～200cm。茎及枝被长粗刚毛。叶对生，卵状披针形至披针形，长8～14cm，宽2.5～4cm，先端渐尖，基部钝圆形，基出脉5条，两面被糙毛；叶柄被糙毛。花1朵或数朵生枝端；花粉红色或紫红色，花瓣5～7，宽倒卵形；雄蕊10，5长5短；子房半下位，5室，被刚毛；蒴果杯状球形，密被红褐色长粗刚毛。花期可全年，果期一般为8～10月。

【分布生境】华南等地。生山坡、荒地、灌丛、草丛、林缘。

【药用功效】全草入药，全年可采集，晒干。性味涩，微温。具有收敛止血等功效。用于月经过多、跌打损伤、外伤出血等。

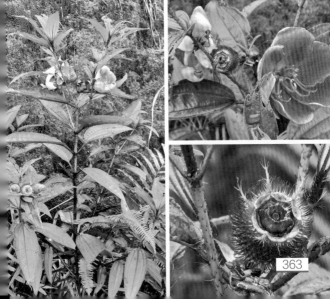

菱角

【别名】水菱、水栗子、沙角、芰实

【学名】*Trapa bispinosa* Roxb.

【识别特征】菱科。一年生水生草本。茎细长。叶二型，沉水叶羽状细裂；漂浮叶集生茎顶，呈莲座状，叶片菱状三角形，长与宽各为2～4cm，边缘上半部有粗齿，叶面光滑，叶背面脉上有毛；叶柄细长，中部有长椭圆形的气囊。花两性，单生于叶腋；花萼4深裂；花白色，花瓣4；果实三角形，污黑色，两侧各有一个尖角，果肉白色，含大量淀粉。花期6～7月，果期9～10月。

【分布生境】我国大部分地区。生池塘、水流缓慢的河湖中。南方等地多为人工栽培。

【药用功效】果实入药，秋季果实成熟时采集，鲜用或晒干。性味甘，凉。生食用于清热解毒、消暑、除烦止渴、解酒毒等。熟食用于益气、健脾胃、祛暑、解毒等。

同属的乌菱 *Trapa bicornis* Osbeck的果实同等入药。

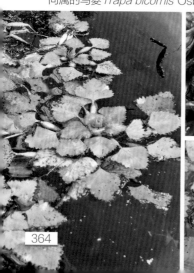
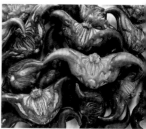
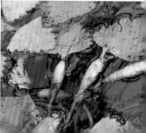

草龙

【别名】水仙桃、锁匙筒、田浮草、水映草

【学名】*Jussiaea linifolia* Vahl

【识别特征】柳叶菜科。一年生草本。株高20～60cm。茎直立，具纵棱，多分枝，绿色或淡紫色。叶互生，长椭圆状披针形或条状披针形，长2～10cm，先端尖，基部楔形，全缘；叶柄极短。花单生叶腋，无花梗；花萼筒细长，萼裂片4，披针形；花黄色，花瓣4，长圆状椭圆形，短于萼片；雄蕊8。蒴果长圆柱形，长2～3cm，淡紫红色。种子多数，卵形，淡紫色。花果期7～12月。

【分布生境】长江以南各地区。生水田、湿地、小溪边。

【药用功效】全草入药，夏季至秋季采集，切段晒干。性味淡、微涩、凉。具有清热解毒、疏风、凉血等功效。用于感冒咳嗽、咽喉肿痛、口腔炎、肠炎、腹泻、疮疡疔肿等。

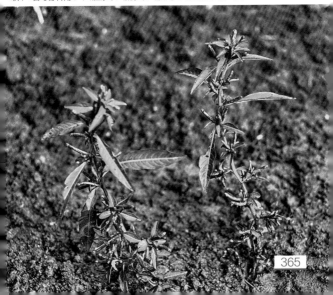

水龙

【别名】过江藤、过塘蛇、枇杷菜、鱼鳔草

【学名】*Jussiaea repens* L.

【识别特征】柳叶菜科。多年生草本。株高约30cm。根状茎漂浮水面或匍匐状，节上具浅褐色椭圆形囊状器。叶互生，长圆状倒披针形或倒卵形，长1.5～5cm，宽1～1.5cm，先端钝圆，基部渐狭成柄。花两性，花单生于叶腋；萼裂片5，披针形；花白色，基部淡黄色，花瓣5，倒阔卵形，长1～1.2cm，宽0.6～0.8cm，花梗长2～3cm；雄蕊10；子房下位，5室，柱头头状，5浅裂。蒴果圆柱形，长2～3cm，直径约0.3cm。花期4～11月，果期5～11月。

【分布生境】长江以南各地区。生水田、浅水池塘、沟渠边。

【药用功效】全草入药，夏季采集，切段晒干或鲜用。性味甘，淡，凉。具有清热解毒、利水消肿等功效。用于感冒发热、燥热咳嗽、痈肿疔疮、小便淋浊等。

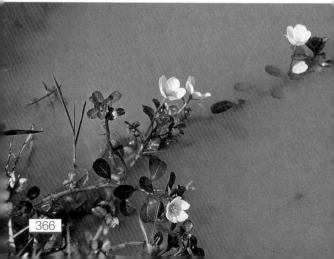

柳叶菜

【别名】水接骨丹、菜子灵、水丁香

【学名】*Epilobium hirsutum* L.

【识别特征】柳叶菜科，多年生草本。株高50～120cm。茎直立，多分枝，被柔毛和腺毛。茎下部叶对生，上部叶互生，披针形，长4～9cm，宽0.7～1.7cm，先端钝尖，基部渐狭抱茎，边缘具锯齿，两面密被柔毛。花单生上部叶腋处；花萼筒圆柱形，裂片4，披针形，被柔毛；花淡紫红色，花瓣4，宽倒卵形，先端凹缺成2裂；雄蕊8，4长4短；子房下位，柱头4裂。蒴果长圆柱形，长4～6cm，顶端平截，具短柄，室背开裂，被柔毛和腺毛。种子椭圆形，密生小乳突，顶端簇生白色种缨。花期6～8月，果期7～9月。

【分布生境】我国大部分地区。生河湖边、浅水塘、沼泽地。

【药用功效】全草及根入药，夏季至秋季采集，切段晒干。性味淡，凉。具有活血止血、消炎止痛、生肌等功效。用于跌打损伤、骨折、疮疖痈肿、月经过多、烫伤等。

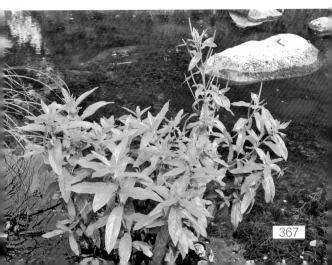

丁香蓼

【别名】水丁香、丁子蓼、红豇豆、喇叭草
【学名】*Ludwigia prostrata* Roxb.

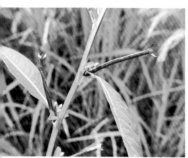

【识别特征】柳叶菜科。一年生草本。株高可达50cm。茎具纵棱，多分枝，秋季茎、叶常呈红紫色，光滑无毛。叶互生，披针形，长4～7cm，宽1～2cm，先端渐尖，基部渐狭，全缘；叶柄短。花单生叶腋处，无梗，基部有2个小苞片；花萼4裂，裂片卵形；花鲜黄色，花瓣4，阔倒卵形；雄蕊4～5，鲜黄色；子房下位，花柱短，柱头头状。蒴果狭条状柱形，具4钝棱，长1.5～3cm，成熟时黑紫色，花萼宿存，卵形或阔卵形。花期6～8月，果期9～10月。

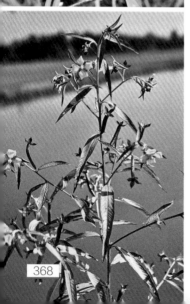

【分布生境】华南、西南、华中、华东。生水田、河沟边、沼泽地、潮湿地。

【药用功效】全草入药，秋季结果时采集，晒干。性味苦，凉。具有清热解毒、利尿消肿等功效。用于水肿、痢疾、血淋、痈疽、疔疮等。

柳兰

【别名】红筷子、山麻条

【学名】 *Chamaenerion angustifolium* (L.) Holub

【识别特征】柳叶菜科。多年生草本。株高约100cm。茎直立，通常不分枝。叶互生，披针形，长8～14cm，宽1～2.5cm，先端渐尖，基部楔形，边缘稀疏细齿或全缘，叶背面中脉被毛；无叶柄。总状花序顶生或单生叶腋；苞片线形；萼片4，线状披针形，具短柔毛；花瓣4，倒卵形或长椭圆形，长约2cm，宽1.8cm，红紫色或淡粉红色；雄蕊8，不等长；子房下位，4室，柱头4裂。蒴果圆柱形，长6～8cm，密被毛。种子多数，顶端具簇毛。花期7～9月，果期8～10月。

【分布生境】西南、华北、华西、西北、东北等地。生高海拔山坡、灌丛、草甸、林缘、岩石缝隙中。

【药用功效】全草入药，夏季至秋季采集，晒干或鲜用。性味苦，平。具有下乳、润肠等功效。用于气虚水肿、腹泻、积食胀满、肾囊肿大等。

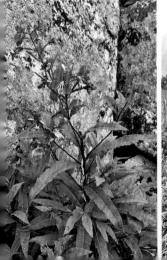
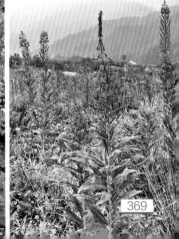

锁阳

【别名】不老草、锈铁棒、地毛球、羊锁不拉

【学名】*Cynomorium songaricum* Rupr.

【识别特征】锁阳科。多年生肉质寄生草本。地下茎粗短，具有多数瘤突吸收根。茎圆柱形，暗紫色，高20～100cm，直径3～6cm，大部分埋在沙土中，基部粗壮，地上部具鳞片状叶。鳞片状叶卵形、三角形或三角状卵形，长0.5～1cm，先端尖。肉穗花序生茎顶，棍棒状，长5～15cm，宽2.5～6cm，生密集的花和鳞状苞片；花杂性，暗紫色，有香味。果实多数，近球形，柱头宿存。花期5～7月，果期6～7月。

【分布生境】新疆、青海、甘肃、宁夏、内蒙古等地。生长在干燥沙质地带，多寄生在白刺等植物的根部。

【药用功效】全草入药，春季或秋季采挖，除去花序晒干。性味甘、温。具有补肾助阳、润肠通便等功效。用于阳痿、遗精、精血不足、筋骨无力、腰膝酸软、血虚津亏、尿血、肠燥便秘等。

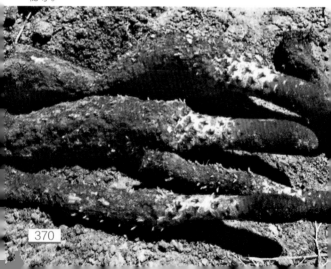

刺五加

【别名】五加皮、一百针、刺拐棒

【学名】*Acanthopanax senticosus* (Rupr.et Maxim.) Harms

【识别特征】五加科。灌木。枝密生细长的倒向黄褐色针状刺。掌状复叶，小叶5，椭圆状倒卵形或长圆形，长5～13cm，宽3～7cm，先端渐尖，基部楔形，边缘有锯齿；叶柄长3～10cm，小叶柄长0.5～2cm。伞形花序单个顶生，或2·6个组成稀疏的圆锥花序，总花梗长5～7cm；花瓣5，卵形；雄蕊5。果实近球形，长约0.8cm，具5棱，黑色，顶端具短喙。花期6～7月，果期8～10月。

【分布生境】东北、华北、西南等地。生山坡杂木林、灌丛中。

【药用功效】根皮、茎皮入药，春季或秋季采集，切厚片晒干。性味甘、微苦，温。具有祛风湿、壮筋骨、活血祛瘀、益气安神等功效。用于体虚乏力、久咳虚喘、脾肺气虚、心脾两虚、风湿性关节炎、肾虚腰膝酸痛、失眠健忘、多梦等。

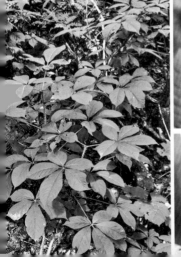

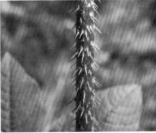

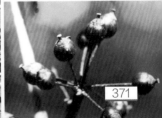

无梗五加

【别名】短梗五加、乌鸦子

【学名】*Acanthopanax sessiliflorus* (Rupr.et Maxim.) S.Y.Hu

【识别特征】五加科。灌木或小乔木。枝上生锥形硬刺或无刺，刺直或弯曲。掌状复叶，小叶3～5，椭圆状倒卵形或长圆形，长8～18cm，宽3～7cm，先端渐尖，基部楔形，边缘有不规则锯齿；叶柄长3～12cm，小叶柄很短。花序为数个球形头状花序组成的顶生圆锥花序；花多数，无花梗；总花梗密生白色柔毛；萼筒密生白色茸毛，边缘具5小齿。花瓣5，卵形；子房下位，2室。果实倒卵状椭圆形，长1～1.5cm，稍具棱，宿存花柱长约0.3cm，成熟时黑色。花期8～9月，果期9～10月。

【分布生境】东北、河北、山西等地。生山坡杂木林中。

【药用功效】同刺五加。

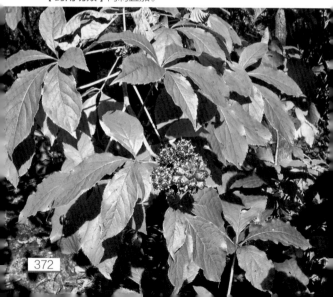

人参

【别名】棒槌、地精、孩儿参、土精

【学名】*Panax ginseng* C. A. Mey.

【识别特征】五加科。多年生草本。地下根肉质肥厚，分歧，淡黄褐色。茎直立，单一。掌状复叶轮生于茎端；一年生者有1枚三出复叶，二年生者有1枚五出掌状复叶，三年生者有2枚五出掌状复叶，最后增至6枚五出掌状复叶。伞形花序单个顶生；萼边缘有5齿；花小，淡黄绿色，花瓣5，先端尖；雄蕊5；子房下位，2室，花柱2，分离。浆果状核果，肾形或扁球形，成熟时红色，每室含种子1枚。花期6～7月，果期7～9月。

【分布生境】东北至河北北部。生深山林荫下。

【药用功效】根入药，秋季采挖，洗净晒干，有多种加工方法。性味甘、微苦，平。具有大补元气、复脉固脱、补脾益肺、安神益智等功效。用于气血不足、体虚欲脱、心力衰竭、惊悸、失眠健忘、眩晕头痛、肺虚喘咳、脾虚食少、津伤口渴、消渴、肢冷脉微、阳痿、宫冷、尿频、大便滑泻等。

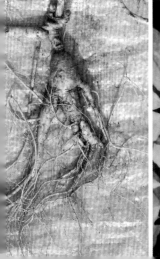
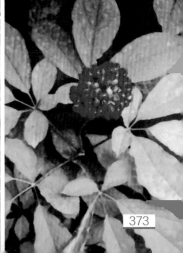

西洋参

【别名】花旗参、洋参、西洋人参

【学名】*Panax quinquefolius* L.

【识别特征】五加科。多年生草本。地下根肉质肥厚，有时分歧，土黄色。茎直立，单一。掌状复叶轮生于茎端，小叶片宽卵形或倒卵形，长4～9cm，宽3～5cm，先端突尖，基部楔形，边缘具粗锯齿。伞形花序单生茎顶；萼片钟形，绿色，先端5齿裂；花绿白色，花瓣5，矩圆形；雄蕊5；雌蕊1，子房下位，2室，花柱2，上部分离成叉状。浆果状核果，扁球形，成熟时红色。花期7月，果实成熟期9月。

【分布生境】原产北美洲。我国有引种栽培。

【药用功效】根入药，秋季采挖，洗净晒干。性味甘、微苦，凉。具有补气养阴、清热生津等功效。用于气虚阴亏、神疲乏力、身热汗多、肺虚久咳、痰中带血、咳嗽痰少、心烦口渴、尿短赤涩、大便干燥等。

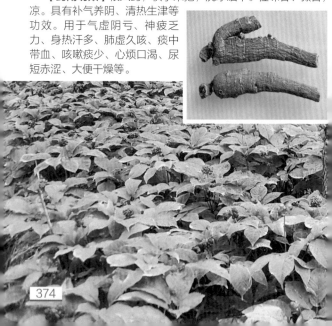

三七

【别名】田七、人参三七、金不换、山漆

【学名】*Panax notoginseng* (Burk.) F.H.Chen

【识别特征】五加科。多年生草本。地下主根呈不规则块状，灰黄色或灰黑色。掌状复叶3~6枚轮生于茎端，小叶3~7片，中间1片最大，长圆状倒卵形，边缘有细齿。伞形花序单生茎顶；花萼5齿裂；花小，淡黄绿色，花瓣5；雄蕊5。浆果状核果，近于肾形，成熟时红色。种子扁球形。花期6~8月，果期6~10月。

【分布生境】云南、贵州等地。生山坡林荫下。多为栽培。

【药用功效】根、花入药。夏季采集花朵，晒干；秋季采挖根，洗净晒干。根性味甘、微苦，温。具散瘀止血、消肿止痛等功效。用于跌打损伤、筋骨折伤、瘀血肿痛、外伤出血、咯血、吐血、衄血、便血、崩漏、高血脂等。花用于高血压、头晕目眩、耳鸣、急性咽喉炎等。

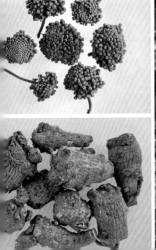

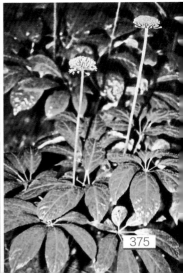

常春藤

【别名】三角枫、爬墙虎、百脚蜈蚣、爬树藤

【学名】_Hedera nepalensis_ K. Koch var._sinensis_ (Tobl.) Rehd.

【识别特征】五加科。常绿攀援藤本。茎上有附生根，嫩枝上有锈色鳞片。叶片二型；营养茎上的叶三角状卵形或戟形，长5～12cm，宽3～10cm，全缘或3裂。花枝上的叶椭圆状披针形、长椭圆状卵形，全缘；叶柄有锈色鳞片。伞形花序顶生或为一小总状花序，具锈色鳞片；花淡黄白色或淡绿白色，花瓣5；雄蕊5；子房下位，5室。果实球形，黄色或红色。花期9～11月，果期翌年3～5月。

【分布生境】西南、华南、华中等地。喜攀援在树干及山谷阴湿的岩壁上。

【药用功效】茎叶入药，秋季采集，切段晒干。性味苦，凉。具有祛风利湿、平肝解毒等功效。用于风湿性关节炎、肝炎、头晕、四肢拘挛、口眼㖞斜、衄血、目翳、痈疽肿毒等。

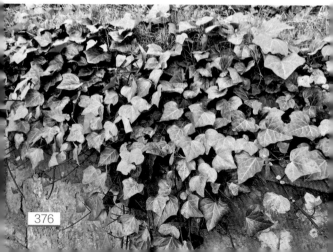

鹅掌柴

【别名】鸭脚木皮、五指通、公母树、西加皮

【学名】*Schefflera heptaphylla* (Linnaeus.) Frodin

【识别特征】五加科。灌木或乔木。掌状复叶，小叶6～9，椭圆形、长圆状椭圆形或倒卵状椭圆形，长9～17cm，宽3～5cm，先端钝尖，基部楔形，全缘；小叶柄不等长。伞形花序聚生成顶生的圆锥花序；萼具5～6个细齿，花白色，花瓣5，芳香；雄蕊5；子房下位，5～7室，花柱合生成粗短的柱状。核果球形，直径约0.5cm，花柱宿存。花期9～12月，果期12月至翌年2～3月。

【分布生境】西南、华南、东南等地。生向阳山坡、林缘。各地有栽培供观赏。

【药用功效】根皮、树皮、叶入药。根皮、树皮可全年采集，晒干；叶夏季至秋季采集，晒干。根皮及树皮性味苦、涩，凉。具有祛风除湿、舒筋活络、发汗解表等功效。用于流感发热、咽喉肿痛、风湿性关节炎、跌打损伤、骨折等。叶用于风湿骨痛、骨折、跌打肿痛、刀伤、烧伤等。

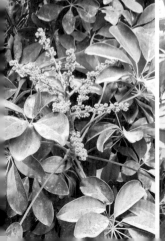
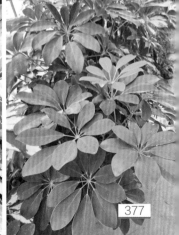

柴胡

【别名】北柴胡、硬叶柴胡、竹叶柴胡、山柴胡

【学名】*Bupleurum chinense* DC.

【识别特征】伞形科。多年生草本。株高40～80cm。地下主根粗壮，分枝，灰褐色。茎单一或丛生，上部多分枝。基生叶倒披针形或狭椭圆形，常早枯萎。茎中部叶倒披针形或宽条状披针形，长3～11cm，宽0.6～1.6cm，先端渐尖，基部渐狭，平行脉7～9条。复伞形花序多数，伞辐3～8，不等长。小总苞片5，披针形，具3脉。花黄色；花柱基深黄色。双悬果椭圆形，果棱狭翅状，棕色。花果期7～9月。

【分布生境】东北、华北、西北、华东及湖北、四川等地。生山坡、草丛。

【药用功效】根入药，春季或秋季采挖，洗净晒干。性味辛、苦，微寒。具有解表退热、舒肝解郁等功效。用于感冒发热、疟疾寒热、头痛眩晕、胸胁胀痛、久泻脱肛、子宫下垂、月经不调等。

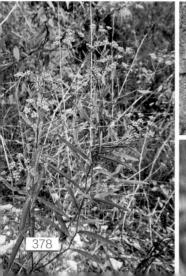

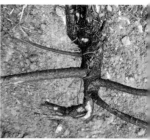

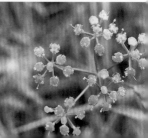

防风

【别名】东防风、关防风、山芹菜、茴芸

【学名】*Saposhnikovia divaricata* (Turcz.) Schischk.

【识别特征】伞形科。多年生草本。株高可达100cm。地下主根粗壮，圆锥形，外皮灰褐色。茎直立，二歧分枝。基生叶簇生，叶柄基部成鞘，叶片2～3回羽状分裂，最终裂片披针形。茎生叶较小，具扩展叶鞘。复伞形花序，伞辐5～10，不等长；无总苞片；小总苞片4～6，披针形；花白色，花瓣5，宽倒卵形；双悬果，扁平，被小瘤状突起，侧棱具翅。花期8～9月，果期9～10月。

【分布生境】东北、华北、西北、华东。生山坡、草地。

【药用功效】根入药，春季或秋季采挖，洗净晒干。性味甘、辛，微温。具有祛风解表、除湿止痛等功效。用于风寒感冒、头痛目眩、风湿痹痛、四肢拘挛、破伤风、风疹瘙痒等。

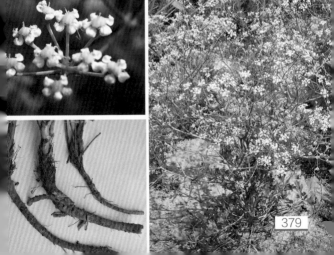

白芷

【别名】兴安白芷、达乌里当归、河北独活、香白芷

【学名】*Angelica dahurica* (Fisch.ex Hoffm.) Benth.et Hook.f.ex Franch.et Savat.

【识别特征】伞形科。多年生草本。株高100～200cm。主根粗壮，圆锥形。茎常呈紫红色，上部分枝。基生叶2～3回羽状分裂，最终裂片卵形至长卵形；叶柄基部鞘状抱茎。茎中上部叶渐小，具扩展的叶鞘。花序下部叶鞘膨大成卵形。复伞形花序，总花梗长10～30cm，伞幅多数；无总苞片或有1～2片；小苞片多数，披针形；花白色，花瓣倒卵形，先端具凹口。双悬果椭圆形，长0.5～0.7cm，侧棱具宽翅。花期7～8月，果期8～9月。

【分布生境】东北、华北、西北等地。生山坡、草地、沟谷。

【药用功效】根入药，秋季采挖，洗净晒干或低温烘干。性味辛，温。具有解表散寒、消肿排脓、通窍止痛、燥湿止带等功效。用于风寒感冒、头痛、身痛、牙痛、风湿痹痛、鼻塞不通、鼻渊、痈疽疮疡、赤白带下、皮肤瘙痒等。

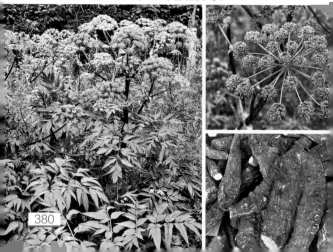

当归

【别名】干归、山蕲、秦归、云归

【学名】*Angelica sinensis* (Oliv.) Diels

【识别特征】伞形科。多年生草本。地下主根圆锥形，具须根。茎直立，具纵槽纹。叶片2～3回三出式羽状分裂，长10～18cm，最终裂片卵状或卵状披针形，长1～3cm，3浅裂，边缘具缺刻；叶柄基部膨大成鞘状。茎上部叶简化成羽状分裂。花序下部叶鞘膨大成卵形，呈张开状。复伞形花序顶生，伞梗9～13个，不等长；小总苞片2～4枚，条形；花绿白色，花瓣5，长卵圆形，先端狭尖，稍向内折；雄蕊5，花丝向内弯。双悬果椭圆形，长0.4～0.6cm，侧棱具宽翅。花果期7～8月。

【分布生境】西南、湖北、陕西、甘肃等地。多为栽培。

【药用功效】根入药，秋季采挖，洗净放通风处阴干几天后，用微火慢慢烘干。性味甘、辛，温。具有补血调经、活血止痛、润肠通便等功效。用于血虚头痛、眩晕、虚寒腹痛、风湿痹痛、癥瘕、跌打损伤、痈疽疮疡、月经不调、闭经腹痛、肠燥便秘等。

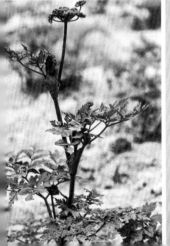
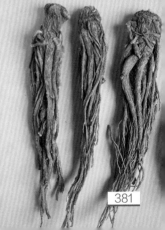

天胡荽

【别名】破铜钱、地钱草、满天星、落得打

【学名】*Hydrocotyle sibthorpioides* Lam.

【识别特征】伞形科。多年生草本。茎细长匍匐地面。叶互生，圆形或肾形，直径0.5～2.5cm，不裂或掌状5～7浅裂，裂片宽倒卵形，边缘具钝齿；叶柄长0.5～8cm。单伞形花序腋生，有花10～15朵，总花梗长1～2.5cm；总苞片4～10，倒披针形；花绿白色，花瓣卵形，长约0.12cm。果实略呈心脏形，分果侧面扁平，背棱和中棱明显，光滑无毛。花果期4～9月。

【分布生境】华南、西南、华中、华东等地。生潮湿地、草地、阴湿墙脚、山坡、河滩地。

【药用功效】全草入药，夏季至秋季采集，阴干或鲜用。性味辛、微苦、寒。具有清热解毒、利尿消肿等功效。用于咽喉肿痛、水肿、眼翳、黄疸、痢疾、痈疽疔疮、跌打瘀肿等。

刺芫荽

【别名】野芫荽、香信、洋芫荽、刺芹

【学名】*Eryngium foetidum* L.

【识别特征】伞形科。多年生草本。株高10~60cm。全株有特殊香味。茎上部有3~5歧聚伞式分枝。基生叶革质，披针形或长椭圆形，先端钝圆或钝尖，基部渐狭，有叶鞘，边缘有锯齿。花莛二歧分枝。聚伞花序具3~5回二歧分枝，由多数头状花序组成，具短梗；总苞片5~6，叶状，边缘疏生白色尖刺；花很小，绿白色；悬果近球形，表面有瘤状凸起，果棱不明显。花果期4~12月。

【分布生境】原产美洲中部。生山坡林下、田埂地边、路旁湿地。我国华南、云南等地有栽培或逸生。

【药用功效】全草入药，随时采集，鲜用或晒干。性味辛、温。具有清热解毒、健胃、理气止痛等功效。用于感冒、咽痛、咳喘、腹胀、食积、水肿、肝炎、肠炎、麻疹不透、烫伤等。

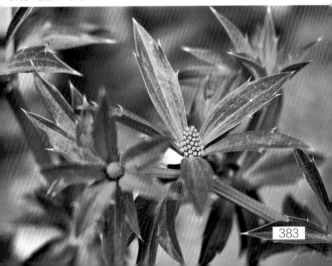

崩大碗

【别名】积雪草、连钱草、马蹄草、钱凿口

【学名】*Centella asiatica* (L.) Urban

【识别特征】伞形科。多年生草本。茎细长葡匐。节下生根。叶互生，肾形或圆心形，直径1~5cm，基部深心形，边缘有宽钝齿；叶柄长1~8cm，基部具鞘。单伞形花序单生或2~3簇生叶腋；每伞形花序有花3~6朵，总花梗长0.2~0.8cm；总苞片2，卵形；花萼截形，暗紫红色；花瓣5，紫红色。双悬果扁圆形，长0.2~0.25cm，有棱及网纹。花果期4~10月。

【分布生境】长江以南各地区。生荒地、路旁、田边、溪边。

【药用功效】全草入药，夏季至秋季采集，晒干。性味辛、苦，寒。具有清热解毒、利湿消肿等功效。用于湿热黄疸、咽喉肿痛、目赤、痢疾、腹痛、风疹、疔痈肿毒、跌打损伤等。

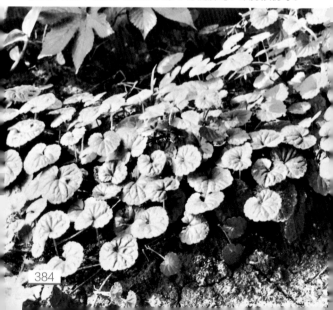

蛇床

【别名】蛇床子、癞头花子、野罗卜子、野茴香

【学名】*Cnidium monnieri* (L.) Cuss.

【识别特征】伞形科。一年生草本。株高30～80cm。茎直立，具纵棱，有分枝，疏生细柔毛。基生叶轮廓矩圆形或卵形，长5～10cm，2～3回三出式羽状全裂，最终裂片线条状披针形；叶柄长4～8cm。茎生叶与基生叶相似，向上渐小。复伞形花序顶生或腋生；伞幅10～30，不等长；总苞片8～10，条形；小总苞片2～3，条形；花白色，花瓣5，倒卵形，边缘向内折。双悬果宽椭圆形，长约0.3cm，宽约0.2cm，果棱成翅状。花期4～7月，果期6～8月。

【分布生境】几遍全国。生田边地头、沟渠旁、荒地。

【药用功效】果实入药，夏季至秋季果实成熟时采集，晒干去杂。性味辛、苦，温，有小毒。具有温肾壮阳、祛风燥湿、杀虫等功效。用于湿痹腰痛、阳痿、宫冷、湿疹、阴部湿痒、滴虫性阴道炎等。

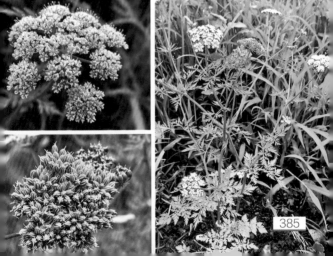

水芹菜

【别名】野芹菜、水英、水芹

【学名】*Oenanthe javanica* (Bl.) DC.

【识别特征】伞形科。多年生草本。株高15～80cm。茎基部匍匐，节上生根。基生叶轮廓三角状卵形，1～2回羽状分裂，最终裂片卵形或菱状披针形，长2～5cm，宽1～2cm，边缘有齿；叶柄长7～15cm，基部成鞘状。复伞形花序顶生；无总苞片；小总苞片2～9，条形；伞幅6～20，不等长；花小，白色，花瓣5，宽倒卵形；雄蕊5。双悬果椭圆形，长0.25～0.3cm，宽约0.2cm，果棱显著隆起，每槽棱中有油管1条。花果期6～9月。

【分布生境】我国大部分地区。生沟渠边、小溪旁、浅水域中。

【药用功效】全草入药，夏季至秋季采集，鲜用或晒干。性味辛、甘，凉。具有清热解毒、利尿消肿等功效。用于热病烦渴、高血压、肝炎、疟腮、瘰疬、黄疸、水肿、尿路感染、小便不利等。

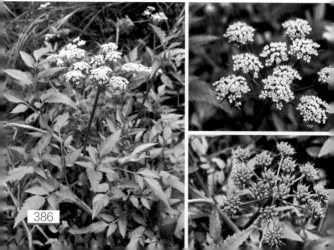

野胡萝卜

【别名】鹤虱风、南鹤虱、山萝卜

【学名】*Daucus carota* L.

【识别特征】伞形科。二年生草本。株高20～120cm。全株被粗毛。地下根肉质，圆锥形，褐黄色。茎直立，单一或分枝。叶片2～3回羽状全裂，最终裂片条形或披针形，长0.5～1.5cm，宽0.05～0.2cm。复伞形花序顶生；总苞片多数，叶状，羽状分裂，裂片条形，反折；伞幅多数；小总苞片5～7条，线条形，不裂或羽状分裂；花白色或淡红色，花瓣5，阔倒卵形，先端具凹口。双悬果椭圆形，背部4条纵棱有翅，翅上有短钩。花果期5～9月。

【分布生境】西南、东南、华中、华东等地。生荒地、山坡。

【药用功效】果实（称南鹤虱）入药，夏季至秋季果实成熟时采摘，晒干去杂。性味苦、辛，平；有小毒。具有杀虫等功效。用于小儿疳积、肠道寄生虫等。

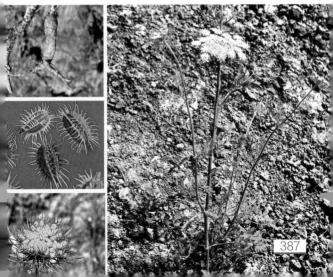

胡萝卜

【别名】红萝卜、黄萝卜、丁香萝卜、金笋

【学名】*Daucus carota* L.var. *sativa* Hoffm.

【识别特征】伞形科。二年生草本。株高40～80cm。全株被粗毛。根肉质肥厚，长圆锥形，橙红色或黄色。茎直立，单一或分枝。叶片2～3回羽状全裂，最终裂片条形或披针形，长0.5～1.8cm，宽0.1～0.5cm；叶柄部分或全部成鞘。复伞形花序顶生；总苞片多数，叶状，羽状分裂，裂片条形；伞幅多数；小总苞片多数，线条形，不分裂或上部3裂；花白色或淡紫红色。双悬果椭圆形，长0.3～0.4cm，纵棱有翅。花果期5～10月。

【分布生境】原产于亚洲东南部及欧洲。我国各地广为栽培。

【药用功效】根药用，秋季采挖，多为鲜用。性味甘、平。具有健胃消食、补肝明目等功效。用于消化不良、咳嗽、夜盲症、肝虚目昏、久痢等。

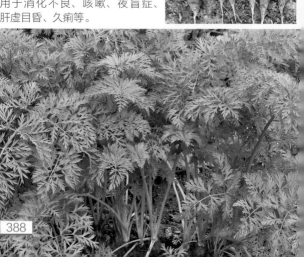

茴香

【别名】小茴香、谷茴香、香子

【学名】*Foeniculum vulgare* Mill.

【识别特征】伞形科。一年生草本。株高40～100cm。全株有香味。茎直立，具细纵棱，上部有分枝。叶片轮廓卵状三角形，3～4回羽状全裂，最终裂片丝状，长1～4cm，宽约0.0bcm；叶柄部分或全部成鞘状。复伞形花序顶生；伞幅8～30，不等长；无总苞片和小苞片；小伞形花序有花10～25朵，花黄色，花瓣5；雄蕊5。双悬果长圆形，主棱明显。花果期6～9月。

【分布生境】原产于地中海地区。我国各地有栽培。

【药用功效】果实入药，果实成熟期采集，晒干去杂。性味辛，温。具有散寒止痛、理气和胃等功效。用于肾虚腰痛、脘腹冷痛、胃痛、呕吐、胃寒气滞、痛经、睾丸偏坠胀痛等。

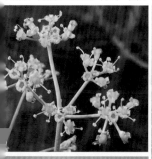

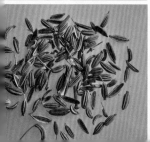

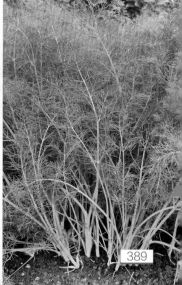

香菜

【别名】胡荽、芫荽、香荽、满天星

【学名】*Coriandrum sativum* L.

【识别特征】伞形科。一年生草本。株高20～60cm。茎直立，疏分枝。基生叶和茎下部叶具长柄，1～2回羽状分裂，裂片阔卵形或扇形，基部楔形。茎中、上部叶柄鞘状，2～3回羽状全裂，最终裂片线条形。复伞形花序顶生，伞幅6～9；通常无总苞片；小苞片3，线状锥形；花萼先端5齿裂；花小，花瓣5，倒卵形，白色或淡红粉色，边花具辐射瓣，先端2深裂，裂片长圆状倒卵形。双悬果球形，直径约0.3cm，有数条肋线，淡褐色。花果期4～10月。

【分布生境】原产于地中海沿岸。我国各地均有栽培。

【药用功效】带根全草、果实入药。全草春季采集，晒干；果实成熟期采集，晒干。全草性味辛，温。具有发汗透疹、消食下气等功效。用于风寒感冒、头痛、脾胃不和、食欲不振、消化不良、麻疹透发不畅等。果实性味辛、酸，平。具有健胃、透疹等功效。用于麻疹透发不畅、饮食乏味、痢疾、痔疮等。

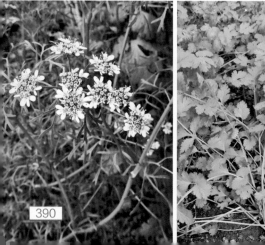
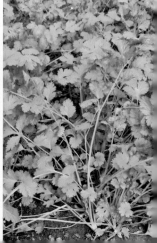

峨参

【别名】金山田七、田七

【学名】*Anthriscus sylvestris* (L.) Hoffm.

【识别特征】伞形科。多年生草本。株高可达 100cm。主根粗壮，圆锥形。茎直立，上部分枝。基生叶或下部叶具长柄，叶鞘抱茎，被短柔毛。叶轮廓三角形，2～3 回羽状全裂，裂片披针状卵形，长 1.5～3.5cm，宽 0.8～1.4cm，先端尖，边缘具粗锯齿或羽裂；叶柄长 5～15cm。复伞花序顶生或腋生，伞幅 7～14；无总苞片；小总苞片 5，披针形，边缘具睫毛；花白色，花瓣 5，先端凹。双悬果狭长圆形，长 0.6～0.8cm，顶端具 2 个宿存柱头，基部具一圈白色刺毛。花果期 5～8 月。

【分布生境】除华南外，几遍全国。生林缘、草地、山沟、溪边等。

【药用功效】根入药，春季或秋季采挖，刮去粗皮及须根，用开水略烫后，晒干或烘干。性味甘、辛，微温。具有滋补强壮、补中益气等功效。用于四肢乏力、肺虚咳嗽、脾虚食胀、水肿、夜尿频、跌打损伤等。

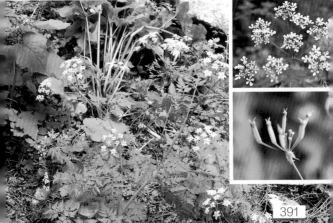

川芎

【别名】小叶川芎、西芎、胡芎、贯芎

【学名】*Ligusticum chuanxiong* Hort.

【识别特征】伞形科。多年生草本。株高可达70cm。地下根茎呈不整齐的节结状拳形团块，黄棕色。茎直立，圆柱形，中空，具纵条棱。叶互生，2～3回羽状复叶，小叶3～5对，卵状三角形，羽状全裂；叶柄长，基部成鞘状抱茎。复伞花序顶生，被短毛；总苞3～6，伞幅7～20；小总苞片线形；萼片5，线形；花小，白色，花瓣5，椭圆形；雄蕊5，花丝伸出花瓣外；子房下位，2室，花柱2。双悬果卵形。花期7～8月，果期8～9月。

【分布生境】四川、贵州、云南、湖北、江西、陕西、甘肃等地。多为栽培植物。

【药用功效】根茎入药，夏季茎节显著膨大略带紫色时挖取根，洗净晒干或烘干，除去须根。性味辛，温。具有祛风燥湿、行气开郁、活血止痛等功效。用于血瘀气滞、月经不调、经闭、痛经、头痛眩晕、胸胁疼痛、风湿痹痛、跌扑肿痛、痈疽疮疡等。

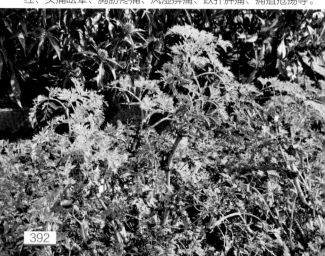

北沙参

【别名】珊瑚菜、辽沙参、野香菜根、莱阳参。

【学名】*Glehnia littoralis* Fr.Schmidt ex Miq.

【识别特征】伞形科。多年生草本。株高5～20cm。主根圆柱形，直径0.5～1.5cm。茎大部分埋在沙中，部分露出地面，密被灰褐色茸毛。基生叶卵形或宽三角状卵形，长6～10cm，宽2.5～4cm，三出式羽状分裂或2～3回羽状深裂；叶柄长约10cm。茎上部叶卵形，边缘具三角形圆锯齿。复伞花序顶生，具粗毛；无总苞片；伞幅10～14，不等长；小总苞片8～12，条状披针形；每1个小伞形花序有花15～20朵；花小，白色，花瓣5，卵状披针形。双悬果近球形，有茸毛，果棱有翅。花期5～7月，果期6～8月。

【分布生境】辽宁、河北、山东、江苏、浙江、广东、福建、台湾沿海地区。生海边沙滩地。

【药用功效】根入药，夏季或秋季采挖，刮去粗皮及须根，用开水略烫后，晒干或烘干。性味甘、微苦、微寒。具有养阴清肺，祛痰止咳等功效。用于虚劳发热、肺热燥咳、干咳少痰、咯血、咽干音哑、大便干燥等。

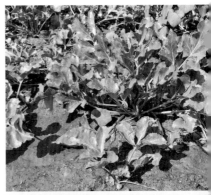

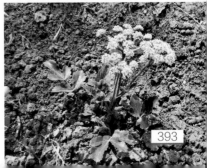

393

山茱萸

【别名】肉枣、药枣、实枣、山萸肉

【学名】*Cornus officinalis* Sieb.et Zucc.

【识别特征】山茱萸科。落叶小乔木。树皮灰棕色，不规则形成块脱落。叶对生，卵形至长椭圆状，长5～7cm，宽3～5cm，先端渐尖，基部楔形，全缘，叶背面沿主脉脉腋间有灰色毛丛；叶柄长约1cm。花先叶开放，伞房花序簇生在小枝端；总苞片4，黄绿色；花萼4，不显著；花小，黄色，花瓣4；雄蕊4；子房下位，2室。核果椭圆形，长约1.5cm，直径约0.8cm，光滑，成熟时红色。花期5～6月，果期8～10月。

【分布生境】华南、东南、华中、华东、华西、华北。生山坡杂木林、庭院、公园。

【药用功效】果实入药，秋季果实变红时采摘，用文火烘或沸水略烫后，剥取下果肉晒干或烘干。性味酸、涩，微温。具有补肝肾、收敛固涩等功效。用于腰膝酸软、眩晕耳鸣、大汗虚脱、内热消渴、阳痿、遗精、崩漏带下、遗尿、小便频等。

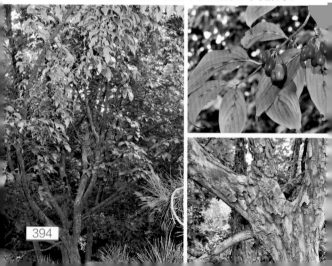

杜鹃花

【别名】映山红、三月红、满山红

【学名】*Rhododendron simsii* Planch.

【识别特征】杜鹃花科。多年生灌木。枝条密生褐色糙伏毛。叶片卵形或椭圆状卵形，全缘，两面被糙伏毛，叶背面更密。花2～6朵簇生枝端；萼片5裂，裂片椭圆状卵形；花冠鲜红色或粉红色，宽漏斗状，5裂，上方裂片内有深红色斑点；雄蕊7～10，花药紫色；子房10室。蒴果卵球形，有糙伏毛。花果期5～8月。

【分布生境】长江以南、西南。生山坡、林缘。

【药用功效】花、叶、根入药。4～5月花盛开时采集，晒干或烘干；叶片夏季至秋季采集，晒干；根全年可采挖，洗净切片晒干。花性味酸、甘、温。具有和血、调经、祛风湿等功效。用于月经不调、闭经、风湿痛、吐血、衄血、跌打损伤等。叶用于痈肿疔疮、外伤出血、荨麻疹等。根用于风湿疼痛、吐血、衄血、月经不调、崩漏、肠风下血、痢疾、跌打损伤等。

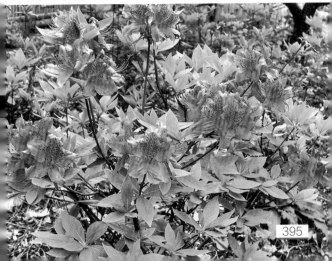

照山白

【别名】小花杜鹃、照白杜鹃、万斤、达里

【学名】*Rhododendron micranthum* Turcz.

【识别特征】杜鹃花科。半常绿灌木。株高可达200cm。树皮黑灰色，茎多分枝，有褐色鳞片及柔毛。叶片集生枝顶端，革质，椭圆状长圆形或倒披针形，长2～3.5cm，宽0.6～1.2cm，先端钝尖，基部楔形，叶背面密生锈色腺鳞；叶柄短。总状花序顶生，花密集；花萼5裂，裂片卵形或披针形；花冠钟形，乳白色，先端5裂，裂片卵形；雄蕊10；雌蕊1，子房5室，花柱比雄蕊短。蒴果长圆形，长0.5～0.8cm，成熟时褐色，具鳞片。花期5～7月，果期8～11月。

【分布生境】东北、华北、山东、河南、陕西、甘肃、四川、湖北等地。生山坡杂木林、灌丛、山沟石缝中。

【药用功效】枝叶或花入药，夏季至秋季采集，晒干或烘干。性味苦，寒；有毒。具有祛风、通络、止血、化痰止咳等功效。用于支气管炎、产后身痛、痢疾、骨折等。

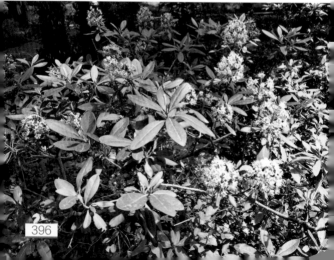

过路黄

【别名】金钱草、大叶金钱草、对坐草

【学名】*Lysimachia christinae* Hance

【识别特征】报春花科。多年生草本。茎柔弱匍匐地面，节上常生根。叶对生，心形或宽心形，长2～5cm，宽1～4.5cm，先端钝圆或钝尖，基部心形，全缘，两面有黑色腺条；叶柄长1～4cm。花常成对生叶腋；花萼5深裂，裂片披针形，外面有黑色腺条。花冠黄色，5裂，裂片舌形，略向外反卷；雄蕊5，不等长，花丝基部合生成筒。蒴果球形，直径约0.25cm，有黑色短腺条。花果期5～8月。

【分布生境】华东、中南、西北、西南等地。生荒地、沟渠边。

【药用功效】全草入药，夏季至秋季采集，晒干。性味甘、咸，微寒。具有清热利湿、消肿等功效。用于胆囊炎、胆结石、疔疮痈肿等。

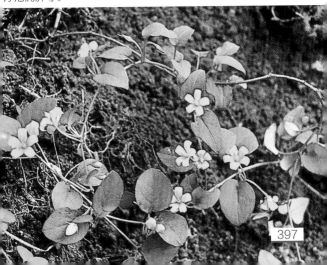

聚花过路黄

【别名】风寒草、金爪儿、小过路黄、临时救

【学名】*Lysimachia congestiflora* Hemsl.

【识别特征】报春花科。多年生草本。茎下部匍匐，常生不定根，上部直立或斜升。叶对生，卵形或宽卵形，长1.5 ~ 3.5cm，宽0.7 ~ 2cm，先端渐尖，基部钝圆或近平截，两面疏生短柔毛；叶柄长约0.5 ~ 1cm。花通常2 ~ 4朵聚生茎端叶腋处；苞片近圆形；花萼5深裂，裂片狭披针形；花冠黄色，喉部紫色，5裂，裂片顶端有紫色小腺点。蒴果球形，花萼宿存。花期5 ~ 6月，果期7 ~ 10月。

【分布生境】长江以南、西南、陕西和甘肃南部。生荒地、山坡、路边、沟渠边。

【药用功效】全草入药，夏季至秋季采集，晒干。性味辛、甘，微温。具有祛风散寒等功效。用于感冒咳嗽、咽喉肿痛、头痛、身痛等。

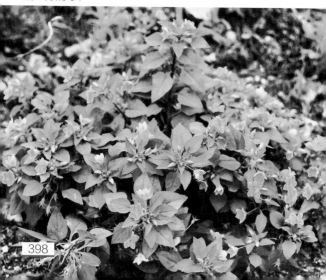

狼尾花

【别名】狼尾巴花、重穗排草、重穗珍珠菜、虎尾草。

【学名】*Lysimachia barystachys* Bunge

【识别特征】报春花科。多年生草本。株高40～100cm。全株密被柔毛。茎直立，绿色或有时带红褐色。叶互生或近对生，长圆状披针形或披针形，长5～10cm，宽0.6～2cm，先端钝或锐尖，基部渐狭，全缘，两面密被柔毛；叶近无柄。总状花序顶生，花期下垂；苞片钻状线形；花冠白色，5深裂，裂片椭圆形；雄蕊5；雌蕊1。蒴果球形，包于宿存花萼内。花期6～7月，果期8～9月。

【分布生境】东北、华北、西北、华东、西南等地。生山坡、丘陵、荒草地。

【药用功效】带根全草入药，花期采集，切段晒干。性味酸、苦，平。具有清热消肿、调经散瘀等功效。用于风热感冒、咽喉肿痛、月经不调、乳痈、跌打损伤等。

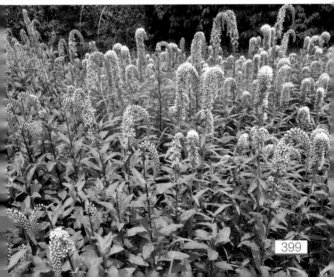

点地梅

【别名】喉咙草、天星草、五朵云、白花珍珠草

【学名】*Androsace umbellata* (Lour.) Merr.

【识别特征】报春花科。一年生或二年生草本。株高 8 ~ 15cm。全株被细柔毛。叶丛生，呈莲座状，平铺地面，圆形或卵圆形，先端钝圆，基部略呈心形或截形，边缘具三角状钝齿；叶柄长 1 ~ 2cm。花葶自叶丛中抽出，常多条，直立。伞房花序顶生，花梗纤细，长 1 ~ 3.5cm；苞片卵形或披针形；花萼 5 深裂，裂片卵形；花冠白色，5 深裂，裂片倒卵形，筒部短于花萼；雄蕊 5；子房球形，柱头不明显。蒴果球形，成熟时顶端 5 瓣裂。花期 4 ~ 5 月，果期 5 ~ 6 月。

【分布生境】我国大部分地区。生山坡、丘陵、荒草地。

【药用功效】全草入药，清明前后采集晒干。性味辛、甘、微寒。具有清热解毒、祛风、消肿等功效。用于头痛、咽喉肿痛、哮喘、口疮、牙痛、眼赤、目翳、疔疮肿毒、跌打损伤、筋骨疼痛、烫火伤等。

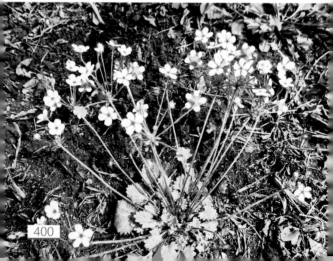

二色补血草

【别名】矾松、血见愁、盐云草、干枝梅

【学名】*Limonium bicolor* (Bunge.) Kuntze

【识别特征】白花丹科。多年生草本。株高20～70cm。基生叶莲座状，倒卵状匙形，先端钝圆，基部下延成狭叶柄，疏生腺体。聚伞状圆锥花序生枝端，花序偏向1侧；花萼漏斗状，先端5裂，干膜质，粉红色或浅紫色，后变为白色；花冠黄色，基部合生，先端深裂；雄蕊5，着生花瓣基部；子房上位，1室，花柱5，分离，柱头头状。蒴果具5棱，包于萼内。花期5～7月，果期6～8月。

【分布生境】东北、华北、西北、山东、河南、江苏等地。生盐碱地、沙质地、海滨滩涂地。

【药用功效】带根全草入药，秋季至冬季采集，晒干。性味甘、苦，平。具有补血、止血、散瘀、调经等功效。用于体弱、月经不调、子宫出血、尿血、肾盂肾炎等。

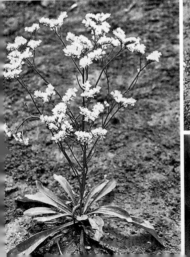

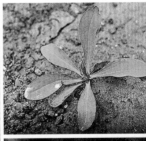

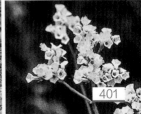

401

人心果

【别名】吴凤柿、牛心梨、赤铁果

【学名】*Manilkara zapota* (L.) van Royen

【识别特征】山榄科。常绿乔木。叶互生，密集于枝条上部，革质，长圆形或卵状长圆形，长6～19cm，先端钝尖，基部楔形，中脉明显，全缘；叶柄较长。花1至数朵生枝端叶腋处；花梗细长，被锈色茸毛；花萼外轮裂片3，内轮裂片3，被锈色茸毛。花冠白色，裂片卵形，先端具不规则细齿。浆果球形，长4～8cm，表面褐色。花果期4～9月。

【分布生境】原产墨西哥至哥斯达黎加。我国华南、台湾、云南等地有栽培。

【药用功效】果实药用，夏季至秋季采摘，多为鲜用。性味甘，平。具有清热解暑、生津止渴、清心润肺等功效。用于暑热烦渴、肺热咳嗽、胃脘疼痛、骨质疏松、腹泻、小便不利等。

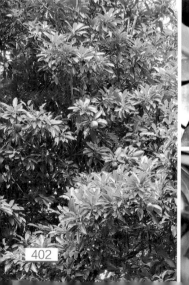
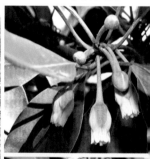
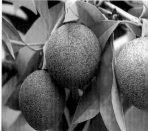

蛋黄果

【别名】蛋果、鸡蛋黄果、仙桃、桃榄

【学名】*Pouteria campechiana* (Kunth) Baehni

【识别特征】山榄科。常绿乔木或小乔木。幼枝被褐色短茸毛。叶互生，坚纸质，狭椭圆形或狭倒卵形，长10～25cm，先端渐尖，基部狭楔形，无毛，侧脉12～20对；叶柄1～2cm。花1～2朵生叶腋，绿黄色；花冠近钟状，外面被黄白色茸毛，裂片4～7，与筒部等长；雌蕊1，花柱长，伸出花冠外。浆果倒卵形，长约8cm，成熟时黄色，肉质绵软，蛋黄色。花期春季，果期10～12月。

【分布生境】原产墨西哥至巴拿马。我国华南等地有栽培。

【药用功效】果实及果核入药，秋季果实成熟时采集，多为鲜用。性味甘、微酸，凉。具有清热解暑、润肺、通肠、理气健脾、止咳等功效。用于消化不良、咳嗽痰多、口苦口臭、皮炎、湿疹、风疹瘙痒等。果核有理气止痛等功效。用于疝气疼痛等。

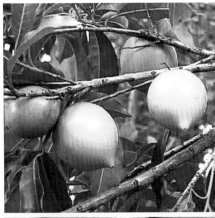

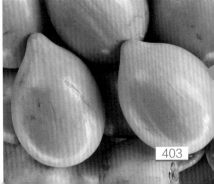

柿蒂

【别名】柿萼、柿子把、柿丁

【学名】*Diospyros kaki* Thunb.

【识别特征】柿树科。落叶乔木。叶片卵状椭圆形，长6～18cm，宽3～9cm，先端尖，基部宽楔形，全缘；叶柄长1～2cm。雄花序由1～3朵花组成，花冠钟状，黄白色；雌花单生叶腋，花冠钟形或壶形，黄白色或带紫红色；花萼4裂，果实增大。浆果扁球形或球形，直径5～12cm，成熟时黄色。花期5～6月，果期9～10月。

【分布生境】我国大部地区有栽培。生山坡、杂木林、村寨旁。

【药用功效】柿蒂、柿子、柿霜、叶片入药。秋季至初冬采摘柿子，吃柿子时留取柿蒂晒干；柿子削去外皮晒干成柿饼并带白色柿霜；叶片秋季采集晒干。柿蒂性味苦、涩，平。具降逆气等功效。用于呕秽、呃逆、气隔反胃等。柿子用于烦热口渴、咳嗽、吐血等。柿饼用于吐血、咯血、肠风痔漏等。柿霜（柿饼外面的白色粉霜）用于肺热咳嗽、咽干喉痛、口舌生疮等。叶片用于咳喘、肺气胀、各种内出血等。

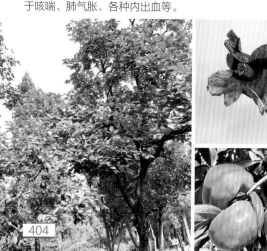

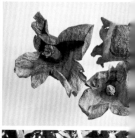

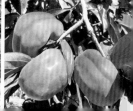

黑枣

【别名】君迁子、软枣、野柿子

【学名】*Diospyros lotus* L.

【识别特征】柿树科。落叶乔木。叶互生，卵状椭圆形或长圆形，长5～14cm，宽3.5～5.5cm，先端渐尖，基部宽楔形或近圆形，全缘，叶柄长1～2cm。花单生或簇生叶腋；花萼4裂，裂片宽卵形，常反折；花冠淡黄绿色或淡红色。浆果鸡心形或近球形，直径1～2cm，成熟后黑色，外面被白霜。花期4～5月，果期9～11月。

【分布生境】我国大部分地区。生山坡、山谷、灌丛、路旁。

【药用功效】果实入药，初冬采摘，晒干至黑色。性味甘、涩，凉。具有养心安神、滋阴养血、消渴、除烦热等功效。用于脾胃虚寒、中气不足、贫血、烦热口渴等。

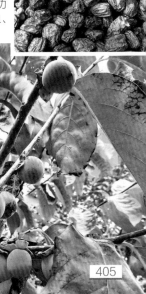

连翘

【别名】黄寿丹、落翘、空翘、绶带

【学名】*Forsythia suspensa* (Thunb.) Vahl

【识别特征】木犀科。多年生落叶灌木。枝条直立或下垂。叶对生，卵形或卵状椭圆形，长3～10cm，宽2～5cm，先端锐尖，基部卵楔形或近圆形，边缘除基部外有锯齿。有部分叶形成羽状三出复叶。花先叶开放，单生于叶腋；花萼绿色，裂片4，边缘具睫毛；花鲜黄色，花冠4裂，裂片卵状椭圆形；雄蕊2，着生在花冠筒基部；柱头2裂。蒴果卵圆形，2室，表面散生瘤点，成熟时瓣裂。花期3～5月，果期7～9月。

【分布生境】西南、华中、华东、华北、西北等地。生山坡、灌丛、沟谷、疏林中。公园、庭院常有栽培。

【药用功效】果实入药，秋季采摘，晒干。性味苦，微寒。具有清热解毒、消肿散结、疏散风热等功效。用于风热感冒，温病初起、高热烦渴、痈肿疮毒、喉痹、瘰疬、丹毒、小便涩痛等。

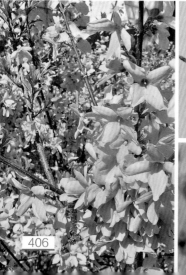
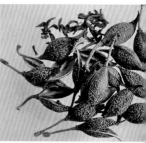
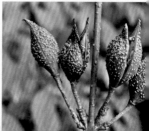

茉莉花

【别名】木梨花、茉莉、末莉

【学名】*Jasminum sambac* (L.) Ait.

【识别特征】木犀科。常绿灌木。株高50～300cm。叶对生，椭圆形、圆形或宽卵形，长4～8cm，先端尖或钝圆，基部近圆形或宽楔形，两面无毛，全缘；叶柄有柔毛。聚伞花序顶生，通常有3朵花，花梗长0.5～1cm，具芳香气味；花萼裂片8～9，线条形，长约0.5cm；花白色，重瓣或单瓣，花冠筒长0.5～1.2cm，先端裂片长圆形或圆形。花期6～11月。一般不结实。

【分布生境】原产印度。我国各地有栽培供观赏。

【药用功效】花、根入药。花初开时采集，晒干或低温烘干；根全年可采挖，晒干。花性味辛、甘、温。具有理气、开郁、辟秽、和中等功效。用于口臭、结膜炎、痢疾、腹痛、疮毒等。根性味苦，温；有毒。具有清热利湿、止痛等功效。用于头痛、牙痛、失眠、前列腺炎、尿路感染、跌损筋骨疼痛等。

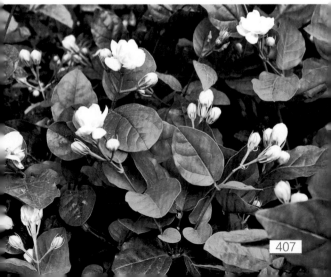

迎春花

【别名】清明花、金腰带、金梅花、小黄花

【学名】*Jasminum nudiflorum* Lindl.

【识别特征】木犀科。落叶灌木。枝细长，有纵棱。叶对生，小叶3枚，卵形或长椭圆状卵形，长1～3cm，先端突尖，基部宽楔形，边缘有细毛；叶柄长0.5～1cm。花单生叶腋处，先叶开放；花萼裂片6，狭条形，绿色；花直径约2cm，花冠黄色，6深裂，裂片宽卵形。花期3～5月。一般不结果实。

【分布生境】华中至北部。生山坡、灌丛、公园、庭院。

【药用功效】花、叶片入药，春季采集，晒干。花性味苦，平。具有清热解毒、活血消肿等功效。用于发热、头痛、肿毒、小便热痛等。叶片用于恶疮肿毒、跌打损伤、创伤出血等。

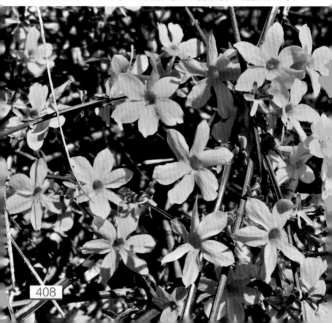

桂花

【别名】木犀花、九里香、岩桂、桂

【学名】*Osmanthus fragrans* (Thunb.) Lour.

【识别特征】木犀科。常绿灌木或乔木。叶对生，革质，椭圆形或长椭圆形，长 4 ~ 12cm，宽 2 ~ 4cm，先端急尖或渐尖，基部楔形，全缘或边缘上半部有锯齿；叶柄长约 2cm。聚伞花序簇生叶腋，花梗细短；花萼筒具 4 齿；花小，黄白色，香味浓烈，花冠 4 深裂，裂片长椭圆形；雄蕊 2，花丝极短。核果椭圆形，长 1 ~ 1.5cm，成熟时紫黑色。花期 9 ~ 10 月，果期翌年 3 月。

【分布生境】我国西南部。生山坡、灌丛、杂木林等处。各地有栽培供观赏。

【药用功效】花入药，花盛开时采集，除去杂质后阴干。性味辛，温。具有化痰、散瘀等功效。用于痰饮喘咳、肠风血痢、牙痛、口臭等。桂花露、为桂花经过蒸馏而获得的液体。具有疏肝理气、醒脾开胃等功效。用于咽干口燥、口臭、牙龈肿胀、牙痛等。

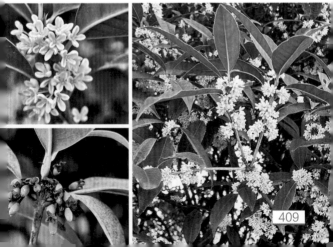

女贞

【别名】女桢子、冬青子、女贞实、蜡树

【学名】*Ligustrum lucidum* Ait.

【识别特征】木犀科。常绿灌木或乔木。叶对生，革质，卵形或长卵形，长6～12cm，先端渐尖或钝尖，基部楔形，全缘；叶柄长1～1.5cm。圆锥花序生枝端，长12～20cm；花萼钟形，4浅裂；花白色，花冠管与裂片近等长，裂片4；雄蕊2；雌蕊1，子房上位，球形，2室，柱头浅裂2裂。浆果状核果，长椭圆形，长约1cm，成熟时深蓝黑色。花期5～7月，果期7月至翌年5月。

【分布生境】华中、华南、西南等地。生山坡、庭院、公园。

【药用功效】果实、叶入药。果实成熟变黑时采集，晒干或开水中略烫后晒干；叶片全年可采集，晒干。果实性味甘、苦，凉。具有滋补肝肾、强腰膝、乌须明目等功效。用于肝肾阴虚、眩晕耳鸣、目暗不明、视力减退、腰膝酸软、失眠多梦、须发早白等。叶性味微苦，平。具有祛风、明目、消肿止痛等功效。用于风热赤眼、头目昏痛、口腔炎、疮肿溃烂、烫伤等。

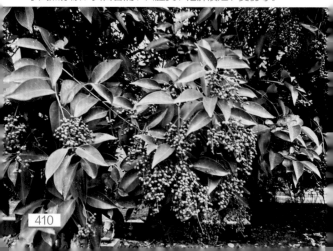

秦艽

【别名】大叶秦艽、大叶龙胆、西秦艽、萝卜艽

【学名】*Gentiana macrophylla* Pall.

【识别特征】龙胆科。多年生草本。株高20～50cm。主根粗大，圆锥形。茎直立或斜升。基生叶丛生，长披针形；茎生叶对生，披针形或长披针形，长10～20cm，宽2～4cm；全缘，具5条脉；叶近无柄。聚伞花序簇生茎顶，呈头状；花萼膜质，一侧开裂；花冠筒状，蓝紫色，先端5裂，卵圆形；雄蕊5；子房无柄，柱头2裂。蒴果矩圆形。种子椭圆形，黄色。花期7～8月，果期9～10月。

【分布生境】华北、陕西、宁夏、山东等地。生山坡、草甸。

【药用功效】根入药，春季或秋季采挖，洗净晒干。性味辛、苦，平。具有散风除湿、舒筋止痛等功效。用于风湿痹痛、骨蒸潮热、半身不遂、口眼㖞斜、筋脉拘挛、湿热黄疸等。

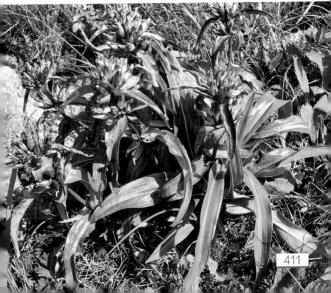

小龙胆

【别名】鳞叶龙胆、石龙胆、岩龙胆、蓝花地丁。

【学名】*Gentiana squarrosa* Ledeb.

【识别特征】龙胆科。一年生或二年生草本。株高约10cm。茎细弱，分枝，被短腺毛。叶对生，卵圆形或卵状椭圆形，略反卷，先端有芒尖，具软骨质边；无叶柄。花单生枝端；花萼钟形，5裂，反卷，先端有芒刺；花冠钟形，长0.8～1cm，淡蓝色，裂片卵圆形；雄蕊5；子房上位，花柱短。蒴果倒卵形，黄褐色，外露，具长柄。种子椭圆形，褐色，具网纹。花期4～7月，果期7～8月。

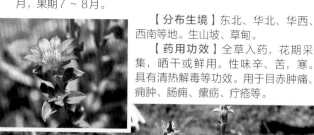

【分布生境】东北、华北、华西、西南等地。生山坡、草甸。

【药用功效】全草入药，花期采集，晒干或鲜用。性味辛、苦、寒。具有清热解毒等功效。用于目赤肿痛、痈肿、肠痈、瘰疬、疔疮等。

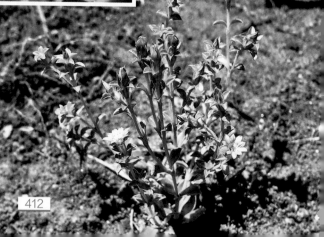

中国扁蕾

【别名】扁蕾、铁木尔-地格达

【学名】*Gentianopsis barbata* (Froel.) Ma

【识别特征】龙胆科。二年生或多年生草本。株高 10 ~ 40cm。茎直立或倾斜，近四棱形，有分枝。叶对生，基部几乎相连，叶片披针形，长 1.5 ~ 6cm，宽 0.2 ~ 0.3cm，先端尖，边缘稍反卷；无叶柄。花单生枝端，花梗细长；花萼管状钟形，具4棱，先端4齿裂，裂片与萼筒近等长；花冠管状漏斗形，浅蓝紫色，冠管长 1.5 ~ 3cm，先端4瓣裂，裂片椭圆形。蒴果纺锤状圆柱形，具长柄。花期5 ~ 8月，果期8 ~ 9月。

【分布生境】东北、华北、华西、西北、西南。生山坡、草甸。

【药用功效】全草入药，春季至夏季采集，阴干。性味苦、寒。具清热解毒、消肿等功效。用于肝胆湿热、传染性热病、外伤肿痛等。

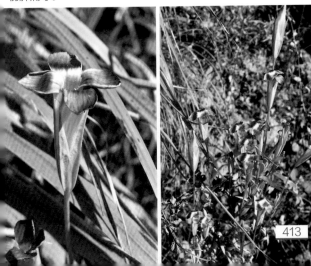

花锚

【别名】希赫日-地格达

【学名】*Halenia corniculata* (L.) Cornaz

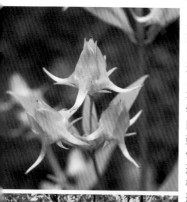

【识别特征】龙胆科。一年生草本。株高20～50cm。茎直立，自基部分枝，节间比叶片长。叶对生，椭圆状披针形，先端尖，基部楔形，具三出脉。聚伞花序腋生或顶生；花萼4裂，裂片披针形；花冠钟状，淡黄色，4深裂达中部以下，裂片卵状椭圆形，基部延伸成向上弯曲的长距，形似船锚状；雄蕊4，花药丁字形着生；子房1室，无花柱，柱头2裂。蒴果卵形或长圆形。花期7～8月，果期9～10月。

【分布生境】华北、陕西、辽宁、吉林等地。生山坡、草丛、草甸、沟谷湿润地、林荫下。

【药用功效】全草入药，夏季至秋季采集，阴干。性味甘、苦，寒。具有清热解毒、凉血止血等功效。用于肝炎、脉管炎、外伤出血、外伤感染发热等。

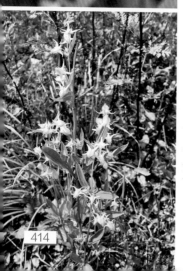

荇菜

【别名】莕菜、水镜草、金莲子、水葵

【学名】*Nymphoides peltatum* (Gmel.) O.Kuntze

【识别特征】龙胆科。多年生水生草本。茎细长，沉水，节上生根。叶漂浮水面，圆心形，直径3～7cm，先端圆，基部深心形；叶柄基部膨大抱茎。花序束生叶腋，花梗长3～8cm；花萼5深裂，裂片狭卵状披针形；花冠黄色，5深裂，裂片卵圆形，边缘具齿，有睫毛，花冠筒喉部有毛；雄蕊5，着生筒部。蒴果扁卵圆形，长1.7～2.5cm，先端尖。种子边缘具纤毛。花果期6～10月。

【分布生境】我国大部分地区。生池塘、湖泊、浅水域中。

【药用功效】全草入药，夏季至秋季采集，多为鲜用。性味甘、寒。具有清热解毒、利尿消肿等功效。用于感冒发热、痈肿、热淋、小便不利、麻疹透发不透、荨麻疹等。

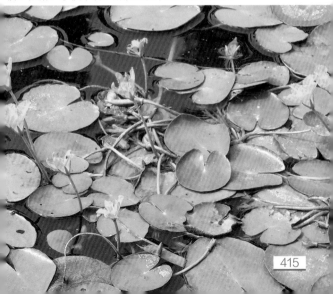

红直当药

【别名】红直獐芽菜
【学名】*Swertia erythrosticta* Maxim.

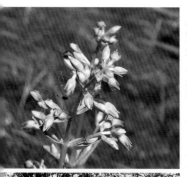

【识别特征】龙胆科。多年生草本。株高可达70cm。茎直立，光滑，无分枝。叶对生，茎下部叶椭圆状长圆形，上部叶卵状椭圆形或近长三角形，基部渐狭成鞘状抱茎。总状聚伞花序顶生或腋生；萼片5，浅绿色，披针形；花冠绿色，密生黑褐色小斑点，5深裂，每裂片基部有一个腺窝；雄蕊5，褐色；子房椭圆形，无花柱。蒴果椭圆形或卵形。种子小，多数，有翼。花果期7～9月。

【分布生境】河北、山西、陕西、青海、甘肃、四川。生山谷小溪边、山坡草地。

【药用功效】全草入药，8～9月采集全草，晒干或鲜用。性味苦，凉。具有健胃等功效。用于消化不良、咽喉肿痛、腹痛、肺炎、黄疸、痢疾、梅毒、疮肿、疥癣等。

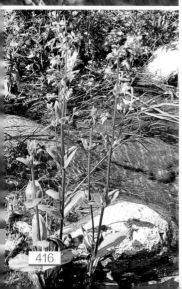

长春花

【**别名**】雁来红、日日新、四时春、日日草

【**学名**】*Catharanthus roseus* (L.) G.Don

【**识别特征**】夹竹桃科。多年生草本或半灌木。株高可达70cm。叶对生，倒卵形或长椭圆形，长4～8cm，宽2～3cm，先端钝圆，基部楔形，中脉白色，全缘；叶柄长0.5～1cm。聚伞花序顶生或腋生，有花2～3朵。花冠高脚碟状，粉红色或白色等，裂片5，倒卵形或菱形；雄蕊5，着生在花冠筒上部。蓇葖果圆柱形，直立。种子黑色，具颗粒状小瘤凸起。花果期可全年。

【**分布生境**】原产马达加斯加。我国华东、华中、华南、西南等地广为栽培供观赏。

【**药用功效**】全草入药，随时采集，晒干或阴干。性味苦，凉。具有镇静安神、凉血降压、抗癌等功效。用于白血病、高血压等。

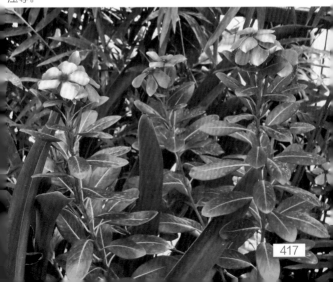

罗布麻

【别名】茶叶花、草夹竹桃、泽漆麻、野麻

【学名】*Apocynum venetum* L.

【识别特征】夹竹桃科。落叶半灌木。株高可达100～200cm。株体内具白色乳汁。茎直立，紫红色或淡红色，多分枝，枝条通常对生。叶对生，长圆状披针形或长椭圆形，长1～5cm，宽0.5～2cm，先端急尖或钝，基部楔形或圆形，边缘具细齿；叶柄长0.3～0.5cm。聚伞花序顶生；花萼5深裂；花冠圆筒状钟状，粉红色，先端5裂，裂片反折；雄蕊5。蓇葖果双生，长角形，长8～15cm，下垂。花期5～8月，果期7～10月。

【分布生境】东北、华北、西北等地。生河滩地、沙质地、盐碱荒地。

【药用功效】全草入药，夏季采集，切段晒干。性味甘、苦、凉。具有平肝安神、清热利水等功效。用于头晕目眩、高血压、烦躁失眠、神经衰弱、肾炎水肿、小便不利等。

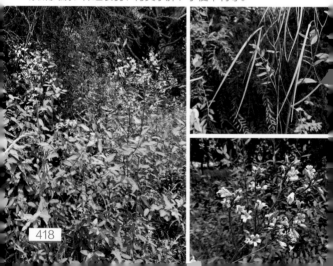

夹竹桃

【别名】叫出冬、水甘草、九节肿、柳叶桃

【学名】*Nerium oleander* L.

【识别特征】夹竹桃科。常绿灌木或小乔木。株高可达500cm。叶片革质，枝条上部叶片3～4枚轮生，下部为对生，狭披针形，长10～15cm，宽2～2.5cm，先端急尖，基部楔形，全缘；叶柄长0.5～0.8cm。聚伞花序顶生；花萼5深裂，裂片三角状披针形，紫红色；花冠深红色，漏斗状，裂片5或重瓣；副花冠顶端呈撕裂状；雄蕊生花筒中部。蓇葖果长圆柱形，长10～20cm。花期6～8月，果期7～10月。

【分布生境】原产于印度、伊朗一带。我国各地区有栽培。

【药用功效】叶片或树皮入药，全年可采集，晒干或鲜用。性味苦，寒；有毒。具有强心利尿、祛痰定喘、祛瘀镇痛等功效。用于心力衰竭、咳嗽喘息、癫痫、闭经、跌打损伤肿痛等。孕妇忌服。

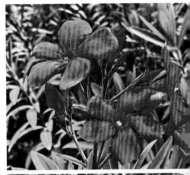

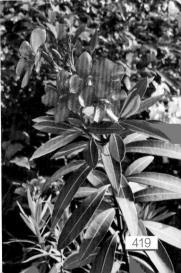

黄花夹竹桃

【别名】黄花状元竹、柳木子、吊钟花、酒杯花。

【学名】*Thevetia peruviana* (Pers.) K.Schum.

【识别特征】夹竹桃科。常绿灌木或小乔木。株高200～500cm。株体内有白色乳汁。叶互生，革质，线条形或线状披针形，中肋明显。聚伞花序顶生；萼片5，长三角形；花黄色，花冠漏斗状，裂片5，向左覆盖，比花冠筒长；雄蕊着生在花筒的喉部，花丝被银白色毛；子房2裂，柱头圆形。核果近球形或扁三角状球形。种子长圆形，淡灰色。花期6～12月，果期8月至翌年2月。

【分布生境】原产于美洲热带。我国华南、西南等地有栽培。

【药用功效】种子、叶入药。秋季果实成熟时采集，剥取种子晒干；叶片全年可采集，晒干。性味辛、苦，温；有毒。具有强心、利尿等功效。用于心力衰竭、阵发性室上性心动过速、阵发性心房纤颤等。孕妇忌服。

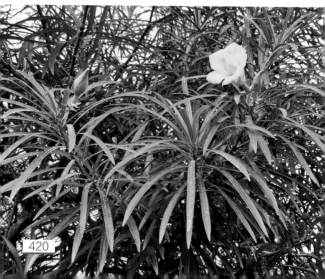

鸡蛋花

【别名】蛋黄花、大季花、缅栀子、擂捶花

【学名】*Plumeria rubra* L. ev. Acutifolia

【识别特征】夹竹桃科。落叶灌木或小乔木。株高可达500cm。茎枝粗壮肉质，体内具白色乳汁。叶聚生枝端，长圆状披针形，长15～30cm，宽7～11cm，先端钝尖，基部楔形或宽楔形，全缘，羽状脉明显；叶柄长3～7cm。聚伞花序顶生；花萼5裂，裂片宽卵形，紧贴花冠；花冠白色，内面中下部鲜黄色，花冠5瓣裂，裂片倒卵形开展，左旋转排列，有清香味。蓇葖果长圆柱形，长约20cm。种子长圆形，顶端具膜质翅。花期5～10月，果期7～12月。

【分布生境】原产于美洲热带。我国华南、西南等地多有栽培。

【药用功效】花入药，夏季至秋季花开时采集，鲜用或晒干。性味甘，平。具有清热解毒、润肺止咳等功效。用于湿热下痢、腹泻、暑热等。

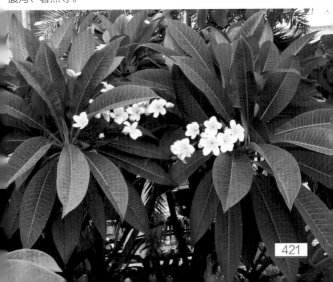

糖胶树

【别名】橡皮木、面条树、英台木、鸭脚树

【学名】*Alstonia scholaris* (L.) R.Br.

【识别特征】夹竹桃科。常绿乔木。叶3～7片轮生，倒卵状披针形或狭椭圆形，长8～20cm，先端渐尖，基部狭楔形，侧脉25～50对，全缘；叶柄长1.2～2cm。聚伞花序顶生；萼短，5裂；花冠白色，高脚碟状；雄蕊5，花丝短；子房2，分离，被短柔毛。蓇葖果双生，细长圆柱形，长20～40cm，直径0.3～0.7cm。花期6～11月，果期10～12月。株体内含有丰富的白色乳汁，可提取作口香糖的原料。

【分布生境】广西西南部、云南南部等地。生杂木林、村寨旁，丛林中。

【药用功效】树皮或叶片入药，全年可采集，晒干。性味甘、淡、平。具有清热解毒、止血消肿等功效。用于感冒、头痛、伤风、肺炎、百日咳、胃痛、泄泻、妊娠呕吐、跌打创伤、溃疡出血等。

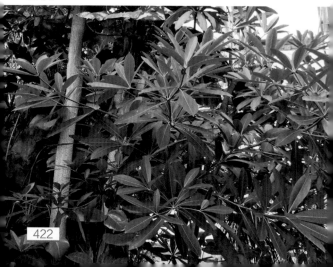

杠柳

【别名】香加皮、北五加皮、羊角桃、香五加

【学名】*Periploca sepium* Bunge

【识别特征】萝藦科。落叶灌木。株体内有白色乳汁。叶对生，披针形或长圆状披针形，长6～10cm，宽1.5～2.5cm，先端渐尖，基部楔形，全缘，羽状脉；叶柄约3cm。聚伞花序腋生，有花数朵；花萼5裂，裂片卵圆形；花冠紫色，裂片5，反卷，内面被白色长柔毛；副花冠环状，先端5裂，裂片线条形向内弯曲。蓇葖果双生，长柱形弯曲，长10～15cm。花期5～7月，果期7～9月。

【分布生境】东北、华北、西北、华东、河南、贵州、四川等地。生山坡、灌丛、荒滩地、林缘。

【药用功效】根皮、茎皮入药，春季或秋季采集，取皮晒干。性味辛、苦，微温，有毒。具有祛风湿、强筋骨等功效。用于风寒湿痹、腰膝酸软、关节炎、心悸气短、下肢水肿等。

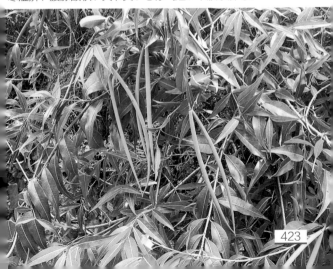

萝藦

【别名】奶浆草、羊角菜、天浆壳

【学名】*Metaplexis japonica* (Thunb.) Makino

【识别特征】萝藦科。多年生草质藤本。株体内有白色乳汁。茎圆柱形，缠绕它物上。叶互生，宽卵形或长卵形，长4～10cm，宽3～8cm，先端短渐尖，基部心形，全缘；叶柄长3～6cm。总状花序腋生；花萼5深裂，裂片狭披针形；花冠钟形，白色或淡粉红色，密被柔毛，裂片先端反卷。蓇葖果长纺锤形，双生或单生，长4～7cm，直径2～3cm，表面有瘤状突起。花期6～8月，果期7～9月。

【分布生境】除海南岛和新疆外，广布各地区。生灌丛、林缘、山坡、河滩地、沟渠边。

【药用功效】全草入药，夏季至秋季采集，晒干。性味甘、辛，平。具有补益精气、通乳、解毒等功效。用于虚损劳伤、阳痿、乳汁不通、丹毒、疮肿等。

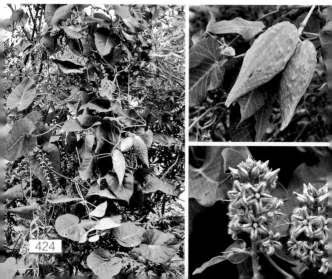

地梢瓜

【别名】细叶白前、地梢花、浮瓢棵、女青

【学名】*Cynanchum thesioides* (Freyn) K.Schum.

【识别特征】萝藦科。多年生草本。株高15～25cm。茎自基部分枝，具柔毛。叶对生，条形，长3～5.5cm，宽0.2～0.5cm，先端渐尖或钝尖，基部楔形，全缘，叶两面被柔毛；叶柄长约0.2cm。伞形聚伞花序腋生，有花3～8朵；花萼5深裂，裂片卵状披针形，外面被柔毛；花冠绿白色，裂片5，披针形；副花冠浅筒形，裂片5，三角状披针形。蓇葖果纺锤形，单生，下垂，长4～6cm，直径1.5～2.5cm，被微毛。花期6～8月，果期8～10月。

【分布生境】东北、华北、西北、华西、华东、华中等地。生荒地、山坡、沙质地、路边。

【药用功效】全草入药，夏季至秋季采集，晒干。性味甘，平。具有清热降火、益气、消炎止痛等功效。用于咽喉痛、口渴、神经衰弱等。

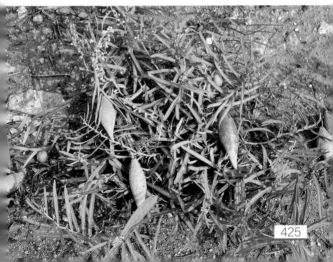

牛皮消

【别名】白何首乌、耳叶牛皮消、飞来鹤、土花旗参

【学名】*Cynanchum auriculatum* Royle ex Wight

【识别特征】萝藦科。多年生草质藤本。株体内具白色乳汁。地下块根肥大肉质。叶对生，卵心形或心形，长4～15cm，宽3～12cm，先端短渐尖或急尖，基部心形，全缘；叶柄长3～6cm。伞房状聚伞花序腋生；萼裂片卵状长圆形；花冠白色，5深裂，裂片稍反卷，内有微毛；副花冠裂片5，椭圆形，每裂片内侧中部有舌状鳞片；柱头顶端2裂。蓇葖果双生，长角形，长8～11cm，直径约1cm。种子卵状椭圆形，顶端有白色绢毛。花期7～8月，果期8～10月。

【分布生境】除东北、新疆外，几遍全国。生山坡、灌丛。

【药用功效】块根入药，秋季采挖，洗净晒干。性味甘，微辛，温。具有养血益肝、固肾益精、强筋骨、乌须发等功效。用于肝肾阴虚、头昏眼花、腰膝酸软、失眠、健忘、须发早白等。

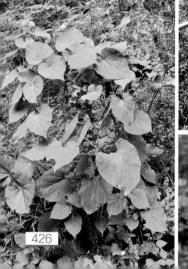
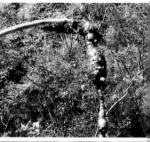
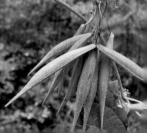

马利筋

【别名】莲生桂子花、金凤花、金银花台、芳草花

【学名】*Asclepias curassavica* L.

【识别特征】萝藦科。多年生灌木状草本。茎直立，通常不分枝。叶对生，披针形或长圆状披针形，先端渐尖，基部渐狭成柄，全缘。聚伞花序顶生或腋生；总花梗长，小花梗被白色柔毛；苞片细小；花萼5深裂，裂片线状披针形；花冠裂片5，紫红色，长卵圆形或长椭圆形，反折；副花冠5裂，黄色，着生合蕊冠上，有柄，内有舌状片。蓇葖果，纺锤形，长5～10cm，直径1～1.5cm。花期8～9月，果期8～12月。

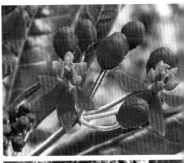

【分布生境】原产热带美洲。我国西南、华南、东南、华中有栽培或逸生。

【药用功效】全草及根入药，全年可采集，晒干或鲜用。性味苦，寒，有毒。具有清热消炎、活血止血等功效。用于肺热咳嗽、咽喉肿痛、扁桃体炎、肺炎、支气管炎、乳腺炎、尿道炎、痈疮肿毒、创伤出血、湿疹、顽癣等。

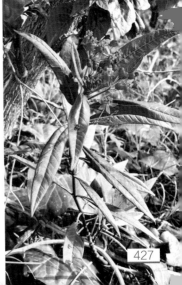

海红薯

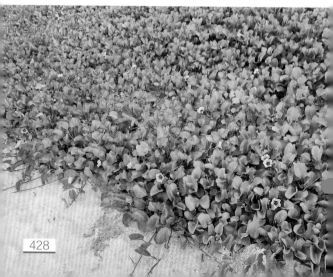

【别名】厚藤、二叶红薯、红花马鞍藤、马蹄草

【学名】*Ipomoea pes-caprae* (L.) R. Brown

【识别特征】旋花科。多年生草本。茎匍匐地面，红紫色，节上生不定根。叶互生，质厚，近圆形或宽椭圆形，长3～7cm，宽2～5cm，先端凹陷，基部阔楔形、浅心形或近平截形；叶柄长与叶长近相等。聚伞花序腋生，有花1～3朵；萼片5，椭圆形或近圆形；花冠漏斗状，紫红色，长约5cm，顶端5浅裂；雄蕊5，不等长；子房4室。蒴果卵圆形，4瓣裂。华南等地花期几乎全年。

【分布生境】华南、台湾、浙江等地。生海滨沙滩、河堤荒滩。

【药用功效】全草入药，夏季至秋季采集，切段晒干。性味辛、苦，寒。具有祛风除湿、消痈散结等功效。用于风湿性腰腿痛、腰肌劳损、痈肿疔毒、乳痈等。

甘薯

【别名】白薯、番薯、地瓜、红苕。

【学名】*Ipomoea batatas* (L.) Lam.

【识别特征】旋花科。一年生草本。地下块根肥厚，椭圆形、圆形或纺锤形等。茎匍匐地面，节处生不定根。叶互生，卵状心形或三浅裂，长5~12cm，先端渐尖，基部心形；叶柄长与叶片长近相等。聚伞花序腋生；萼片5深裂，裂片卵形；花冠钟状漏斗状，长3~5cm，粉红色或白色，冠管内面紫红色。雄蕊5，不等长，花丝基部被毛；子房2室，常被毛。花果期7~10月。通常不结果。

【分布生境】原产于南美洲。我国各地广为栽培。

【药用功效】块根入药，秋季采挖，多为鲜用。性味甘，平，寒。具有健脾胃、通便等功效。用于急性肠胃炎、肝硬化、皮肤干燥、夜盲症、眼睛干涩、脱发、便秘等。

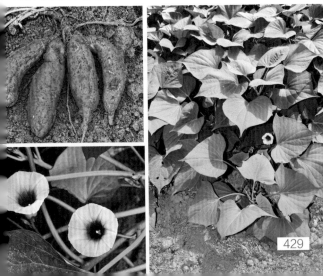

裂叶牵牛

【别名】牵牛子、黑丑、白丑、喇叭花

【学名】*Pharbitis hederacea* (L.) Choisy

【识别特征】旋花科。一年生缠绕草本。全株被粗毛。茎细长，多分枝。叶片心状卵形，通常3裂，稀为5裂，长8~15cm，中裂片卵形，基部向内凹陷深至中脉，侧裂片斜卵形；叶柄常比花梗长。花序有花1~3朵腋生；萼片5，披针形；花冠漏斗状，天蓝色、白色或粉红色，花冠筒白色；雄蕊5；子房3室。蒴果近球形，3瓣裂。种子三棱形，暗黑灰色。花期6~9月，果期8~10月。

【分布生境】原产于热带美洲。我国各地有分布。生荒地、山坡灌丛、沟渠旁、篱笆墙、农田、园圃。

【药用功效】种子入药，秋季果实成熟时采集，晒干。性味苦，寒；有毒。具有利水通便、祛痰、杀虫等功效。用于水肿胀满、痰饮积聚、气逆喘咳、大小便不通、虫积腹痛等。孕妇禁用。

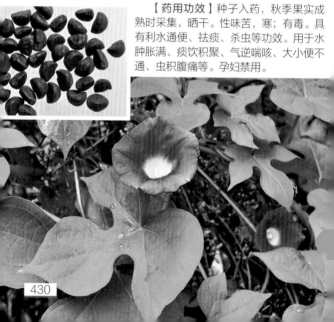

圆叶牵牛

【别名】牵牛子、黑丑、白丑、毛牵牛

【学名】*Pharbitis purpurea* (L.) Voigt

【识别特征】旋花科。一年生缠绕草本。全株被粗毛。茎细长，多分枝。叶互生，圆心形或宽卵状圆心形，长6～12cm，先端尖，基部心形，全缘；叶柄长与叶片长近相等。花序有花1～5朵腋生，总花梗长4～12cm；苞片线条形，长0.6～0.7cm；萼片5，长椭圆形，长1～1.4cm；花冠漏斗状，直径4～15cm，蓝紫色、红色或白色等，花冠筒白色；雄蕊5，不等长；子房3室；蒴果近球形，3瓣裂。种子三棱形，暗黑灰色。花期6～9月，果期9～10月。

【分布生境】原产于北美洲和南美洲。我国大部分地区有分布。生荒地、山坡灌丛、沟渠旁、篱笆墙、农田、园圃。

【药用功效】同裂叶牵牛。

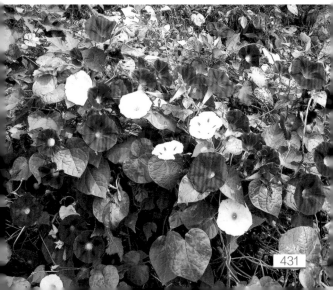

431

菟丝子

【别名】豆寄生、黄丝、黄藤子、无根草

【学名】*Cuscuta chinensis* Lam.

【识别特征】旋花科。一年生寄生性草本。茎细长，黄色，左旋缠绕，有吸器，无叶片。花簇生叶腋；苞片和小苞片小，鳞片状；花萼杯状，5裂，中部以下连合，裂片三角形，顶端钝；花冠钟状，白色，先端5裂，裂片向外反卷，基部有鳞片；雄蕊5，花丝扁短，基部生有鳞片，边缘流苏状；子房球形，2室，柱头2。蒴果近球形，被宿存花冠所包裹，成熟时开裂。花期7~8月，果期8~9月。

【分布生境】几遍全国。生荒地、豆地、灌丛、海滩沙丘。

【药用功效】种子入药，秋季果实成熟时采集，晒干去除杂质。性味甘，平。具有补肾益精、养肝明目、止泻、安胎等功效。用于肾虚腰痛、肝肾不足、目暗不明、脾肾阳虚、阳痿、遗精、便溏泄泻、宫冷不孕、肾虚、胎动不安、尿频等。

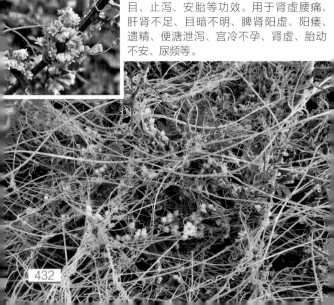

金灯藤

【别名】日本菟丝子、大菟丝子、毛芽藤

【学名】*Cuscuta japonica* Choisy

【识别特征】旋花科。一年生寄生性草本。茎缠绕，粗壮稍肉质，多分枝，橘红色，具紫红色瘤状斑点，有吸器，无叶片。穗状花序，多分枝；花萼碗状，稍肉质，先端5裂，裂片卵圆形，常有紫红色瘤状突起；花冠钟状，白色，长0.3～0.5cm，先端5裂，裂片卵状三角形；雄蕊5，花药卵圆形；鳞片5，长圆形，边缘流苏状；子房球形，2室，花柱细长，柱头2裂。蒴果卵圆形，长约0.5cm，近基部周裂。种子褐色，光滑。花期7～8月，果期8～9月。

【分布生境】我国大部分地区。生山坡灌木丛、杂木林。

【药用功效】同菟丝子。

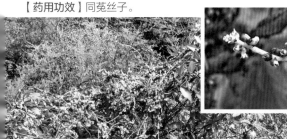

马蹄金

【别名】小金钱草、小铜钱草、黄疸草、螺丕草

【学名】*Dichondra micrantha* Urban

【识别特征】旋花科。多年生草本。茎细长，匍匐地面，节上生根，疏被短柔毛。叶互生，圆形或肾形，宽0.8～2cm，先端钝圆或微凹，基部心形，全缘，基出脉7～9条；叶柄长1～2cm。花单生叶腋；萼片5，倒卵形，裂片在花后增大；花黄色，花冠钟状，5深裂，裂片矩圆状披针形；雄蕊5，着生在花冠裂片之间，花丝短；子房2室，花柱2。蒴果近球形，膜质，短于花萼。种子1～2粒，外被毛茸。花期3～9月，果期6～10月。

【分布生境】华南、华中、云南等地。生山坡草丛、路边、半阴湿润地。

【药用功效】全草入药，春季至夏季采集，晒干。性味辛、苦，凉。具有清热解毒、利水、活血等功效。用于黄疸、水肿、胆囊炎、疔疮肿毒、痢疾、跌打损伤等。

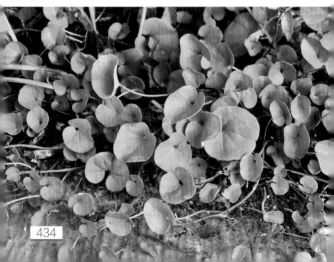

五爪金龙

【别名】五爪龙、五叶藤、五叶茹

【学名】*Ipomoea cairica* (L.) Sweet

【识别特征】旋花科。多年生缠绕草本。叶互生,掌状5深裂几达基部,直径5～10cm,裂片椭圆状披针形,有时最下一对裂片再分裂;叶柄长2～4cm,有小瘤状突起。花单生或1～3朵腋生;萼片5,长0.6～0.8cm,边缘薄膜质,外轮裂片较大,具小凸尖;花冠漏斗形,长5～7cm,宽4.5～5cm,紫色、淡紫色、粉红色,稀有白色,花冠筒内面深色,冠檐5浅裂;雄蕊5;子房3室,花柱长,柱头头状,2裂。蒴果近球形,4瓣裂。花果期6～10月。

【分布生境】西南、华南、华东。生杂木林、灌丛、篱笆墙上。

【药用功效】全草入药,全年可采集,鲜用或切段晒干。性味甘、寒。具有清热解毒、通淋等功效。用于肺热咳嗽、痈疽肿毒、骨蒸劳热、淋病、小便不利等。

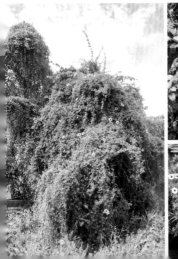
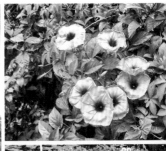
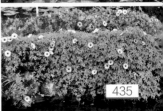

435

茑萝

【别名】金凤毛、羽叶茑萝、茑萝松、锦屏封

【学名】*Quamoclit pennata* (Desr.) Boj.

【识别特征】旋花科。一年生草本。茎柔弱缠绕，多分枝。叶互生，羽状深裂至中脉，长 4 ~ 7cm，裂片细条形，基部 1 对裂片再分裂；叶柄基部常具假托叶。聚伞花序腋生，萼片 5，椭圆形；花冠高脚碟状，深红色，长约 2.5cm，冠檐 5 裂；雄蕊 5，不等长，外伸，花丝基部有小鳞毛；子房 4 室，柱头头状，2 裂。蒴果卵圆形，长 0.7 ~ 0.8cm，4 瓣裂，成熟时黄褐色。种子卵状长圆形，长 0.5 ~ 0.6cm，黑褐色。花期 6 ~ 8 月，果期 7 ~ 9 月。

【分布生境】原产热带美洲。生灌丛、篱笆墙上。我国各地有栽培或逸生。

【药用功效】全草入药，夏季至秋季采集，鲜用或晒干。性味甘，寒。具清热解毒、凉血止血等功效。用于耳疔、痔瘘、蛇虫咬伤等。

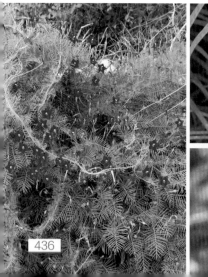
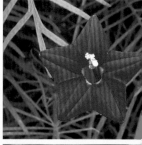
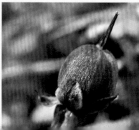

田旋花

【别名】箭叶旋花、中国旋花、车子蔓、曲节藤

【学名】*Convolvulus arvensis* L.

【识别特征】旋花科。多年生草本。茎平卧或缠绕，多分枝。叶互生，卵状长圆形或披针形，长2.5～5cm，宽1～3.5cm，先端钝或具小短尖，基部戟形或箭形，全缘；叶柄长1～2cm。花通常1～3朵生叶腋；苞片2，线形，萼片5，不等长；花冠漏斗状，粉红色或白色，先端具不明显的5浅裂；雄蕊5，花丝基部扩大，具小鳞毛；子房2室，柱头2。蒴果卵状球形。种子卵圆形，黑色。花期6～8月，果期7～9月。

【分布生境】东北、华北、华东、西北、西南等地。生荒地、农田、沟渠边、丘陵、沙质地、村寨旁、路边等地。

【药用功效】全草入药，夏季至秋季采集，晒干。性味微咸，温；有毒。具有祛风、止痒、止痛等功效。用于牙痛、风湿性关节炎、神经性皮炎等。

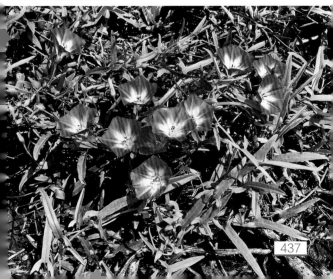

麦家公

【别名】地仙桃、大紫草、田紫草

【学名】*Lithospermum arvense* L.

【识别特征】紫草科。越年生草本。株高20～40cm。全株被白色刚毛。茎直立或倾斜，多分枝。叶互生，倒披针形或条状披针形，长1.5～4cm，宽0.3～0.7cm，两面密被短糙毛，中脉明显下凹；无叶柄。花小，白色或浅粉色，单生茎上部的叶腋；花萼5深裂，裂片狭条形；花冠白色或淡粉色，5裂；雄蕊5，着生于花冠筒的中下部；子房4深裂，柱头近球形。小坚果4，长约0.3cm，淡褐色，表面有瘤状突起。花期4～6月，果期5～8月。

【分布生境】东北、华北、华东、陕西、甘肃等地。生麦田、荒地、丘陵，沟渠边、低山沙质地。

【药用功效】果实及根入药，果实成熟时采集，晒干除去杂质。性味甘、辛，温。具有温中健胃、消肿止痛等功效。用于胃胀反酸、胃寒疼痛、吐血、骨折、跌打损伤等。

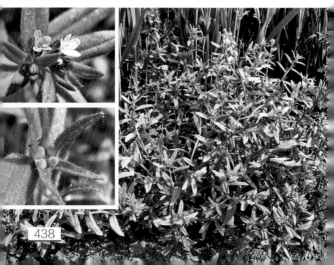

附地菜

【别名】鸡肠、鸡肠草、地胡椒、地铺坨草

【学名】*Trigonotis peduncularis* (Trev.) Benth.

【识别特征】紫草科。一年生草本。株高5～20cm。茎通常从基部分枝，平卧地面或斜升，被贴伏细毛。叶互生，匙形或卵状椭圆形，长1.5～2.5cm，宽0.8～1.5cm，先端钝圆，基部渐狭下延成长柄，两面密被平伏糙毛，中脉明显下凹。总状花序顶生，长达20cm；花萼5裂，裂片先端尖；花冠小，浅蓝色，5裂，裂片先端钝圆，喉部黄色；雄蕊5；子房4裂，柱头头状。小坚果三角状四边形，棱尖锐，表面被细毛。花期5～6月，果期7～8月。

【分布生境】东北、华北、西北、西南、华东、华中、华南。生荒地、丘陵、农田、沟渠边、路边。

【药用功效】全草入药，初夏采集，晒干或鲜用。性味辛、苦，凉。具有清热、消炎、止痛等功效。用于遗尿、赤白痢疾、热肿、手脚麻木、胸肋骨痛等。

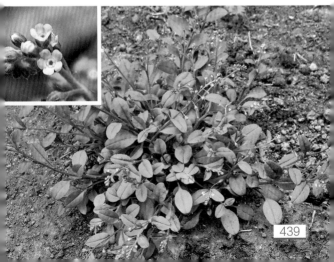

马缨丹

【别名】五色梅、臭冷风、臭金凤、臭草

【学名】*Lantana camara* L.

【识别特征】马鞭草科。灌木。株高100～200cm。全株有臭味。茎四棱形，多分枝，具倒钩刺和短柔毛。叶对生，卵形或卵状长圆形，长3～8.5cm，宽1.5～5cm，先端渐尖，基部微心形，叶面有粗糙皱纹和短柔毛，叶背面有刚毛，边缘有锯齿；叶柄长1～2cm。头状花序腋生；苞片披针形，有短毛；花萼筒状，先端有短齿；花冠红色、橙色、粉色、黄色等。果实球形，成熟时紫黑色。花期可全年。

【分布生境】原产热带和亚热带美洲。生山坡、荒地、海岸等地。我国华南、西南等地有栽培。

【药用功效】全草入药，全年可采集，鲜用或晒干。性味辛、苦，凉；有毒。具有清热解毒、祛风止痒等功效。用于感冒、腮腺炎、皮肤瘙痒、皮炎、湿疹等。

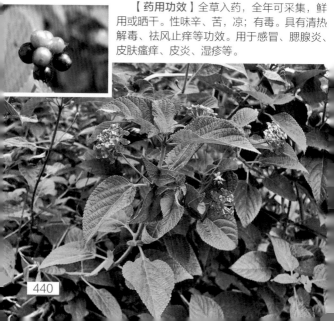

马鞭草

【别名】风颈草、紫顶龙牙、狗牙草、铁马鞭

【学名】*Verbena officinalis* L.

【识别特征】马鞭草科。多年生草本。株高30～120cm。茎四棱形，多分枝，有硬毛。叶对生，基生叶的边缘通常具粗齿和缺刻。茎生叶常为3深裂，裂片边缘有不整齐的锯齿，两面均被硬毛。穗状花序顶生或腋生，穗长可达20cm，有分叉；花萼管状，膜质，具5棱，先端5齿，被柔毛；花小，花冠淡粉白色或淡紫蓝色，长0.4～0.8cm，先端5裂；雄蕊4，着生在花冠管的中部。蒴果长椭圆形，成熟后4瓣裂。花期6～8月，果期7～9月。

【分布生境】黄河以南各地区。生荒草地、山坡、路边。

【药用功效】全草入药，花期采集，晒干或鲜用。性味苦、寒。具有清热解毒、消肿等功效。用于感冒发热、肝炎、肝硬化腹水、肾炎、水肿、肠炎、闭经、痢疾、尿路结石、泌尿系统感染、跌打损伤、湿疹、皮炎等。

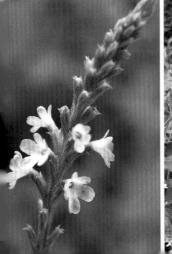
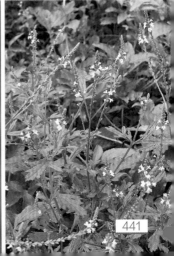

假马鞭草

【别名】假败酱、大兰草、玉龙鞭、大种马鞭草

【学名】*Stachytarpheta jamaicensis* (L.) Vahl

【识别特征】马鞭草科。多年生草本或亚灌木。株高 50～200cm。茎四棱形，多分枝。叶对生，卵圆形或卵状椭圆形，长2.5～7cm，宽2～4cm，先端钝尖或钝圆，基部宽楔形下延成狭翅，边缘具锯齿。穗状花序顶生，穗长可达20cm；花单生苞腋内，一半嵌生在穗轴的凹穴中；苞片膜质，顶端尖；花萼筒状，膜质，先端4～5齿；花冠淡蓝色或淡紫色，先端4裂，裂片倒宽卵形；雄蕊2，花丝短。果实成熟后裂为2个小坚果。花期6～8月，果期10～12月。

【分布生境】原产于中美洲和北美洲。我国华南、西南等地有分布。生荒地、低山、草丛、湿润地、沟边地头。

【药用功效】全草入药，全年可采集，鲜用或切段晒干。性味苦，寒。具有清热解毒、利水消肿等功效。用于喉炎、急性结膜炎、风湿筋骨痛、痈疖肿痛、尿路结石、尿路感染等。

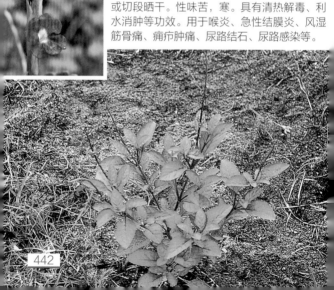

牡荆

【别名】荆条果、牡荆子、黄荆条、牡荆叶

【学名】*Vitex negundo* L.var.*cannabifolia* (Sieb.et Zucc.) Hand.-Mazz.

【识别特征】马鞭草科。落叶灌木。枝条四方形，密被灰白色茸毛。叶对生，掌状复叶5片，小叶披针形，先端渐尖，基部楔形，边缘有粗齿。圆锥花序顶生，长10～20cm；花萼钟形，先端有5齿裂；花冠淡紫色，先端裂片5。果实球形，黑色。花期6～7月，果期8～11月。

【分布生境】西南、华南、华中、华北。生山坡、灌丛、杂木林、山道旁。

【药用功效】叶、果实入药。叶夏季至秋季采集，晒干；秋季果实成熟时采集，晒干。叶性味辛、微苦，平。具有祛痰、止咳、平喘等功效。用于慢性支气管炎等。果实性味微苦，温。具有祛风化痰、止痛等功效。用于咳嗽哮喘、胃痛、疝气、妇女白带等。

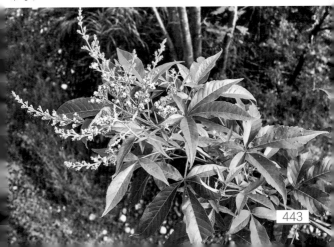

臭牡丹

【别名】臭八宝、大红花、矮桐子

【学名】*Clerodendrum bungei* Steud.

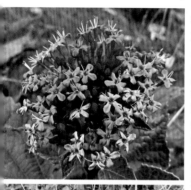

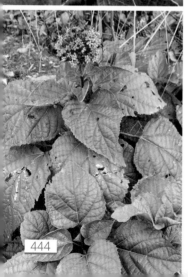

【识别特征】马鞭草科。落叶灌木。株体有臭味。茎直立，不分枝。叶对生，宽卵形，长10～20cm，宽5～15cm，先端急尖，基部心形，边缘有锯齿，叶背面有腺点。聚伞花序顶生；花萼紫红色，钟形，先端5裂，外面有茸毛和腺点；花冠淡红色至紫红色，先端5裂，裂片长圆形；雄蕊伸出花冠外。核果近球形，成熟后蓝紫色。花果期7～10月。

【分布生境】华东、华中、华南、西南等地。生山坡、林缘、沟旁、村寨旁。

【药用功效】茎叶、根入药。茎叶夏季至秋季采集；根可全年采挖，晒干或鲜用。茎叶性味辛，温；有小毒。具有活血散瘀、解毒消肿功效。用于痈疽、疔疮、关节炎、乳腺炎、牙痛、痔疮、脱肛、湿疹等。根用于头晕、高血压、虚咳、风湿痛、痈疽、脚气、崩漏、痔疮、荨麻疹等。

黄芩

【别名】空心草、黄金茶、土金茶、香水水草

【学名】*Scutellaria baicalensis* Georgi

【识别特征】唇形科。多年生草本。主根肉质肥厚。株高30～100cm。茎直立或斜升，多分枝。叶对生，披针形或条状披针形，长1.5～5cm，宽0.5～1.2cm，先端渐尖，基部近圆形，全缘，叶背面密被下凹的腺点。总状花序顶生，花偏生花序一侧；花紫色至蓝紫色，花冠二唇形，上唇盔状，先端微凹，下唇3裂，中裂片三角状卵圆形；雄蕊4，前1对较长，后1对短。小坚果近球形，黑褐色，表面具疣状突起。花期7～8月，果期8～9月。

【分布生境】东北、华北、西南等地。生山坡、草地、草原。

【药用功效】根入药，春季或秋季采挖，晒至半干时撞去栓皮晒干。性味苦，寒。具有除湿热、泻实火、止血、安胎等功效。用于高热烦渴、暑湿、肺热咳嗽、湿热泻痢、胸闷呕吐、目赤肿痛、胎动不安、痈肿疮毒等。叶片可沏茶或做药枕。

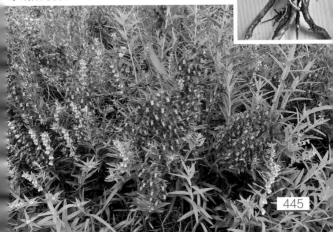

藿香

【别名】大叶薄荷、土藿香、排香草

【学名】*Agastache rugosa* (Fisch.et Mey.) O. Ktze.

【识别特征】唇形科。多年生草本。株高50～150cm。茎直立，四棱形，多分枝。叶对生，卵状或卵状心形，长4～11cm，宽3～7cm，先端渐尖，基部近心形，边缘具粗锯齿，两面被微毛。轮伞花序组成穗状花序顶生；苞片披针形；花萼管状钟形，被微毛和黄色小腺体；花冠淡蓝紫色或淡粉色，二唇形，上唇直伸，先端微缺，下唇3裂，中裂片较宽大，侧裂片半圆形。小坚果卵状三棱形，先端具短硬毛。花期6～9月，果期9～11月。

【分布生境】我国大部分地区。生山坡、沟谷、荒草地、草丛。

【药用功效】全草入药，花期采集，晒干或阴干。性味辛，微温。具祛暑解表、化湿、和胃等功效。用于暑湿感冒、寒热、头痛、口臭、腹痛、呕吐、胸脘痞闷、疟疾、痢疾等。

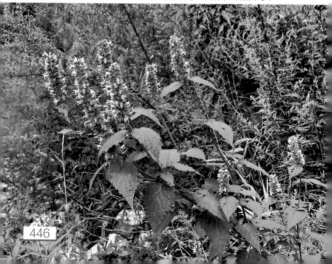

裂叶荆芥

【别名】荆芥、四棱杆蒿、假苏、小茴香

【学名】*Schizonepeta tenuifolia* (Benth.) Briq.

【识别特征】唇形科。一年生草本。株高30～100cm。茎直立，多分枝，密被白色短柔毛。叶对生，常3～5全裂，小裂片为披针状条形，中间的裂片较大，两面被短毛，叶背面有黄色腺点。由多数的轮伞花序组成顶生的穗状花序；苞片叶状；小苞片线条形；花萼管状钟形，具15条脉，萼齿5；花冠淡紫青色，长0.3～0.5cm，二唇形，下唇中裂片顶端微凹，被柔毛；雄蕊4，2强2弱。小坚果长圆状三角形。花期6～9月，果期9～10月。

【分布生境】华中以北等地。生山坡、草地、沟边、林缘。

【药用功效】全草入药，夏季至秋季花开到穗顶时采集，切段晒干。性味辛，微温。具有散风解表、透疹消疮等功效。用于风寒感冒、恶寒发热、头痛无汗、咽喉肿痛、麻疹不透、风疹瘙痒等。

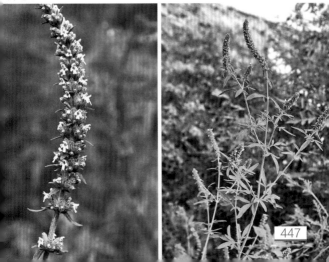

447

活血丹

【别名】连钱草、金钱草、透骨消、佛耳草

【学名】*Glechoma longituba* (Nakai) Kupr.

【识别特征】唇形科。多年生草本。株高10～20cm。茎匍匐，节部生根。叶对生，圆心形或肾形，长1.5～3cm，宽1.5～5cm，先端圆，基部心形，边缘具圆齿，两面被糙毛；叶柄长与叶长近相等。轮伞花序腋生，通常含2朵花；苞片刺芒状；花萼钟形，萼齿5，狭披针形；花冠二唇形，淡粉色或淡蓝色，长1.7～2.2cm，下唇具深色斑点，中裂片圆形；雄蕊4，药室叉开。小坚果长圆状卵形，褐色。花期4～5月，果期6～7月。

【分布生境】我国大部分地区。生湿润草地、路边湿地、沟渠边、林荫下。

【药用功效】全草入药，夏季至秋季采集，晒干或鲜用。性味辛、苦，凉。具有清热解毒、散瘀消肿等功效。用于湿热黄疸、疮痈肿痛、风湿骨痛、热淋、泌尿系统结石、跌打损伤等。

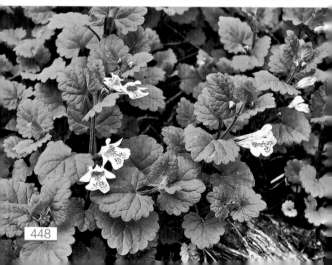

益母草

【别名】红花益母草、月母草、茺蔚子、异叶益母草

【学名】*Leonurus japonicus* Houtt.

【识别特征】唇形科。一年生或二年生草本。株高 30 ~ 120cm。茎四棱形，分枝，被倒向伏毛。茎中部叶3全裂，裂片长圆状菱形，再羽状分裂，裂片线条形。花序上的叶不分裂，线条状披针形。轮伞花序腋生，具8 ~ 15朵花；苞片针刺状，被伏毛；花萼管状钟形，被伏毛，先端具5刺状齿；花冠粉红色或淡紫色，二唇形，冠筒内有毛环，上唇长圆形，直伸，下唇3裂，反折，中裂片较长，倒心形。小坚果长圆状三棱形，褐色。花期7 ~ 9月，果期9 ~ 10月。

【分布生境】我国大部分地区。生山坡、荒地、路边、林缘。

【药用功效】全草入药，夏季花未开或初开时采集，切段晒干。性味辛、苦，微寒。具有活血调经、利尿消肿、清热解毒等功效。用于月经不调、痛经、经闭、经行不畅、产后恶露不尽、瘀滞腹痛、水肿、小便不利、急性肾炎水肿、跌打损伤、疮痈肿毒等。

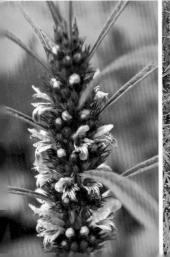
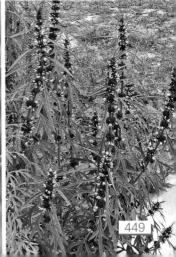

薄荷

【别名】野薄荷、水薄荷、蕃荷菜、人丹草

【学名】*Mentha haplocalyx* Briq.

【识别特征】唇形科。多年生草本。株高30～60cm。茎直立，四棱形，被微柔毛。叶对生，卵状披针形，长3～7cm，宽0.5～3cm，先端锐尖，基部楔形，边缘有锯齿，两面沿叶脉密生微毛和腺点。轮伞花序腋生；苞片披针形，有缘毛；花萼管状钟形，萼齿5；花冠淡粉白色，冠檐4裂，上裂片先端2裂；雄蕊4，伸出花冠外。小坚果近圆形，黄褐色。花期7～9月，果期8～10月。

【分布生境】几遍全国。生沟渠旁、湿润地、小溪旁、山坡。

【药用功效】全草入药，夏季至秋季采集，晒干或阴干。性味辛，凉。具有疏散风热、清咽利喉、消暑解毒、疏肝行气、透疹等功效。用于风热感冒、温病初起、风热头痛、目赤多泪、口臭、咽喉肿痛、肝郁气滞、胸闷胁痛、麻疹不透、风疹瘙痒等。

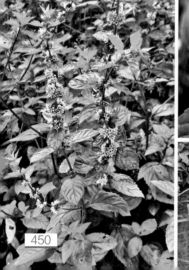
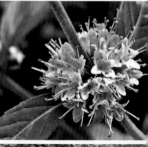
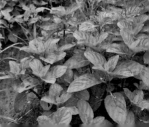

留兰香

【别名】香花菜、绿薄荷、南薄荷

【学名】*Mentha spicata* L.

【识别特征】唇形科。多年生草本。株高40～130cm。茎四棱形，多分枝。叶对生，卵状长圆形或长圆状披针形，长3～7cm，宽1～2cm，先端锐尖，基部宽楔形或近圆形，边缘具不规则锯齿。轮伞花序密集成顶生的穗状花序；苞片线条形；花萼钟形，外面具腺点，具5脉，萼齿5，三角状披针形；花冠白色渐变淡粉紫色，长约0.4cm，冠檐裂片4，上裂片微凹；雄蕊4，伸出花冠外；花柱顶端2浅裂。小坚果近圆形，黑色，具细小窝孔。花果期7～9月。

【分布生境】原产于南欧、苏联。我国部分地区有栽培。

【药用功效】全草入药，夏季采集，多为鲜用。性味辛、甘、温。具有疏风、理气、和中等功效。用于感冒、风寒咳嗽、头痛、咽喉肿痛、目赤、口臭、胃脘胀痛、痛经等。

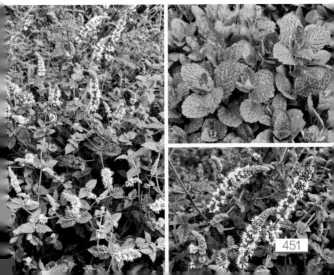

罗勒

【别名】九层塔、香佩兰、兰香、薰草

【学名】*Ocimum basilicum* L.

【识别特征】唇形科。一年生草本。株高20～80cm。茎直立，四棱形，常紫红色。叶对生，卵形或卵圆状长圆形，长2.5～5cm，宽1～2.5cm，先端急尖或钝尖，基部楔形或近圆形，全缘或有疏齿，叶背面有腺点。轮伞花序含6花，组成顶生的假总状花序；苞片倒披针形，具纤毛；花萼钟形，萼齿5，边缘具茸毛，结果时花萼增大；花冠淡紫色或白色，密被柔毛，二唇形，上唇4裂，裂片近圆形，下唇长圆形，扁平；雄蕊4，伸出花冠外。小坚果卵圆形，黑褐色。花期7～9月，果期8～10月。

【分布生境】几遍全国。生荒地、农田、沟边、湿润地。

【药用功效】全草入药，夏季至秋季采集，鲜用或阴干。性味辛，温。具有疏风行气、化湿等功效。用于感冒发热、头痛、咳嗽、中暑、牙痛、口臭、消化不良、肠胃胀气、呕吐、风湿痛等。

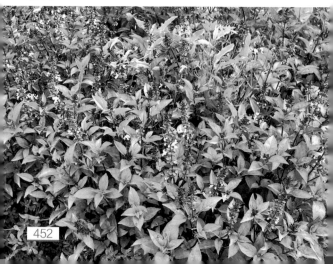

紫苏

【别名】皱紫苏、赤苏、白苏

【学名】*Perilla frutescens* (L.) Britt.

【识别特征】唇形科。一年生草本。株高60～100cm。茎直立，多分枝，密被倒向白色柔毛。叶对生，宽卵形或卵圆形，绿色或紫色，长7～13cm，宽4～10cm，先端短尖或突尖，基部宽楔形或近圆形，边缘具粗齿；叶柄长3～5cm。轮伞花序组成偏向一侧的顶生或腋生的总状花序；花萼钟形，密被长柔毛；花冠白色或紫红色，长0.3～0.4cm，二唇形，上唇先端微凹，下唇3裂。小坚果近球形，灰白色或灰褐色。花期7～8月，果期8～10月。

【分布生境】我国各地有栽培。

【药用功效】全草、种子入药。全草夏季至秋季采集，鲜用或切段晒干；种子秋季采集，晒干除去杂质。全草性味辛，温。具有解表散寒、宽中理气等功效。用于风寒感冒、恶寒发热、咳嗽、头痛、脾胃气滞、胸闷呕吐、胎动不安、解鱼蟹毒等。种子性味辛，温。具有消痰、润肺、宽肠等功效。用于咳嗽喘急、气滞、便秘等。

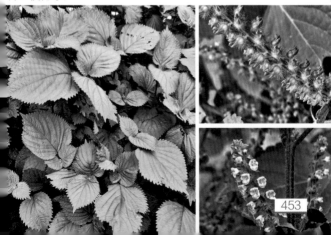

丹参

【别名】紫丹参、赤参、红根、奔马草

【学名】*Salvia miltiorrhiza* Bge.

【识别特征】唇形科。多年生草本。株高40～80cm。地下根肥厚，棕红色。茎直立，四棱形，密被长柔毛。奇数羽状复叶，小叶3～5枚，椭圆状卵形，两面有毛，边缘具锯齿。轮伞花序组成顶生或腋生的总状花序，密被腺毛和长毛；苞片披针形；花萼钟形，浅紫色，二唇形，具11条脉，外被腺毛。花冠紫红色或蓝紫色，二唇形，上唇镰刀形，下唇3裂，中间裂片最大，其边缘具齿。小坚果椭圆形，黑色。花期4～7月，果期7～8月。

【分布生境】华中、华东、华北、西北。生丘陵、山坡等地。

【药用功效】根入药，秋季采挖，洗净晒干。性味苦，微寒。具有活血通经、祛瘀止痛、除烦安神、凉血消痈等功效。用于血瘀心痛、脘腹疼痛、心悸失眠、烦躁神昏、产后瘀滞疼痛、月经不调、痛经、疮痈肿毒等。

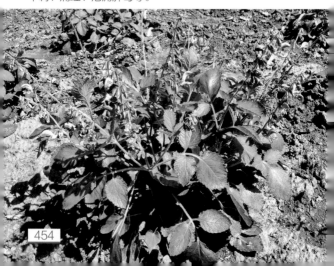

夏至草

【别名】夏枯草、灯笼棵、风轮草、白花夏枯草

【学名】*Lagopsis supina* (Steph.) Ik.-Gal.

【识别特征】唇形科。多年生草本。茎直立或斜升，密被微柔毛。叶片轮廓半圆形或圆形，掌状3浅裂或深裂，两面密被微柔毛。轮伞花序腋生；苞片刺状弯曲；花萼管状钟形，外面密被微柔毛，具5条脉，齿端具长芒刺；花冠白色，二唇形，上唇长圆，下唇3裂，被长柔毛；雄蕊4，2强2弱，着生在花冠筒中部。小坚果卵状三棱形，褐色，具鳞秕。花期4～6月，果期6～7月。

【分布生境】我国大部分地区。生荒地、路边、沟渠地边。

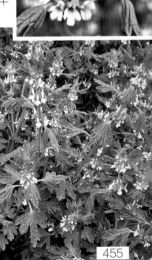

【药用功效】全草入药，春季花期采集，晒干。性味微苦，平。具有活血、调经等功效。用于贫血性头晕、半身不遂、月经不调等。

夏枯草

【别名】灯笼头草、棒柱头草、欧夏枯草

【学名】*Prunella vulgaris* L.

【识别特征】唇形科。多年生草本。株高10～30cm。茎直立，常呈淡紫色，密被细毛。叶对生，卵状披针形或卵形，长1.5～5cm，宽1～2.5cm，先端渐尖，基部近圆形，全缘或疏生锯齿，两面被微毛；叶柄长0.5～2cm。轮伞花序聚成穗状，长2～6cm；苞片肾形，先端具骤尖头；花萼钟状，二唇形；花冠紫红色至蓝粉色，长约1.3cm，上唇顶端微凹，下唇中间裂片舌形，边缘具流苏状小裂片。小坚果卵圆形，棕色。花期4～6月，果期7～10月。

【分布生境】我国大部分地区。生荒坡、草地、溪边。

【药用功效】带花果穗入药，果穗棕红色时采集，晒干。性味苦、辛，寒。具有清火明目、散结消肿等功效。用于目赤肿痛、头痛眩晕、瘰疬、乳痈肿痛、甲状腺肿大、高血压等。

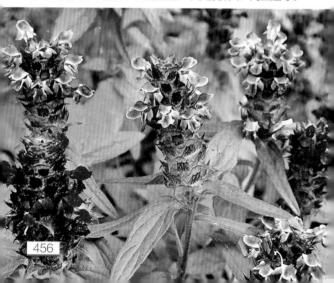

香薷

【别名】草香薷、半边苏、土香薷、臭荆芥

【学名】*Elsholtzia ciliata* (Thunb.) Hyland.

【识别特征】唇形科。一年生草本。株高30～60cm。茎通常自中部分枝，被疏柔毛。叶对生，卵形或椭圆状披针形，长3～9cm，宽1～4cm，先端渐尖，基部楔形下延成翅，边缘具钝齿，叶背面有腺点；叶柄长0.5～3cm。轮伞花序组成偏向一侧的顶生穗状花序；花萼钟状，萼齿5，三角形；花冠紫色，二唇形，上唇直立，顶端微凹，下唇3裂，中间裂片半圆形。小坚果长圆形，棕黄色。花果期7～10月。

【分布生境】我国大部分地区。生山坡草地、湿润地、林缘。

【药用功效】全草入药，夏季至秋季果实成熟时采集，鲜用或切段晒干。性味辛、微苦，微温。具有驱风发汗、化湿和中、利水消肿等功效。用于风寒感冒、急性肠胃炎、水肿、脚气、疮毒等。

同属的海州香薷 *Elsholtzia splendens* Nakai ex F.Maekawa；密花香薷 *Elsholtzia densa* Benth. 等的全草同等入药。

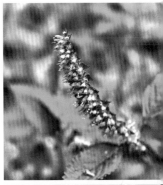

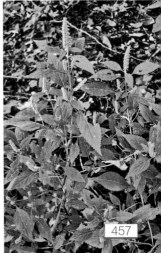

地笋

【别名】地瓜儿苗、地石蚕、泽兰、地参

【学名】*Lycopus lucidus* Turcz.

【识别特征】唇形科。多年生草本。株高60～120cm。地下根茎横走，肥大圆柱形，节部生须根。茎直立，通常不分枝。叶对生，长圆状披针形，长4～8cm，宽1.2～1.5cm，先端渐尖，基部渐狭，边缘具粗齿；叶柄极短或无。轮伞花序腋生，多花密集；花萼钟状，外面有腺点；花冠白色，二唇形，上唇近圆形，下唇3裂，中裂片较大；花柱2等裂。小坚果倒卵状四边形，褐色，边缘加厚，背面平，腹面具棱和腺点。花期6～9月，果期8～10月。

【分布生境】东北、华北、西南等地。生湿润地、沟渠田埂、河滩湿地、小溪边。

【药用功效】全草入药，夏季至秋季采集，鲜用或晒干。性味辛、苦，微温。具有活血、行水、消肿等功效。用于月经不调、闭经、产后瘀血腹痛、水肿、痈肿、跌打损伤等。

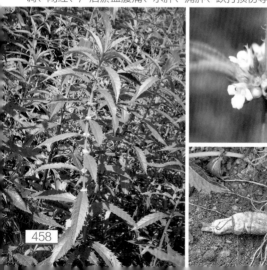

甘露子

【别名】草石蚕、宝塔菜、地蚕、土虫草

【学名】*Stachys sieboldii* Miq.

【识别特征】唇形科。多年生草本。株高30～100cm。地下块茎白色念珠状。茎直立，单一或分枝，具硬毛。叶对生，卵形或长圆状卵形，长3～12cm，宽1.5～3.5cm，先端短尖，基部微心形，两面被短硬毛，边缘具钝齿；叶柄长1～3cm。轮伞花序通常6花，排列成顶生的穗状花序；花萼狭钟形，具10条脉，萼齿5；花冠粉红色至紫红色，二唇形，上唇直立，下唇3裂，中裂片近圆形。小坚果卵球形，黑褐色，表面具小瘤。花期6～9，果期8～10月。

【分布生境】几遍全国。生湿润地、沟渠边。各地有栽培。

【药用功效】块茎或全草入药，春季或秋季采挖，鲜用或晒干。性味甘，平。具有清热解毒、疏风、消肿、活血祛瘀等功效。用于风热感冒、虚劳咳嗽、小儿疳积等。

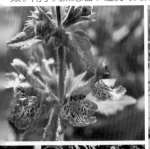

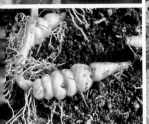

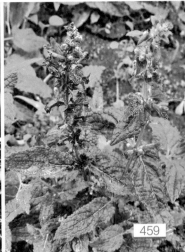

糙苏

【别名】山苏子、山芝麻、常山、续断

【学名】*Phlomis umbrosa* Turcz.

【识别特征】唇形科。多年生草本。株高50～150cm。茎直立，多分枝，被倒向硬毛。叶对生，卵圆形或卵状椭圆形，长5～12cm，宽2.5～12cm，先端短尖，基部微心形，两面被短硬毛，边缘具钝齿，两面被糙毛；叶柄长1～3cm。轮伞花序通常4～8朵花；花萼筒先端具小尖刺；花冠粉红色，长约1.7cm，喉部之上密被白茸毛，上唇边缘具不整齐的小齿，下唇3圆裂；雄蕊4，花丝无毛。小坚果卵圆形。花期7～8月，果期8～9月。

【分布生境】西南、华南、华中、华北、华西、东北。生山坡、草地、灌丛、疏林中。

【药用功效】根或全草入药。春季或秋季采挖，洗净晒干。性味涩，平。具有清热消肿等功效。用于感冒、头痛、咽喉疼痛、疮痈肿毒等。

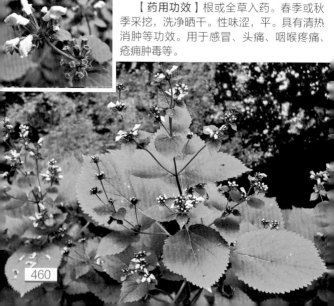

蓝萼香茶菜

【别名】山苏子、香茶菜、回菜香

【学名】*Isodon japonicus* var. *glaucocalyx* (Maximowicz) H. W. Li.

【识别特征】唇形科。多年生草本。茎直立，多分枝，被疏柔毛。叶对生，卵形或宽卵形，先端渐尖，基部宽楔形下延成翅，内面被短柔毛及腺点，边缘具锯齿。聚伞花序有花3~11朵，组成疏松的顶生或腋生的圆锥花序；苞片和小苞片卵形，被柔毛；花萼筒状钟形，长约0.15cm，蓝紫色，被柔毛和腺点，萼齿5；花冠淡白紫色，长约0.5cm，上唇4等裂，下唇舟形；雄蕊和花柱伸出花冠外。小坚果宽倒卵形，具疣状突起。花期6~9月，果期8~10月。

【分布生境】东北、华北、山东等地。生山坡、灌丛、疏林下。

【药用功效】全草入药，秋季采集，晒干。性味苦，凉。具有健胃等功效。用于食欲不振、消化不良、急性肝炎等。

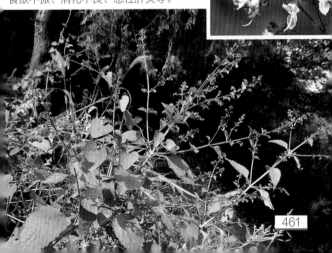

461

白苞筋骨草

【别名】忽布筋骨草、白毛夏枯草、轮花筋骨草

【学名】*Ajuga lupulina* Maxim.

【识别特征】唇形科。多年生草本。株高可达25cm。茎四棱形，密被白色柔毛。叶披针状长圆形，先端钝，基部楔形，边缘具钝齿；叶柄具狭翅，基部抱茎。轮伞花序，密集组成穗状花序；苞片大，卵形至椭圆形，长约4cm，宽约3cm，先端渐尖，绿黄白色；花萼钟状，萼齿5，狭三角形，边缘具缘毛；花冠白色，具紫色条纹，冠筒狭漏斗状，二唇形，上唇小，2裂，下唇伸长，3裂；雄蕊4，2强2弱；雌蕊1，柱头2裂。小坚果倒卵状三棱形，黑色，具网状皱纹。种子卵形，黑褐色。花期7～9月，果期8～10月。

【分布生境】河北、山西、甘肃、四川、云南、青海、西藏等地。生高山草甸、沟谷、岩石旁。

【药用功效】全草入药，夏季采集，晒干。性味苦，寒。具有清热解毒、活血消肿等功效。用于风热感冒、咳嗽、支气管炎、咽喉疼痛、高血压、面瘫、吐血、尿路结石、跌打瘀痛等。

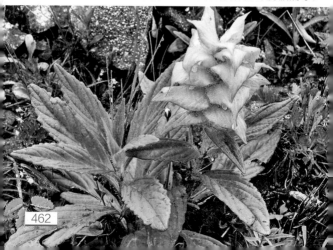

宝盖草

【别名】接骨草、佛坐、珍珠莲、蜡烛扦草

【学名】*Lamium amplexicaule* L.

【识别特征】唇形科。一年生或二年生草本。株高可达50cm。茎直立，四棱形，常从基部分枝，被稀疏柔毛。叶肾形或圆形，长1~2cm，宽0.8~1.5cm，先端钝圆，基部楔形，边缘具深圆齿；茎下部叶具柄，茎上部叶无柄半抱茎。轮伞花序，具2至数朵花，腋生；花萼管状钟形，萼齿5；花冠紫红色，外面被柔毛，冠筒细长，上唇直伸，下唇3裂，中裂片先端深凹；雄蕊4，2强2弱；雌蕊柱头2裂。小坚果卵圆形，具三棱，顶端截形，褐黑色，有白色鳞片状突起。种子卵形，黑褐色。花期4~5月，果期6~7月。

【分布生境】西南、华中、华东、西北等地。生荒草地、农田、田埂沟边、路旁。

【药用功效】全草入药，5~6月采集，晒干。性味辛、苦，温。具有祛风、通络、消肿、止痛等功效。用于四肢麻木、瘰疬、筋骨疼痛、跌打损伤等。

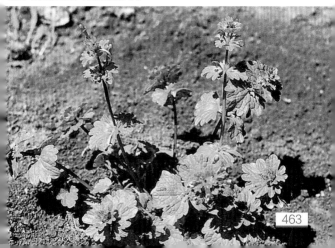

荔枝草

【别名】雪见草、虾蟆草、臌胀草、野猪菜

【学名】*Salvia plebeia* R.Br.

【识别特征】唇形科。一年生或二年生草本。株高可达90cm，多分枝。茎直立，四棱形，分枝，被疏柔毛。叶对生，长圆状披针形，长2～6cm，宽0.8～2.5cm，先端钝尖，基部圆形或楔形，边缘具圆锯齿，两面被疏毛，叶背面有金黄色腺点；叶柄长0.5～1.5cm。轮伞花序具2～6朵花，密集成总状或圆锥花序；花冠淡紫红色，二唇形，上唇长圆形，先端微凹，下唇3裂，中裂片最大，阔倒心形，侧裂片近半圆形；能育雄蕊2，着生在下唇基部，花药1室。小坚果倒卵圆形，黑褐色。花期4～5月，果期6～7月。

【分布生境】除青海、西藏、甘肃、新疆外，其他地区均有分布。生荒地、沟渠地边、路边。

【药用功效】全草入药，春季至夏季采集，鲜用或晒干。性味辛，凉。具有凉血、解毒、利水等功效。用于湿热风疹、咽喉肿痛、痈肿、咯血、吐血、腹水、腹胀、尿血、崩漏、痔疮等。

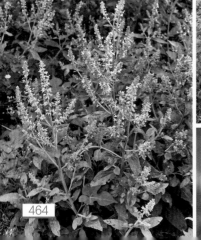

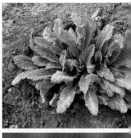

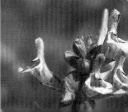

岩青兰

【别名】毛建草、那乌黄乃

【学名】*Dracocephalum rupestre* Hance

【识别特征】唇形科。多年生草本。株高可达40cm。茎斜升，四棱形，密被倒向短柔毛。基生叶阔卵形，长1.4～5.5cm，先端钝圆，边缘具圆齿，两面疏被肉毛；叶柄长。茎生叶对生，具短柄。轮伞花序密集生茎顶；苞片卵形，边缘具许多紫褐色长齿牙，被短柔毛和睫毛；花萼紫色，长1.5～2cm，萼齿5，其中上面1片最大；花冠蓝紫色，长3.5～4cm，二唇形，上唇先端微裂，下唇3裂。小坚果长卵形，黑色，具网状皱纹。种子卵形，黑褐色。花期7～8月，果期8～9月。

【分布生境】辽宁、华北、西北等地。生山地草甸、沙石山坡。

【药用功效】全草入药，夏季采集，晒干。性味甘、辛，凉。具有清热消炎、凉血止血等功效。用于风热感冒、咳嗽、咽喉疼痛、胸脘胀满、黄疸性肝炎、吐血、衄血、痢疾等。

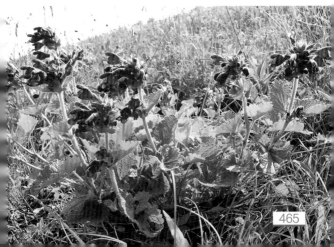

蜂巢草

【别名】蜂窝草、绣球防风、绉面草

【学名】*Leucas aspera* (Willd.) Link

【识别特征】唇形科。一年生草本。株高30～80cm。全株被茸毛。茎直立，四棱形，多分枝。叶对生，卵状披针形，长3～5cm，先端渐尖，基部渐狭，边缘疏生钝齿；叶柄长0.6～1cm。轮伞花序腋生；花冠管位于萼内，花冠白色，二唇形，上唇比下唇短，直立内陷，被柔毛，下唇3裂；雄蕊4；脱落后轮生在叶腋处的花萼形如蜂窝。小坚果长圆形三棱状，棕褐色。花果期可全年。

【分布生境】华南、云南等地。生荒地、草丛、路边、村寨旁。

【药用功效】全草入药，夏季或秋季采集，鲜用或晒干。性味苦、辛，温。具有祛风解表、止咳化痰、通经、明目等功效。用于感冒、咳嗽、哮喘、百日咳、夜盲症、风火牙痛、肠胃不适、闭经、疥癣等。

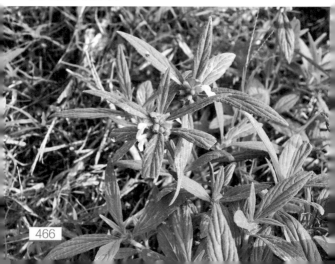

广藿香

【别名】藿香、枝香

【学名】*Pogostemon cablin* (Blanco) Benth.

【识别特征】唇形科。多年生草本或半灌木。株高30～100cm。茎直立，分枝，被短毛。叶对生，卵圆形，长2～10cm，先端尖，基部阔楔形或平截，边缘具不整齐的粗钝齿，两面被茸毛，叶柄长1～6cm。轮伞花序密集，基部有时间断，组成顶生或腋生的穗状花序，具总花梗；苞片及小苞片条状披针形；花萼筒状，萼齿5，外面密被柔毛，内被疏毛；花冠筒伸出萼外，二唇形，上唇3裂，下唇全缘；雄蕊4，外伸，花丝被髯毛。小坚果近球形，稍压扁。我国种植区域一般不开花结果。

【分布生境】原产菲律宾。我国华南等地有栽培。

【药用功效】全草入药，秋季采集，切段晒干。性味辛，微温。具有解暑祛湿、行气和胃等功效。用于食欲不振、脘腹痞闷、头痛、呕吐、口臭、泄泻等。

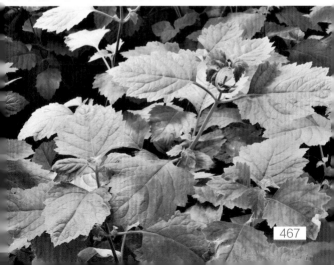

枸杞

【别名】地骨皮、枸杞子、狗牙子、枸杞菜

【学名】*Lycium chinense* Mill.

【识别特征】茄科。多年生灌木。株高可达100cm。枝细长，常弯曲下垂，有棘刺。叶互生，卵形或卵状披针形，长1.5～5cm，宽0.5～1.7cm，先端钝尖，基部楔形，全缘；叶柄长0.3～1cm。花常1～5朵簇生叶腋；花萼钟状，通常3中裂或4～5齿裂；花冠漏斗状，淡紫红色，5深裂，裂片卵形，边缘有缘毛；雄蕊5，花丝基部密生茸毛。浆果卵形或长椭圆形，长0.5～1.5cm，红色。种子扁肾形，黄色。花果期5～9月，果期8～11月。

【分布生境】我国大部分地区。生山坡、荒地、沟渠边、林缘。

【药用功效】果实入药，夏季至秋季采集，晒干或鲜用。性味甘，平。具有滋补肝肾、益精明目等功效。用于肝肾阴虚、腰膝酸软、头晕目眩、视力减退、目昏不明、失眠多梦、虚劳咳嗽、潮热盗汗、消渴、遗精滑泄、须发早白等。

同属的宁夏枸杞*Lycium barbarum* L.同等入药。

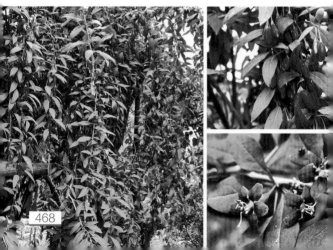

龙葵

【别名】天茄苗儿、天天茄、黑茄

【学名】*Solanum nigrum* L.

【识别特征】茄科。一年生草本。株高30 ~ 100cm。茎直立，多分枝。叶互生，卵圆形，长3 ~ 10cm，宽1.5 ~ 5.5cm，先端短尖，基部宽楔形，全缘或具波状齿；叶柄长1 ~ 2cm。短蝎尾状花序腋外生，由3 ~ 10朵花组成；总花梗长1 ~ 2.5cm，花梗长约0.5cm；花萼杯状，直径约0.2cm；花冠白色，5深裂，裂片卵圆形；雄蕊5，花药的顶孔向内，黄色；子房卵形，花柱中部以下有白色茸毛。浆果球形，直径约0.8cm，成熟时紫黑色。种子近卵形，两侧压扁，黄褐色。花期5 ~ 8月，果期7 ~ 11月。

【分布生境】我国大部分地区。生荒地、沟渠边、农田、园圃。

【药用功效】全草入药，夏季至秋季采集，晒干。性味苦，寒；有小毒。具清热解毒、活血消肿等功效。用于慢性气管炎、咳嗽、急性肾炎、痈肿、丹毒、疔疮等。

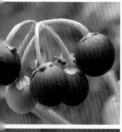

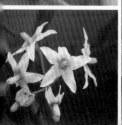

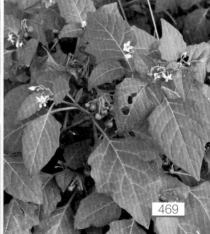

少花龙葵

【别名】七粒扣、五地茄、五宅茄、古纽菜

【学名】*Solanum photeinocarpum* Nakamura et Odash.

【识别特征】茄科。一年生草本。株高可达100cm。茎纤细，多分枝。叶互生，卵形或卵状长圆形，长2.5～8cm，宽1.5～4.5cm，先端急尖或渐尖，基部圆形或阔楔形，全缘或不规则波状粗齿；叶柄长1～3cm。短蝎尾状花序腋外生，由1～10朵组成；花萼浅杯状，5裂，裂片阔卵形；花冠白色，5深裂，裂片阔卵形；雄蕊5，花药的顶孔向内，黄色。浆果球形，直径约0.6cm，成熟时紫黑色。种子近卵形，两侧压扁。黄褐色。花果期可全年。

【分布生境】西南、华南、华中、华东。生荒地、山坡、农田。

【药用功效】全草入药，春季至秋季采集，鲜用或晒干。性味微苦，寒。具清热解毒、利湿消肿等功效。用于感冒发热、咽喉肿痛、咳嗽等。

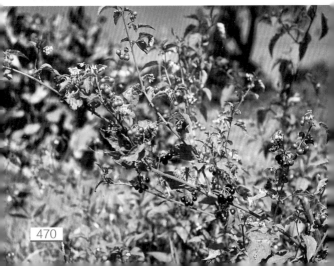

水茄

【别名】天茄子、扭茄木、小登茄、金衫扣

【学名】*Solanum torvum* Swartz

【识别特征】茄科。灌木。株高100～300cm。全株被星状毛。茎直立，分枝，小枝有淡黄色弯曲皮刺。叶互生或双生，卵形或椭圆形，长6～19cm，宽4～13cm，先端尖，基部微心形或楔形，全缘或5～7微浅裂；叶柄长2～4cm。聚伞花序腋外生，总花梗长1～1.5cm；花萼杯状，先端5裂，裂片卵状圆形；花冠白色，5裂，裂片披针形；雄蕊5；子房2室，柱头截形。浆果球形，直径1～1.5cm，成熟时黄色。种子扁圆形。花果期可全年。

【分布生境】原产于加勒比。我国华南、西南等地有分布。生山坡、灌丛、荒地、村寨边。

【药用功效】根入药，全年可采挖，洗净切片，鲜用或晒干。性味淡，凉。具活血散瘀、止痛等功效。用于胃痛、咯血、腰肌劳损、跌打瘀痛、痈肿等。

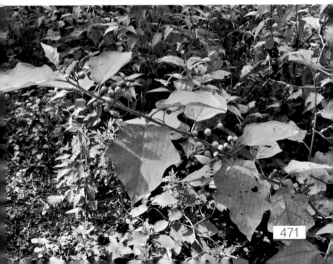

刺天茄

【别名】紫花茄、五宅茄

【学名】*Solanum indicum* L.

【识别特征】茄科。小灌木。株高100～150cm。全株密被星状毛。茎直立或铺散，疏生黄褐色长约0.7cm的弯形皮刺。叶矩圆状卵形，长5～10cm，宽3～7cm，先端钝尖，基部心形或楔形，边缘5～7浅裂，两面被星状毛，叶脉上具褐色尖刺；叶柄长2～4cm。花序腋外生，花梗长约1.5cm；花萼杯状，5裂，被柔毛和皮刺；花冠浅钟状，直径约1.5cm，蓝紫色，裂片5。浆果球形，直径约1cm，成熟时橘黄色。花果期可全年。

【分布生境】华南、西南等地。生荒地、山坡、村寨旁。

【药用功效】果实入药，成熟时采集，多为鲜用。性味苦，寒。具有祛风燥湿、消肿等功效。用于头痛、牙痛等。

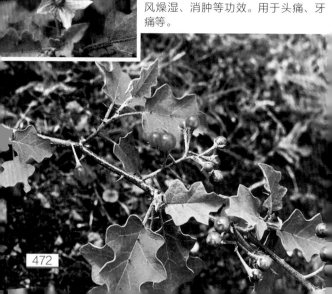

茄子

【别名】酪酥、落苏、矮瓜、吊菜子

【学名】*Solanum melongena* L.

【识别特征】茄科。一年生草本。株高可达100cm。全株密被星状毛。茎直立，有分枝。叶互生，卵形或长圆状卵形，长8～18cm，宽5～10cm，先端渐尖或钝尖，基部不对称偏斜，边缘浅波状或深波状圆裂，向由被星状毛；叶柄长2～5cm。花单生叶腋；花萼钟状，被星状柔毛和小皮刺，花萼裂片披针形；花冠钟状，直径2.5～3cm，淡紫蓝色，5浅裂，裂片宽三角形；雄蕊5，着生花冠筒喉部。浆果球形或长圆形，紫色、淡绿色或白色。花果期6～9月。

【分布生境】我国各地区有栽培。

【药用功效】果实、根入药。果实夏季至秋季采摘，鲜用或切片晒干；根拉秧时获取，晒干。果实性味甘，凉。具有清热凉血、消肿止痛等功效。用于热毒疮痈、皮肤溃疡、口腔溃疡、紫癜等。根具有祛风、散寒、止痛等功效。用于脚气、冻疮等。

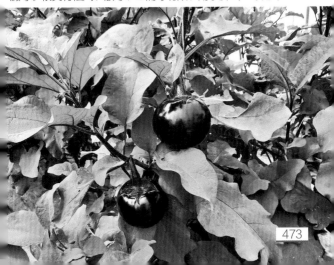

天仙子

【别名】莨菪子、山大烟、牙痛子、小颠茄子

【学名】*Hyoscyamus niger* L.

【识别特征】茄科。一年生或二年生草本。全株被黏性腺毛和柔毛。茎生叶卵形，边缘羽状浅裂或深裂，两面被黏性腺毛和柔毛，叶基部半抱茎或宽楔形。花单生叶腋，常在枝端密集；花萼筒状钟形，5浅裂；花冠钟状，5浅裂，黄白色，具紫色纹脉；雄蕊5，不等长；子房近球形，2室。蒴果近球形，包在宿存的花萼内。种子近圆形，淡黄色，表面有刻点。花期5～8月，果期7～10月。

【分布生境】西南、西北、山东、华北、东北等地。生山坡、草原、河滩沙地、路边、村寨旁。

【药用功效】种子入药，夏季至秋季采收果实，晒干打下种子。性味辛、苦，温，有毒。具有解痉止痛、安神镇痛等功效。用于胃痉挛疼痛、牙痛、喘咳、风痹厥痛、癫狂、久痢、久泻、脱肛、痈肿、恶疮等。心脏病、心动过速、青光眼患者及孕妇忌服。

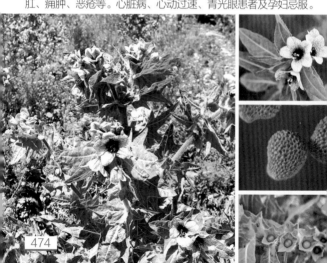

洋金花

【别名】白花曼陀罗、南洋金花、山茄子、金盘托荔枝

【学名】*Datura metel* L.

【识别特征】茄科。一年生半灌木状草本。株高50～200cm。茎直立，粗壮。叶互生或茎上部假对生，卵形或宽卵形，长5～13cm，宽4～6cm，先端尖，基部楔形不对称，边缘具不规则的短齿、浅裂或全缘。花单生枝叉间或叶腋处；花萼筒状，先端5浅裂；花冠漏斗形，白色或紫色，先端5裂，裂片顶端具白尖。蒴果近球形或扁球形，直径约3cm，疏生短硬刺，成熟后4瓣裂。花果期6～9月。

【分布生境】原产美洲。引种和归化于亚洲。我国华南、西南等地有分布。生荒地、山坡草地、海滩地、村寨旁。

【药用功效】花入药，花盛开时采集，晒干或低温烘干。性味辛，温；有毒。具有平喘止咳、麻醉镇痛、解痉等功效。用于咳嗽哮喘、风湿痹痛、脘腹冷痛、跌打损伤等。外科做麻醉剂。高血压、青光眼、心动过速、痰热喘咳者禁用。孕妇、体弱者慎用。

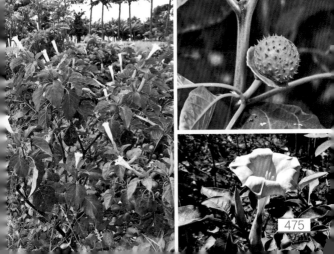

曼陀罗

【别名】欧曼陀罗、醉心花、狗核桃

【学名】*Datura stramonium* L.

【识别特征】茄科。一年生半灌木状草本。茎上部呈二叉状分枝。叶卵形或宽卵形，先端渐尖，基部楔形偏斜，边缘具不规则的波状浅裂。花单生枝叉或叶腋处；花萼筒状，具5棱，先端5浅裂；花冠漏斗形，白色或淡紫色，檐部5浅裂，裂片顶端具芒尖；雄蕊5；子房卵形，不完全4室。蒴果卵圆形或椭圆形，长3～4cm，直径2～3.5cm，表面生有长短不一的尖硬刺，果实成熟后4瓣裂。种子卵圆形，稍扁，黑色。花期6～10月，果期7～11月。

【分布生境】原产于墨西哥。我国大部分地区有分布。生荒野、山坡、沟渠边、村寨旁。

【药用功效】同洋金花。

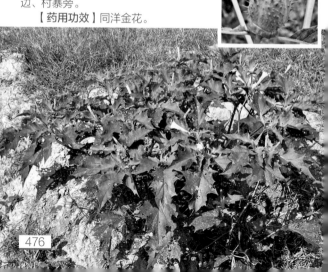

476

酸浆

【别名】挂金灯、红姑娘、锦灯笼、灯笼草

【学名】*Physalis alkekengi* L. var. *francheti* (Mast.) Makino

【识别特征】茄科。多年生草本。株高30～60cm。茎直立，节部稍膨大。茎下部叶互生，上部叶假对生，长卵形、宽卵形或菱状卵形，长4～10cm，宽2～6cm，先端渐尖，基部楔形偏斜，全缘或具粗齿；叶柄长1～3cm。花单生于叶腋；花萼钟形，5裂，被柔毛；花冠白色，直径约2cm，先端5裂，裂片宽三角形，密被短柔毛。浆果球形，直径1～1.5cm，成熟时橙色，包裹在橙红色膨大的宿存花萼内。花期6～9月，果期7～10月。

【分布生境】除西藏外，各地区均有分布。生荒地、山坡、沟渠边。

【药用功效】带宿存花萼的浆果入药，秋季采摘，鲜用或晒干。性味苦、酸，寒。具有清热解毒、利尿等功效。用于热咳、咽痛、丹毒、小便不利等。

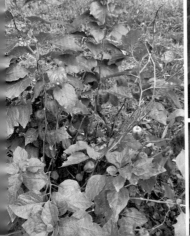

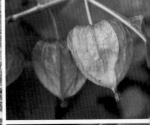

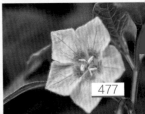

小酸浆

【别名】天泡子、灯笼草、黄姑娘

【学名】*Physalis minima* L.

【识别特征】茄科。一年生草本。茎斜升或铺散，多分枝，被短柔毛。叶片卵形或卵状披针形，长2～4cm，宽1.5～2.5cm，先端渐尖，基部楔形偏斜，边缘波状具疏齿或全缘，叶脉被柔毛；叶柄长1～2cm。花单生叶腋，被短柔毛；花萼钟状，裂片5，被柔毛；花冠黄色，先端5浅裂，密被短柔毛。浆果球形，成熟后黄色，包裹在绿黄色膨大的宿存花萼内。花期6～8月。花果期7～9月。

【分布生境】西南、华南等地。生荒地、农田、路边、园圃。

【药用功效】全草及果实入药，秋季采集，鲜用或晒干。性味苦，寒。具有渗湿等功效。用于黄疸、咳喘、小便不利、天疱疮、湿疮等。

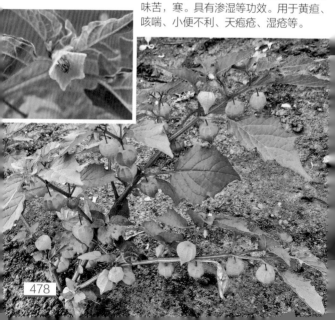

苦蘵

【别名】灯笼草、响铃草、野绿灯、蘵草

【学名】*Physalis angulata* L.

【识别特征】茄科。一年生草本。株高30～60cm。茎多分枝，纤弱下弯。叶互生，卵圆形或卵状椭圆形，长3～6cm，宽2～4cm，先端短尖，基部斜圆形，全缘或有不等大的疏齿；叶柄长可达4cm。花单生叶腋；花萼钟状，5中裂，裂片长三角形，密被柔毛；花冠钟状，5浅裂，黄色，喉部具紫色斑，密被柔毛；雄蕊5，花药蓝紫色或黄色；雌蕊1，花柱黄色，柱头头状。浆果球形，成熟时黄色，包裹在绿黄色膨大的宿萼内。花期6～9月，果期8～11月。

【分布生境】华东、华中、华南、西南等地。生山坡、沟渠边、山路边、疏林下。

【药用功效】全草、根、带萼的果实入药。全草夏季至秋季采集，晒干；根和果实秋季采集，鲜用或晒干。全草性味苦，寒。具有清热解毒、利尿等功效。用于感冒、肺热咳嗽、咽喉肿痛、牙龈肿痛、肺痈、腮腺炎、湿热黄疸、水肿、天疱疮、疔疮等。根用于水肿腹胀、黄疸、热淋等。果实用于牙痛、天疱疮、疔疮等。

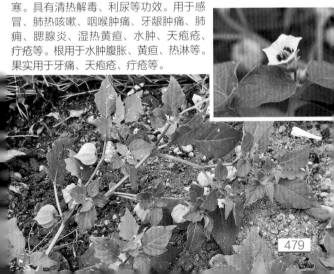

假酸浆

【别名】水晶凉粉、冰粉、鞭打绣球、苦莪

【学名】*Nicandra physaloides* (L.) Gaertner

【识别特征】茄科。一年生草本。株高50～150cm。茎直立，上部多分枝。叶互生，卵形或椭圆形，长4～12cm，宽2～8cm，先端急尖或短尖，基部楔形，边缘具齿或浅裂，两面有稀疏毛。花单生叶腋，花梗下垂；花萼5深裂，裂片顶端渐尖，基部心形，具耳片，果时花萼膨大；花冠钟状，淡蓝色，先端5浅裂；雄蕊5；子房3～5室。浆果球形，黄色，包在膨大的宿存萼内。种子近圆形，淡褐色，密生小刻点。花果期4～9月。

【分布生境】原产于秘鲁。我国广西、贵州、云南等地有栽培或逸生。生荒地、丘陵、田边地头、村寨旁。

【药用功效】全草、种子入药，秋季采集全草及果实，晒干打下种子。性味甘、淡、微苦，平。具有清热解毒、利尿等功效。用于感冒发热、疮痈肿痛、风湿性关节炎等。种子性味微甘，平。具有清热祛火、祛风消炎、利尿等功效。用于风湿性关节炎、疮痈肿痛等。

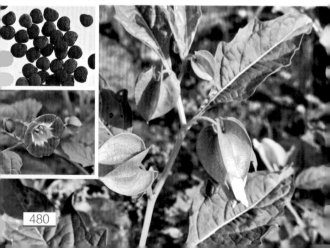

烟草

【别名】野烟、返魂烟、金丝醺、土烟草

【学名】*Nicotiana tabacum* L.

【识别特征】茄科。一年生草本。株高可达100~200cm。茎直立，上部多分枝，被黏质毛。叶互生，卵圆状披针形或长圆状披针形，长20~40cm，宽15~20cm，先端渐尖，基部稍下延成翅状柄而略抱茎，两面被黏毛，全缘。圆锥花序顶生；花萼筒状，裂片三角状披针形；花冠漏斗形，粉红色，先端5浅裂，裂片先端锐尖；雄蕊5；子房上位，2室，胚珠多数，花柱长，柱头圆形。蒴果卵圆形，长约1.5cm。种子多数，细小，黄褐色。花期7~9月，果期8~10月。

【分布生境】原产南美洲。我国各地区有栽培。

【药用功效】烟叶入药，烟叶由绿色变为淡黄色时采集，晒干或烘干。性味辛，温；有毒。具有行气、止痛、解毒、杀虫等功效。用于食滞饱胀、气结疼痛、痈疽、热毒疔疮、疥癣、蛇虫咬伤等。

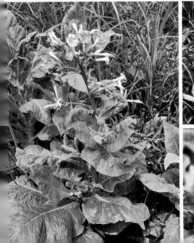
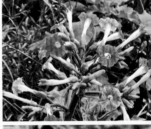
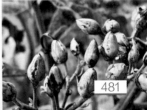

481

朝天椒

【别名】指天椒、长柄椒

【学名】*Capsicum annuum* L.var. *conoides* (Mill.) Irish

【识别特征】茄科。一年生草本。株高30～90cm。茎直立，分枝或不分枝。叶互生，卵形或卵状披针形，先端渐尖，基部楔形，全缘或微波状；叶柄较长。花单生叶腋处，稍下垂；花萼钟状，先端5齿裂；花冠白色或略带紫色，先端5裂；雄蕊5，着生在花冠的基部；子房2室，雌蕊1，柱头略呈头状。果实小圆锥形或矩圆形，长2～4cm，成熟后红色或紫色，果柄和果实均直立。花果期6～10月。

【分布生境】我国各地均有栽培。

【药用功效】果实入药，成熟时采摘，鲜用或晒干。性味辛，温。具有活血、消肿等功效。用于风寒感冒、寒滞腹痛等。外用敷冻疮，治脚气。

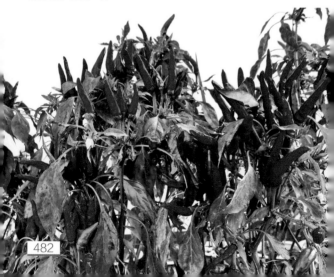

西红柿

【别名】番茄、洋柿子、番柿、番李子

【学名】*Lycopersion esculentum* Mill.

【识别特征】茄科。一年生或多年生草本。株高40～200cm。全株密被腺毛。茎直立，多分枝。叶互生，奇数羽状复叶或羽状深裂，小叶极不规则，大小不等，卵形或长圆形，边缘具不规则的锯齿或裂片；小叶有短柄。聚伞花序腋外生，有花3～7朵；花萼5～7深裂，裂片披针形；花冠黄色，5～7深裂，常反卷；雄蕊5～7，着生在冠筒部。浆果扁球形或近圆形，肉质多浆，成熟时红色或黄色等。花期4～8月，果期7～10月。

【分布生境】原产于南美洲。我国各地广为栽培。

【药用功效】果实药用，成熟时采摘，多为鲜用。性味甘、酸，凉。具有生津止渴、健胃消食等功效。用于暑热烦渴、食欲不振、口腔溃疡、肠胃溃疡、目昏眼干、高血压等。

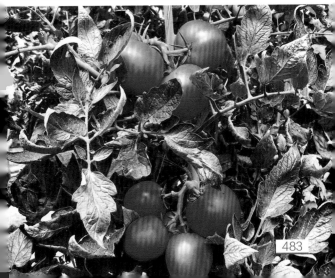

人参果

【别名】香艳茄、香艳芒果、南美香瓜茄、香瓜茄

【学名】*Solanum muricatum* Aiton

【识别特征】茄科。一年生草本。株高可达100cm。茎直立，被白色星状茸毛。叶互生，长椭圆状披针形，先端钝尖，基部圆形，全缘；叶柄长。聚伞花序腋生；花萼近钟状，被白色星状茸毛；花冠白色或浅蓝紫色，有5条辐射形的紫色宽带，花冠先端5浅裂，裂片宽三角形；雄蕊多数，鲜黄色。浆果卵形、椭圆形或近圆球形，成熟时浅杏黄色，表面有纵向不规则的深褐色或褐色条带。花期春季，果期秋季。

【分布生境】原产南美洲。我国各地有引种栽培。

【药用功效】果实药用，成熟时采摘，多为鲜用。性味甜，温。具有健脾胃、生津止渴等功效。用于烦热口渴、食欲不振、神经衰弱、失眠、心脏病、高血压、便秘等。

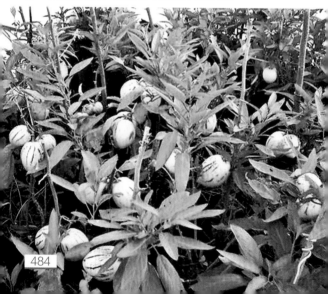

地黄

【别名】山烟、山烟根、酒壶花、山白菜

【学名】*Rehmannia glutinosa* (Gaert.) Libosch.

【识别特征】玄参科。多年生草本。全株密被柔毛及腺毛。根肉质肥厚，黄色。基生叶倒卵形或长椭圆形，叶面皱。总状花序顶生；花萼钟状，先端5裂；花冠筒状微弯，外面紫红色，内面黄色有紫色的条纹，先端二唇形，上唇2裂，下唇3裂；雄蕊4，着生在花冠筒近基部；蒴果近球形，具宿存的萼和花柱。种子卵形，黑褐色，表面有蜂窝状网眼。花期4～6月，果期6～8月。

【分布生境】华中、华东、华北、西北、东北。生山坡、荒地、路边、沟渠地边。

【药用功效】块根入药，秋季采挖，为鲜地黄。根焙至内部变黑，全身柔软状，为生地黄；生地黄熏蒸至黑润，为熟地黄。生地黄性味甘，寒。具有清热凉血、养阴生津等功效。用于阴虚内热、烦热口渴、发斑发疹、吐血等。熟地黄性味甘，微温。具有滋阴补血、益精填髓等功效。用于腰膝酸软、肝肾阴虚、血虚萎黄、内热消渴、眩晕、耳鸣、盗汗、遗精、月经不调、须发早白等。

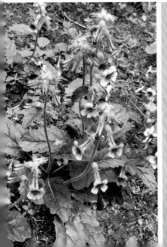
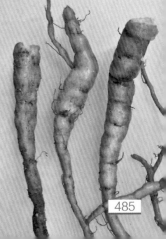

485

冰糖草

【别名】野干草、土干草、万粒珠

【学名】*Scoparia dulcis* L.

【识别特征】玄参科。多年生草本或亚灌木。株高可达100cm。茎直立，具纵棱，多分枝。叶对生或轮生，卵状披针形或近菱形，长1～3cm，先端短尖，基部渐狭成短柄，全缘或前半部边缘有锯齿。花单朵或成对生于叶腋，花梗长0.5～1cm；萼片4，分生；花冠小，白色，4深裂，喉部生有密毛；雄蕊4，近等长，花药箭形。蒴果卵圆形或球形，直径约0.3cm，成熟时开裂。花果期6～11月。

【分布生境】华南、西南等地。生路边、坡坎、沟边、湿润地。

【药用功效】全草入药，夏季至秋季采集，鲜用或晒干。性味甘，凉。具有清热利湿、疏风止咳等功效。用于感冒发热、肺热咳嗽、喉炎、肝炎、肠炎、腹泻、丹毒、水肿、小便不利、湿疹等。

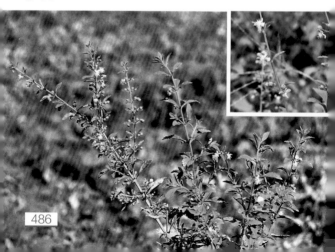

毛泡桐

【别名】泡桐、紫花桐、桐皮、桐木皮

【学名】*Paulownia tomentosa* (Thunb.) Steud.

【识别特征】玄参科。落叶乔木。树皮灰褐色，小枝有明显皮孔，常被黏质短柔毛。叶片卵状心形，先端急尖，基部心形，全缘或波状浅裂，两面被毛。圆锥花序；花萼浅钟形，5深裂；花冠粉紫色，漏斗状钟形；子房卵圆形，有腺毛。蒴果卵圆形，幼时密被黏质腺毛，果皮厚，宿萼不反卷。花期4～5月，果期8～9月。

【分布生境】东北、华北、华中、西南等地。生山坡、村寨。

【药用功效】树皮（桐皮）、花、果实入药。树皮全年可采集，晒干；春季采集花，晒干；秋季采摘果实，晒干。树皮性味苦，寒。具有消炎、止咳、利尿等功效。用于痔疮、淋病、丹毒、跌打损伤等。花用于急性结膜炎、急性扁桃体炎、腮腺炎、上呼吸道感染、支气管炎、急性肠炎、痢疾、疔肿等。果实具有祛痰、止咳、平喘等功效。用于慢性气管炎等。

同属的泡桐 *Paulownia fortunei* (Seem.) Hemsl. 同等入药。

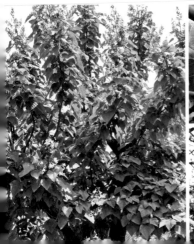
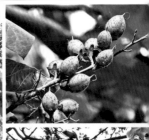
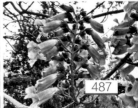

毛蕊花

【别名】一炷香、牛耳草、虎尾鞭、大毛叶

【学名】*Verbascum thapsus* L.

【识别特征】玄参科。二年生或多年生草本。株高可达100cm。全株密被星状绵毛。茎直立，单一。叶互生，茎下部叶大，卵状长圆形，长10～25cm，先端渐尖，基部下延成狭翅，全缘；无叶柄。茎中、上部叶渐小。穗状花序圆柱形顶生，花序长可达40cm，花密集；花萼5裂，长约0.7cm，裂片卵形披针形；花冠黄色，直径1～2cm，裂片5，宽倒卵形，稍反卷；雄蕊5，前2枚花丝无毛，后3枚花丝有毛。蒴果卵球形。花期6～8月，果期7～10月。

【分布生境】西南、新疆、西藏等地。生山坡、荒地、红土地、山路边、村寨旁。

【药用功效】全草入药，夏季至秋季采集，鲜用或阴干。性味辛、苦，寒。具有清热解毒、止血散瘀等功效。用于肺炎、慢性阑尾炎、创伤出血、跌打损伤、疮毒等。

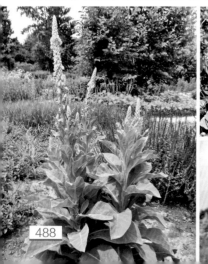
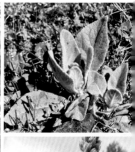
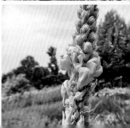

阴行草

【别名】铃茵陈、金钟茵陈、北刘寄奴、土茵陈

【学名】*Siphonostegia chinensis* Benth.

【识别特征】玄参科。一年生草本。株高30～50cm。茎直立，上部多分枝，被白色柔毛。叶对生或互生，羽状分裂，裂片3～4对，边缘常有不整齐的齿状缺刻。花单生叶腋；花萼细筒状，长1～1.4cm，具纵棱10条，先端5裂，裂片披针形；花冠黄色，长约2.5cm，二唇形，上唇头盔状，外面密被白色长毛，内面紫红色，下唇先端3瓣裂；雄蕊4，2强；雌蕊1，花柱伸出上唇外。蒴果椭圆形，长约1.2cm。花期7～8月，果期9～10月。

【分布生境】我国大部分地区。生山坡、丘陵、荒草地。

【药用功效】全草入药，秋季割取全草，晒干。性味苦，凉。具有清热利湿、活血祛瘀等功效。用于水肿腹胀、跌损瘀痛、黄疸性肝炎、白带过多、月经不调、血痢、小便不利、泌尿系统结石等。

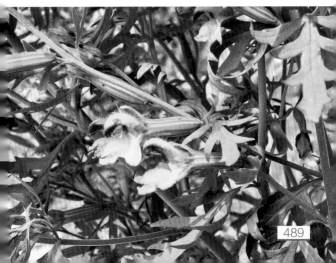

通泉草

【别名】绿兰花、石淋草、脓泡药

【学名】*Mazus japonicus* (Thunb.) O. Kuntze

【识别特征】玄参科。一年生草本。株高5～15cm。茎直立或斜升，通常基部分枝。叶倒卵状匙形或卵状倒披针形，长2～6cm，先端圆钝，基部楔形，下延成带狭翅的叶柄，全缘或具疏粗齿。总状花序顶生，花序伸长，花稀疏；花萼钟状，先端5深裂，裂片卵形；花冠淡紫色或蓝紫色，长约1cm，二唇形，上唇卵形，先端微2裂，下唇宽大3裂，裂片先端钝圆；雄蕊4；子房无毛，花柱2裂。蒴果球形，褐红色。种子细小，黄色。花果期4～10月。

【分布生境】我国大部分地区。生湿润地、沟边、路旁。

【药用功效】全草入药，夏季至秋季采集，晒干。性味苦、寒。具有清热解毒等功效。用于痈疽疔疮、红肿溃疡、烫伤等。

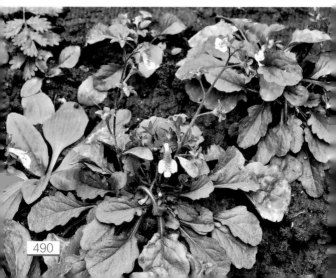

返顾马先蒿

【别名】马先蒿、马尿泡、烂石草

【学名】*Pedicularis resupinata* L.

【识别特征】玄参科。多年生草本。株高30～70cm。叶互生或对生，披针形或长圆状披针形，长2.5～6cm，宽1～2cm，先端渐尖，基部楔形或近圆形，边缘具钝圆齿，齿上有刺状小尖。花单生叶腋，形成总状花序；苞片叶状；萼齿2，宽三角形；花冠淡紫红色，长2～2.5cm，花冠管自基部起向右扭转，上唇盔状，下唇大，先端3裂。蒴果，斜长圆状披针形。花期6～8月，果期7～9月。

【分布生境】西南、华中、华东、华北、西北、东北。生山坡、草地、高山草甸。

【药用功效】全草及根入药，夏季至秋季采集，晒干。性味苦，平。具有祛风除湿等功效。用于风湿关节疼痛、尿路结石、疥疮等。

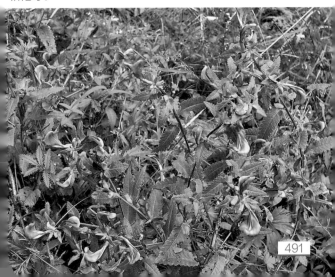

491

水苦荬

【别名】北水苦荬、水莴苣、水仙桃草、仙人对座草

【学名】*Veronica anagallis-aquatica* L.

【识别特征】玄参科。多年生草本。株高30～60cm。具横走根状茎，节上生根。叶对生，卵状矩圆形或长圆状卵圆形，长2～10cm，先端圆钝或锐尖，基部半抱茎，边缘具小锯齿。总状花序腋生，长5～12cm；花梗与花序轴成锐角；花萼4深裂，裂片卵状披针形；花冠白色或淡蓝紫色，具淡紫色线条，裂片宽卵形，筒部短；雄蕊2；雌蕊1，子房上位，花柱1，柱头头状。蒴果近球形。种子卵圆形，黄褐色。花期5～8月，果期8～9月。

【分布生境】西南、长江以北等地。生水边湿地、山涧小溪中。

【药用功效】全草入药，夏季采集，鲜用或晒干。性味微苦，凉。具有清热利尿、止血化瘀、降压等功效。用于感冒、咽喉疼痛、高血压、痨伤咯血、血淋、月经不调、疝气、疔疮、跌打损伤、痢疾、小便不畅等。

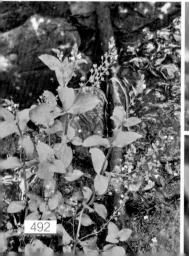
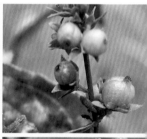
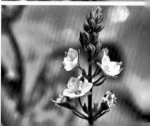

角蒿

【别名】羊角草、羊角蒿、羊犄角棵

【学名】*Incarvillea sinensis* Lam.

【识别特征】紫葳科。一年生草本。株高30～80cm。茎直立，具纵棱，被细毛。叶片2～3回羽状深裂或全裂，最终裂片狭条形，长0.5～1.5cm，宽0.2～0.3cm，先端锐尖；叶柄长1～3cm。疏总状花序顶生，通常有花1～5朵；花萼浅钟形，5深裂，先端锐尖；花冠漏斗形，红色或淡紫红色，先端5裂，裂片钝圆；雄蕊4，2强；子房上位，2室，柱头2裂。蒴果长尖角形弯曲，长5～10cm，成熟时2裂。种子近圆形，具膜质翅。花期5～8月，果期7～9月。

【分布生境】西南、华北、西北、河南、山东、黑龙江等地。生山坡、荒地。

【药用功效】全草入药，夏季至秋季采集，晒干。性味辛、苦，平，有小毒。具有祛风湿、活血止痛等功效。用于口疮、齿龈溃烂、风湿痹痛、耳疮、湿疹、疮疥、阴道滴虫病等。

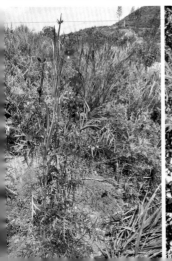
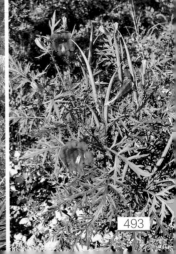

凌霄

【别名】紫葳、凌霄花、洛阳花

【学名】*Campsis grandiflora* (Thunb.) Schum.

【识别特征】紫葳科。落叶木质藤本。叶对生，奇数羽状复叶，小叶7～9枚，卵形或卵状披针形，长3～7cm，宽1.5～3cm，先端长尖，基部偏斜不对称，边缘具齿。花序短圆锥状顶生；花萼钟形，具10条突起纵脉，5齿裂至中部，裂片披针形；花冠漏斗形，直径约7cm，橙黄色，先端5裂，裂片宽大反卷。蒴果长条形略弯，两端渐狭，2瓣裂。种子扁平，具翅。花期6～8月，果期8～10月

【分布生境】华南、华东、华北等地。生山坡、公园、庭院。

【药用功效】花入药，夏季至秋季采集，晒干或烘干。性味甘、酸，寒。具有解毒凉血、行血去瘀等功效。用于皮肤瘙痒、风疹发红、血滞、经闭、痤疮等。

同属的美洲凌霄*Campsis radicans* (L.) Seem.的花同等入药。

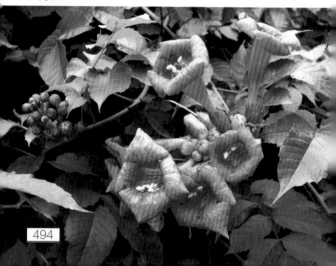

胡麻

【别名】芝麻、脂麻、小胡麻

【学名】*Sesamum indicum* L.

【识别特征】胡麻科。一年生草本。株高可达100cm。茎直立，四棱形，不分枝，被短柔毛和黏液腺。叶对生或互生，卵形或卵状披针形，长5～15cm，宽1～8cm，先端尖，基部楔形，全缘或具齿；叶柄长1～6cm。花单生或2～3朵生叶腋；花萼基部稍合生，裂片披针形；花冠筒状，长1.5～2.5cm，白色、淡黄色或淡紫色，外面密被白色细长柔毛；雄蕊4，2强；子房2室。蒴果圆筒形4棱状，长2～2.5cm，外面密被短柔毛，成熟时纵裂。种子卵形，黑色、白色或淡黄色。花期7～8月，果期8～9月。

【分布生境】我国各地广为栽培。

【药用功效】种子入药，蒴果成熟未开裂时割取全株，晒干打出种子。性味甘，平。具有补肝肾、润肠等功效。用于肝肾气血亏虚、头昏眼花、眩晕、须发早白、妇女产后少乳、肠燥便秘等。

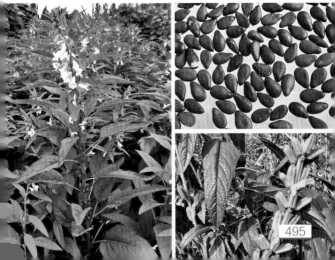

黄花列当

【别名】列当、草苁蓉、独根草

【学名】*Orobanche pycnostachya* Hance

【识别特征】列当科。一年生寄生草本。株高10～30cm。株体密被腺毛。茎直立，圆柱形，单一，不分枝，基部膨大，黄褐色。叶鳞片状，卵状披针形或披针形，长1～2cm，黄褐色。穗状花序顶生，密生腺毛；苞片卵状披针形；花萼2深裂，每个裂片先端又2叉裂；花冠二唇形，淡黄色或乳白色，上唇2裂，裂片短，下唇3裂，裂片不等长，边缘被腺毛；雄蕊4，2强。蒴果卵状椭圆形，成熟后2裂。种子扁球形，黑褐色。花期6～8月，果期7～9月。

【分布生境】东北、华北、西北等地。生山坡、沙丘地、草地、山沟草地。常寄生在菊科植物的根上。

【药用功效】全草入药，5～6月采集，晒干。性味甘、温。具有补肾、强筋等功效。用于肾虚腰膝冷痛、阳痿、遗精、神经官能症等。

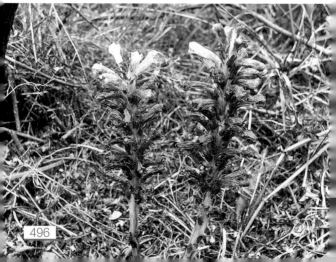

紫花列当

【别名】列当、裂马嘴、独根草

【学名】*Orobanche coerulescens* Steph.

【识别特征】列当科。一年生寄生草本。株高10～35cm。株体密被蛛丝状绵毛。茎直立，圆柱形，基部膨大，黄褐色。叶鳞片状，卵状披针形，长0.8～1.5cm，黄褐色。穗状花序顶生，密被茸毛；苞片卵状披针形；花萼2深裂，每个裂片先端又2又裂；花冠二唇形，淡蓝紫色，上唇宽，先端微凹，下唇3裂，裂片近圆形；雄蕊4，2强。蒴果卵状椭圆形，成熟后2裂。种子扁球形，黑褐色。花期6～8月，果期8～9月。

【分布生境】东北、华北、山东、陕西、四川等地。常见于山坡草地、沙丘地、林缘。常寄生在菊科植物的根上。

【药用功效】同黄花列当。

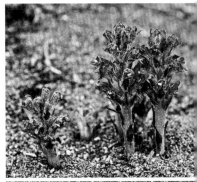

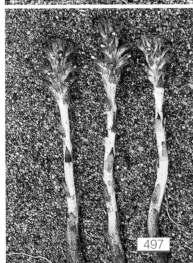

497

肉苁蓉

【别名】大芸、金笋、苁蓉、查干告亚

【学名】*Cistanche deserticola* Y.C.Ma

【识别特征】列当科。多年生寄生草本。株高可达100cm。茎肉质肥厚，圆柱形，不分枝。被多数肉质鳞片状叶，覆瓦状排列，披针形或线状披针形，先端渐尖。穗状花序生花茎上，圆柱形；花黄色，每花具1苞片，2小苞片，基部与花萼合生，背面被毛；花萼5浅裂，有缘毛；花冠管状钟形，顶端5裂，裂片蓝紫色；雄蕊4。蒴果卵球形，褐色。种子花期6～8月，果期7～9月。细小。花期5～6月，果期6～8月。

【分布生境】内蒙古、甘肃、宁夏、青海、新疆等地。生沙地、湖边，常寄生在藜科等植物的根上。

【药用功效】肉质茎入药，春季或秋季采挖，晒干。性味甘、酸、咸，温。具有补肾、益精、润肠通便等功效。用于腰膝冷痛、筋骨无力、阳痿早泄、宫冷不孕、带下、血崩、肠燥便秘等。

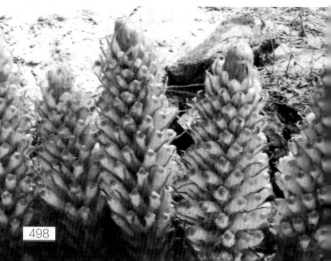

牛耳草

【别名】猫耳朵、石胆草、翻魂草、蝴蝶草

【学名】*Boea hygrometrica* (Bge.) R. Br.

【识别特征】苦苣苔科。多年生草本。叶基生，广椭圆形或近圆形，长3～5cm，宽2.5～4cm，先端钝，基部阔楔形，叶缘具钝圆齿，叶面被稀疏的白毛，叶背面密被白毛。花葶1～5条，高7～14cm，密被短腺毛；聚伞花序，2～5朵花；花萼5深裂，裂片披针形，被毛；花冠淡蓝紫色，二唇形，上唇2裂，下唇3裂；能育雄蕊2；子房无柄，花柱伸出，柱头为不明显的2裂。蒴果线条形，长3～4cm，成熟时螺旋状扭曲。花期7～8月，果期8～9月。

【分布生境】东北、华北、华东、华中、西北、西南等地。生山坡背阴潮湿地或山石缝中。

【药用功效】全草入药，夏季至秋季采集，鲜用或晒干。性味甘，无毒。具有消炎、活血等功效。用于跌打损伤、中耳炎、肠炎等。

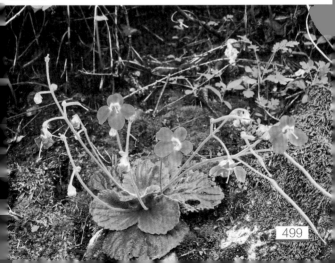

爵床

【别名】蜻蜓草、瓦子草、毛泽兰、六角英

【学名】*Rostellularia procumbens* (L.) Nees

【识别特征】爵床科。一年生草本。株高10～50cm。茎四棱形，节部稍膨大，被短柔毛。叶对生，卵形或椭圆形，长2～5cm，宽1～3cm，先端钝尖，基部楔形，两面被短柔毛。穗状花序顶生或腋生，长1～3cm；苞片1，小苞片2，披针形，有睫毛；花萼裂片4，条形，有膜质边缘和睫毛；花冠粉红色或带紫红色，长约0.7cm，二唇形，上唇先端微裂，下唇3浅裂；雄蕊2；子房卵形，2室，花柱丝状。蒴果线形，被毛。花期8～11月，果期10～11月。

【分布生境】西南、华南、华中、华东等地。生荒地、山坡、湿润地、路边草地。

【药用功效】全草入药，盛花期采集，晒干或鲜用。性味咸、辛，寒。具有清热解毒、活血止痛等功效。用于感冒发热、咳嗽、咽喉肿痛、肾炎水肿、小儿疳积、痢疾、筋骨疼痛、跌打损伤、痈疽疔疮等。

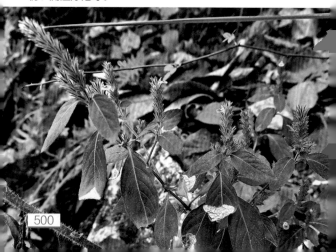

穿心莲

【别名】苦胆草、苦草、印度草、斩蛇剑

【学名】*Andrographis paniculata* (Burm.f.) Nees

【识别特征】爵床科。一年生草本。株高可达100cm。茎直立四方形，多分枝，节稍膝状膨大。叶对生，长圆状卵形或披针形，长4～8cm，宽1～3cm，先端渐尖，基部狭楔形，全缘；叶柄短或无。疏散花锥花序生枝端或叶腋；花萼5深裂，外被腺毛；花冠白色，二唇形，上唇3深裂，裂片向上翘，有黑紫色条纹，下唇反卷贴近花冠筒，无淡紫色条纹；花冠筒与唇瓣等长；雄蕊2，伸出花冠外；子房2室。蒴果扁椭圆形，长约1cm，中间具一沟，成熟时2瓣开裂。种子细小，红褐色。花期8～9月，果期10月。

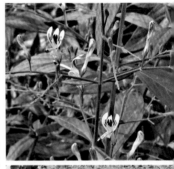

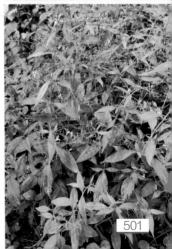

【分布生境】原产印度和斯里兰卡。我国西南、华南、华中、华东等地有栽培。

【药用功效】全草入药，夏末至初秋采集，晒干。性味苦、寒。具有清热解毒、凉血消肿等功效。用于感冒发热、咽喉肿痛、口舌生疮、胃火牙痛、百日咳、气管炎、肺炎、肠胃炎、胆囊炎、肺结核、肺脓疡、高血压、痢疾、疮疖痈肿、水火烫伤、毒蛇咬伤等。

狗肝菜

【别名】金龙棒、路边青、野青仔、四籽马蓝。

【学名】*Dicliptera chinensis* (L.) Juss.

【识别特征】爵床科。一年生或二年生草本。株高30～80cm。茎四棱形，被微毛，节部常膨大成膝状。叶对生，卵形或卵状椭圆形，长3～7cm，宽2～4cm，先端渐尖，基部阔楔形，全缘；叶柄槽具短柔毛。花序聚伞形腋生或顶生；苞片阔卵形，密被柔毛；花萼5裂，裂片钻形；花冠淡粉红色，被柔毛，二唇形，上唇阔卵形，具紫红色斑点，下唇长圆形，3浅裂；雄蕊2，着生于花冠喉部；雌蕊1，柱头2裂，子房上位，2室。蒴果被柔毛，室裂2果瓣。种子扁圆形，坚硬，褐色。花期10～11月，果期翌年2～3月。

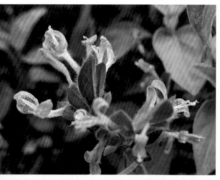

【分布生境】华南、西南、台湾等地。生路边荒地、沟渠地边、小溪边、疏林中、村寨旁。

【药用功效】全草入药，夏季至秋季采集，鲜用或晒干。性味微苦，寒。具有清热利尿、凉血解毒等功效。用于感冒发热、肺热咳嗽、咽喉肿痛、肝热目赤、热病斑疹、疔疮肿毒、便血、尿血、小便不利等。

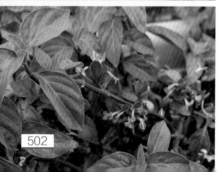

车前

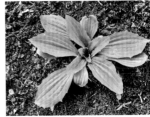

【别名】车轱辘菜、车前子

【学名】*Plantago asiatica* L.

【识别特征】车前科。多年生草本。株高20～60cm。地下为须根。叶片椭圆形，宽卵形或卵状披针形，长4～15cm，宽3～8cm，叶缘全缘、波状或具疏齿，具5～7条弧形脉；叶柄长2～10cm，基部扩大成鞘。穗状花序，长可达15cm；苞片宽三角形；花冠白色，裂片披针形或长三角形；雄蕊4；子房2室，花柱丝状。蒴果卵形，成熟时周裂。种子长圆形，黑褐色。花期6～9月，果期7～10月。

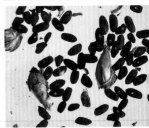

【分布生境】我国大部分地区。生荒地、沟边、农田。

【药用功效】全草及种子（车前子）入药。夏季至秋季采集全草，晒干或鲜用；秋季采集成熟果穗，晒干打下种子去杂。种子性味甘，寒。具有利尿通淋、渗湿止泻、明目、祛痰等功效。用于热淋涩痛、目赤肿痛、目暗昏花、痰热咳嗽、泌尿系统结石、尿路感染、小便不利等。全草功效与种子相似，兼有清热解毒等功效。

同属的大车前 *Plantago major* L.、小车前 *Plantago depressa* Willd.等的全草及种子同等入药。

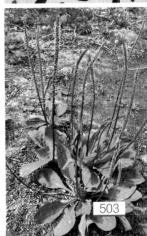

503

耳草

【别名】鲫鱼胆草、苦胆草、苦节节花、黑心草

【学名】*Hedyotis auricularia* L.

【识别特征】茜草科。多年生草本。全株密被短柔毛。叶对生，披针形或椭圆形，长3～8cm，先端渐尖，基部楔形，全缘；叶柄长0.3cm。托叶合生成短鞘，顶端裂成5～7刚毛状刺。聚伞花序腋生，密集成头状；花萼筒被毛，先端裂片披针形；花近无梗，花冠白色，长约0.3cm，先端4裂，展开；雄蕊4，生于花冠筒喉部；雌蕊1，子房2室，花柱线形。蒴果球形或卵球形，直径0.12～0.15cm。种子具凹点。花果期3～12月。

【分布生境】华南、西南等地。生荒地、山坡、灌丛、林缘。

【药用功效】全草入药，全年可采集，鲜用或晒干。性味苦、凉。具有清热解毒、消肿散瘀等功效。用于感冒发热、咽痛咳嗽、肠炎、痢疾、乳痈、疮疖肿痛、皮肤湿疹、蛇虫咬伤等。

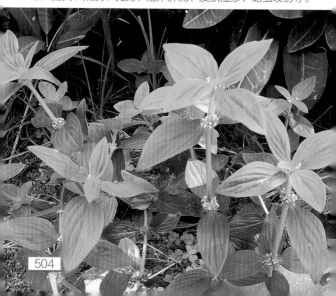

伞房花耳草

【别名】水线草、耳草

【学名】*Hedyotis corymbosa* (L.) Lam.

【识别特征】茜草科。一年生草本。茎枝四棱形，分枝披散。叶对生，条形或条状披针形，长1~2cm，常向背面略卷曲，中脉1条，无侧脉，先端急尖，基部渐狭，两面略粗糙；无叶柄。托叶合生，近膜质，先端有短刺数条。花序腋生，多为2~5朵花排成伞房花序；总花梗长约1cm；花萼筒近球形，裂片狭三角形；花白色或淡红色，花冠漏斗状，先端4裂，裂片阔卵形；雄蕊4；子房2室，花柱线形，柱头2裂。蒴果近球形，膜质，直径约0.2cm，顶端平，具宿存萼裂片，成熟时开裂。花期7~9月，果期9~10月。

【分布生境】华南、西南等地。生荒草地、沟边、灌丛。

【药用功效】全草入药，夏季至秋季采集，鲜用或晒干。性味甘、淡、凉。具有清热解毒、利尿消肿等功效。用于肿毒、肠痈、疟疾、烫伤等。对癌症有一定疗效。

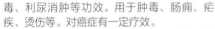

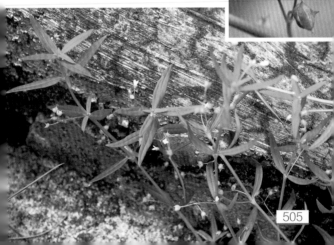

白花蛇舌草

【别名】二叶葎、蛇舌草、蛇总管、羊须草

【学名】*Hedyotis diffusa* Willd.

【识别特征】茜草科。一年生草本。株高15～50cm。茎纤细柔弱，多分枝。叶对生，革质，线条形或线状披针形，长1～3.5cm，宽0.1～0.3cm，先端急尖，基部有短柄或无，无侧脉。托叶膜质，基部合生成鞘状。花单生或成对生于叶腋，有短花梗或无；花萼筒近球形，先端4裂，裂片三角形；花冠白色，长约0.4cm，先端4裂，裂片卵状矩圆形；雄蕊4，着生花冠喉部；子房2室，柱头2浅裂，呈半球形。蒴果扁球形，多为双生，直径约0.3cm，黄褐色，具宿存萼裂片。种子棕黄色。花果期5～10月。

【分布生境】西南、华南、华东等地。生山坡、路边、草地等。

【药用功效】全草入药，夏季至秋季采集，鲜用或晒干。性味甘、微苦，寒。具有清热、利湿、解毒等功效。用于肺热咳嗽、扁桃体炎、咽喉炎、阑尾炎、盆腔炎、黄疸、恶性肿瘤、痢疾、尿路感染、痈肿疔疮、毒蛇咬伤等。

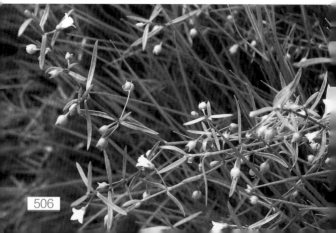

茜草

【**别名**】红茜根、拉拉藤、茜草藤、四轮藤

【**学名**】*Rubia cordifolia* L.

【**识别特征**】茜草科。多年生攀援草本。全体密生倒刺。茎四棱形，多分枝。叶片4枚轮生，长卵形或卵状披针形，长2～4cm，宽1～1.5cm，先端锐尖，基部心形，叶脉5弧形；叶柄长1.5～2.5cm。聚伞花序疏生成圆锥状，顶生或腋生；花小，花冠淡黄白色，5裂；雄蕊5；子房无毛。浆果双头形，肉质，直径约0.6cm，成熟时红色。花果期6～9月。

【**分布生境**】我国大部分地区。生山坡、灌木丛、林缘。

【**药用功效**】根、全草入药。夏季至秋季采集全草，晒干；秋季采挖根，洗净晒干。根性味苦，寒。具有通经活络、活血止血等功效。用于风湿痹痛、劳伤骨痛、咯血、吐血、衄血、尿血、黄疸、慢性气管炎、闭经、跌打损伤、瘀滞肿痛等。茎叶性味苦，寒。具有止血、行瘀等功效。用于风痹、腰痛、吐血、血崩、痈毒、疔肿、跌打损伤等。

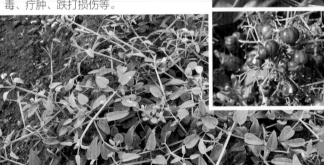

鸡矢藤

【别名】鸡屎藤、臭藤、牛皮冻

【学名】*Paederia scandens* (Lour.) Merr.

【识别特征】茜草科。多年生蔓生草本。茎细长，多分枝。叶对生，宽卵形或披针形，长5～11cm，宽3～7cm，先端尖，基部心形或圆形，全缘；叶柄长1.5～7cm。圆锥状聚伞花序腋生或顶生；花萼5齿裂，裂片三角形；花冠钟状，长约1cm，上端5裂，乳白色，内面紫红色，被柔毛；雄蕊5，生于花冠管喉部。子房下位，2室。浆果球形，直径0.5～0.7cm，光滑无毛，成熟时黄褐色。花期8～9月，果期9～10月。

【分布生境】华北以南各地区。生杂木林、灌木丛、篱笆墙上。

【药用功效】全草入药，夏季采集，切段晒干或鲜用。性味甘、苦，微寒。具有清热解毒、消食健胃、化痰止咳等功效。用于积食腹痛、小儿疳积、热痰咳嗽、咽喉肿痛、痛经、神经痛、热毒泻痢、痈疮疖肿等。

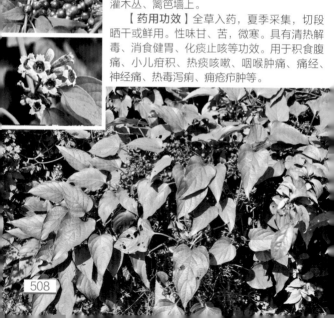

龙船花

【别名】五月花、大将军、红樱花

【学名】*Ixora chinensis* Lam.

【识别特征】茜草科。常绿小灌木。株高50～200cm。叶对生，椭圆形或倒卵形，长6～11cm，宽3～3.5cm，先端急尖，基部楔形全缘；叶柄长约0.5cm。聚伞花序顶牛，密集成伞房状；花萼深红色，4浅裂，裂片钝齿状；花冠高脚碟状，略肉质，红色，先端4裂片，裂片菱形，花冠管细长；雄蕊4，着生在花冠口，白色，花丝极短；雌蕊1，红色，花柱细长，柱头2浅裂。浆果近圆形，成熟时黑红色。南方可全年开花，果期9～10月。

【分布生境】华南等地。生疏林下、灌丛中。

【药用功效】花、茎叶、根入均可药，全年可采集，晒干。花性味甘，辛，凉。具有清热凉血、散瘀止痛等功效。用于高血压、月经不调、闭经、跌打损伤、疮疡等。茎叶用于跌打损伤、疮疖痈肿等。根用于胃痛、咯血、风湿肿痛、疮疡、跌打损伤等。

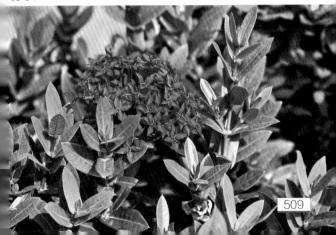

蓬子菜

【别名】月经草、黄牛尾、黄米花

【学名】*Galium verum* L.

【识别特征】茜草科。多年生草本。株高30～40cm。茎直立，四棱形，多分枝，无钩刺。叶6～10片轮生，狭条形，长1～5cm，宽0.15～0.4cm，先端钝尖，中脉凹入，无侧脉，叶背面有柔毛，边缘略向外反卷。圆锥花序顶生或腋生；花冠黄色，花冠筒短，先端裂片4；雄蕊4，伸出；子房2室，花柱2，柱头头状。双悬果近球形，无毛。花期6～7月，果期8～9月。

【分布生境】西南、华东、华北、西北、东北。生山坡草地、高山草甸。

【药用功效】全草入药，夏季至秋季采集，鲜用或晒干。性味微辛，苦，凉。具有清热解毒、止痒、消肿散瘀等功效。用于咽喉肿痛、肝炎、皮炎、荨麻疹、疔疮疖肿、跌打损伤等。

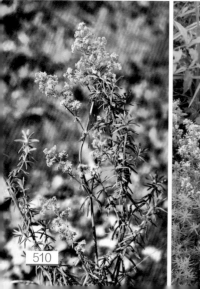
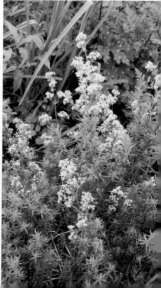

猪殃殃

【别名】八仙草、拉拉藤、小锯藤、细茜草

【学名】*Galium aparine* L.

【识别特征】茜草科。一年生蔓生或攀援草本。茎柔弱，四棱形，棱上具倒钩刺，多分枝。叶6～8片轮生，线状倒披针形，长2～3cm，宽0.3～0.5cm，先端具刺状突尖，边缘具倒向刺毛；无叶柄。疏散聚伞花序腋生；花冠黄绿色，花瓣4，卵形；雄蕊4；子房下位，2室，花柱2裂。果实稍肉质，双头形，密生白色钩毛。花期4～5月，果期5～7月。

【分布生境】我国大部分地区。生荒地、沟渠地边、农田等地。

【药用功效】全草入药，夏季采集，晒干。性味微辛、苦，寒。具有清湿热、解毒、散瘀、消肿等功效。用于跌打损伤、疖肿、中耳炎、肠痈、尿路感染等。

同属的粗叶拉拉藤*Galium asperifolium* Wall.的全草同等入药。

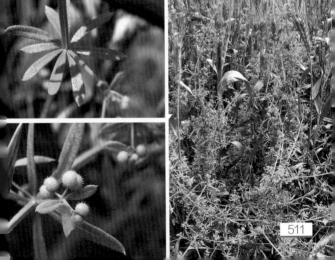

栀子

【别名】山栀、枝子、黄栀子、越桃

【学名】*Gardenia jasminoides* Ellis

【识别特征】茜草科。常绿灌木。株高100～200cm。叶对生，革质，卵状披针形至椭圆形，长5～10cm，宽1.5～3.5cm，先端急尖，基部楔形，全缘；叶柄短。花单生于枝端或叶腋；花萼绿色，裂片5～7；花冠高脚碟状，白色，裂片6～7；雄蕊与花冠裂片同数，着生在花冠喉部；雌蕊1，子房下位，1室。果实深黄色或红黄色，倒卵形，有5～9条翅状纵棱，果实顶端条状花萼宿存。花期5～7月，果期8～11月。

【分布生境】华东、华中、华南、西南等地。生低山疏林、荒坡地。各地有栽培供观赏。

【药用功效】果实入药，秋季果实成熟变红时采摘，晒干。性味苦，寒。具清热利湿、泻火除烦、凉血解毒等功效。用于热病心烦、湿热黄疸、热毒疮疡、咽喉疼痛、目赤肿痛、痈肿疔疮、血痢、尿血、血淋涩痛等。

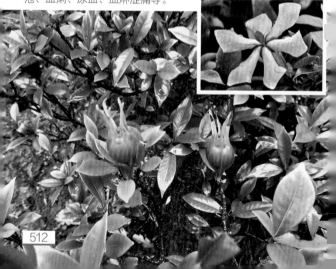

咖啡

【别名】咖啡豆、咖啡树

【学名】*Coffea arabica* L.

【识别特征】茜草科。灌木或小乔木。枝条灰褐色。叶对生，薄革质，矩圆形或披针形，长6～14cm，先端长渐尖，基部楔形，边缘波状；叶柄长0.8－1.5cm。聚伞花序数个簇生于叶腋。苞片基部合生，其中2枚宽三角形，长与宽相等，托叶状，另2枚披针形，长是宽的2倍，叶状；萼檐截平或5浅裂；花冠白色，裂片长于花冠筒。浆果椭圆形，长1.2～1.5cm，成熟时紫红色或紫黑色。

【分布生境】原产热带非洲。我国华南、西南有引种栽培。

【药用功效】种子药用，果实成熟期采摘，晒干。性味甘，温。具有兴奋、强心、利尿等功效。用于神倦乏力、慢性支气管炎、肺气肿、肺源性心脏病、醉酒等。

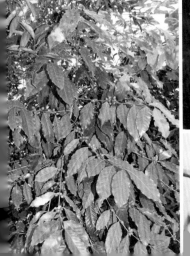
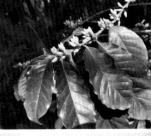
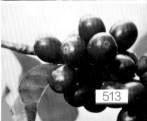

金银花

【别名】忍冬花、双花、鹭鸶花、二宝花

【学名】*Lonicera japonica* Thunb.

【识别特征】忍冬科。落叶攀援灌木。幼枝密生柔毛和腺毛。叶对生，卵形或卵状椭圆形，长3～8cm，宽1.5～4cm，先端急尖，基部近圆形或微心形，两面被柔毛，边缘具纤毛；叶柄短。花成对生于叶腋处；苞片叶状，边缘有纤毛；萼筒5裂，无毛；花冠白色及黄色，有芳香味，外面密被柔毛和腺毛，二唇形，上唇4裂，下唇1片，反卷；花筒与裂片近等长。浆果球形，黑色，通常不结实。花期5～8月，果期8～11月。

【分布生境】我国大部分地区。生山坡、灌丛、林缘。

【药用功效】花朵入药，夏季花蕾未开放前采集，晾干或低温烘干。性味甘，寒。具有清热解毒、疏散风热、抗病毒等功效。用于风热感冒、温病发热、暑热、咽喉疼痛、丹毒、腮腺炎、阑尾炎、痈肿疔疮、小儿痱毒、热毒血痢、肠炎等。

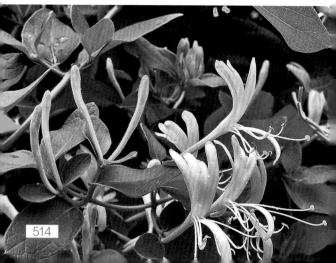

接骨木

【别名】续骨木、铁骨散、接骨风、大叶接骨木

【学名】*Sambucus williamsii* Hance

【识别特征】忍冬科。落叶灌木或乔木。枝条灰褐色。叶对生，奇数羽状复叶，小叶5～7枚，长卵圆形，长5～12cm，宽2～4cm，先端渐尖，基部楔形，边缘具锯齿，下部2对小叶具柄。圆锥花序顶生；花萼钟形，裂片5；花冠白黄色，裂片宽卵形，向外反卷；雄蕊5，着生花冠裂片处；子房下位，柱头2裂，近球形。核果状浆果近球形，直径约0.5cm，紫黑色。花期6～7月，果期8～9月。

【分布生境】东北、华北、华中、华东、甘肃、四川、云南等地。生山坡、灌木丛、疏林、公园。

【药用功效】茎枝入药，全年可采集，晒干。性味甘、苦、平。具有祛风利湿、活血止痛等功效。用于风湿筋骨疼痛、腰痛、四肢寒痛、水肿、产后血晕、跌打肿痛、骨折、创伤出血、风疹瘙痒等。

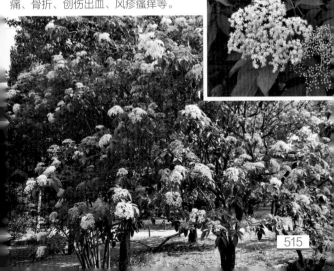

黄花龙牙

【别名】黄花败酱、败酱、黄花草

【学名】*Patrinia scabiosaefolia* Fisch. ex Trevir.

【识别特征】败酱科。多年生草本。株高100～150cm。茎直立，被白毛。基生叶簇生，长卵形，不裂或羽状裂，叶缘具锯齿，具长柄。茎生叶对生，轮廓披针形或长卵形，长5～15cm，2～3对羽状深裂或全裂，顶端裂片大，侧裂片狭小。圆锥聚伞花序组成大型伞房状花序，花序梗对生，一侧有毛；花冠黄色，直径约0.4cm，先端5裂，花冠管口具丝毛；雄蕊4，伸出花冠外。瘦果长椭圆形，无翅状苞片。花期6～7月，果期8～10月。

【分布生境】我国大部分地区。生山坡、草甸、荒草地、林缘。

【药用功效】全草入药，夏季开花前采集，晒至半干后再阴干。性味苦，平。具有清热解毒、排脓消肿、活血祛瘀等功效。用于目赤肿痛、肠痈、肺痈、赤白带下、产后瘀血腹痛等。

同属的白花败酱*Patrinia villosa* (Thunb.) Juss.的全草同样入药。

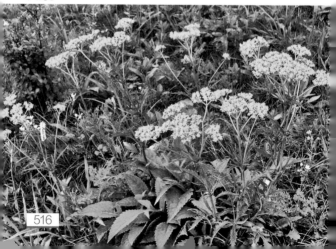

糙叶败酱

【别名】墓头回、墓头灰、箭头风

【学名】*Patrinia scabra* Bunge H. J. Wang

【识别特征】败酱科。多年生草本。株高30～60cm。根圆柱形，稍木质化。茎直立或斜升，密被短毛。基生叶倒披针形，2～4对羽状浅裂，开花前枯萎。茎生叶对生，狭卵形或披针形，长4～10cm，宽1～2cm，1～3对羽状深裂或全裂，顶端裂片较侧裂片大而长；叶柄长1～2cm。圆锥聚伞花序在枝顶或叶腋处集成伞房状；苞片对生，通常不裂；花冠筒状，黄色，先端5裂，裂片倒卵形；雄蕊4，伸出花冠外。瘦果椭圆形，外面有一圈宽膜质苞片，形成翅果状。花期7～8月，果期9～10月。

【分布生境】华北、内蒙古、甘肃等地。生丘陵、山坡、草地。

【药用功效】根入药，秋季采集，洗净晒干。性味辛，温。具有清热燥湿、止血、止带等功效。用于温疟、妇女崩中、赤白带下、跌打损伤等。

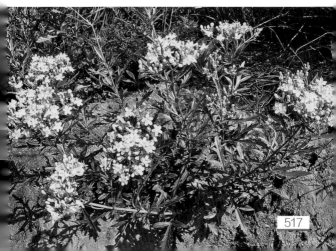

异叶败酱

【别名】墓头回、墓头灰、箭头风

【学名】*Patrinia heterophylla* Bge.

【识别特征】败酱科。多年生草本。株高30 ~ 60cm。茎直立或斜升，稍被短毛。基生叶丛生，常2 ~ 3羽状深裂，中央裂片较侧裂片稍大。茎生叶对生，茎中部叶1 ~ 2对羽状裂，中央裂片最大，卵状披针形或近菱形，先端长渐尖，边缘圆齿状浅裂，被疏短毛；叶柄长约1cm。茎上部叶较窄，近无柄。圆锥状聚伞花序生枝顶或叶腋，花序梗有苞片；花冠筒状，黄色，先端5裂，裂片倒卵形；雄蕊4，伸出花冠外。瘦果椭圆形，外面有一圈宽膜质苞片，形成翅果状。花期7 ~ 8月，果期8 ~ 9月。

【分布生境】东北、华北等地。生丘陵、山坡、草地。

【药用功效】同糙叶败酱。

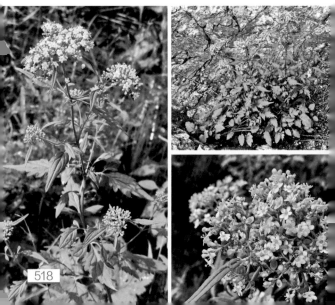

续断

【别名】日本续断、小血转

【学名】*Dipsacus japonicus* Miq.

【识别特征】川续断科。多年生草本。株高 100 ~ 150cm。茎直立，具棱槽，被倒钩刺。叶对生，卵状椭圆形，长可达 20cm，宽可达 8cm，3 ~ 5 羽状分裂或不裂，中裂片最大，侧裂片小，疏生毛，边缘有锯齿，叶脉和叶柄常有钩刺。头状花序顶生，近球形；总苞片数枚，线形；苞片多数，螺旋状排列，倒卵形，顶端有刺芒尖；花萼 4 裂，极浅，外被白毛；花冠漏斗形，粉红色，4 浅裂；雄蕊 4，着生在花冠管的上部，伸出花冠外；雌蕊 1，花柱细长。瘦果楔状长圆形。花果期 7 ~ 9 月。

【分布生境】我国大部分地区。生山坡、草地、沟谷。

【药用功效】根入药，秋季采挖，洗净晒干。性味苦、辛，微温。具有补肝肾、强筋健骨、调血脉等功效。用于腰背酸痛、寒湿痹痛、胎动不安、阳痿、筋骨折伤、跌打损伤等。

同属的川续断 *Dipsacus asper* Wall. 的根同等入药。

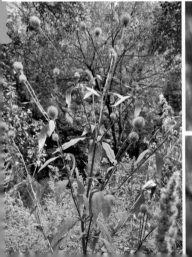
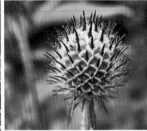
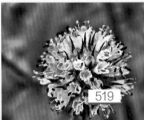

苦瓜

【别名】凉瓜、癞瓜、癞葡萄

【学名】*Momordica charantia* L.

【识别特征】葫芦科。一年生攀援草本。卷须不分叉。叶轮廓肾状圆形，5～7深裂，边缘具不规则齿或再分裂。花单生，雌雄同株，花梗长，中部生一盾形苞片；花萼钟形，5裂，裂片卵状披针形；花冠黄色，5深裂，裂片倒卵形；雄蕊3，离生，药室S形折曲；子房纺锤形，柱头3，膨大，2裂。果实纺锤形或长圆柱形，密生疣状突起，成熟时外皮黄色，并从顶端开裂。种子椭圆形，扁平，具角状齿和条纹，包于红色的假种皮内。花果期6～10月。

【分布生境】我国各地普遍栽培。

【药用功效】果实入药，果实成熟时采集，鲜用或切片晒干。性味苦，寒。具有清热解毒、明目等功效。用于暑热烦渴、目赤、痈肿丹毒、消渴、肠炎、痢疾等。

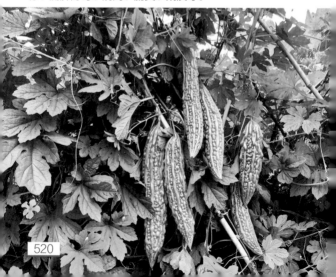

冬瓜

【别名】白瓜、冬瓜皮、冬瓜子

【学名】*Benincasa hispida* (Thunb.) Cogn.

【识别特征】葫芦科。一年生蔓生草本。茎密被白色刚毛，卷须2～3分叉。叶片肾状圆形，长与宽近相等，10～30cm，5～7浅裂至中裂，基部弯缺深，边缘有锯齿，两面被硬毛；叶柄长3～15cm。花单生，雌雄同株；花萼裂片有锯齿，反折；花冠黄色，长3～6cm，裂片5深裂，先端钝圆；雄蕊3，分离，药室多回曲折。瓠果大，长圆形至扁球形，表面具白霜和刺毛。种子卵形，白色或淡黄色。花期6～8月，果期7～10月。

【分布生境】我国各地普遍栽培。

【药用功效】果皮、种子入药。冬瓜成熟时采摘，削取外皮挖取种子晒干。果皮性味甘，凉。具有清热解暑、利水消肿等功效。用于暑热口渴、小便不利、水肿胀满、解酒毒等。种子用于肺热咳嗽、肺痈、肾炎水肿、小便不利等。

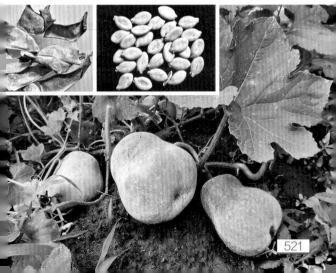

南瓜

【别名】倭瓜、番瓜、北瓜、南瓜子

【学名】*Cucurbita moschata* (Duch.) Poir.

【识别特征】葫芦科。一年生蔓生草本。茎粗壮，有棱沟，被短刚毛，卷须分3～4叉。叶互生，心形或宽卵形，长15～30cm，5浅裂或有5角，两面密被茸毛，边缘有锯齿；叶柄粗长，具短刚毛。花单性，雌雄同株；花萼裂片线条形；花冠钟状，黄色，5中裂，裂片三角形外展；雄蕊3，花药靠合，药室S形折曲；雌花花柱短，柱头3，膨大。瓠果扁圆形、长圆形、葫芦形等，表面有纵沟或隆起。种子卵形，白色或黄白色。花期5～8月，果期7～9月。

【分布生境】原产墨西哥至中美洲。我国普遍栽培。

【药用功效】果实、种子入药。夏季至秋季果实成熟时采收，食用南瓜时挖取种子，洗净晒干。果实性味甘，温。果实具有补中益气、消炎止痛等功效。用于营养不良、脾胃虚弱、胃溃疡、夜盲症等。种子用于杀肠道蛔虫、绦虫等。

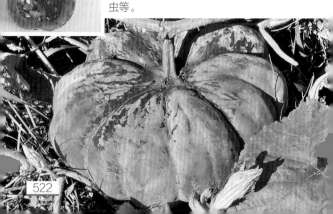

西瓜

【别名】寒瓜、水瓜、夏瓜

【学名】*Citrullus lanatus* (Thunb.) Matsum. et Nakai

【识别特征】葫芦科。一年生蔓生草本。茎匍匐，被白色长柔毛，卷须分2叉。叶片轮廓卵形或卵状披针形，长10～25cm，宽6～18cm，3～5深裂，裂片再羽状或2回羽状浅裂至深裂，两面有短毛；叶柄长6～12cm。花单生，雌雄同株；花托宽钟形；花萼裂片狭披针形；花冠黄色，先端5中裂，裂片宽卵形，两面被柔毛；雄蕊3，药室S形折曲；子房卵形，密被长柔毛，柱头3，肾形。瓠果大，椭圆形或球形，表面光滑，瓜瓤肉质多汁，红色或黄色。种子卵圆形，两面平滑，黑色或淡黄色等。花果期4～10月。

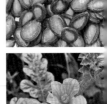

【分布生境】我国各地普遍栽培。

【药用功效】果实、种子入药。果实成熟时采摘，多为鲜用；切瓜挖取种子，洗净晒干，去壳取种仁。果实性味甘，寒。具有清热解毒、利水等功效。用于暑热烦渴、津伤、口腔炎、咽喉疼痛、高血压、小便不利等。种子具有清肺、润肠、和中止渴等作用。

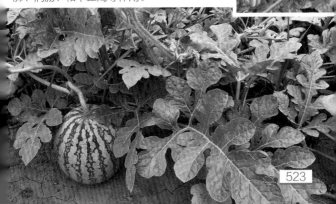

黄瓜

【别名】胡瓜、王瓜、刺瓜

【学名】*Cucumis sativus* L.

【识别特征】葫芦科。一年生攀援草本。茎具纵棱，被刚毛，卷须不分叉。叶片宽心状卵形，长与宽近相等，7～20cm，3～5浅裂，先端锐尖，基部心形，两面有柔毛状短刚毛，边缘有细齿；叶柄长8～20cm。花单性，雌雄同株；雄花常数朵簇生，花萼5裂，裂片细条形；花冠黄色，5深裂，裂片宽卵形或近菱形，先端尖锐；雄蕊3，药室S形折曲；雌花单生或簇生，子房有刺状突起，花柱短，柱头3。瓠果长圆柱形，表面具刺尖或疣状突起。种子扁椭圆形，白色或浅黄白色，两端近急尖。露地一般花果期5～9月。

【分布生境】我国各地普遍栽培。

【药用功效】果实药用，果实成熟时采集，鲜用。性味甘、寒。具有清热解毒、利水消肿等功效。用于热病烦渴、咽喉肿痛、口腔溃疡、目赤、小便不利、烫火伤等。

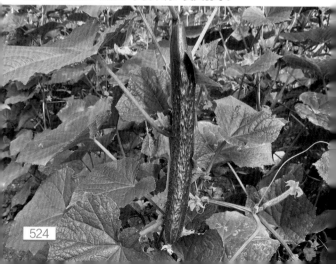

香瓜

【别名】甜瓜、甘瓜、果瓜、熟瓜

【学名】*Cucumis melo* L.

【识别特征】葫芦科。一年生蔓生草本。茎细长，被短刚毛，卷须不分叉。叶片近圆形或肾形，长与宽近相等，8～15cm，掌状3～5浅裂，先端钝圆，基部心形，两面有柔毛，边缘有锯齿；叶柄长3～7cm。花单性，雌雄同株；花萼裂片线条形；花冠黄色，长约2cm，先端5裂，裂片卵状椭圆形；雄蕊3，药室S形折曲；子房长椭圆形，花柱极短，柱头3。瓠果椭圆形或近圆形，颜色和形态因品种而异。种子扁长卵形，浅黄色。花果期6～9月。

【分布生境】我国各地有栽培。

【药用功效】果实、种子入药。果实成熟时采集，鲜用；切开瓜取种子，洗净晒干。果实性味甘，寒。具有清热解毒等功效。用于暑热烦渴、口腔溃疡、肾炎水肿、小便不利等。种子具有清肺、润肠、散结、消瘀等功效。用于咳嗽、肠痈、腹内结聚等。

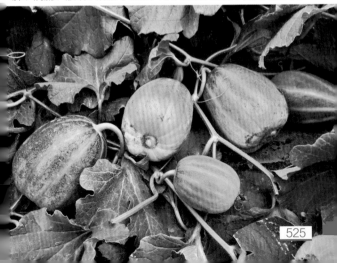

丝瓜

【别名】天丝瓜、缣瓜、洗锅罗瓜、丝瓜络

【学名】*Luffa aegyptiaca* Miller

【识别特征】葫芦科。一年生攀援草本。卷须 2 ~ 4 叉。叶片常掌状 3 ~ 7 裂，裂片三角形。花单性，雌雄同株；雄花成总状花序；雌花单生；花萼裂片卵状披针形；花冠黄色，直径 5 ~ 9cm，5 深裂，裂片倒卵形，先端钝圆。弧果长圆柱形，有纵纹，成熟后瓜瓤变网络纤维状。种子扁卵形，黑色。花果期 5 ~ 10 月。

【分布生境】原产印度。我国各地普遍栽培。

【药用功效】果实、丝瓜络入药。夏季至秋季采摘嫩丝瓜，鲜用；秋季采摘老熟丝瓜，除去瓜皮取丝瓜络晒干。果实性味甘，凉。具有清热解毒、凉血化痰等功效。用于暑热烦渴、咳嗽痰喘、咽喉肿痛、水肿、乳汁不通、痔漏、痈肿等。丝瓜络性味甘，平。具有清热化痰、通经活络等功效。用于胸胁疼痛、肺热咳嗽、痹痛拘挛、睾丸肿痛、闭经、乳汁不通等。

同属的棱角丝瓜（广东丝瓜）*Luffa acutangular* (L.) Roxb. 同等入药。

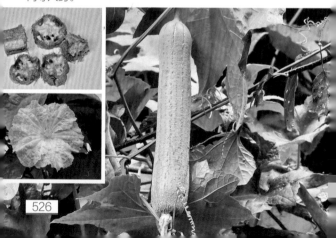

蛇瓜

【别名】蛇豆、蛇丝瓜、蛇王瓜

【学名】*Trichosanthes anguina* L.

【识别特征】葫芦科。一年生草质藤本。茎多分枝，被短毛，卷须分常3叉。叶片宽卵形或卵状三角形，长10～15cm，宽10～18cm，3～5浅裂至中裂或不裂，基部阔心形，两面有短毛；叶柄长10～15cm。雄花序总状细长，被短柔毛；小苞片线条形；花瓣白色，长圆形，边缘流苏状，长约1.5cm。雌花单生，有短梗，萼管漏斗状，子房纺锤形，被长柔毛。果实圆柱形，长可达200cm，绿白色，成熟后红色。种子扁椭圆形，淡褐色，边缘波状，花果期7～9月。

【分布生境】原产于印度。我国各地有栽培。

【药用功效】果实药用，夏季至秋季采摘嫩瓜，鲜用。性味甘、微苦涩，寒。具有健胃消食、清热消渴、润肺化痰、利尿等功效。用于热邪伤津、烦热口渴、小便不利、大便干燥、解酒毒等。

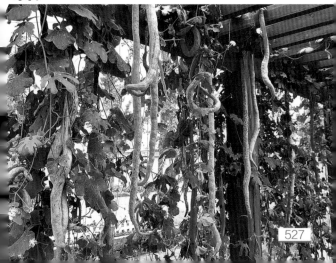

赤瓟

【别名】赤雹、赤包、气包、山屎瓜

【学名】*Thladiantha dubia* Bunge

【识别特征】葫芦科。一年生攀援草本。茎分枝，被长硬毛，卷须不分叉。叶片卵状心形，长5～10cm，宽4～8cm，先端锐尖，基部心形，两面被粗毛，边缘具不等大小齿；叶柄长3～5cm。雌雄异株；雄花单生或聚生在短枝上成假总状花序，雌花单生叶腋；无苞片；花萼短钟状，裂片5，披针形，反折；花冠钟状，黄色，长2～2.5cm，5深裂，裂片长圆形；雄蕊5，离生，花丝有长柔毛；雌花退化雄蕊5，子房椭圆形，被长柔毛。瓠果卵状长圆形，长3～5cm，成熟后红色。种子卵形，黑色。花期7～8月，果期8～9月。

【分布生境】东北、华北、西北、西南等地。生山坡、沟谷、灌丛。

【药用功效】果实入药，秋季果实成熟时采摘，挂通风处晒干。性味酸、苦、平。具有降逆、活血、祛痰等功效。用于咳嗽痰多、反胃吐酸、咯血胸痛、黄疸、腰部扭伤等。

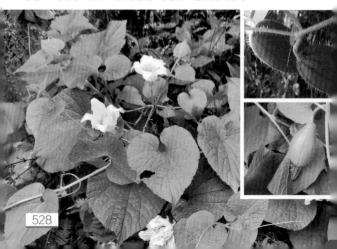

528

栝楼

【别名】瓜蒌、天瓜、药瓜、天花粉。

【学名】*Trichosanthes kirilowii* Maxim.

【识别特征】葫芦科。多年生攀援草本。地下根灰褐色。茎多分枝，卷须2～5分叉。叶片3～7中裂或浅裂，边缘有较大的疏齿。花单性，雌雄异株；花萼裂片披针形；花冠白色，5深裂，裂片先端分裂成流苏状；雄蕊3，药室S形折曲；雌花单生，花柱3裂。瓠果近球形，长8～10cm，直径5～7cm，成熟时橘黄色。种子扁椭圆形，黑褐色。花期6～8月，果期8～10月。

【分布生境】华北、华西、华东等地。生山坡、灌丛、林边。

【药用功效】根（中药称天花粉）、果实入药。冬季或秋季挖根，洗净，切段，晒干；秋季果实成熟时采摘，挂通风处晒干。根性味甘、微苦，微寒。具有清热泻火、生津止渴、消肿排脓等功效。用于热病口渴、肺热燥咳、疮疡肿毒等。果实性味甘、微苦，寒。具有清热涤痰、宽胸散结等功效。用于肺热咳嗽、痰浊黄稠、胸痹心痛、肺痈、乳痈、肠燥便秘等。

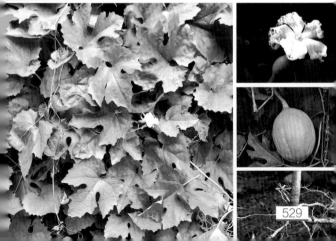

盒子草

【别名】合子草、鸳鸯木鳖、无白草、合儿草

【学名】*Actinostemma lobatum* (Maxim.) Maxim.

【识别特征】葫芦科。一年生攀援草本。茎细长，多分枝，被短毛，卷须分2叉。叶互生，戟形、披针状三角形或卵状心形，长4～8cm，宽2～6cm，不分裂或下部3～5裂，先端长渐尖，基部心形，边缘有疏锯齿；叶柄长1～4cm。雄花序总状腋生，长4～10cm，雌花单生或着生在雄花序基部；萼裂片线条状披针形；花冠浅黄绿色，5深裂，裂片狭卵状披针形，先端尾尖。雄蕊5，分离；子房卵形，柱头2。蒴果卵圆形，长1.5～2cm，宽1～1.5cm，下半部有刺状突起，成熟时中部盖裂。种子通常2枚，表面有皱纹状不规则突起。花果期7～10月。

【分布生境】东北、华北、华东等地。生河滩边、湿润地、山坡草地。

【药用功效】全草或种子入药。夏季至秋季采集全草，晒干；秋季果实未开裂时采集，晒干获取种子。性味苦，寒。具有清热解毒、利尿消肿等功效。用于肾炎水肿、腹水肿胀、疳积等。

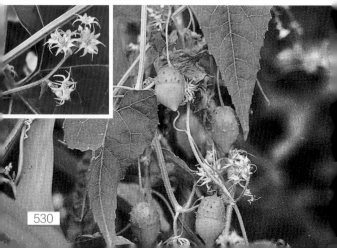

马交儿

【**别名**】老鼠拉冬瓜、老鼠拉金瓜、野苦瓜

【**学名**】*Melothria indica* Lour.

【**识别特征**】葫芦科。一年生攀援草本。茎细弱，卷须不分叉。叶互生，三角状、卵状三角形或心形，长2～6cm，先端渐尖或急尖，基部戟形，不分裂或3～5裂，全缘或具疏齿；叶柄长1～3cm。花单性，雌雄同株。雄花单生或数朵排成总状花序；花萼裂片线条形；花冠白色，5深裂，裂片卵状椭圆形；雄蕊3，分离。雌花单生叶腋，子房纺锤形，柱头3。果实球形，长1～1.5cm，成熟时红色。花期4～7月，果期7～10月。

【**分布生境**】河南以南各地区。生沟边、荒地、灌木丛、林缘。

【**药用功效**】全草入药，夏季至秋季采集，晒干。性味甘、淡，凉。具有清热利尿、消肿拔毒等功效。用于咽喉肿痛、腮腺炎、急性结膜炎、痈疮疖肿、尿路感染、尿结石、皮肤湿疹等。

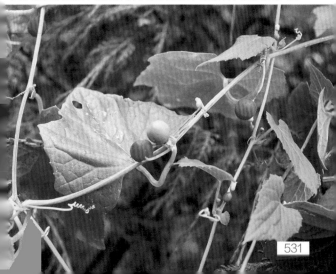

绞股蓝

【别名】神仙草、五叶参、小苦草

【学名】*Gynostemma pentaphyllum* (Thunb.) Makino

【识别特征】葫芦科。多年生攀援草本。茎细长，具纵棱，多分枝，卷须常分为2叉。叶互生，呈鸡足状分为5～7小叶，叶柄长2～4cm；小叶卵状椭圆形，先端钝，基部楔形，边缘有锯齿。雌雄异株，花序均为圆锥形，总花梗细长；苞片钻形；花淡黄绿色或黄白色；花萼裂片5，裂片三角形；花冠5深裂，裂片卵状披针形；雄蕊5，花丝极短；子房球形，花柱3，柱头2裂。果实球形，直径0.5～0.8cm，成熟时黑色。花期3～11月，果期4～12月。

【分布生境】西南、华南、东南、华中、华东等地。生山坡疏林、路边草丛中。

【药用功效】全草入药，夏季至秋季采集，切段晒干。性味甘、苦，寒。具有益气健脾、化痰止咳、清热解毒等功效。用于脾胃气虚、体倦乏力、气阴两虚、肺热、咳嗽痰黏、慢性肠胃炎等。

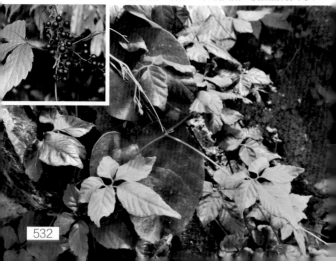

木鳖

【别名】木鳖子、木鳖藤、漏苓子、木鳖瓜

【学名】*Momordica cochinchinensis* (Lour.) Spreng.

【识别特征】葫芦科。多年生草质藤本。茎细长，卷须单一不分叉。叶互生，心形或阔卵形，通常3～5浅裂，裂片卵形或长卵形。花单性，雌雄异株；雄花单生叶腋，花梗细长，每花具1肾圆形人苞片，黄绿色；萼片5，卵状披针形；花冠黄白色，5瓣，基部连合，浅黄色；雄蕊3。雌花花梗近中部生一小苞片，萼片线状披针形，花冠与雄花相似，子房密生刺状突起。瓠果近圆形或椭圆形，长9～15cm，成熟后红色，外表密生软质刺突。种子近扁圆形，边缘具不规则突起，灰棕色。花期6～8月，果期8～11月。

【分布生境】西南、华南、东南、华东等地。生山坡、疏林、灌丛。

【药用功效】种子入药，秋季果实成熟采集，剖开晒至半干，取出种子晒干，去壳取种仁。性味微甘、苦，温；有毒。具有消肿散结、攻毒疗疮等功效。用于疮疡肿毒、疔疮、乳痈、瘰疬、筋脉拘挛、风湿痹痛、痔漏、疮癣等。

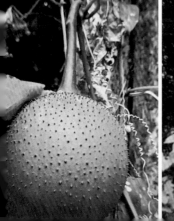

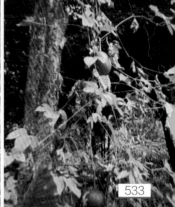

党参

【别名】上党人参、黄参、狮头参、仙草根

【学名】*Codonopsis pilosula* (Franch.) Nannf.

【识别特征】桔梗科。多年生草质藤本。植株有异味，体内具白色乳汁。地下根肉质圆柱形，常在中部分枝。茎缠绕，多分枝。叶互生或对生，卵形，长1.2~6.5cm，宽0.5~4cm，先端钝尖，基部浅心形或截形，两面被柔毛，边缘具齿；叶柄长0.6~2.5cm。花1~3朵生分枝顶端；花萼裂片5，裂片长圆状披针形；花冠宽钟状，淡黄绿色，具污紫色斑点，先端5浅裂，裂片三角形；雄蕊5；子房半下位，3室，柱头3裂。蒴果圆锥形，花萼宿存，成熟时3瓣裂。种子近圆形，土黄色，无翅。花果期7~9月。

【分布生境】西南、华中、华东、华北、东北。生山坡、灌丛。

【药用功效】根入药，秋季采挖，洗净晒干。性味甘，平。具有补中益气、健脾益肺等功效。用于气血两虚、体虚倦怠、气短心悸、头晕、脾肺虚弱、虚喘咳嗽、口渴、大便溏稀等。

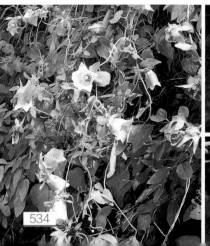
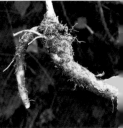
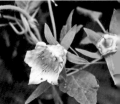

【别名】四叶参、山海螺、山胡萝卜、土党参

【学名】*Codonopsis lanceolata* (Sieb.et Zucc.) Trautv.

【识别特征】桔梗科。多年生草质藤本。植株有异味，体内具白色乳汁。地下根肉质，圆锥形或卵状纺锤形。茎缠绕，多分枝。在分枝上的叶片4枚簇生成假轮生，菱状卵形。花通常生在分枝顶端；花萼裂片5，裂片卵状三角形；花黄绿色，内面具紫色斑点或紫色，花冠宽钟状，先端5浅裂，裂片先端反卷；雄蕊5；子房半下位，柱头3裂。蒴果圆锥形，被宿存的花萼，成熟时上部3瓣裂。种子近圆形，淡褐色，具膜质翅。花期7～8月，果期9～10月。

【分布生境】我国大部分地区。生山坡、灌丛、林缘。

【药用功效】根入药，秋季采挖，洗净晒干。性味甘、平。具有滋补强壮、解毒排脓、润肺祛痰、催乳等功效。用于病后体虚、肺痈、乳汁不足、乳腺炎、肠痈、痈肿疮毒等。

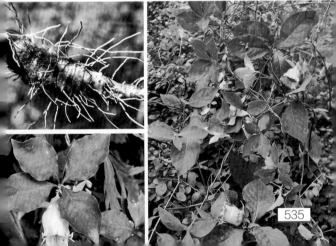

桔梗

【别名】山铃铛花、和尚帽、白药、苦桔梗

【学名】*Platycodon grandiflorus* (Jacq.) A.DC.

【识别特征】桔梗科。多年生草本。株高30～90cm。地下根肉质圆柱形，有分枝。茎直立，单一。叶片3枚轮生，有时对生或互生，叶片卵状披针形或卵形，长2～7cm，宽1～3cm，叶背面微被白粉，边缘具锯齿。花1至数朵生茎顶；花萼钟形，裂片5，裂片三角形；花冠蓝紫色，直径约3.5cm，浅钟形，5浅裂，裂片三角形；雄蕊5；柱头5裂，裂片线条形。蒴果倒卵形，成熟时顶端5瓣裂。种子卵圆形，黑色，有光泽。花期7～9月，果期8～10月。

【分布生境】我国大部分地区。生山坡草地、灌丛、林缘。

【药用功效】根入药，春季或秋季采挖，刮去外皮晒干。性味苦、辛，平。具有宣肺祛痰、排脓等功效。用于咳嗽痰多、肺痈吐脓、胸闷不畅、咽喉肿痛、咽痛失音、痢疾、腹痛等。

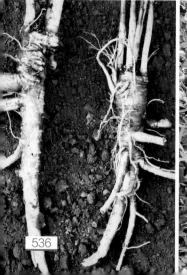
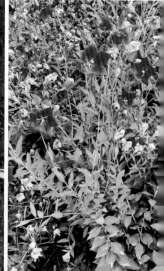

半边莲

【别名】急解索、蛇舌草、半边旗、细米草

【学名】*Lobelia chinensis* Lour.

【识别特征】桔梗科。多年生草本。株高6～15cm。茎平卧或倾斜，节上生根。叶互生，狭披针形，长0.8～2.5cm，宽0.2～0.5cm，先端急尖，全缘或有小齿。花单生枝端叶腋处；花萼上部5裂；花冠淡粉红色，5深裂，裂片披针形，偏向一侧，花冠筒内密生茸毛；雄蕊5，花药聚合，花丝基部分离；子房下位，柱头2裂。蒴果倒卵圆形，顶端2瓣裂。种子扁椭圆形，褐色。花期5～8月，果期8～10月。

【分布生境】西南、华南、华中、华东。生湿润地、稻田边、沟渠旁、荒草地。

【药用功效】全草入药，夏季连根拔起，洗净晒干或鲜用。性味甘，平。具有清热解毒、利水消肿等功效。用于腹胀水肿、泄泻、痢疾、小便不利、湿疹、疔疮肿毒、蛇虫咬伤等。

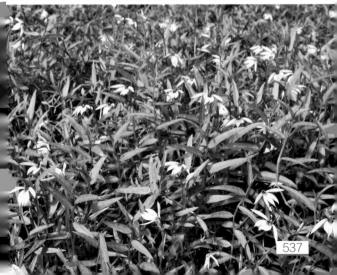

胜红蓟

【别名】藿香蓟、白花臭草、消炎草、咸虾花

【学名】*Ageratum conyzoides* L.

【识别特征】菊科。一年生草本。株高30～50cm。全株被柔毛或长茸毛，有特殊气味。叶片卵形，长3～6cm，宽2～5cm，先端钝尖，基部钝圆或宽楔形，两面被毛，边缘有钝齿；叶柄长0.5～2cm。头状花序小，在茎顶集成伞房状；总苞片长圆形，外被毛；花冠淡红紫色或白色，全部为管状花。瘦果条形，黑色，具棱，冠毛鳞片状，先端有5枚长芒。花果期6～10月。

【分布生境】原产墨西哥。我国分布于华南、西南、华东。生荒地、山坡、田边、草地、林缘。

【药用功效】全草入药，夏季至秋季采集，晒干或鲜用。性味辛、苦，平。具有清热解毒、消肿止血等功效。用于感冒发热、咽喉疼痛、口舌生疮、脘腹疼痛、痈疽疮疖、外伤出血、湿疹等。

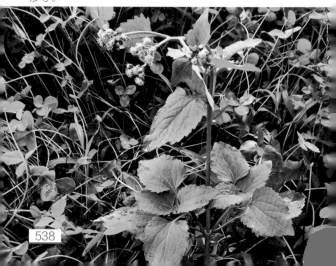

马兰

【别名】马兰头、马兰菊、鸡儿肠、路边菊

【学名】*Aster indicus* L.

【识别特征】菊科。多年生草本。株高30～70cm。茎直立，有分枝。叶互生，卵状长圆形，长3～10cm，宽0.8～5cm，先端钝尖，基部渐狭无叶柄，边缘具疏齿；茎上部叶条状披针形，全缘。头状花序单生枝端，排成疏伞房状；总苞片2～3层，边缘膜质；舌状花1层，淡粉紫色或白浅紫色；中央管状花黄色，先端5裂，管上有短柔毛。瘦果扁椭圆形。花期5～9月，果期8～10月。

【分布生境】西南、华南、华中、华东。生田野、草丛、路边、村寨旁。

【药用功效】全草及根入药，夏季至秋季采集，鲜用或晒干。性味辛，凉。具有清热解毒、凉血止血、利尿消肿等功效。用于外感风热、咽痛、痈肿、丹毒、黄疸、疟疾、吐血、水肿、血痢等。

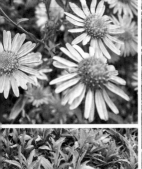

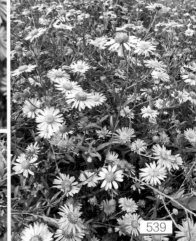

小飞蓬

【**别名**】加拿大蓬、小白酒菊、祁州一枝蒿、小蓬草

【**学名**】*Conyza canadensis* (L.) Cronq.

【**识别特征**】菊科。一年生或二年生草本。株高40～100cm。茎直立，被硬毛，上部多分枝。叶互生，条状披针形，长3～7cm，宽0.5～1cm，先端渐尖，基部狭，全缘或具微锯齿；无明显叶柄。头状花序在茎顶密集成伞房式圆锥状；总苞半球形，苞片2～3层，条状披针形；舌状花直立，白色略带紫色；管状花黄色，先端5裂。瘦果长圆形，冠毛污白色。花果期6～9月。

【**分布生境**】原产于北美洲。我国大部分地区有分布。生荒地、山坡、沟渠地边、路边、村寨旁、农田。

【**药用功效**】全草入药，夏季至秋季采集，切段，晒干。性味苦，凉。具有清热解毒、祛风止痒等功效。用于风湿骨痛、风火牙痛、口腔炎、胆囊炎、肠炎、痢疾等。

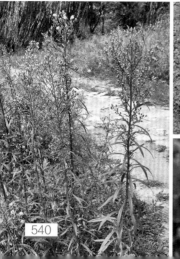

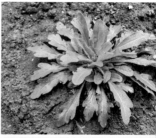

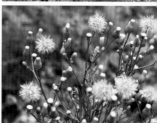

一年蓬

【别名】女菀、野蒿、千层塔、牙肿消。

【学名】*Erigeron annuus* (L.) Pers.

【识别特征】菊科。一年生或二年生草本。株高30 ~ 100cm。茎直立，上部分枝，被短硬毛。基生叶卵形或卵状披针形，长4 ~ 15cm，宽1.5 ~ 3cm，边缘有粗齿。茎生叶互生，披针形或长圆状披针形，长2 ~ 6cm，宽0.5 ~ 1.5cm，边缘具不规则齿裂；茎上部叶披针形，全缘，具睫毛。头状花序排列成伞房状；总苞半球形，总苞片3层，披针形；舌状花白色或淡蓝色，2层，舌片线条形；管状花黄色。瘦果披针形，压扁，冠毛异形。花果期6 ~ 8月。

【分布生境】原产于北美。我国大部分地区有分布。生荒地、路边、草丛、山坡、村寨旁。

【药用功效】全草入药，夏季采集，晒干。性味淡，平。具有清热解毒、助消化等功效。用于消化不良、传染性肝炎、淋巴结炎、疟疾、肠炎、腹泻、尿血等。

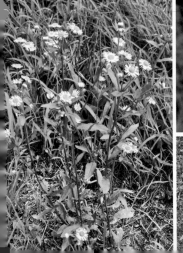
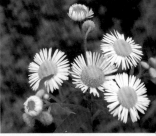
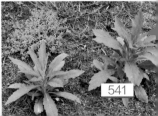

旋覆花

【别名】夏菊、六月菊、金佛草、猫耳朵花

【学名】*Inula japonica* Thunb.

【识别特征】菊科。多年生草本。株高30～80cm。茎直立，被伏毛。叶互生，椭圆形或椭圆状披针形，长4～8cm，宽1～2.5cm，先端钝尖，基部宽大半抱茎，两面被柔毛，全缘或具疏齿。头状花序顶生，排列成伞房状，花直径3～4cm；总苞半球形，总苞片4～5层，条状披针形；舌状花黄色，先端有3小齿；管状花黄色，长约0.5cm。瘦果圆柱形，冠毛白色。花果期7～11月。

【分布生境】我国大部分地区。生荒地、沟渠地边、山坡。

【药用功效】头状花序入药，夏季至秋季采集即将开放的花序，阴干或晒干。性味辛、苦、咸，微温。具有降气、化痰、软坚、行水等功效。用于风寒咳喘、胸中痰结、胸膈胀满、噫气、大腹水肿等。

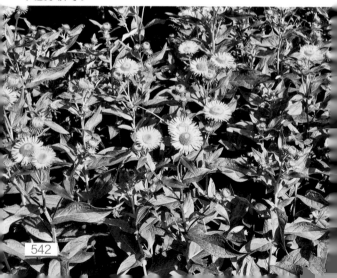

沙旋覆花

【别名】蓼子朴、小叶旋覆花、沙地旋覆花、山猫眼

【学名】*Inula salsoloides* (Turcz.) Ostenf.

【识别特征】菊科。多年生草本。株高20～40cm。茎直立或斜升，多分枝。叶互生，肉质短条形或披针形，长0.5～1cm，宽0.1～0.3cm，先端钝，基部较宽半抱茎，全缘。头状花序单生枝端，直径1～1.5cm；总苞片4～5层，外层最小，黄绿色，干膜质，有睫毛；舌状花黄色，长圆状条形，先端具3小齿；管状花黄色，上部狭漏斗状。瘦果椭圆形，具多条细沟，被腺体和疏粗毛，先端冠毛白色。花期5～8月，果期7～9月。

【分布生境】东北、华北、西北。生沙质地、沙丘、河滩地。

【药用功效】花及全草入药。未开花前采集全草，切段晒干；夏季至秋季采集花，阴干或晒干。性味辛、苦、咸、凉。具有清热解毒、利尿等功效。用于感冒发热、小便不利、痈疮肿毒、黄水疮、湿疹等。

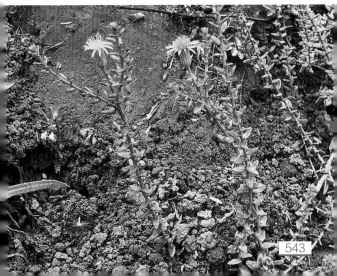

土木香

【别名】祁木香、青木香、玛奴

【学名】*Inula helenium* L.

【识别特征】菊科。多年生草本。株高可达200cm。全株密被短柔毛。地下根粗壮肥大，土黄色。基生叶大，广椭圆形或阔披针形，长20～40cm，先端渐尖，基部渐狭，边缘具锯齿，叶背面被白色厚茸毛；叶柄较长。茎生叶大，无叶柄，基部半抱茎。头状花序腋生，直径5～10cm，排成伞房状；总苞半球形，总苞片覆瓦状排列，外层苞片卵形叶状；花鲜黄色，舌状花雌性，条形，先端2～3齿裂；管状花两性，先端5裂。瘦果有棱和细沟，冠毛污白色。花期6～8月，果期8～10月。

【分布生境】新疆等地。生湿润地、路边、河边。各地有栽培。

【药用功效】根入药，秋季叶枯萎时采挖，洗净，切段，晒干。性味辛、苦，温。具有健脾和胃、行气止痛等功效。用于胸腹胀痛、呕吐泄泻、疟疾、痢疾、肠炎等。

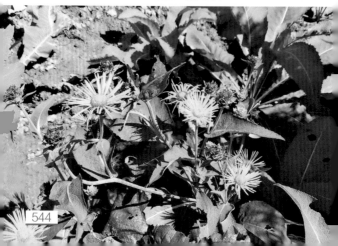

天名精

【别名】癞蛳草、挖耳草、癞头草、鹤虱

【学名】*Carpesium abrotanoides* L.

【识别特征】菊科。多年生草本。株高50～100cm。茎直立或铺散，多分枝，密被短柔毛。茎下部叶宽椭圆形，长10～15cm，宽4～8cm，先端钝尖，基部渐狭成具翅的叶柄，全缘或具齿，两面被短柔毛。茎上部叶渐小，无叶柄。头状花序腋生，下垂，直径0.6～0.8cm；总苞钟状球形，总苞片3层，无毛；花黄色，外围的花雌性，花冠丝状，3～5齿裂；中部的花两性，花冠管状，先端5齿裂。瘦果条形，先端具短喙和腺点。花期6～8月，果期9～10月。

【分布生境】西南、华南、华中、华东。生荒草地、林缘等处。

【药用功效】全草、果实（中药称鹤虱）入药。夏季采集全草，晒干；秋季果实成熟时采集，晒干。全草性味辛，寒。具有清热解毒、祛痰、止血等功效。用于急性肝炎、衄血、血淋、咽喉肿痛、疔疮肿毒、皮肤瘙痒等。果实性味辛、苦，平；有小毒。具有杀虫消积等功效。用于蛔虫、绦虫、蛲虫、小儿疳积等。

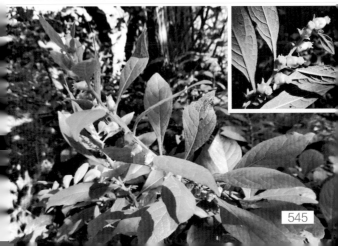

苍耳

【别名】苍耳子、刺儿棵、虱麻头、猪耳

【学名】*Xanthium sibiricum* Patrin ex Widd.

【识别特征】菊科。一年生草本。株高30～90cm。茎直立，多分枝，被短毛。叶互生，三角状卵形，长4～10cm，宽3～10cm，先端锐尖，基部心形，边缘有不规则粗齿或3～5浅裂，两面被短柔毛；叶柄长3～10cm。雄头状花序球形顶生；雌头状花序椭圆形，在雄花序之下腋生；雌花总苞囊状，疏生钩状的总苞刺和柔毛，先端具长喙，老熟时黄褐色。瘦果2，卵圆形，花果期7～10月。

【分布生境】几遍全国。生荒地、田边地头、沟渠旁、山坡。

【药用功效】茎叶、果实（苍耳子）入药。夏季割取全草，晒干；秋季果实成熟时打下，晒干。茎叶性味辛、苦，寒；有毒。具有散热祛风、解毒等功效。用于热毒疮疡、目赤、眼翳、头风、头痛、湿痹拘挛、皮肤瘙痒等。苍耳子性味甘、温；有毒。具有散风祛湿、通鼻窍等功效。用于风寒头痛、鼻渊流涕、齿痛、风寒湿痹、四肢挛痛、疥癞、风疹瘙痒等。

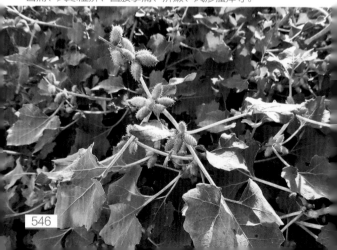

银胶菊

【别名】满天星

【学名】*Parthenium hysterophorus* L.

【识别特征】菊科。一年生草本。株高50 ~ 100cm。茎直立或铺散，多分枝，被糙毛。茎中、下部叶片2回羽状深裂，小羽片长圆形，常具齿，叶面疏被疣基糙毛，叶背面密被柔毛，茎上部叶羽裂或指状3裂，无叶柄。头状花序在茎枝顶排成伞房状，花直径0.3 ~ 0.4cm；总苞片2层，每层5枚；舌状花白色，5枚，先端5裂；管状花有短裂片4，裂片具乳头状突起。瘦果倒卵形，被疏腺点。花果期4 ~ 10月。

【分布生境】原产美国和墨西哥。我国分布于华南、西南等地。生荒地、田边、路边、沟渠旁、山坡、村寨旁。

【药用功效】全草入药，秋季采集，晒干。性味辛，温。具有活血化瘀、调经止痛等功效。用于月经不调、经期腹痛、小腹胀满等。

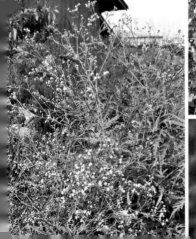
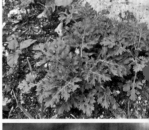
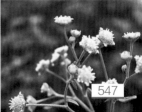

547

豨莶

【别名】腺梗豨莶、粘糊菜、母猪油

【学名】*Siegesbeckia pubescens* Makino

【识别特征】菊科。一年生草本。株高40～100cm。茎直立，二歧分枝，被腺毛和柔毛。茎生叶对生，卵形或菱状卵形，基部下延成翅状叶柄，边缘具不规则粗齿。头状花序顶生，被有柄的腺毛；总苞宽钟形，总苞片密被有柄的头状腺毛；舌状花黄色，舌片先端3齿裂；管状花黄色。瘦果倒卵形。花果期8～9月。

【分布生境】我国大部分地区。生荒地、路边、山坡、草地。

【药用功效】全草入药，夏季至秋季收割，晒干。性味辛、苦，寒。具有祛风湿、利筋骨等功效。用于风湿痹痛、四肢麻木、筋骨无力、腰膝酸软、半身不遂、高血压、风疹、湿疮等。

同属的豨莶草*Siegesbeckia orientalis* L.、毛梗豨莶*Siegesbeckia glabrescens* Makino的全草同等入药。

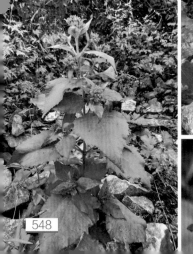
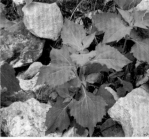
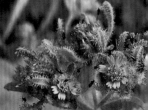

鳢肠

【别名】墨旱莲、墨记菜、墨汁草、旱莲草

【学名】*Eclipta prostrata* (L.) L.

【识别特征】菊科。一年生草本。株高15～60cm。株体内有黑色液汁。茎直立或斜升，多分枝，被伏毛。叶披针形或椭圆状披针形，长3～10cm，宽0.5～2cm，先端渐尖或钝尖，基部渐狭，两面被糙毛，全缘或有疏齿；无叶柄或具短柄。头状花序顶生或腋生；总苞球状钟形，总苞片5～6，长圆形，被短伏毛；外围舌状花白色；中央管状花白黄色，先端4齿裂。舌状花的瘦果扁四棱形，黑色。管状花的瘦果三棱形，黑色。花期6～9月，果期9～10月。

【分布生境】我国大部分地区。生湿润地、沟渠边、农田。

【药用功效】全草入药，开花时采收，晒干或鲜用。性味甘、酸，凉。具有补肾、益阴、凉血止血等功效。用于阴虚血热、须发早白、腰膝酸软、眩晕、耳鸣、吐血、咯血、便血、尿血、淋浊、阴部湿痒、外伤出血等。

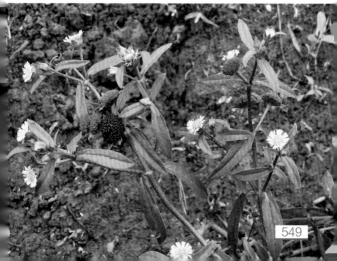

菊芋

【别名】洋姜、鬼子姜、地姜

【学名】*Helianthus tuberosus* L.

【识别特征】菊科。多年生草本。株高100～300cm。全株被硬毛。地下块茎肉质肥大，黄褐色。茎中上部多分枝，密被硬毛。叶卵形或卵状椭圆形，先端渐尖，基部宽楔形，两面粗糙，边缘具锯齿；叶柄上部有狭翅。头状花序单生枝端；总苞片多层，披针形；舌状花鲜黄色，舌片长椭圆形；管状花黄色。花果期8～10月。

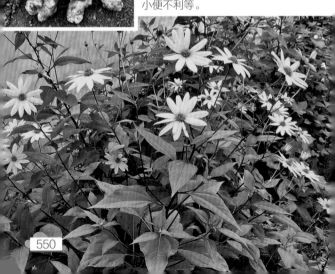

【分布生境】原产于北美洲。我国各地有栽培。

【药用功效】块茎入药，秋季采挖，多为鲜用或提取菊糖。性味甘，凉。具有清热凉血、健胃和中、活血消肿、利尿等功效。用于热病烦渴、水肿、消渴、小便不利等。

向日葵子

【别名】天葵子、葵子、葵花子

【学名】*Helianthus annuus* L.

【识别特征】菊科。一年生草本。株高可达300cm。株体密被有硬粗毛。茎直立，粗壮，不分枝。叶互生，广卵圆状，长10～30cm，宽8～25cm，先端急尖或渐尖，基部心形，基出三脉明显，边缘具粗齿；叶柄长。头状花序单生茎端，总苞片多层，卵圆形，先端具尾尖，覆瓦状排列；花托平展，具半膜质托片；舌状花黄色，舌片长圆状卵形或长圆形，不结果实；管状花两性，黄褐色，先端5齿裂，结果实。瘦果扁卵状长圆形，长约2cm，灰黑色或黑色，内含种子1粒。花期7～9月，果期8～9月。

【分布生境】原产于北美洲。我国大部分地区有栽培。

【药用功效】种子（种仁）入药，秋季采收成熟花盘，晒干后剥下种子，除去种壳获取种仁。性味甘，平。具有滋阴、降压、透疹、止痢等功效。用于慢性骨髓炎、疹发不透、高血压、冠心病、痈肿脓疮等。

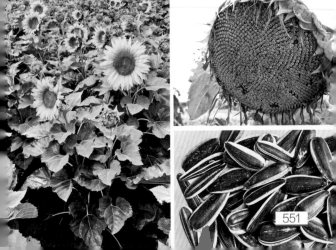

金腰箭

【别名】苦草、苞壳菊、黑点旧

【学名】*Synedrella nodiflora* (L.) Gaertn.

【识别特征】菊科。一年生草本。株高30～70cm。茎直立，假二歧分枝。叶互生，卵形或卵状披针形，长5～10cm，先端急尖或渐尖，基部下延成具狭翅的叶柄，两面被糙毛，边缘有钝齿。头状花序小，聚生叶腋；总苞片2层，卵形，外层1～2枚呈叶状；外围舌状花黄色，先端具2～3齿裂；中央管状花先端4齿裂，裂片三角形或卵形。舌状花的瘦果扁平，具2翅，翅撕裂状。管状花的瘦果三角形或扁平，角顶有芒刺。花果期4～9月。

【分布生境】原产于美洲。我国西南、华南等地为归化植物。生荒地、路边、沟边、河滩地、农田、村寨旁。

【药用功效】全草入药，全年可采集，鲜用或晒干。性味辛、苦，凉。具有清热透疹、解毒消肿等功效。用于感冒发热、咽痛、疮痈肿毒等。

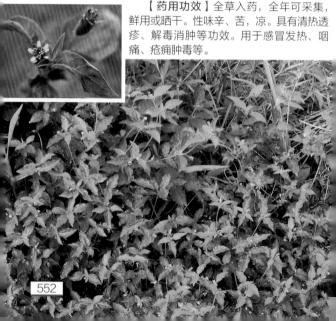

金纽扣

【别名】天文草、散血草、拟千日菊、红铜水草

【学名】*Acmella paniculata* (Wall. ex DC.) R. K. Jansen

【识别特征】菊科。一年生草本。株高20～60cm。茎直立或斜升，分枝，略被毛。叶对生，卵形或卵状披针形，长2.5～4cm，宽1.5～2cm，先端渐尖或钝尖，基部楔形，边缘有钝锯齿或无，叶柄长0.5～1.5cm。头状花序顶生或腋生，花梗长1～5cm；总苞片2层，卵形；舌状花黄色，舌片小，宽卵形或近圆形；中央管状花两性，先端有4～5裂片。瘦果倒卵形，黑色，两面扁平，边缘具睫毛，先端具2根芒刺。花期4～11月，果期6～12月。

【分布生境】华南、云南。生荒地、水沟旁、路边、草丛。

【药用功效】全草入药，全年可采集，鲜用或晒干。性味辛、苦，微温。具有止咳平喘、消肿止痛等功效。用于感冒咳嗽、哮喘、百日咳、慢性气管炎、牙痛、肺结核、疮疡肿毒、蛇虫咬伤等。

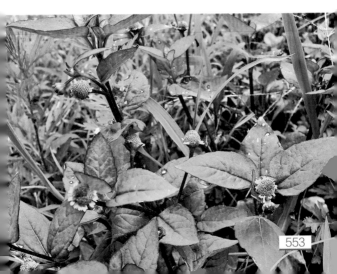

鬼针草

【别名】婆婆针、刺儿鬼、一包针、鬼谷针

【学名】*Bidens bipinnata* L.

【识别特征】菊科。一年生草本。株高50～100cm。茎直立，略四棱形，多分枝。叶对生，2回羽状深裂，长5～14cm，裂片先端尖或渐尖，边缘具不规则的细齿或钝齿，两面被疏柔毛；叶柄长2～6cm。头状花序生枝端，总花梗长1～5cm；总苞杯形，总苞片条状椭圆形；舌状花黄色，1～3片，不育；管状花黄色，先端5齿裂，结实。瘦果条形，具3～4棱，长1～2cm，顶端有芒刺3～4枚，具倒刺毛。花果期8～10月。

【分布生境】我国大部分地区。生荒地、山坡、路旁、沟渠地边、村寨旁。

【药用功效】全草入药，夏季至秋季采集，晒干。性味苦、平。具有清热解毒、散瘀消肿等功效。用于咽喉肿痛、肝炎、急性肾炎、胃痛、疟疾、腹泻、痢疾、肠痈、跌打损伤等。

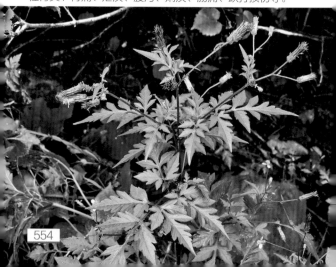

三叶鬼针草

【别名】鬼针草、一包针、细毛鬼针草、金盏银盘

【学名】*Bidens pilosa* L.

【识别特征】菊科。一年生草本。株高30～100cm。茎直立，钝四棱形。茎中部叶片对生，三出复叶或羽状分裂，小叶3～7枚，卵状椭圆形，先端渐尖，基部近圆形或宽楔形，边缘有锯齿。茎上部叶对生或互生，3裂或不裂。头状花序生枝端，花梗长；总苞基部被细毛，外层总苞片7～8片，边缘被细毛。舌状花白色或无舌状花，椭圆形先端有缺刻；管状花黄色，顶端5齿裂。瘦果条形，顶端有芒刺3～4枚，具倒刺毛。花果期8～10月。

【分布生境】河北以南各地区。生荒地、农田、沟渠边、山坡。

【药用功效】全草入药，夏季至秋季采集，晒干。性味甘、淡，微寒。具有清热解毒、活血散瘀等功效。用于流行性感冒、发热、咽喉肿痛、小儿惊风、阑尾炎、肠炎、腹泻、痔疮、跌打扭伤等。

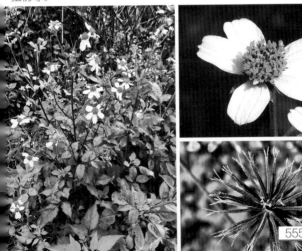

小鬼针草

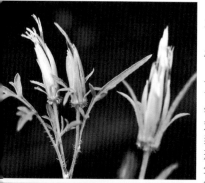

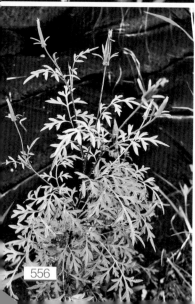

【别名】婆婆针、鹿角草、小鬼叉、锅叉草

【学名】*Bidens parviflora* Willd.

【识别特征】菊科。一年生草本。株高20～70cm。茎直立，细弱，钝四棱形，多分枝，叶对生，2～3回羽状全裂，裂片条形或条状披针形，全缘或有齿，两面疏生短柔毛。茎上部叶互生，1～2回羽状分裂。头状花序生枝端，直径0.3～0.5cm；总苞筒状，基部被柔毛；总苞片2～3层，条状披针形，外层短小，内层较长，膜质；无舌状花；管状花黄色，顶端4齿裂。瘦果线条形，顶端芒刺2枚，具倒刺毛。花果期7～10月。

【分布生境】西南、华东、华西、华北、西北、东北。生荒地、山坡、沟渠地边、路边、林缘。

【药用功效】同鬼针草。

辣子草

【别名】牛膝菊、兔儿草、铜锤草、向阳花

【学名】*Galinsoga parviflora* Cav.

【识别特征】菊科。一年生草本。株高30～50cm。全株被白色柔毛。茎直立，分枝。叶对生，卵圆形或卵状披针形，长3～5cm，宽1～3cm，先端渐尖，基部宽楔形或近圆形，边缘具钝锯齿，梢被短毛；叶柄长0.3～1.5cm。头状花序小，顶生或腋生，直径0.3～0.4cm，花梗细长；总苞半球形，总苞片2层，宽卵形；舌状花白色，通常5片，椭圆形，先端2～3齿裂；管状花黄色，先端5齿裂。瘦果短楔形，具纵棱，黑褐色。花果期7～10月。

【分布生境】原产于南美洲。我国大部分地区有分布。生荒地、山坡、田间、路边、沟渠边。

【药用功效】全草入药，夏季至秋季采集，晒干。性味淡，平。具有消炎、止血等功效。用于咽喉炎、扁桃体炎、急性黄疸性肝炎、外伤出血等。

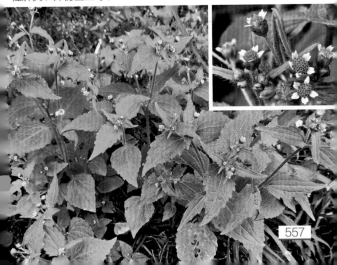

万寿菊

【别名】臭芙蓉、蜂窝菊、金菊、金鸡菊

【学名】*Tagetes erecta* L.

【识别特征】菊科。一年生草本。株高50～100cm。株体揉之有特殊气味。茎粗壮直立，有分枝。叶对生，羽状全裂，长5～10cm，宽4～7cm，裂片长椭圆形或披针形，先端钝尖，基部楔形，边缘具锯齿。头状花序顶生，花直径4～7cm，花梗顶端棒状膨大；总苞杯状；舌状花黄色、橘黄色或橘红色，舌片倒卵形；管状花与舌状花同色，顶端5齿裂。瘦果线条形，长0.8～1.1cm，黑色或黑褐色，冠顶有1～2长芒和2～3个短鳞片。花期6～9月，果期8～10月。

【分布生境】原产墨西哥。我国各地有栽培。

【药用功效】花序入药，夏季至秋季采集，晒干。性味苦、微辛，凉。具有清热平肝、祛风、化痰等功效。用于感冒咳嗽、百日咳、腮腺炎、风火眼痛、头晕目眩、乳痛、小儿惊风等。

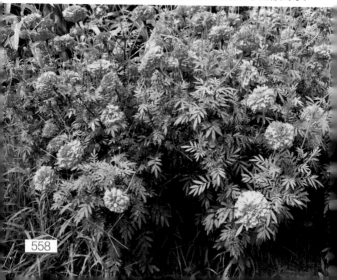

孔雀草

【别名】红黄草、西番菊、藤菊、小芙蓉花

【学名】*Tagetes patula* L.

【识别特征】菊科。一年生草本。株高30～50cm。茎直立，多分枝。叶对生或互生，羽状全裂，长2～9cm，裂片椭圆形或条状披针形，边缘有重锯齿，齿端常有长细芒。头状花序顶生，花直径3～5cm，花梗顶端稍增粗；总苞长椭圆形，上端有锐齿和腺点；舌状花橙黄色或金黄色，带红色斑，舌片近圆形，顶端微凹；管状花黄色，先端5齿裂。瘦果线条形，扁平，长0.8～1.2cm，黑色，冠毛鳞片状，其中1～2个长芒状。花期6～9月，果期8～10月。

【分布生境】原产于墨西哥。我国各地有栽培。

【药用功效】花入药，夏季至秋季采集，晒干。性味苦，平。具有清热利湿、止咳等功效。用于咳嗽、痢疾等。

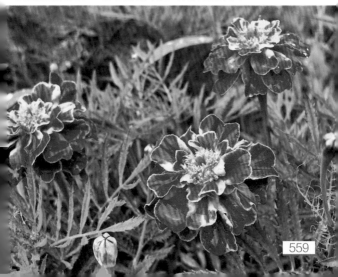

蓍草

【别名】高山蓍、蓍、锯草

【学名】*Achillea alpina* L.

【识别特征】菊科。多年生草本。株高30～80cm。茎直立，被白色伏柔毛。叶互生，长条状披针形，长5～8cm，宽0.8～1.5cm，篦齿状中深裂，裂片线条形，先端锐尖；无叶柄。头状花序多数，花直径0.5～0.8cm，密集成伞房状；总苞钟状；总苞片3层，龙骨瓣状；舌状花白色或略带粉色，先端3浅裂；管状花白色，花药浅黄色，先端5齿裂。花期7～9月，果期8～10月。

【分布生境】西南、东南、华中、华西、华北、东北等地。生山坡草地、高山草甸、林缘。

【药用功效】全草入药，夏季花初开时采集，晒干或鲜用。性味辛、苦，微温；有小毒。具有清热解毒、活血通经、祛风止痛等功效。用于扁桃腺炎、风湿疼痛、痈肿、经闭腹痛、急性肠炎、阑尾炎、乳腺炎、跌打损伤、毒蛇咬伤等。孕妇忌用。

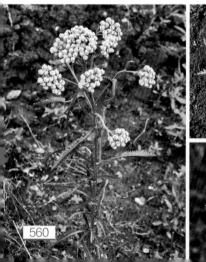
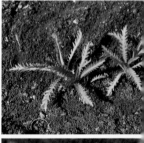
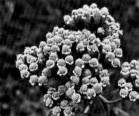

菊花

【别名】家菊、药菊、秋菊

【学名】*Chrysanthemum morifolium* Ramat.

【识别特征】菊科。多年生草本。株高50～100cm。株体密被柔毛。茎直立，多分枝或不分枝。叶互生，卵形或卵状披针形，先端钝或锐尖，基部近心形或楔形，边缘浅裂至深裂或具粗大锯齿，两面密被白色短柔毛；叶柄长或短，有沟槽。头状花序单生或数朵集生于茎枝顶端；总苞半球形，总苞片3～4层，苞片边缘膜质；舌状花黄色、白色、红色、紫色等，因品种而异。瘦果矩圆形，一般不发育（多为无性繁殖）。花果期9～11月。

【分布生境】我国各地广为种植。栽培品种多。

【药用功效】花入药，花盛开期采集，晒干、阴干或烘干。性味甘、苦，凉。具有清热解毒、平抑肝阳、清肝明目、疏散风热等功效。用于风热感冒、温病初起、咳嗽、头痛、肝阳眩晕、目赤肿痛、眼目昏花、心胸烦热、疮痈肿毒等。

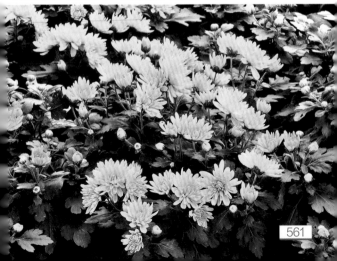

甘菊

【别名】野菊花、野山菊、野黄仔

【学名】*Chrysanthemum lavandulifolium* (Fisch. ex Trautv.) Makino

【识别特征】菊科。多年生草本。株高30～150cm。茎直立，中上部多分枝，被稀疏柔毛。叶互生，卵圆形或卵状长圆形，长3～6cm，宽2～5cm，羽状深分裂，中裂片较大，侧裂片2～3对，边缘有尖齿，两面被柔毛；叶柄短。头状花序顶生，排成复伞房状，花直径1～2cm。总苞半球形，总苞片椭圆形，外层苞片边缘膜质；外围舌状花黄色，舌片椭圆形，先端全缘或2～3齿裂，中央为管状花，深黄色，先端5齿裂。瘦果倒卵形，无冠毛。花果期9～10月。

【分布生境】几遍全国。生山坡、丘陵、荒地、路边、林缘。

【药用功效】花入药，秋季花初开时采集，晒干。性味辛、苦，寒。具有清热解毒、凉血降压等功效。用于流行性感冒、咽喉肿痛、头痛眩晕、高血压、目赤肿痛、百日咳、瘰疬、痈疽疔疮、痈肿、湿疹、天疱疮等。

同属的野菊花*Chrysanthemum indicum* L.的花同等入药。

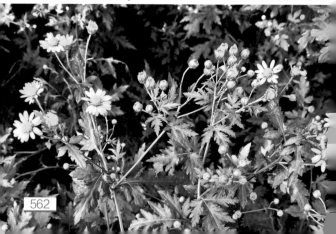

石胡荽

【别名】鹅不食草、通天窍、鸡肠草、球子草

【学名】*Centipeda minima* (L.) A.Br.et Ascher.

【识别特征】菊科。一年生草本。茎铺散地面，多分枝。叶互生，楔状倒披针形，长0.8～2cm，宽0.3～0.6cm，先端钝，基部楔形，边缘具不规则的大疏齿；无叶柄。头状花序生叶腋，近球形，直径0.3～0.4cm；总苞半球形，总苞片2层，椭圆状披针形，边缘膜质；花淡黄色或黄绿色，全部为管状花。瘦果椭圆形，具四棱，边缘有长毛，无冠毛。花果期7～10月。

【分布生境】我国大部分地区。生湿润地、路旁、沟渠地边、阴湿墙根处。

【药用功效】全草入药，花期采集，晒干或鲜用。性味辛，温。具有祛风、散寒、去翳、通鼻窍等功效。用于感冒、百日咳、疟疾、喉痹、鼻炎、目翳涩痒、痢疾、风湿性腰腿痛、跌打扭伤等。

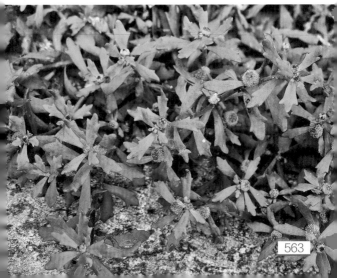

艾蒿

【别名】艾叶、五月艾、灸草、黄草

【学名】*Artemisia argyi* Lé vl.et Vant

【识别特征】菊科。多年生草本。株高50～120cm。茎直立，上部分枝，密被蛛丝状毛。茎中下部叶阔卵形，3～5深裂或羽状深裂，裂片椭圆形，边缘具不规则粗齿，两面被毛。茎上部叶渐小，3裂或全裂。头状花序多数，在茎顶排成紧密的圆锥状；总苞卵形，总苞片4～5层，边缘膜质；花紫红色，花冠管状，顶端5裂；外层花雌性，内层花两性。瘦果长圆形。花果期7～10月。

【分布生境】我国大部分地区。生山坡、荒地、路边、沟边。

【药用功效】叶入药，春季至夏季花未开时采集，晒干或阴干。性味辛、苦，温。具有散寒止痛、温经止血等功效。用于心腹冷痛、月经不调、妊娠下血、胎动不安、肠炎、痢疾、吐血、衄血、便血、皮肤瘙痒等。

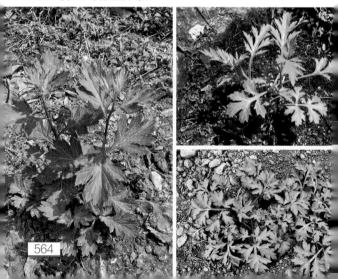

茵陈蒿

【别名】茵陈、绒蒿、细叶青蒿、婆婆蒿

【学名】*Artemisia capillaris* Thunb.

【识别特征】菊科。多年生草本。株高40～100cm。茎直立，多分枝。幼株有白色丝状毛。茎下部叶2回羽状深裂，裂片宽，先端3深裂或浅裂，被短绢毛。茎上部叶羽状深裂、3裂或不裂，裂片细如毛发。头状花序多数，卵形，在茎顶排成扩展的圆锥状；总苞卵球形，总苞片3～4层，卵形，先端尖，边缘膜质；花杂性，淡紫色，均为管状花。瘦果长圆形，长约0.8cm。花果期8～10月。

【分布生境】我国大部分地区。生山坡、荒地、路边。

【药用功效】幼嫩茎叶入药，春季苗高约10cm时采集，晒干或阴干。性味辛、苦，凉。具有清热利湿、退黄等功效。用于清脾胃肝胆湿热，急性黄疸型传染性肝炎、小便不利、皮肤瘙痒、疮疥等。

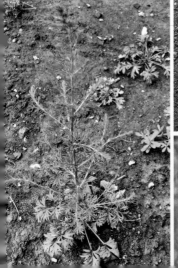

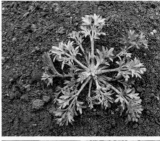

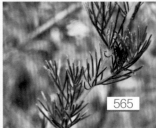

黄花蒿

【别名】青蒿、臭蒿、香丝蒿、秋蒿

【学名】*Artemisia annua* L.

【识别特征】菊科。一年生草本。株高50～150cm。茎直立，多分枝。茎中部叶卵形，长5～10cm，宽2～4cm，2～3回羽状全裂，裂片长圆状条形，两面被短微毛和腺点。茎上部叶渐小，常1～2回羽状全裂。头状花序球形，直径约0.3cm，下垂，在枝端排成大型圆锥状花序；总苞平滑无毛，总苞片2～3层，外层苞片狭长圆形，边缘狭膜质；花全部为管状花，鲜黄色，外围为雌花，中央为两性花，均可结实。瘦果矩圆形，红褐色。花果期8～10月。

【分布生境】我国大部分地区。生荒野、山坡、路边、沟渠边。

【药用功效】全草入药，秋季割取，切段晒干或鲜用。性味辛、苦，凉。具有清热解疟、祛风止痒等功效。用于暑邪发热、疟疾、热泻、湿热黄疸、小儿惊风、恶疮、疥癣等。

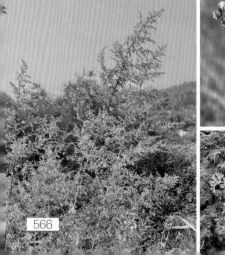
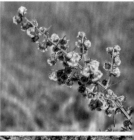
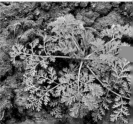

大籽蒿

【别名】白蒿、白艾蒿、蓬蒿

【学名】*Artemisia sieversiana* Ehrhart ex Willd.

【识别特征】菊科。二年生草本。株高50～150cm。茎粗壮直立，具纵棱，被短毛。茎中下部叶轮廓宽卵形，长5～10cm，宽3～8cm，2～3回羽状深裂，裂片宽或狭条形，两面被柔毛和腺点；叶柄基部有假托叶。茎上部叶渐变小，羽状全裂、浅裂或不裂，裂片条形或条状披针形。头状花序半球形，直径0.5～0.7cm，下垂，多数在茎顶排成圆锥状；总苞半球形，总苞片4～5层，外层苞片长圆形，有被微毛的绿色中脉，内层苞片倒卵形，膜质；花黄色，外围花雌性，中央花两性。瘦果倒卵形，褐色。花果期7～9月。

【分布生境】除华南外，各地均有分布。生山坡、荒地、路边。

【药用功效】全草入药，夏季采集，切段晒干。性味甘、平。具有清热、祛风、利湿等功效。用于风寒湿痹、黄疸、热痢、疥癞、毒疮等。

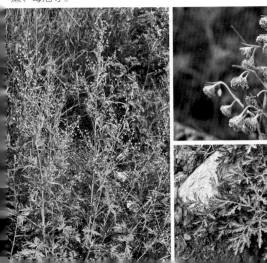

蒌蒿

【别名】水蒿、芦蒿、蒲蒌

【学名】*Artemisia selengensis* Turcz. ex Bess.

【识别特征】菊科。多年生草本。株高60～120cm。茎直立，多分枝。茎中部叶片羽状深裂，长8～12cm，侧裂片1～2对，披针形或线状披针形，先端渐尖，基部渐狭成短柄，边缘中部以上具锯齿。茎上部叶片3裂或不裂。头状花序，直径约0.3cm，在茎顶聚成狭长的复总状花序；总苞近钟形，总苞片3～4层，外层苞片卵形，黄褐色，内层苞片边缘宽膜质。花黄色，外层花雌性，内层花两性。瘦果长圆形，褐色，无毛。花果期7～10月。

【分布生境】东北、华北、西北、华中、西南等地。生沟渠旁、河岸边、湿润地、小溪旁。南方常栽培作蔬菜。

【药用功效】全草入药，夏季至秋季采集，鲜用或晒干。性味甘，平。具有利膈开胃、解毒等功效。用于风寒湿痹、杀河豚毒等。

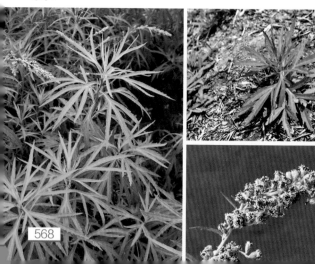

一点红

【别名】羊蹄草、紫背叶、小蒲公英

【学名】*Emilia sonchifolia* (L.) DC.

【识别特征】菊科。一年生草本。株高 10 ～ 40cm。茎直立，柔弱，常基部分枝。茎下部叶阔卵形或琴状分裂，长 4 ～ 9cm，宽 3 ～ 4cm，边缘疏生钝齿，叶背面常为紫红色。茎上部叶渐小，全缘或有细齿，无叶柄，常抱茎。头状花序顶生，直径约 1cm，具长花梗，排成疏散的伞房状；总苞圆柱形，总苞片 1 层，苞片先端有黑尖；花紫红色或红色，全部为管状花。瘦果狭圆柱形，有纵棱，冠毛白色。花期 7 ～ 11 月，果期 9 ～ 12 月。

【分布生境】西南、华南、华中、华东。生荒地、山坡、草丛。

【药用功效】全草入药，全年可采集，鲜用或晒干。性味苦，凉。具有清热解毒、凉血、利水等功效。用于感冒发热、咽喉肿痛、口腔溃疡、目赤、痢疾、腹泻、肠炎、便血、水肿、尿路感染、疔疮肿毒、外伤感染、皮炎湿疹等。

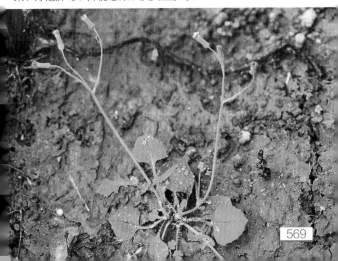

兔儿伞

【别名】雨伞菜、一把伞、破阳伞、雷骨散

【学名】*Syneilesis aconitifolia* (Bunge.) Maxim.

【识别特征】菊科。多年生草本。株高50～70cm。茎直立，单一。茎中下部叶片圆盾形，直径20～30cm，掌状7～9深裂，为2～3回叉状分裂，小裂片宽条形，边缘有不规则锐齿；叶柄长10～18cm。茎中上部叶渐小，通常有4～5裂片或不裂。头状花序，在茎顶密集成复伞房状；总苞圆筒状，总苞片1层，5片。花全部为管状花，淡粉红色，上部狭钟状，5裂。瘦果圆柱形，长约0.5cm，冠毛淡红褐色或灰白色。花期7～8月，果期9～10月。

【分布生境】东北、华北、华中、华东等地。生山坡、林缘、荒地、山路边。

【药用功效】根及全草入药，秋季采集，晒干。性味辛、苦，温，有毒。具有祛风除湿、消肿止痛等功效。用于风湿麻木、关节疼痛、痈疽疮肿、跌打损伤等。

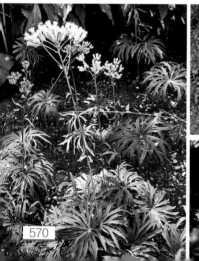
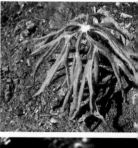
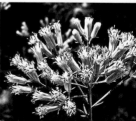

羽叶千里光

【别名】斩龙草、千里光、额河千里光、大蓬蒿

【学名】*Senecio argunensis* Turcz.

【识别特征】菊科。多年生草本。株高50～150cm。茎直立，上部分枝。茎中部叶卵状长椭圆形，长6～10cm，宽3～6cm，羽状深裂，裂片边缘缺刻状或齿裂。茎上部叶渐小，有少数裂片或不裂。头状花序多数，在茎顶排列成伞房状；总苞近钟形，总苞片1层，条形，膜质；舌状花黄色，舌片长椭圆形；管状花多数。瘦果圆柱形，长约0.3cm，黄棕色，冠毛白色。花果期7～10月。

【分布生境】东北、华北、西北等地。生山坡、沟谷湿地、阴湿草地、林缘。

【药用功效】带根全草入药，夏季至秋季采集，切段晒干。性味苦，寒；有毒。具有清热解毒等功效。用于痢疾、急性结膜炎、咽喉炎、瘰疬、痈肿疮疖、湿疹、皮炎等。

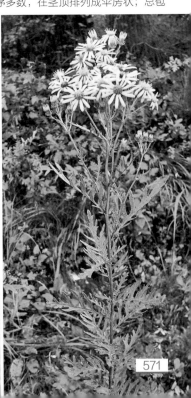

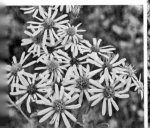

571

狗舌草

【别名】白火丹草、糯米青、铜交杯、铜盘一枝香

【学名】*Tephroseris kirilowii* (Turcz. ex DC.) Holub

【识别特征】菊科。多年生草本。株高20～50cm。全株被白色蛛丝状毛。茎直立，单一，具纵条纹。基生叶长椭圆形或倒卵状长圆形，长5～10cm，宽1.5～2.5cm，先端钝圆，基部渐狭下延成柄，边缘有齿，两面密被白色蛛丝状毛。茎生叶向上渐小，先端钝，基部半抱茎。茎上部叶狭披针形，先端渐尖，基部抱茎。头状花序顶生排成伞房状；总苞钟状，总苞片披针形，先端渐尖，边缘膜质，被蛛丝状毛；外围舌状花黄色，舌片先端2～3齿裂；中央筒状花黄色，先端5齿裂。瘦果近圆柱形，冠毛白色。花果期5～10月。

【分布生境】东北、华北、华东、华中、西南等地。生山坡、荒草地等向阳处。

【药用功效】全草入药，夏季至秋季采集，晒干或鲜用。性味苦，寒。具有清热、利尿等功效。用于肺脓疡、肾炎水肿、疔肿、疥疮等。

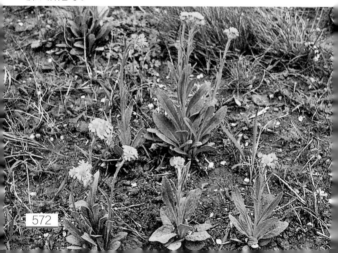

蓝刺头

【别名】禹州漏芦、华州漏芦、漏芦。

【学名】*Echinops latifolius* Tausch.

【识别特征】菊科。多年生草本。株高30～100cm。根粗壮，褐色。茎直立，被白色绵毛。叶互生，2回羽状分裂或深裂，裂片卵形或披针形，先端具刺尖，叶背面密被白色绵毛。复头状花序球形顶生，直径约4cm；外总苞片刚毛状；内总苞片外层的匙形，先端渐尖，边缘有篦状睫毛，内层的狭菱形或长圆形，先端尖锐，中部以上有睫毛。花冠筒状，蓝色，先端裂片5，线条形，筒部白色。瘦果圆柱形，密生黄褐色柔毛，冠毛下部连合。花果期7～9月。

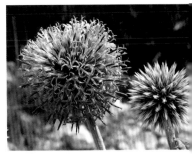

【分布生境】东北、华北、甘肃、陕西、河南等地。生山坡。

【药用功效】根入药，秋季采挖，除去须根洗净晒干。性味苦、咸，寒。具有清热解毒、消肿排毒、通经脉等功效。用于湿痹筋脉拘挛、骨节疼痛、痈疽、瘰疬、乳房肿痛、乳汁不通、热毒血痢、痔疮出血等。

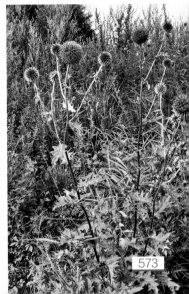

573

砂蓝刺头

【别名】沙漏芦、刺甲盖、刺头、恶背火草

【学名】*Echinops gmelinii* Turcz.

【识别特征】菊科。多年生草本。株高30～60cm。茎直立，有腺毛。叶互生，条状披针形，长3～6cm，宽1～1.5cm，先端锐尖，基部半抱茎，两面淡绿黄色，有腺毛，叶片背面被绵毛，边缘具白色尖硬刺，刺长可达0.5cm。复头状花序球形单生枝端，直径约3cm，白色或淡蓝色；花冠筒状白色，先端裂片5，裂片卷曲细长条形，淡蓝色，与冠筒近等长。瘦果倒圆锥形，密被茸毛，冠毛下部连合。花果期6～9月。

【分布生境】东北、华北、西北等地。生山坡草地、沙丘地、荒漠、石砾地。

【药用功效】同蓝刺头。

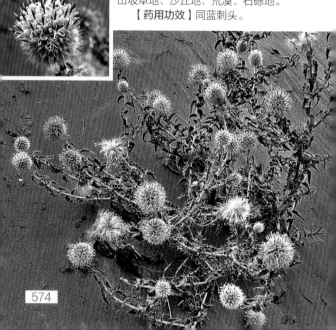

苍术

【别名】北苍术、山苍术、山刺菜、枪头菜

【学名】*Atractylodes lancea* (Thunb.) DC.

【识别特征】菊科。多年生草本。株高30～50cm。地下根状茎肥大，结节状。茎直立，上部分枝或不分枝，疏被柔毛。叶近革质，长卵状披针形，长3～8cm，宽1.5～3cm，不裂或3～5羽状浅裂或深裂，边缘具硬尖刺齿；无叶柄。头状花序单生枝端，长约1.5cm；基部叶状苞片披针形，裂片刺状；总苞杯状，总苞片5～6层。花冠管状，白色，先端5裂，裂片长卵形。瘦果扁圆柱形，密生银白色柔毛，冠毛污白色。花期7～8月，果期8～10月。

【分布生境】西南、东南、华东、华中、华西、华北、东北。生山坡、灌丛。各地有栽培。

【药用功效】根入药，秋季采挖，除去须根，洗净晒干。性味辛、苦，温。具有燥湿健脾、祛风散寒等功效。用于风寒湿痹、脘腹胀闷、倦怠嗜卧、食欲不振、乏力、湿盛困脾、夜盲症、眼目昏涩、呕吐、泄泻、痢疾等。

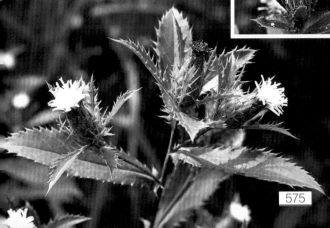

牛蒡

【别名】牛蒡子、蒡翁菜、大力子

【学名】*Arctium lappa* L.

【识别特征】菊科。二年生草本。株高100～150cm。地下根粗壮肉质，圆柱形，褐黄色。茎直立，上部多分枝。叶片阔卵形，长40～50cm，宽30～40m，先端钝，基部心形；两面被柔毛，边缘波状；叶柄粗长。头状花序顶生，排列成伞房状；总苞球形，总苞片针状，先端成钩刺状；全为管状花，紫红色，先端5齿裂，裂片狭。瘦果椭圆形，长约0.5cm，灰褐色，冠毛白色。花果期6～9月。

【分布生境】我国大部分地区。生山坡、荒地、灌丛、村寨旁。

【药用功效】根、种子入药。秋季采挖根，洗净切片晒干；秋季果实成熟时采集，晒干打下种子。根性味苦，寒。具有祛风热、消肿毒等功效。用于咽喉热痛、头晕、咳嗽、消渴、痈疽疮疥等。种子性味辛、苦，寒。具有疏散风热、消肿解毒、宣肺透疹等功效。用于风热咳嗽、咽喉肿痛、麻疹不透、风疹瘙痒、痈肿疮毒等。

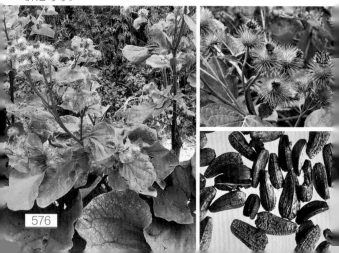

飞廉

【别名】飞廉蒿、老牛错、红花草、大力王

【学名】*Carduus crispus* L.

【识别特征】菊科。二年生或多年生草本。株高70～100cm。茎直立，具绿色纵向下延的翅，翅上具刺，上部多分枝。茎下部叶椭圆状披针形，长6～20cm，羽状深裂，裂片边缘有刺。茎上部叶渐小。头状花序，直径约2cm，常2～3朵生枝端；总苞钟状，长约2cm，总苞片多层，外层较内层逐渐变短；全部为管状花，先端5裂，紫红色。瘦果椭圆形，先端平截，冠毛白色。花果期4～10月。

【分布生境】几遍全国。生山坡、荒野、草原、路边。

【药用功效】全草或根入药，夏季采集全草，春季或秋季采挖根，鲜用或晒干。性味苦，平。具有清热解毒、祛风利湿等功效。用于风热感冒、头风眩晕、风热痹痛、疔疮肿毒、跌打瘀肿、尿路感染、皮肤刺痒、汤火伤等。

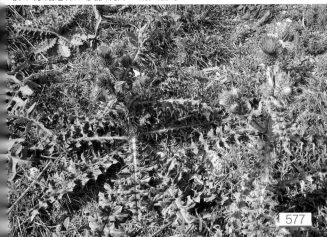

小蓟

【别名】刺儿菜、刺蓟菜、猫蓟、小恶鸡婆

【学名】*Cephalanoplos segetum* (Bunge) Kitam.

【识别特征】菊科。多年生草本。株高30～50cm。地下具匍匐根，生有不定芽。茎直立，不分枝，稍被蛛丝状绵毛。叶互生，长椭圆形，长4～8cm，宽1.5～2cm，先端钝尖，基部渐狭或钝圆，幼嫩时两面被蛛丝状毛，全缘或有疏锯齿，齿端有刺；无叶柄。雌雄异株；头状花序单生茎顶；总苞钟状，总苞片多层，绿色，外层短，内层先端长渐尖，顶端具刺；花冠粉红色或紫红色。瘦果长卵形，黄色，冠毛羽状，白色。花期5～7月，果期8～9月。

【分布生境】几遍全国。生荒地、沟渠边、路边、农田、果园。

【药用功效】全草入药，夏季至秋季采集，晒干或鲜用。性味甘，凉。具有凉血止血、祛瘀消肿等功效。用于急性传染性肝炎、吐血、衄血、便血、尿血、崩漏下血、热毒肿疮、创伤出血、疔疮、痈毒等。

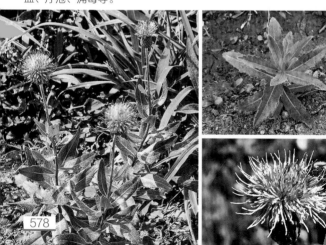

蜂斗菜

【别名】蛇头草、黑南瓜、南瓜三七、野金瓜头

【学名】*Petasites japonicus* (sieb. et Zucc.) Maxim.

【识别特征】菊科。多年生草本。株高15～25cm。根茎短粗，被白色茸毛或绵毛。叶基生，心形或肾形，叶片背面具蛛丝状毛，叶缘具重锯齿；叶柄长。花茎从根茎部抽出，茎上互生鳞片状大苞片。头状花序排列成伞房状；雌花花冠丝状，白色；雄花花冠筒状，先端5裂，裂片披针形，黄白色。瘦果线条形，具5～10棱，花果期5～6月。

【分布生境】我国西南、东南、华东、华中、华北、华西。生草地、灌丛、小溪边等地。

【药用功效】根茎入药。夏季或秋季采挖，鲜用或晒干。性味苦、辛，凉。具有清热解毒、散瘀消肿等功效。用于扁桃体炎、痈肿疔毒、毒蛇咬伤等。

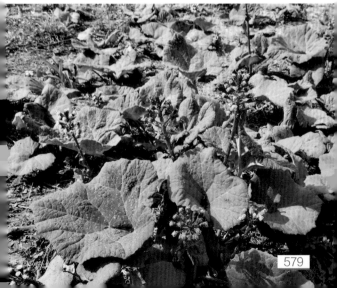

莲座蓟

【别名】食用蓟

【学名】*Cirsium esculentum* (Sievers) C.A. Mey.

【识别特征】菊科。多年生草本。株体无茎或茎极短。基生叶呈莲座状，叶长圆状倒披针形，具羽状缺刻，先端尖或钝尖，基部渐狭成有翅的柄，裂片卵状三角形，先端具针刺，两面有弯曲的毛。头状花序，直径3～4cm，数个集生在莲座状叶的中部；总苞无毛，基部有1～3片小叶，总苞片6层，线条形或披针形，先端有刺尖；花冠紫红色，全部为管状花。瘦果长圆形，冠毛羽状，与花冠近等长。花果期7～9月。

【分布生境】东北、内蒙古、新疆等地。生沼泽草甸、湿草地。

【药用功效】全草入药，夏季至秋季花盛开时采集，阴干。性味甘，凉。具有散瘀消肿、排脓拔毒等功效。用于肺脓肿、肝热、疮痈肿毒、皮肤病等。

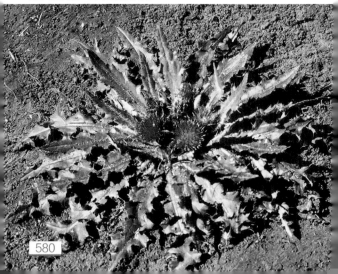

水飞蓟

【别名】水飞雉、奶蓟、老鼠筋

【学名】*Silybum marianum* (L.) Gaertn.

【识别特征】菊科。一或二年生草本。株高30～150cm。茎直立，多分枝。叶互生，茎下部叶常铺散地面呈莲座状，长椭圆状披针形，羽状浅裂或深裂，长30～60cm，宽10～25cm，叶缘齿上有尖刺，叶面有乳白色花纹，基部抱茎。茎中上部叶渐小，上部叶披针形。头状花序单生茎顶，直径4～6cm；总苞宽球形，总苞片革质，长三角形外翻，先端及边缘具长刺；全部为管状花，紫红色或淡红色。瘦果长椭圆形，冠毛白色。花期5～6月，果期6～7月。

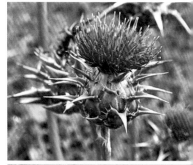

【分布生境】原产于南欧及北非。华中以北有引种栽培。

【药用功效】全草及种子入药。春季采集叶片晒干；夏季采收总苞晒干取种子。全草性味苦，凉。具有解毒排脓等功效。用于脓肿、丹毒等。种子用于慢性咳嗽、黄疸、胆结石等。

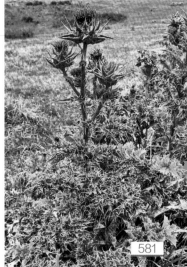

泥胡菜

【别名】石灰菜、糯米菜、花苦荬菜

【学名】*Hemistepta lyrata* (Bunge.) Fisch. et C.A.Mey.

【识别特征】菊科。二年生草本。茎直立，具纵棱，光滑或有白色蛛丝状毛。基生叶呈莲座状，倒披针状椭圆形，长7~20cm，提琴状羽状分裂，顶端裂片较大，三角形，边缘有齿，叶背面密被白色蛛丝状毛。茎中部叶椭圆形，羽状分裂，先端渐尖，基部无柄。茎上部叶条状披针形。头状花序顶生；总苞球形，总苞片5~8层，各层苞片背面先端具1枚紫红色鸡冠状突起。花冠管状，紫红色。瘦果圆柱形，具15条纵棱，冠毛白色，2层。花果期5~8月。

【分布生境】除新疆和西藏外，各地均有分布。生荒地、山坡、路边、沟渠地边、农田。

【药用功效】全草入药，夏季至秋季采集，晒干或鲜用。性味微苦，凉。具有清热解毒、消肿祛瘀等功效。用于痈肿疔疮、痔漏、外伤出血、骨折、淋巴结炎、风疹瘙痒等。

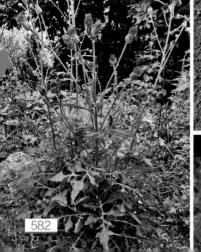
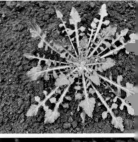
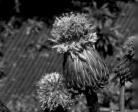

祁州漏芦

【别名】漏芦、和尚头、独花山牛蒡、大花蓟。

【学名】*Rhaponticum uniflorum* (L.) DC.

【识别特征】菊科。多年生草本。地下主根肥厚，圆柱形，直径1～2cm，土褐色。株高30～80cm。茎直立，通常不分枝，被茸毛或短毛。基生叶羽状深裂，长10～20cm，裂片边缘具不规则齿，两面被柔毛；叶柄被厚绵毛。头状花序单生茎顶，直径约5cm；总苞宽钟状，总苞片多层，具干膜质的附片。花冠粉紫色，全部为管状花，长约2.5cm，先端5裂，裂片线形。瘦果倒圆锥形，具4棱，棕褐色，冠毛淡褐色不等长。花期5～7月，果期6～8月。

【分布生境】东北、华北等地。生向阳山坡、荒草地。

【药用功效】根入药，秋季采挖，除去须根洗净晒干。性味苦，寒。具有清热解毒、消痈散结、舒筋通脉等功效。用于乳痈肿痛、乳汁不通、瘰疬、疮毒、骨节疼痛、湿痹拘挛、热毒血痢等。

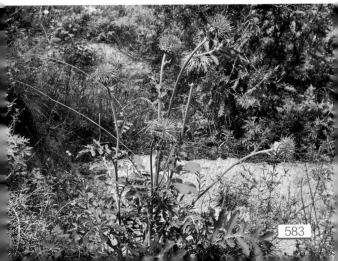

红花

【别名】金红花、草红花、刺红花、蓝红花

【学名】*Carthamus tinctorius* L.

【识别特征】菊科。一年生草本。株高可达100cm。茎直立，上部多分枝。叶片长椭圆形或卵状披针形，长4～10cm，宽1～3cm，先端尖，基部抱茎，叶缘有不规则齿，齿端有尖刺。头状花序顶生，直径2～3cm，排成伞房状。总苞近球形，总苞片多层，外层苞片卵状披针形，边缘和先端有针刺，内层苞片卵状椭圆形，上部边缘稍有短刺；全部为管状花，初时为黄色，后渐变橙黄色。瘦果椭圆形，基部稍歪斜，具4纵棱，浅黄褐色。花期6～8月，果期8～9月。

【分布生境】原产于埃及。我国各地有栽培。

【药用功效】花入药，夏季花盛开鲜红色时采摘，阴干或微火烘干。性味温，辛。具有活血通经、散瘀止痛等功效。用于血滞经闭、痛经、产后瘀滞腹痛、胸痹心痛、跌打损伤、疮疡肿痛、瘀滞肿痛等。孕妇忌服。

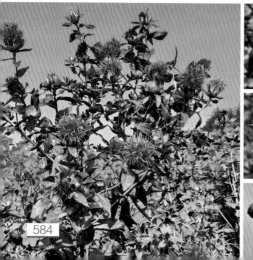
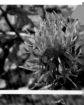
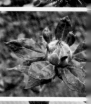

大丁草

【别名】烧金草、豹子药、踏地香、龙根草

【学名】*Leibnitzia anandria* (L.) Turcz.

【识别特征】菊科。多年生草本。植株有春秋二型。春型株高8～15cm，叶较小；秋型株高可达30cm，叶较大。基生叶宽卵形，顶端钝圆，基部渐狭成提琴状，叶背面及叶柄被白色绵毛。苞片条形；花茎直立，初期时有白色蛛丝状毛。头状花序单生花茎顶冠；春型者花直径0.6～1cm，秋型者花直径约2cm。总苞钟状，总苞片3层，外层较短，条形，内层条状披针形；舌状花一层，雌性，白色至紫红色；管状花两性。瘦果条形，冠毛污白色。春型花期4～6月，果期5～7月。秋型花果期7～9月。

【分布生境】我国大部分地区。生山坡、荒地、路边草地、杂木林下。

【药用功效】全草入药，夏季至秋季采集，晒干。性味苦，温。具有祛风湿、止咳、解毒等功效。用于风湿麻木、咳喘、疔疮等。

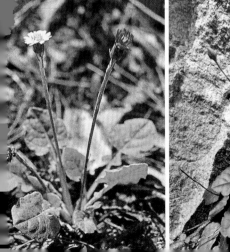
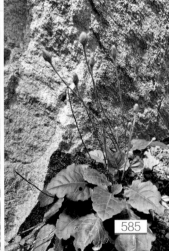

蒲公英

【别名】婆婆丁、黄花地丁、孛孛丁菜、黄花三七。

【学名】*Taraxacum mongolicum* Hand.-Mazz.

【识别特征】菊科。多年生草本。株高 10 ～ 25cm。株体内具白色乳汁。叶片长圆状倒披针形，长 5 ～ 15cm，宽 1 ～ 3cm，逆向羽状深裂，裂片三角形，边缘具齿。花葶数条，被蛛丝状毛；头状花序顶生，直径约 3cm；总苞钟状，总苞片多层；全部为舌状花，黄色，两性。瘦果椭圆形，顶端具长喙，冠毛白色。花果期 3 ～ 8 月。

【分布生境】几遍全国。生山坡、草地、荒地、路边。

【药用功效】全草入药，春季至夏季初开花时连根一起采集，洗净鲜用或切段晒干。性味甘、苦，寒。具有清热解毒、消肿散结、利水通淋等功效。用于感冒发热、咽喉肿痛、目赤肿痛、急性结膜炎、上呼吸道感染、急性扁桃体炎、急性乳腺炎、急性支气管炎、肺痈、胃炎、肠炎、痢疾、胆囊炎、湿热黄疸、瘰疬、尿路感染、疔疮肿毒等。

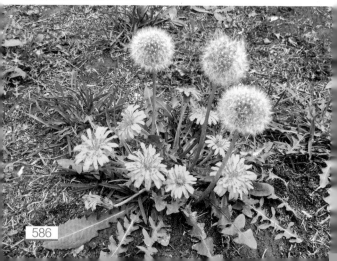

苣荬菜

【别名】曲荬菜、短耳苣荬菜、败酱草

【学名】*Sonchus brachyotus* DC.

【识别特征】菊科。多年生草本。地下根茎横走，稍肉质，浅黄白色。株高20～50cm，株体内有白色乳汁。茎直立，通常不分枝。基生叶灰绿色，披针形或长圆状披针形，先端钝或锐尖，基部渐狭半抱茎，中脉白色明显，边缘具齿或缺刻。茎生叶渐小，基部耳状抱茎。头状花序顶生，直径2～4cm，排成伞房状；总苞钟状，总苞片3～4层；全部为黄色舌状花，舌片先端平截，具4～5齿。瘦果长圆形，两面各具3～5棱，冠毛白色。花果期6～9月。

【分布生境】东北、华北、西北、华东、华中、西南等地。生荒地、沟渠边、农田、园圃。

【药用功效】全草入药，春季开花前连根拔起，洗净鲜用或晒干。性味苦，寒。具有清热解毒、补虚止咳等功效。用于急性咽炎、虚弱咳嗽、急性细菌性痢疾、内痔脱出发炎等。

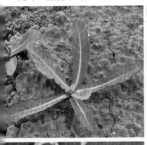

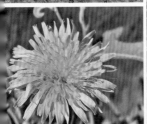

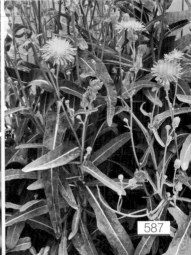

苦苣菜

【别名】滇苦菜、苦苣、紫苦菜、苦菜

【学名】*Sonchus oleraceus* L.

【识别特征】菊科。一年生或二年生草本。株高50～100cm。体内有白色乳汁。茎直立，中空，不分枝或上部分枝。基生叶大头羽状深裂，基部下延成狭翅。茎生叶互生，长圆状披针形，大头羽状深裂、半裂或不裂，边缘具不规则的刺状尖齿，基部扩大成戟形抱茎。头状花序，在茎顶排列成伞房状；总苞钟状，总苞片2～3层；花全部为舌状花，鲜黄色，舌片先端平截，具4～5齿。瘦果狭倒卵形，褐色，具纵棱，冠毛白色。花果期6～9月。

【分布生境】我国大部分地区。生荒草地、路边、沟渠地边、村寨旁。

【药用功效】全草入药，开花前采集，洗净鲜用或切段晒干。性味苦，寒。具有清热解毒、凉血等功效。用于痢疾、黄疸、血淋、痔瘘、疔肿等。

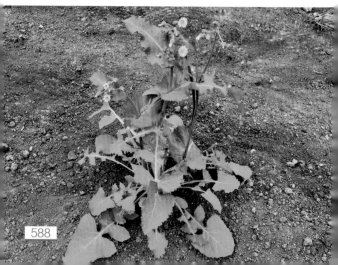

山莴苣

【别名】野生菜、野莴苣、苦芥菜、鸭子食

【学名】*Lactuca indica* L.

【识别特征】菊科。一年生或二年生草本。株高100～150cm。体内有白色乳汁。茎直立，上部分枝。叶片长椭圆状条形或条状披针形，长10～30cm，宽2～8cm，羽状深裂或全裂，有时不裂，边缘具锯齿或缺刻状，基部抱茎或半抱茎。头状花序在枝端排成狭圆锥形；总苞近圆筒形，总苞片3～4层，外层苞片宽卵形，内层苞片长圆状披针形；全部为舌状花，淡黄色或白黄色，舌片先端平截，具4～5齿。瘦果宽椭圆形，稍内弯，黑色，喙短，冠毛白色。花果期5～10月。

【分布生境】我国大部分地区。生荒地、山坡、路边、灌丛。

【药用功效】全草入药，春季至夏季采集，鲜用或晒干。性味苦，寒。具有清热凉血、消肿解毒等功效。用于扁桃腺炎、上火、产后瘀血、乳痈、疖肿等。

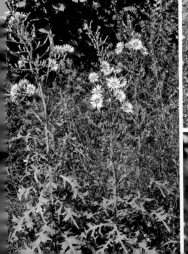
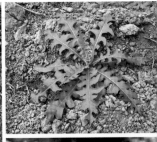
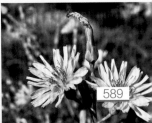

莴笋

【别名】莴苣、青笋、蒿荀、莴菜

【学名】*Lactuca sativa* L.

【识别特征】菊科。一年生或二年生草本。株高30～100cm。体内有白色乳汁。茎粗壮直立，呈棍棒状。基生叶丛生，椭圆状倒披针形或椭圆形，长10～30cm，先端钝，基部心形抱茎，全缘或边缘有不整齐的缺刻，平展或皱波状。茎生叶向上渐小，长圆形或狭披针形，先端尖或钝，基部心形抱茎。头状花序多数，在茎顶排成伞房圆锥状；总苞圆筒状，总苞片3～4层，覆瓦状排列；花黄色，两性，全部为舌状花，舌片先端5齿裂。瘦果扁椭圆状倒卵形，喙细长，冠毛白色。花果期6～8月。

【分布生境】我国各地广为栽培。

【药用功效】茎、叶药用，春季或秋季采集嫩笋，多为鲜用。性味甘、微苦，凉。具有利五脏、通经脉、通乳等功效。用于高血压、高血脂、产后缺乳、尿血、小便不利等。

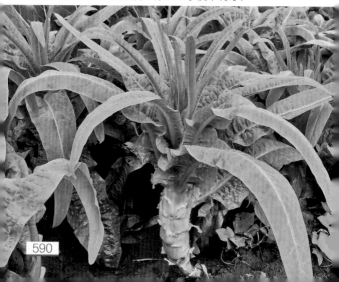

苦菜

【别名】山苦荬、小苦菜、黄鼠草、小苦苣

【学名】*Ixeris chinensis* (Thunb.) Nakai

【识别特征】菊科。多年生草本。株高10～30cm。体内有白色乳汁。茎直立或斜升。基生叶莲座状，条状披针形，长5～10cm，宽1～2cm，先端钝或急尖，基部下延成柄，全缘或羽裂。茎生叶1～2枚，基部抱茎。头状花序多数，排成伞房状；总苞筒状或长卵形，外层苞片卵形，内层苞片条状披针形；花全部为舌状花，淡黄色或白色，舌片先端平截，具4～5齿。瘦果狭披针形，黄棕色，具短喙，冠毛白色。花果期4～7月。

【分布生境】我国大部分地区。生山坡、荒地、田野、路边、园圃。

【药用功效】全草入药，春季采集，多为鲜用。性味苦，寒。具有清热解毒、凉血、排脓等功效。用于咽喉肿痛、阑尾炎、肠炎、腮腺炎、乳腺炎、痢疾、尿结石、疔疮痈肿等。

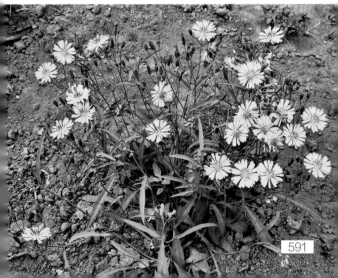

抱茎苦荬菜

【别名】苦碟子、满天星

【学名】*Ixeris sonchifolia* Hance

【识别特征】菊科。多年生草本。株高30～80cm。茎直立，上部多分枝。基生呈莲座状，叶长圆状披针形，长3～8cm，宽1～2cm，大头羽状深裂，先端钝圆或急尖，基部下延成柄。茎生叶较小，先端尾尖，基部扩大成耳状或戟状抱茎，全缘或羽状分裂。头状花序顶生，密集成伞房状；总苞圆筒状，总苞片2层，披针形；舌状花鲜黄色，2～3层，舌片先端平截5齿裂。瘦果纺锤形，黑色，具短喙，冠毛白色。花果期4～7月。

【分布生境】东北、华北等地。生田野、山坡、荒地、路边。

【药用功效】幼株入药，春季或秋季采集，鲜用或晒干。性味苦，寒。具有清热解毒、排脓、止痛等功效。用于咽喉肿痛、头痛、牙痛、胸腹痛、痢疾、肠炎、阑尾炎、吐血、衄血、痔疮、黄水疮等。

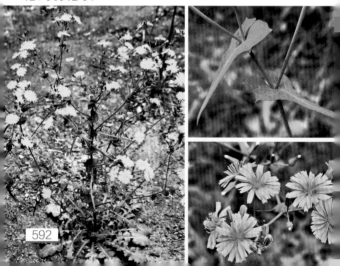

黄鹌菜

【别名】苦菜药、黄花菜、山芥菜

【学名】*Youngia japonica* (L.) DC.

【识别特征】菊科。一年生或二年生草本。株高20～80cm。茎直立。基生叶丛生，叶片倒披针形，羽状深裂或中裂，长8～14cm，宽1.3～3cm，顶裂片宽大，先端圆钝或锐尖，侧裂片向下渐小，三角形或锯齿形；叶柄具翅。茎生叶通常1～2片。头状花序多数，在茎顶排成聚伞状圆锥花序；总苞钟状，外层总苞片5，三角状卵形，较小，内层总苞片8，披针形；舌状花黄色，舌片先端平截，5齿裂。瘦果纺锤形，棕色，无喙，冠毛白色。花果期5～7月。

【分布生境】西南、华南、华中、华东、华北、西北。生荒地、路边、荒草地、村寨旁。

【药用功效】全草入药，春季或秋季采集未开花的幼株，多为鲜用。性味苦，凉。具有清热解毒、消肿止痛等功效。用于感冒、咽痛、乳腺炎、结膜炎、尿路感染、风湿性关节炎等。

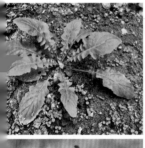

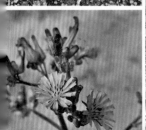

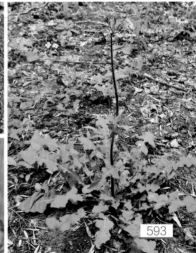

鼠麹草

【别名】清明菜、毛耳朵、清明蒿、绵絮头草

【学名】*Gnaphalium affine* D. Don

【识别特征】菊科。一年生或二年生草本。株高 10～50cm。全株密被白色绵毛。茎直立或斜展，常自基部分枝。叶互生，匙形或倒披针形，长 2～6cm，宽 0.4～1.2cm，先端钝具尖，基部渐狭抱茎，全缘，两面被白色绵毛。头状花序多数，在顶生密集成伞房状；总苞球状钟形，总苞片 3 层，金黄色，干膜质；花全部为黄色管状花，外围的雌花花冠为丝状，中部的两性花花冠为筒状，先端 5 齿裂。瘦果长椭圆形，具乳头状毛，冠毛黄白色。花果期 4～11 月。

【分布生境】西南、华南、华东、华中、陕西、河南等地。生荒地、田埂、路边、山坡、草地、河岸边。

【药用功效】全草入药，开花时采集，鲜用或晒干。性味甘，平。具有止咳化痰、祛风湿等功效。用于风寒感冒、咳嗽痰多、慢性支气管炎、筋骨疼痛、风湿痹痛、痈疡等。

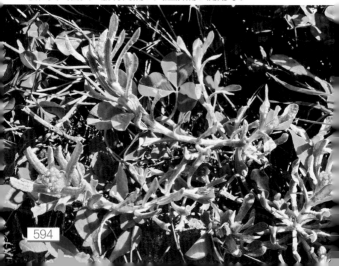

臭灵丹

【别名】齿翼臭灵丹、六棱菊、臭叶子、狮子草

【学名】*Laggera pterodonta* (DC.) Benth.

【识别特征】菊科。多年生草本。株高40～100cm。株体有异臭。茎直立，具多列翅翼和不规则狭三角形裂片。叶互生，椭圆形或长卵形，长10～25cm，宽5～12cm，先端钝尖，基部楔形，沿叶柄渐狭且下延于茎成翅状，边缘具规则或不规则锯齿。聚伞状圆锥形花序，每分枝顶端为头状花序；总苞近钟状，总苞片条状披针形；花冠筒状，白色带紫彩，先端5裂；外围花雌性，中部花两性，雄蕊5，花丝贴生花冠上；雌蕊1，柱头玫瑰色。瘦果长椭圆形，棕褐色，被短柔毛，顶端平截，冠毛1列白色。花果期1～10月。

【分布生境】广西西南部。生山坡、田埂路边、荒地。

【药用功效】全草入药，6～7月采集，阴干。性味辛、苦、寒。具有清热解毒等功效。用于上呼吸道感染、支气管炎、扁桃体炎、咽喉炎、口腔炎、疟疾、痈肿疮疖等。

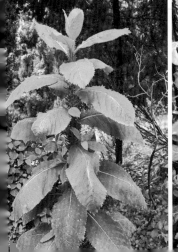
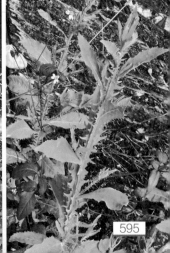

狼杷草

【别名】乌杷、小鬼叉、针包草、一包针

【学名】*Bidens tripartita* L.

【识别特征】菊科。一年生草本。株高可达100cm。茎直立，多分枝，绿色或带紫色。叶对生，茎上部叶小，有时不分裂。茎中下部叶羽状3～5裂，小叶长椭圆状披针形或卵状披针形，先端尖，基部楔形，边缘具锐锯齿。头状花序顶生或腋生，扁球形；总苞盘状，总苞片2层，外层叶状披针形，比头状花序长；内层总苞片膜质，椭圆形或卵状披针形；花全部为黄色管状花，花冠先端4裂。瘦果扁平，倒卵状楔形，两侧边缘各有1列倒刺毛，顶端具2枚向上的芒刺及细小的倒刺。花期8～9月，果期10月。

【分布生境】我国大部分地区。生水边湿地、沟渠地旁、河滩地、水稻田边。

【药用功效】全草入药，夏季至秋季割取地上部，晒干或鲜用。性味甘、苦，平。具有清热解毒、养阴益肺等功效。用于咳嗽、气管炎、肺结核、痢疾、丹毒、湿疹、疮癣等。

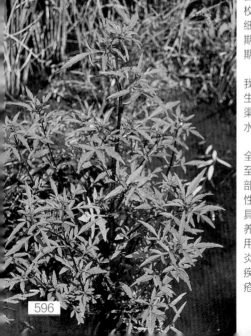

烟管头草

【别名】金挖耳、烟袋草、芸香草、野葵花

【学名】*Carpesium cernuum* L.

【识别特征】菊科。多年生草本。茎直立，分枝。茎下部叶匙状长圆形，先端钝尖，基部渐狭成有翅的叶柄，边缘具不规则锯齿。茎中上部叶渐小，长圆状披针形或长圆形。头状花序单生茎枝顶端，下垂，基部有数条不等长的苞片；总苞杯状，总苞片4层，外层卵状长圆形，内层长圆形，干膜质；花全部为黄色管状花，外围的花雌性，3～5齿裂，中部的花两性，5齿裂。瘦果线条形，有细纵棱，顶端有短喙和腺点，无冠毛。花期6～8月，果期9～10月。

【分布生境】东北、华北、华中、西南、西北等地。生山坡草地、丘陵、沟谷、路边、杂木林。

【药用功效】全草入药，夏季初花时采集，晒干。性味辛、苦，寒。具有清热解毒、消肿等功效。用于咽喉肿痛、风火牙痛、疟腮、痈肿疮毒等。

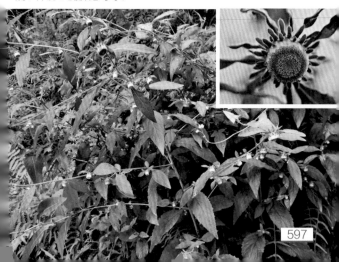

白术

【别名】山蓟、山姜、山精、山连

【学名】*Atractylodes macrocephala* Koidz.

【识别特征】菊科。多年生草本。根茎粗壮肥厚。株高30～80cm。茎直立，上部多分枝。叶互生，茎下部的叶3深裂，偶为羽状5深裂，裂片卵状披针形或椭圆形，边缘有刺状齿；叶柄长。茎上部的叶一般不分裂，叶柄短。头状花序顶生，长约2.5cm，基部苞片叶状1轮包围总苞，羽状裂片刺状；总苞钟状，总苞片7～8层，覆瓦状排列；花全部为管状花，花冠紫红色，先端5裂。瘦果椭圆形，密被柔毛，冠毛羽状白色。花期8～9月，果期9～10月。

【分布生境】四川、浙江、江西、湖南、湖北、陕西等地。生山区丘陵、草地、林地。

【药用功效】根茎入药，秋季至冬季采挖，晒干或烘干后除去须根。性味苦、甘，温。具有健脾益气、燥湿利尿、止汗、安胎等功效。用于脾气虚弱、食欲不振、胎动不安、水肿、头晕、气虚自汗、黄疸、湿痹、腹胀泄泻、小便不利等。

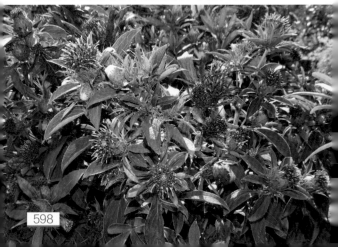

金盏菊

【别名】金盏花、大金盏花、水涨菊、山金菊

【学名】*Calendula officinalis* L.

【识别特征】菊科。一年生或越年生草本。株高20～50cm，被短毛。茎直立，具纵条棱。叶互生，叶片倒卵形、匙形或长椭圆形，长5～9cm，宽1～3cm，先端钝圆，基部渐狭，全缘；无叶柄。头状花序单生枝顶，花直径3～5cm，花序梗粗壮；总苞片线形或线状披针形，先端渐尖，背面有软刺毛；花淡黄色或橙黄色，舌状花多层，舌片先端浅3齿裂，管状花先端5齿裂。瘦果向内弯曲，灰褐色，两侧有狭翅，无冠毛。花期4～6月，果期6～7月。

【分布生境】原产南欧。我国各地有栽培。

【药用功效】根、花入药，春季至夏季采集花及根，鲜用或晒干。性味淡，平。根具有行气活血等功效。用于胃寒痛、疝气、癥瘕等。花具有凉血止血等功效。用于肠风便血等。

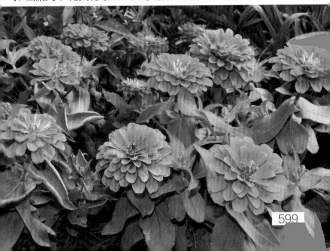

阿尔泰狗娃花

【别名】阿尔泰紫菀、铁杆蒿

【学名】*Heteropappus altaicus* (Willd.) Novopokr.

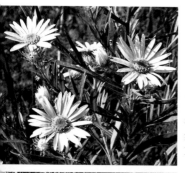

【识别特征】菊科。多年生草本。株高可达60cm，被短毛。茎直立，上部多分枝。叶互生，线形、线状倒披针形或长圆状披针形，长2～4cm，宽0.2～0.3cm，先端钝或锐尖，基部渐狭；无叶柄。头状花序单生枝端，直径1～3cm。总苞片线形或线状披针形；舌状花淡蓝紫色或白色；管状花先端5裂，其中1个较长。瘦果扁，倒卵状长圆形，浅黄褐色，冠毛污白色。花期4～10月，果期4～10月。

【分布生境】东北、华北、陕西、甘肃、湖北、四川、青海、新疆等地。生山坡、荒漠、草原、沙地、林缘、村庄附近。

【药用功效】花或全草入药，夏季至秋季开花时采集，阴干。性味微苦，凉。具有清热降火、排脓等功效。用于传染性热病、肝胆火旺、疱疹、疮疖等。

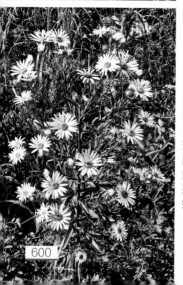

紫菀

【别名】青菀、返魂草根、紫菀茸、关公须

【学名】*Aster tataricus* L.f.

【识别特征】菊科。多年生草本。茎有分枝，疏生粗毛。茎中下部叶椭圆状匙形或披针形，先端锐尖，基部渐狭成短柄，边缘具疏齿或近全缘。茎上部叶渐小，披针形，全缘，无叶柄。头状花序排成伞房状，花直径约3cm；总苞半球形，总苞片3层，长圆状披针形；舌状花，浅蓝紫色；管状花黄色，先端5齿裂。瘦果扁倒卵状长圆形，弯曲，冠毛污白色。花期7～9月，果期8～10月。

【分布生境】东北、华北、西北等地。生山坡、草丛、路边。

【药用功效】根及根茎入药，秋季挖根，晒干。性味辛、苦，温。具有润肺、化痰、止咳等功效。用于风寒咳嗽气喘、咽痒、咳痰不爽、虚劳咳吐脓血、喉痹、小便不利等。

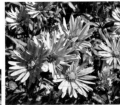

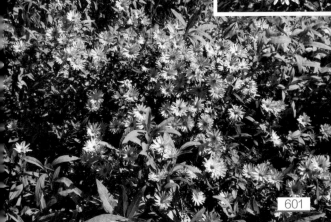

川木香

【别名】木香、五木香、南木香、广木香

【学名】*Vladimiria souliei* (Franch.) Ling

【识别特征】菊科。多年生草本。根粗壮,圆柱形。茎极短。叶丛生莲座状,卵形或长椭圆状披针形,长12～19cm,宽7～13cm,羽状浅裂或中裂,少有不裂,裂片5～7对,两面被糙伏毛,叶背面疏生蛛丝状毛和腺体。头状花序数个集生。总苞钟状,总苞片4层,披针形,覆瓦状排列,绿色带紫;花全部为管状花,紫色,长约0.4cm;瘦果扁平,具四棱,冠毛淡棕褐色,外层冠毛皱曲,向下笼罩瘦果后又向上反折。花期7～8月,果期8～9月。

【分布生境】四川西部和西北部、西藏。生高山草地。

【药用功效】根入药,秋季至冬季采挖,晒干微火烘干。性味辛、苦,温。具有行气止痛、温中和胃等功效。用于脾胃气滞、胸腹胀痛、疝气疼痛、呕吐、湿热泻痢、肠鸣腹泻等。

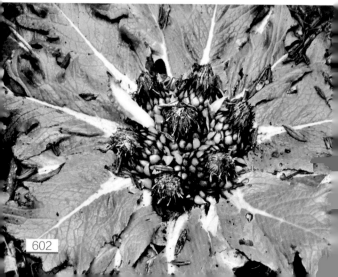

风毛菊

【别名】八楞木、八棱麻、青竹标、日本风毛菊

【学名】*Saussurea japonica* (Thunb.) DC.

【识别特征】菊科。二年生草本。株高可达150cm。茎直立，上部多分枝，被短柔毛和腺点。基生叶和下部叶长圆形或椭圆形，长20～30cm，羽状中裂或深裂；茎上部叶渐变小，披针形，全缘或羽状分裂，无叶柄。头状花序多数，在茎顶排成密集的伞房状。总苞筒状，长0.8～1.2cm，宽0.5～0.8cm，被蛛丝状毛；总苞片6层，外层苞片短小，先端圆钝，内层苞片线形，顶端具膜质的附片，常为紫红色；全部为管状花，紫红色。瘦果扁圆柱形，长0.3～0.4cm，暗褐色，冠毛2层，外层较短，内层羽毛状。花果期6～11月。

【分布生境】东北、华北、西北、华东、华南等地。生山坡草地、沟谷、灌丛、荒地、林缘、山区村寨旁。

【药用功效】全草入药，夏季收割全草，切段晒干。性味辛、苦，平。具有祛风活血、散痹止痛等功效。用于风湿痹痛、麻风、跌打损伤等。

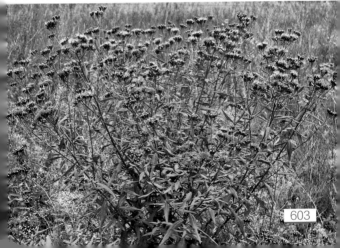

雪莲花

【别名】大苞雪莲花、新疆雪莲、雪荷花、大木花

【学名】*Saussurea involucrata* (Kar.et Kir.) Sch.-Bip.

【识别特征】菊科。多年生草本。株高可达30cm。茎粗壮，基部有许多残存的干枯叶。茎生叶密集互生，倒披针形，长10～13cm，宽2.5～4.5cm，先端渐尖，基部抱茎，边缘具锯齿。头状花序密集顶生；总苞半球形，总苞片3～4层，叶状卵形，白色或淡绿黄色；花全部为管状花，棕紫色。瘦果长条形，棕褐色，顶端冠毛白色，刺毛状。花期7～8月，果期8～10月。

【分布生境】新疆、青海、甘肃等地。生高山草甸、山谷、石缝、石砾地、沙质河滩地等。

【药用功效】全草入药，夏季开花时采收，晒干。性味甘、微苦，温。具有除寒、壮阳、调经、止血等功效。用于腰膝酸软、阳痿、月经不调、崩漏带下、风湿性关节炎、外伤出血等。

同属的绵头雪莲*Saussurea laniceps* Hand.-Mazz.、水母雪莲*Saussurea medusa* Maxim.等的全草同等入药。

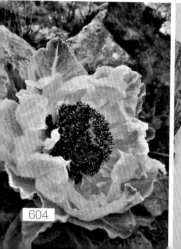
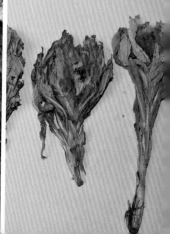

蒲黄

【别名】蒲草、蒲棒花粉、水蜡烛、香蒲

【学名】*Typha angustifolia* L.

【识别特征】香蒲科。多年生沼生草本。株高100 ~ 200cm。叶片扁平狭长条形，宽0.5 ~ 1cm，基部鞘状抱茎。肉穗花序圆柱形，长30 ~ 60cm；雌雄花序之间不连接有间隔距离；雄花序在上，长20 ~ 30cm，雄蕊2 ~ 3枚，基生毛比花药长；雌花序在下，长10 ~ 30cm，雌花的小苞片比柱头短，花被退化成毛状。花粉粒鲜黄色。小坚果无沟。花期5 ~ 6月，果期7 ~ 8月。

【分布生境】我国大部分地区。生池塘、沼泽地、浅水中。

【药用功效】花粉入药，花期采集雄花序，晒干筛取花粉。性味甘、辛，凉。具有止血、化瘀、通淋等功效。用于脘腹疼痛、血淋涩痛、痛经、吐血、衄血、咯血、外伤出血、跌伤肿痛等。

同属的宽叶香蒲 *Typha latifolia* L.、东方香蒲 *Typha orientalis* Presl.、长苞香蒲 *Typha angustata* Bory et Chaub. 等的花粉同等入药。

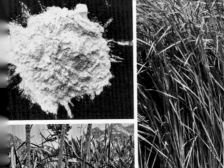
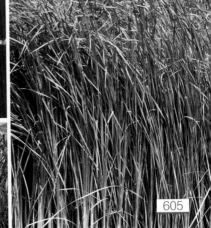

605

露兜簕

【别名】橹罟子、山波罗、筋波罗、野菠萝

【学名】*Pandanus tectorius* Parkinson

【识别特征】露兜树科。灌木或小乔木。茎直立，多分枝。叶片聚生于茎顶，长条形，硬革质，长可达150cm，宽3～5cm，先端长尾尖，叶缘及背面中脉有刺。花白色，密集呈肉穗状花序顶生，无花被。聚合果椭圆形或球状椭圆形，由多数核果组成；核果倒圆锥形，稍有棱角，成熟时黄红色。花期8月，期9～10月。

【分布生境】华南、西南。生海岸边、溪边、村寨旁、公园。

【药用功效】核果、根入药。果实成熟时采集，将小核果掰开晒干；根全年可采挖，切片晒干。核果性味甘。具有补脾胃、固元气等功效。用于痢疾、目翳、解酒毒等。根性味甘、淡、凉。具有发汗清热、利水化湿等功效。用于感冒发热、肝炎、肾炎水肿、尿路感染等。

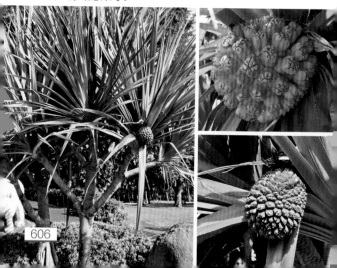

黑三棱

【别名】三棱、光三棱、红蒲根

【学名】*Sparganium stoloniferum* Buch.-Ham.

【识别特征】黑三棱科。多年生沼生草本。株高60～120cm。地下块茎粗短，多须根。茎直立，上部有分枝。叶片长条形，长可达90cm，宽约2.5cm，先端钝尖，基部成鞘状抱茎。雄花序球形，生分枝上部或枝尖。雌花序球形，生卜部分枝顶端或较上部分枝的下部，花被片膜质；子房纺锤形。聚花果球形，直径约2cm，果实陀螺状，具长喙，外果皮海绵质，花被宿存。花果期6～8月。

【分布生境】西南、华东、华西、华北、东北等地。生池塘、沼泽地、河湖边。

【药用功效】块茎入药，秋季挖取块茎，除去外皮晒干。性味辛、苦，平。具有祛瘀行气、消积止痛等功效。用于气血凝滞、心腹疼痛、经闭、产后瘀血腹痛、妇女血脉不调、跌打损伤等。孕妇及月经过多者忌用。

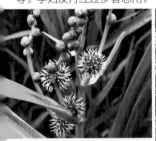

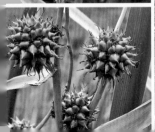

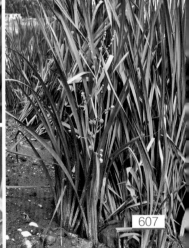

眼子菜

【别名】牙齿草、水案板、鸭吃草、水板凳

【学名】*Potamogeton distinctus* A. Benn.

【识别特征】眼子菜科。多年生水生漂浮草本。浮水叶片卵状椭圆形，长5～10cm，先端钝尖，基部圆形，全缘，两面光滑；叶柄长7～10cm。穗状花序生在浮水叶的叶腋处；穗长3～5cm，花密集，花序梗粗壮，长4～7cm；花被片4，绿色；雄蕊4，无柄，花药向外开裂；雌蕊4，无柄，分离。小坚果斜倒卵形，长约0.35cm，宽0.25cm，黄褐色，背部有3脊。花期6～7月，果期7～8月。

【分布生境】全国大部分地区。生稻田、沟渠、池塘、浅水中。

【药用功效】全草入药，春季至夏季采集，多为鲜用。性味苦，寒。具有清热、利水、止血、消肿等功效。用于黄疸、痢疾、痔疮出血、疮疡红肿等。

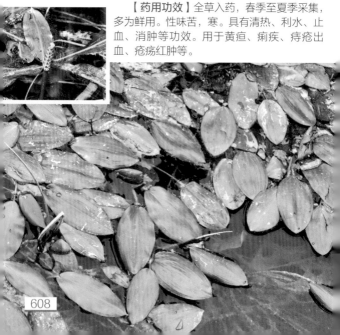

穿叶眼子菜

【别名】抱茎眼子菜、酸水草、眼子菜

【学名】*Potamogeton perfoliatus* L.

【识别特征】眼子菜科。多年生沉水草本。茎长可达60cm，具分枝，光滑。叶互生，花梗基部的叶对生，叶片半透明状，广卵形或卵状披针形，长2～5cm，宽1～2.5cm，先端钝或尖头，基部心形抱茎，全缘，边缘波状。托叶膜质透明，与叶基部离生。穗状花序腋生，穗长2～5cm，密生小花，花序梗比茎粗，长4～6cm。小坚果广倒卵形，长约0.3cm，宽约0.2cm，背部有3条不显著的脊，顶端具短喙。花期6～8月，果期7～9月。

【分布生境】东北、华北、西北、华中、西南等地。生池塘、小溪、水库浅水区域、水流动较缓慢的河湖中。

【药用功效】全草入药，夏季至秋季采集，多为鲜用。性味淡，凉。具有渗湿解表等功效。用于湿疹、皮肤瘙痒等。

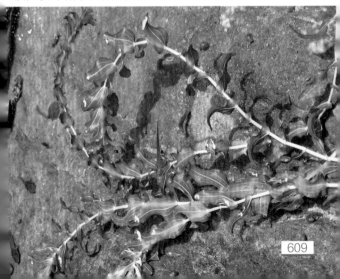

野慈姑

【别名】狭叶慈菇、燕尾草、剪刀草、水茨菰

【学名】*Sagittaria trifolia* L.

【识别特征】泽泻科。多年生水生草本。株高可达100cm。地下根茎先端膨大成球茎。叶基生，三角状箭形，长可达20cm，先端锐尖，侧裂片开展；叶柄粗壮，长可达50cm。花葶自基部抽出，高可达80cm，有花数轮，每轮有花3～5朵，集成总状花序；花单性，花序上部为雄花，具细长花梗，下部为雌花，具短花梗；苞片披针形；外轮花被片3，萼片状，卵形，先端钝；内轮花被片3，花瓣状白色；雄蕊多数；心皮多数，密集成扁圆球状。瘦果斜倒卵形，扁平，黄褐色，背腹两面有宽翅。花期6～8月，果期9～10月。

【分布生境】除西藏外，几遍全国。生河渠边、池塘、沼泽地。

【药用功效】全草入药，夏季至秋季采集，洗净切段晒干。性味辛、寒。具有清热解毒、消痈散结等功效。用于黄疸、瘰疬、丹毒、恶疮等。

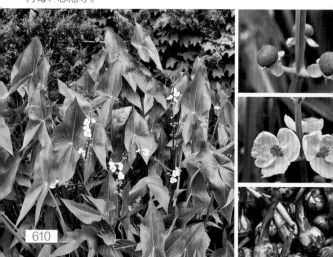

泽泻

【别名】水泽、水泻、天鹅蛋、泽芝

【学名】*Alisma plantago-aquatica* L.

【识别特征】泽泻科。多年生沼生草本。地下具球茎。叶基生，长椭圆形或广卵形，长5～15cm，宽2～8cm，先端短尖，基部心形或圆形，5～7脉；叶柄长10～40cm，基部鞘状。花葶高40～80cm，花序具3～8轮分枝，排成圆锥状复伞花序；花两性；萼片3，宽卵形，绿色；花瓣3，白色，倒卵形；雄蕊6；心皮多数，离生。瘦果椭圆形或长圆形，扁平，黄褐色，背部具1～2条不明显浅沟。花期6～7月，果期7～9月。

【分布生境】我国大部分地区。生沼泽地、水沟边、浅水中。

【药用功效】球茎入药，秋季茎叶枯萎时采挖，晒干除去须根及粗皮，以水润透切片，晒干。性味甘，寒。具有清热、渗湿、利水消肿等功效。用于痰饮眩晕、水肿胀满、呕吐、泄泻不止、小便不利、尿血、热淋涩痛、脚气等。

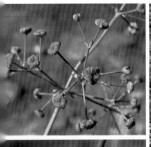

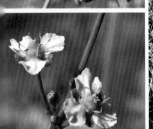

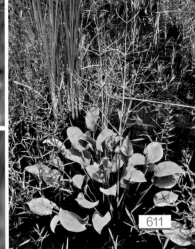

水车前

【别名】龙舌草、海菜、水白菜、瓢羹菜

【学名】*Ottelia alismoides* (L.) Pers.

【识别特征】水鳖科。一年生沉水草本。叶丛生，叶形变化大。沉水叶长条形或广披针形，先端钝圆或急尖，基部渐狭，全缘，有短柄。漂浮在水面的叶宽卵圆形或矩圆形，长3～18cm，宽1.5～18cm；叶柄长可达17cm。花梗长18～60cm，佛焰苞卵状矩圆形，长约4cm，先端2浅裂，有波状翅5～6条；花两性；萼片3，矩圆状披针形；花瓣3，白色或浅蓝色，倒卵形，长约1.6cm，基部具1小型附属物；雄蕊6；雌蕊3，子房下位。果实长圆形，长0.3～0.5cm，先端具萎缩的花被，有薄翅5～6条。花果期夏季至秋季。

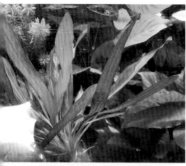

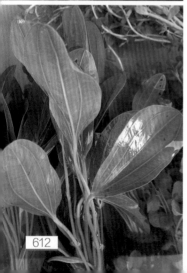

【分布生境】我国大部分地区。生池塘、浅水域中。

【药用功效】全草入药，夏季至秋季采集，鲜用或晒干。性味甘、淡、微寒。具有清热利尿、止咳化痰等功效。用于咳嗽、哮喘、痈肿、水肿、汤火伤等。

芦苇

【别名】芦根、苇子、芦芽根、甜梗子

【学名】*Phragmites australis* (Cav.) Trin. ex Steud.

【识别特征】禾本科。多年生草本。地下根状茎中空，浅黄褐色，节处生须根及芽。秆直立，节下被白粉。叶片长条状披针形；叶鞘圆筒形，叶舌有毛。圆锥花序顶生，稍下垂，下部枝腋具白柔毛。小穗紫褐色，通常含4～7花，第1朵花常为雄性；颖具3脉；第一颖长0.3～0.7cm，第二颖长0.5～1.1cm；稃长0.8～1.5cm，内稃长0.3～0.4cm，脊上粗糙。颖果长圆形。花果期7～11月。

【分布生境】我国大部分地区。生河湖边、沟渠、沼泽地。

【药用功效】根茎入药，全年可采挖，除去须根，切段，晒干。性味甘、寒。具有清热泻火、生津止渴、利尿等功效。用于热病烦渴、胃热呕吐、肺热咳嗽、肺痈吐脓、热淋涩痛、小便不利等。

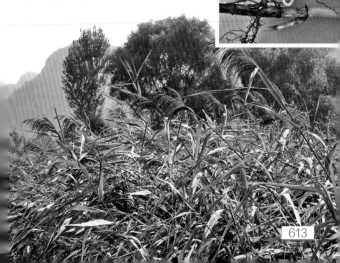

白茅

【别名】白茅根、甜草根、丝毛草根、丝茅

【学名】*Imperata cylindrica* (L.) Beauv.

【识别特征】禾本科。多年生草本。株高30～80cm。地下根状茎长，白色，节上生须根。秆直立，丛生，节上具柔毛。叶片条形或条状披针形，长10～50cm，宽0.2～0.8cm。叶鞘无毛或鞘口有纤毛，叶舌干膜质。圆锥花序圆柱状，长5～20cm，分枝短紧密；小穗披针形，对生在花序轴上，含2小花，仅第2小花结实，基部被白色丝状长柔毛。颖果，暗褐色。花期5～6月，果期6～7月。

【分布生境】我国大部分地区。生荒地、沟渠边、沙丘地。

【药用功效】根茎入药，春季或秋季采挖，除去须根和叶鞘，洗净晒干切段。性味甘，寒。具有清热利尿、凉血止血等功效。用于热病烦渴、肺热咳喘、胃热呕吐、急性肾炎、水肿、黄疸、吐血、衄血、热淋涩痛、小便不利等。

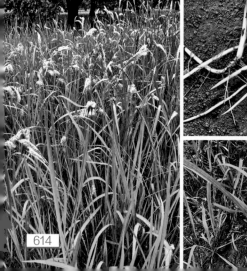
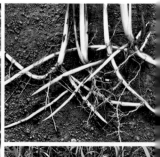
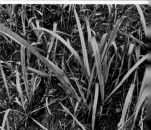

薏苡

【别名】薏苡仁、川谷、珠珠米、药玉米

【学名】*Coix lacryma-jobi* L.

【识别特征】禾本科。一年生或多年生草本。秆直立，多分枝。叶片条状披针形，先端渐尖，基部阔心形；叶鞘光滑抱茎，叶舌质硬。总状花序自上部叶鞘内成束抽出，稍下垂；花单性，雌雄同株；雄小穗覆瓦状排列于穗轴上，雌小穗位于雄小穗下方，包于卵形硬质总苞内，成熟后渐变珠状。总苞珐琅质。颖果包于坚硬的总苞内，长约0.5cm，灰白色，一端具较宽的褐色凹槽。花果期7～10月。

【分布生境】我国大部分地区有栽培或野生。

【药用功效】果仁入药，秋季果实成熟时割取全株晒干，打下果实除去外壳收取种仁，晒干。性味甘、淡、凉。具有健脾补肺、清热排脓、利水消肿等功效。用于湿痹拘挛、屈伸不利、肺痈、肠痈、脾虚泄泻、水肿腹胀、小便不利、脚气等。

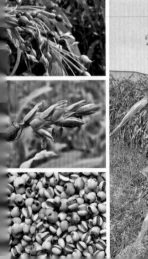

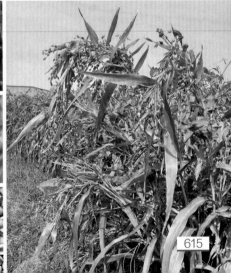

玉米须

【别名】玉蜀黍蕊、玉高粱、玉麦须、棒子毛

【学名】*Zea mays* L.

【识别特征】禾本科。一年生草本。株高100～300cm。秆直立，粗壮，基节有气生支柱根。叶片扁平带状披针形，先端渐尖，基部宽心形，中脉粗壮，边缘呈波状；叶鞘具横脉。雄性圆锥花序顶生，分枝为穗形总状，雄小穗孪生，含2小花，花药黄色；雌花序生叶腋，雌小穗孪生，成8～18～30行排列于粗壮而呈海绵状的穗轴上，花柱细长如丝状，密生微小短毛，各雌花的花柱聚合成簇伸出苞叶之外。颖果大而坚硬，金黄色或黄褐色。花果期6～9月。

【分布生境】原产于墨西哥。我国各地广为栽培。

【药用功效】玉米须入药，夏季至秋季剥玉米时收集，晒干或鲜用。性味甘，平。具有利水消肿、利湿退黄、利胆等功效。用于肾炎水肿、胆囊炎、胆结石、消渴、黄疸性肝炎、高血压、小便不利、脚气等。

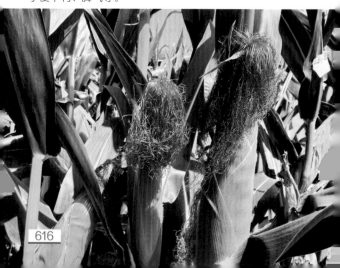

甘蔗

【别名】竿蔗、干蔗、糖梗、接肠草

【学名】*Saccharum officinarum* L.

【识别特征】禾本科。多年生草本。秆直立粗壮，高200 ~ 400cm，直径2 ~ 5cm，表面被白粉，因品种不同颜色有绿色、淡黄色、紫黑色等。叶片条状披针形，长50 ~ 100cm，宽2.5 ~ 5cm，两面粗糙，边缘具细齿，中脉白色粗厚，叶鞘有毛。圆锥花序生秆顶，白色，长可达40 ~ 80cm，主轴有白色丝状毛；花序柄无毛，分枝纤细，长10 ~ 30cm，节间无毛；结实小花的外稃狭窄或缺，内稃小，披针形。花果期秋季。

【分布生境】西南、华南、东南等地。

【药用功效】茎秆入药，秋季砍取地上部，多为鲜用或榨汁。性味甘，寒。具有清热解毒、生津止渴、润燥、利尿等功效。用于热病伤津、发热、心烦口渴、肺热咳嗽、反胃呕吐、肠燥便秘、尿赤涩痛、解酒毒等。

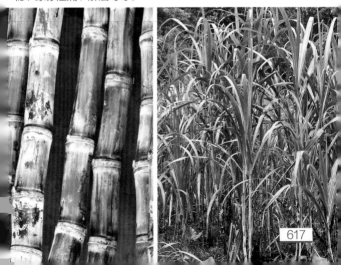

茭白

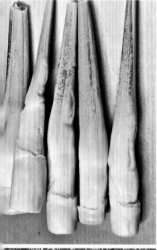

【别名】菰、菰米、菰蒋草、茭粑

【学名】*Zizania latifolia* (Griseb.) Stapf

【识别特征】禾本科。多年生挺水草本。秆直立，高100～200cm。叶片长条形，长30～80cm，宽1～2.5cm；叶鞘长于节间；叶舌略三角形，膜质。圆锥花序生秆顶，长30～50cm，分枝多数；雄小穗通常生在花序的下部，具短柄，常紫色，长1～1.5cm；外稃具5脉，先端渐尖或具短芒，内稃具3脉；雄蕊6；雌小穗多位于花序的上部，长1～2.5cm；外稃具5脉，脉粗糙，芒长1.5～3cm，内稃具3脉。颖果圆柱形，长约1cm，先端尖。花果期6～9月。

【分布生境】我国大部分地区。生水田、浅水塘、沼泽地。

【药用功效】纺锤形肥大菌瘿（茭白）、种子（菰米）入药。夏季采收茭白，多为鲜用；秋季采集种子，晒干。茭白性味甘，寒。具有清热解毒、除烦渴等功效。用于烦热、消渴、黄疸、目赤、解酒毒、痢疾、大小便不利等。种子性味甘，冷。用于烦热、口渴、小便不利等。

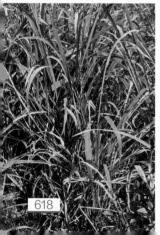

小麦

【别名】麦子、普通小麦

【学名】*Triticum aestivum* L.

【识别特征】禾本科。一年生或越年生草本。株高可达100cm。秆直立，通常6～7节。叶片扁平长披针形，长15～40cm，宽0.8～1.4cm，先端渐尖，基部方圆形。叶鞘光滑，叶舌膜质。穗状花序顶生，除芒外长5～10cm；小穗含3～9朵花；颖革质，背锐利似脊，具5～9脉；外稃厚纸质，具5～9脉，顶端具长芒；内稃和外稃等长。颖果长圆形或卵形，长约0.7cm，黄褐色。花期5月，果期6月。

【分布生境】我国大部分地区有栽培，北方种植面积大。

【药用功效】种子、麦麸入药。5～6月收割小麦，晒干获取种子；种子磨面时获取麦麸。种子性味甘，凉。具有养心益肾、除热止渴等功效。用于烦热不安、口干咽燥、痈肿、外伤出血等。麦麸用于虚汗、盗汗、口腔炎、消渴、风湿痹痛、热疮、脚气等。

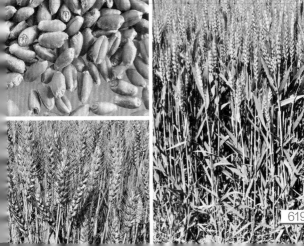

野燕麦

【别名】燕麦草、野麦草、乌麦

【学名】*Avena fatua* L.

【识别特征】禾本科。一年生草本。秆直立，具2～4节。叶片长条形；叶鞘松弛，叶舌膜质透明。圆锥花序；小穗长1.8～2.5cm，含2～3花，小穗柄弯曲下垂；小穗轴节间约0.3cm，密生淡棕色或白色硬毛，具关节；颖通常具9脉；第一外稃长1.5～2cm，背面中部以下具淡棕色或白色硬毛，基盘密生短纤毛，毛为淡棕色或白色；芒从稃背中部稍下处伸出，长2～4cm，膝曲，下部扭转，芒柱棕色；第二外稃与第一外稃相同。颖果长椭圆形，长0.6～0.8cm，黄褐色，被淡棕色柔毛，腹面具纵沟。花果期4～9月。

【分布生境】我国大部分地区。生荒地、沟渠地边、农田。

【药用功效】茎叶、种子入药。夏季至秋季割去茎叶，晒干；颖果成熟时割取全株，晒干打下种子。茎叶性味甘、温。具有补虚损等功效。用于吐血、出虚汗、妇女红崩等。种子用于出虚汗等。

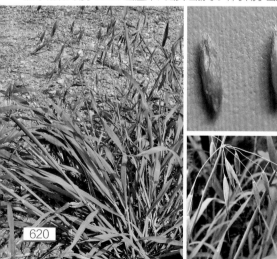

狗牙根

【别名】铁线草、绊根草、铺地草、行仪芝

【学名】*Cynodon dactylon* (L.) Pers.

【识别特征】禾本科。多年生草本。株高可达30cm。茎匍匐地面，长可达100cm。叶互生，线条形，长1～6cm，宽0.3cm；叶鞘具脊，鞘口通常具柔毛。穗状花序长1.5～5cm，3～6枚呈指状簇生秆顶；小穗灰绿色或带紫色，长0.2～0.3cm；颖在中脉处形成背脊，两侧具膜质边缘，长0.15～0.2cm；外稃草质，与小穗等长，具3脉，脊上有毛；内稃与外稃近等长，具2脊；花药黄色或紫色。花果期6～10月。多以根茎或匍匐茎繁殖。

【分布生境】西南、华南、华中、华北等地。生旷野、沟渠地边、路边、草地。

【药用功效】全草入药，夏季至秋季采集，晒干。性味微甘、苦，平。具有清热、祛风、活络、止血、生肌等功效。用于风湿骨痛、半身不遂、劳伤吐血、跌打损伤、刀伤、臁疮等。

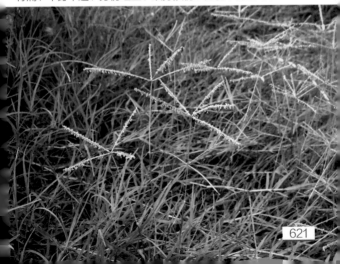

淡竹叶

【别名】竹叶麦冬、山鸡米、淡竹米、长竹叶

【学名】*Lophatherum gracile* Brongn.

【识别特征】禾本科。多年生草本。株高可达100cm。茎丛生，直立，表面具微细的纵纹。叶互生，披针形，长5～22cm，宽2～3.5cm，先端渐尖，基部收窄成短柄状，全缘，叶面粗糙无毛或具小刺毛；叶鞘光滑或一边有纤毛，叶舌截形，边缘有纤毛。圆锥花序顶生，长10～30cm，分枝少；小穗疏离，长0.7～1.2cm，宽0.15～0.25cm；颖矩圆形，具5脉，先端钝，边缘膜质，第一颖较第二颖短；外稃较颖长，披针形，具7～9脉，先端具短芒，内稃较短，膜质透明；子房卵形，花柱2，柱头羽状。颖果长圆形，长约0.5cm。花期7～9月，果期10月。

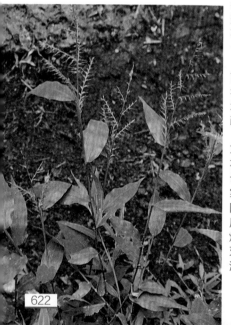

【分布生境】西南、华南、华中、华东等地。生湿润地、荒草地、山坡、疏林下。

【药用功效】全草入药，夏季未抽花穗前采集，晒干切段。性味甘、淡、寒。具有清热泻火、除烦、利尿等功效。用于热病伤津、心烦口渴、口舌生疮、牙龈肿痛、小便赤涩等。

香附子

【别名】香附、莎草根、三棱草根

【学名】*Cyperus rotundus* L.

【识别特征】莎草科。多年生草本。地下具匍匐根状茎和纺锤形或椭圆形块茎，具须根，表面黑褐色。秆直立，三棱形。基生叶片狭条形，叶鞘闭合包于秆上。花序复穗状，3～6个在秆顶排成伞状。叶状苞片2～3枚，常长于花序。小穗宽线形，鳞片2列，卵形，膜质，两侧紫红色，鳞片具脊及不明显的少数脉。小坚果矩圆状倒卵形，表面有细点。花果期5～11月。

【分布生境】我国大部分地区。生沟渠边、湿润地、沙滩地。

【药用功效】块茎入药，秋季采挖，燎去毛须晒干。性味甘、辛、微苦，平。具有疏肝解郁、理气调中、止痛调经等功效。用于肝郁气滞、胃痛、气滞腹痛、腹胀、噫气吞酸、月经不调、痛经、乳房胀痛等。

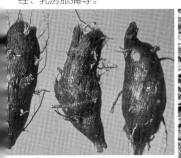

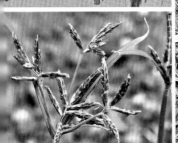

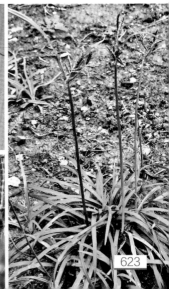

风车草

【别名】旱伞草、九龙吐株、伞莎草

【学名】*Cyperus alternifolius* L. subsp. *flabelliformis* (Rottb.) Kükenth.

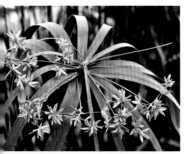

【识别特征】莎草科。多年生草本。株高30~100cm。秆直立，三棱形，秆下部包有无叶片的鞘，秆顶部有多数叶状总苞苞片，呈密集螺旋状排列，形成伞状。花序生秆顶，常有1~2次辐射枝，第一次辐射枝多数，长2.5~5cm，第二次辐射枝少数或无；小穗长圆形或矩圆形，长0.8cm，扁平，每边有6~12朵花，近于无柄，聚生于辐射枝顶。小坚果三棱状椭圆形，褐色。花果期4~8月。

【分布生境】原产于非洲。生湿润地、沼泽地、浅水边。我国各地有栽培。

【药用功效】全草入药，夏季至秋季采集，鲜用或晒干。性味酸、甘、微苦，凉。具有行气活血、解毒等功效。用于瘀血疼痛、蛇虫咬伤等。

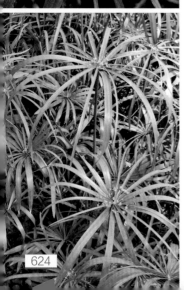

荸荠

【别名】地栗子、红慈姑、马蹄、乌茨

【学名】*Eleocharis dulcis* (Burm.f.) Trin. ex Henschel

【识别特征】莎草科。多年生水生草本。地下匍匐根状茎先端生球茎，球茎扁圆形，直径约4cm，深栗色，球茎中部有芽。株高25～30cm。秆直立，不分枝，圆柱形，中空，具多数横隔膜。叶片完全退化，叶鞘薄膜质，长5～20cm，先端急尖。穗状花序单生秆顶，圆柱形，长1.5～4cm，宽0.6～0.7cm，有多数花；鳞片宽卵形，边缘干膜质；下位刚毛7条，有倒生钩毛。小坚果呈双凸镜形，长约0.25cm，稍黄绿色。花果期4～10月。

【分布生境】华东、华中、华南等地。生浅水域、水田中。

【药用功效】球茎入药，秋季采挖地下球茎，鲜用或风干。性味甘、寒。具有清热、化痰、消积等功效。用于烦热口渴、咽喉肿痛、肺热咳嗽、目赤、黄疸、痞积、热淋、便秘等。

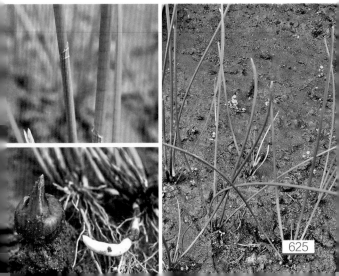

水蜈蚣

【别名】发汗草、散寒草、球头草、水土香

【学名】*Kyllinga brevifolia* Rottb.

【识别特征】莎草科。多年生草本。株高7～20cm。秆直立，三棱形。叶片狭条形，质软，长3～10cm，宽约0.3cm，先端渐尖，下部成鞘状；秆顶具叶状苞片3条，狭长条形，后期反折。穗状花序单生秆顶，花序近球形，长0.5～1cm，宽0.4～1cm；小穗多数，长椭圆形，长约0.3cm，宽约0.1cm，有花1朵；鳞片白色具锈斑，长约0.3cm，龙骨状突起绿色，具刺，先端具外弯的短尖。小坚果倒卵状长圆形，褐色。花果期5～10月。

【分布生境】我国大部分地区。生荒野湿润地、沟渠地边、沼泽地、水田、路边草地、灌丛、林下。

【药用功效】全草入药，南方全年可采集，鲜用或晒干。性味辛，平。具有疏风解表、消肿止痛等功效。用于感冒、寒热头痛、咽喉肿痛、咳嗽、百日咳、支气管炎、疟疾、黄疸、痢疾、筋骨疼痛、跌打扭伤、疮疡肿毒、皮肤瘙痒等。

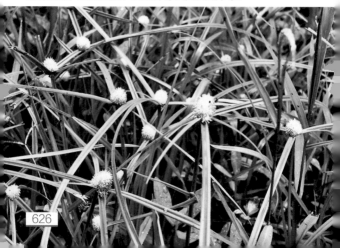

砖子苗

【别名】大香附子、三棱草

【学名】*Mariscus umbellatus* Vahl

【识别特征】莎草科。常绿乔木。株高10～50cm。秆直立，三棱形。叶片长条形，与秆近等长，宽0.3～0.6cm；叶鞘绿色或棕色。秆顶端有叶状长条状苞片5～8枚。长侧枝聚伞花序生秆顶，具6～12个长短不一的辐射枝，长者可达8cm。穗状花序圆柱形，具多数密生的小穗，小穗线状披针形；鳞片膜质，边缘常向内卷，淡黄色或绿白色；雄蕊3，花柱短，柱头3，细长。小坚果狭长圆形或三棱形，褐色，表面具微突起的细点。花果期4～10月。

【分布生境】华南、西南、华东、华中、陕西等地。生水田边、小溪边、湿润地、路边草丛、山坡、林缘。

【药用功效】全草入药，夏季至秋季采集，晒干。性味甘、辛、微苦，平。具有祛风止痒、解郁、调经等功效。用于月经不调、皮肤瘙痒等。

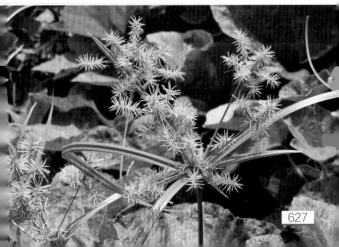

球穗莎草

【别名】头状穗沙草、聚穗莎草、球形莎草、水莎草

【学名】*Cyperus glomeratus* L.

【识别特征】莎草科。一年生草本。株高50～120cm。秆直立，钝三棱形。叶片条形，长可达100cm，宽0.4～1cm，先端渐尖；叶鞘长，稍膜质，淡褐色或棕色。秆顶端具叶状长条形苞片3～8枚；长侧枝聚伞花序生秆顶，具3～8个长短不一的辐射枝，最长者可达12cm。穗状花序近球形、椭圆形或长圆形，长1～3cm，宽0.6～1.7cm，具多数小穗；小穗线条状披针形，长0.5～1cm，宽0.15～0.2cm，棕红色；雄蕊3，花药短，暗血红色；雌蕊花柱长，柱头3。小坚果长圆形，长约0.1cm，灰黑色。果ы期6～9月。

【分布生境】东北、华北、陕西、甘肃、山东、江苏等地。生荒野湿润地、稻田、农田、水沟旁、河滩地、沼泽地。

【药用功效】全草入药，夏季至秋季采集，晒干。性味甘、涩，凉。具有止咳化痰等功效。用于慢性气管炎等。

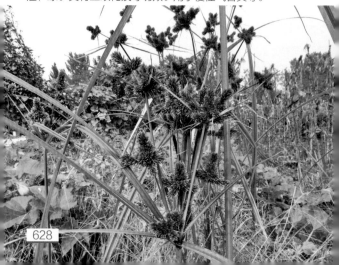

异形莎草

【别名】咸草、王母钗、球穗碱草

【学名】*Cyperus difformis* L.

【识别特征】莎草科。一年生草本。株高可达50cm。秆直立，丛生，柔弱，扁三棱形。叶片线条形，长约20cm，宽0.2～0.5cm，先端渐尖；叶鞘褐色。秆顶端具叶状长条形苞片2、3枚；长侧枝聚伞花序生秆顶，具3～9个长短不一的辐射枝，最长者可达2.5cm；小穗极多，聚集成头状，直径0.5～1.5cm；小穗披针形或线条形，长0.2～0.8cm，宽约0.1cm，淡红棕色；雄蕊1～2；雌蕊花柱极短，柱头3。小坚果三棱状椭圆形，淡黄色。花果期7～9月。

【分布生境】我国大部分地区。生稻田、水沟边、沼泽地、河滩湿地。

【药用功效】全草入药，夏季至秋季采集，晒干。性味咸、微苦，凉。具有行气、活血、通淋等功效。用于热淋、吐血、小便不畅、跌打损伤等。

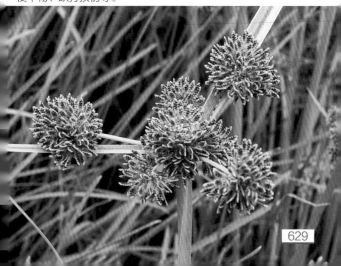

旋鳞莎草

【别名】护心草、附心草

【学名】*Cyperus michelianus* (L.) Link

【识别特征】莎草科。一年生草本。株高8～25cm。秆密丛生，铺散，扁三棱形。叶片线条形，宽0.1～0.25cm。基部叶鞘常呈紫红色；秆顶具叶状长条形苞片3～6枚。长侧枝聚伞花序生秆顶呈头状，直径0.5～1.5cm；小穗极多，聚集成卵形或球形；小穗卵形或披针形，长0.3～0.4cm，宽约0.15cm，淡黄白色，具3～5条脉，中脉呈龙骨状突起，绿色，延伸出顶端，呈短尖状；雄蕊2，少1；雌蕊花柱长，柱头2。小坚果三棱状狭长圆形，褐色。花果期6～9月。

【分布生境】我国大部分地区。生水边湿地、稻田、路边草丛。

【药用功效】全草入药，结果时采集，晒干。性味辛、淡、平。具有行气调经等功效。用于妇女月经不调、痛经等。

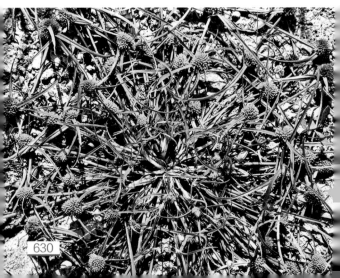

蒲葵

【别名】扇叶葵、蓬扇树、葵树子

【学名】*Livistona chinensis* (Jacq.) R. Br.

【识别特征】棕榈科。常绿乔木。茎直立，不分枝。叶片阔肾状扇形，直径可达100cm以上，掌状深裂至中部，裂片条状披针形，顶端2裂下垂；叶柄长100～200cm，近三棱形，下部内侧具刺。花序生于叶腋处，肉穗花序排成圆锥状，分枝疏散；总苞管状，棕色坚硬；萼片3，覆瓦状排列；花小，黄绿色，花冠3深裂几达基部；雄蕊6，花丝合生成一环；子房由3个近分离的心皮组成，3室。核果椭圆形或近圆形，长1.8～2.6cm，宽1～1.8cm，成熟时黑色。花果期5～9月。

【分布生境】华南等地。生山坡、路边、庭院、海岸边林中。

【药用功效】果实、叶、根入药，华南全年可采集，晒干。果实性味甘、涩，平。具有抗癌等功效。用于癌肿、白血病等。叶片用于功能性子宫出血等。根用于哮喘等。

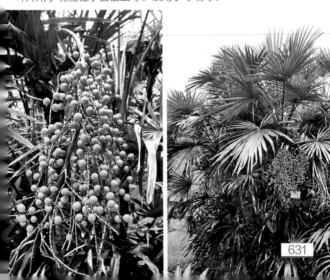

椰子

【别名】越王头、胥余、胥椰

【学名】*Cocos nucifera* L.

【识别特征】棕榈科。常绿乔木。叶片羽状全裂，长可达300cm，丛生茎顶，裂片条形，长50 ~ 100cm，宽3 ~ 4cm。肉质花序腋生，多分枝；雄花聚生在分枝上部，雌花散生在下部；雄花花被3，雄蕊6；雌花花被6。坚果卵状椭圆形，长20 ~ 30cm，顶端微具3棱状，先端微凹；中果皮厚而纤维状；内果皮骨质，近基部有3个萌发孔；种子1粒，种皮薄，紧贴白色的胚乳（椰肉），胚乳内有1个富含椰汁的大空腔。花后一年果实成熟。

【分布生境】华南、云南、台湾等地。多为栽培。

【药用功效】椰汁、椰肉、椰油入药，果实成熟时采摘。椰汁性味甘、寒。具有清热解渴、利尿、降血压等功效。用于烦热口渴、暑热、高血压、水肿、小便不利等。椰肉用于脾胃虚弱、体弱、疳积、姜片虫病等。椰油擦抹患处可治神经性皮炎、疥癣等。

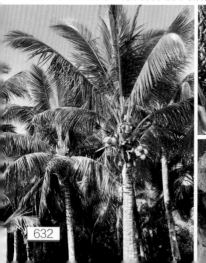

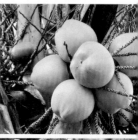

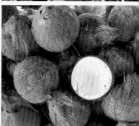

槟榔

【别名】大腹皮、槟榔衣、槟榔子、达腹绒

【学名】*Areca catechu* L.

【识别特征】棕榈科。常绿乔木。株体高大，不分枝，具明显的叶环痕。叶在树干顶端丛生，羽状分裂，长可达200cm；叶轴三棱形，小叶披针状条形，长30～60cm，宽2.5～6cm。花序着生在叶片的基部，具佛焰苞状的大苞片，花序多分枝；花单性，雌雄同株；雄花小，多数，无柄，紧贴分枝的上部，通常单生，花萼3，花瓣3，雄蕊6，退化雌蕊3；雌花较大，无柄，着生在花序轴或分枝的基部，花萼3，长圆状卵形，长1.2～1.5cm。果实长圆形，长3～4cm，成熟时红色。花期3～8月，果期12月至翌年2月。

【分布生境】华南、西南等地。多为栽培植物。

【药用功效】果皮（大腹皮）、种子入药。冬季或春季采收未成熟的果实，煮后干燥，剥取果皮；采收成熟果实，用水煮后，干燥，除去果皮，取出种子晒干。果皮性味辛，微温。具有宽中行气、利水消肿等功效。用于脘腹痞胀、肠胃气滞、水肿胀满、便秘、小便不利等。种子性味辛、苦，温。具有下气、行水、破积、杀虫等功效。用于脘腹胀痛、食滞、虫积、疟疾、水肿、泻痢等。

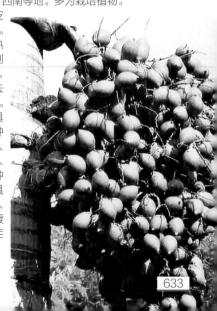

椰枣

【别名】无漏子、海枣、波斯枣、枣椰子

【学名】*Phoenix dactylifera* L.

【识别特征】棕榈科。常绿乔木。株体高大，粗壮，三棱状叶基宿存。叶在树干顶端丛生，叶片羽状，甚长，向上为拱形；羽片有隆起的背棱，先端尖锐，下方羽片变为针刺。花雌雄异株，为分枝肉穗花序，伸出叶丛间；萼杯状，有三齿，常具三棱；花瓣3，雄花为长椭圆形，镊合状，雌花为圆形，覆瓦状，通常长不及萼长的2倍；雄蕊6；心皮3，分离。果实圆筒状，长3~5cm，形似大枣，内有1果核，成熟时橙红色或枣红色。

【分布生境】华南、西南、台湾等地有栽培。

【药用功效】果实药用，果实成熟时采摘，鲜用或晒干。性味甘，温。具有温中益气、止咳化痰、补虚损等功效。用于营养不良、肺结核、干咳无痰、咽喉疼痛、咳痰不爽等。

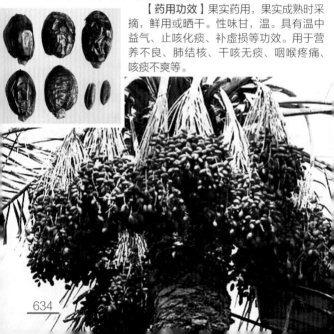

短穗鱼尾葵

【别名】酒椰子、小黄棕、董棕粉

【学名】*Caryota mitis* Lour.

【识别特征】棕榈科。小乔木。茎丛生。叶为2回羽状全裂，稍向内折，生于茎秆的上半部；羽片呈楔形，外缘直，内缘1/2以上弯曲呈不规则的齿缺，且延伸呈尾尖。花单性，雌雄同株；花3朵聚生，雌花介于两雄花间；佛焰苞与花序被糠秕状鳞秕，花序多分枝，下垂；雄花萼片宽倒卵形，先端具睫毛，花瓣革质；雌花萼片宽，先端钝圆，花瓣卵状三角形，退化雄蕊3。果实圆球形，成熟时紫红色或紫黑色。花期4～6月，果期8～11月。

【分布生境】华南、西南等地。生向阳山地林中。

【药用功效】植株的茎髓入药，全年可采集，砍下树干，取髓部捣烂，加水搅拌，滤去粗渣，取沉淀物晒干。性味甘、涩，平。具有健脾、止泻等功效。用于消化不良、腹痛、腹泻、痢疾等。

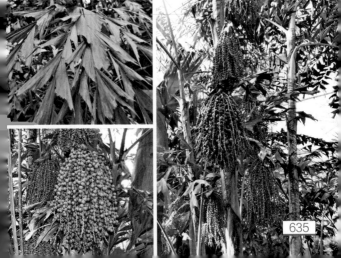

天南星

【别名】一把伞南星、山苞谷、虎掌南星

【学名】*Arisaema erubescens* (Wall.) Schott

【识别特征】天南星科。多年生草本。地下块茎近球形。叶片1枚，小叶片7～23片，轮生在叶柄顶端；小叶条状披针形，顶端细丝状；叶柄圆柱形，长20～30cm；雌雄异株；佛焰苞浅绿色或上部带紫色；肉穗花序包于长筒内，果序柄常下弯。浆果成熟时红色。种子近球形，黄色。花期5～8月，果期8～9月。

【分布生境】西南、华南、东南、华东、华中、华西、华北。生山坡背阴处、林缘中。

【药用功效】块茎入药，秋季采挖，撞去外皮晒干。性味苦、辛、温；有毒。具有祛风定惊、燥湿化痰、消肿散结等功效。用于风痰眩晕、喉痹、半身不遂、癫痫、口眼㖞斜、惊风、瘰疬、痈肿、破伤风、蛇虫咬伤等。

同属的异叶天南星*Arisaema heterophyllum* Bl.、东北天南星*Arisaema amurense* Maxim.等的块茎同等入药。

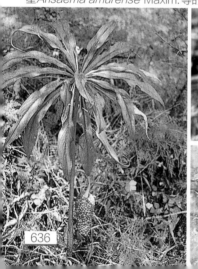

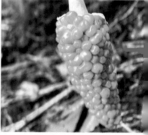

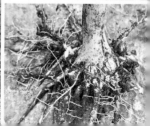

半夏

【别名】三叶半夏、珠半夏、和姑、地雷公

【学名】*Pinellia ternata* (Thunb.) Breit.

【识别特征】天南星科。多年生草本。地下块茎近圆球形，褐色。一年生的叶片为单叶，卵状心形。二年以上生者为3小叶，集生在叶柄端部，小叶片卵形或倒卵状矩圆形，全缘，两面光滑；叶柄长10～20cm，在叶柄近基部有1枚珠芽。佛焰苞绿色顶生，先端有尾尖，肉穗花序生佛焰苞内，上部为雄花，下部为雌花。浆果卵状椭圆形，黄绿色。花期5～7月，果期7～8月。

【分布生境】东北、华北、华东、西南等地。生山坡阴湿地、荒草地、疏林下。

【药用功效】块茎入药，秋季采挖，除去外皮及须根，洗净晒干。性味辛，温；有毒。具有燥湿化痰、降逆止呕、消痞散结等功效。用于湿痰咳喘、痰厥头痛、头晕不眠、反胃、呕吐、胸膈胀满、痈疽毒肿、毒蛇咬伤等。

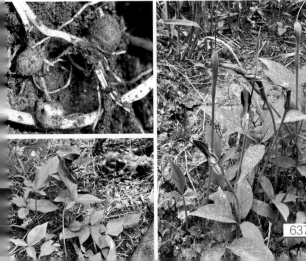

掌叶半夏

【别名】虎掌南星、独角莲、狗爪半夏、麻芋果

【学名】*Pinellia pedatisecta* Schott

【识别特征】天南星科。多年生草本。地下块茎近球形或扁圆形，直径3～4cm。一年生的叶片为单叶，心形或卵状心形。二年以上生者叶片为掌状分裂，小叶5～9片，长椭圆状披针形；叶柄长20～40cm。肉穗花序的佛焰苞绿色或稍带紫色，下部筒状，上部渐狭；雄花生在肉质花序的上部，雌花生在肉质花序的下部。浆果卵圆形，绿色或黄白色。花期6～7月，果期9～11月。

【分布生境】华北、华东、华中、西南等地。生山谷阴湿处。

【药用功效】块茎入药，夏季采挖块茎，除去须根和外皮，晒干或烘干。性味辛、苦、温；有毒。具有燥湿化痰、散结消肿等功效。用于痰多咳喘、眩晕、半身不遂、痈肿、蛇虫咬伤等。

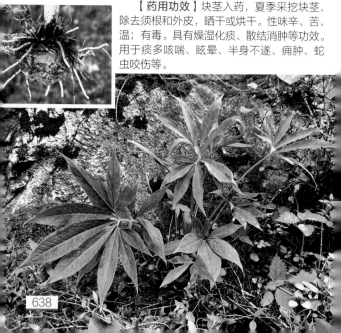

海芋

【别名】广东狼毒、大叶野芋头、观音莲、痕芋头

【学名】*Alocasia odora* (Roxb.) K.Koch

【识别特征】天南星科。多年生草本。株高可达300cm。茎肉质粗壮，皮黑褐色。叶互生，阔卵形，长30～90cm，宽20～60cm，先端短尖，基部广心状箭形，侧脉9～12对；叶柄粗壮，长60～90cm，基部扩大抱茎。花单生，雌雄同株；佛焰苞浅绿色，长10～20cm；肉穗花序短于佛焰苞。浆果，成熟时红色。花果期春至秋季。

【分布生境】华南、西南等地。生山野、沟边、湿润地。

【药用功效】根茎入药，全年可采集，用刀削去外皮，切成片入清水中浸漂5～7天，并多次换水，取出晒干或鲜用。性味辛，温；有大毒。具有清热攻毒、散结消肿等功效。用于流行性感冒、肺结核、腹痛、萎缩性鼻炎、疝气、风湿骨痛、瘰疬、疔疮、斑秃、疥癣、蛇犬咬伤等。

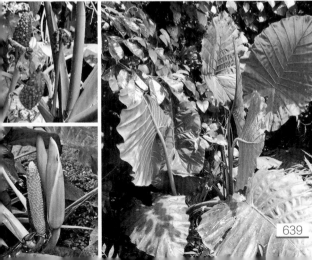

芋头

【别名】芋艿、芋魁、芋奶、芋根

【学名】*Colocasia esculenta* (L.) Schott

【识别特征】天南星科。多年生草本。地下块茎卵圆形或椭圆形，褐色，具纤毛。叶基生，常数片簇生，卵状阔椭圆形，长30～50cm，先端钝尖，基部戟形，全缘；叶柄肉质，基部呈鞘状。花茎自叶鞘基部伸出。佛焰苞长条形内卷，长约20cm，黄色；肉穗花序在佛焰苞内呈椭圆形，短于佛焰苞。花期7～8月。

【分布生境】西南、华南、东南、华东、华中。各地有栽培。

【药用功效】块茎、茎叶、花入药。夏季采集茎叶及花，多为鲜用；秋季采挖块茎，洗净纤毛，鲜用或晒干。块茎性味辛、甘、平；有毒。具有消瘀散结等功效。用于乳腺炎、颈淋巴结核、肿毒、牛皮癣等。茎叶用于泄泻、盗汗、自汗、痈疽毒肿。花用于胃痛、吐血、子宫脱垂、痔疮、脱肛等。

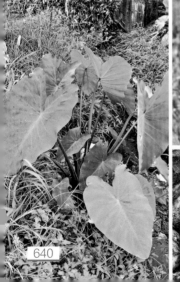

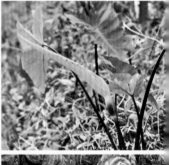

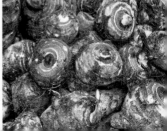

刺芋

【别名】笋慈姑、天河芋、勒蒙、水粉芋

【学名】*Lasia spinosa* (L.) Thwaites

【识别特征】天南星科。多年生常绿草本。株高可达100cm。茎圆柱形，具弯钩皮刺。叶形变化大，长15～45cm，幼时箭形或戟形，成株时叶片羽状深裂，基部心形，侧裂片2～3对，最下部的裂片再3裂；叶柄长于叶片，有刺，基部成鞘状。佛焰苞长20～35cm，旋扭状向上，先端尖，紫红色或黑紫色，仅基部开张；肉穗花序黄绿色，在结果时长5～10cm，宽约2.5cm，花密集。浆果倒圆锥状，顶部四角形。花期9月，果实翌年2月成熟。

【分布生境】华南、云南、西藏南部。生阴湿山谷、沟渠边、湿润地、农田边、林缘等。

【药用功效】根茎入药，夏季至秋季采挖，晒干或鲜用。性味辛、苦，凉。具有清热、解毒、利尿等功效。用于肺热咳嗽、烦热口渴、风湿痹痛、腮腺炎、小便赤黄、痈肿疮毒、皮肤热毒等。

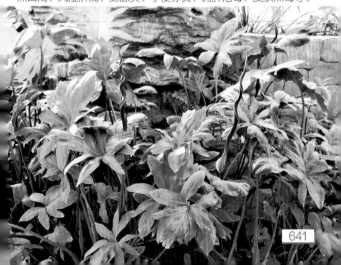

魔芋

【别名】蒟蒻、鬼头、花秆莲、花梗天南星

【学名】*Amorphophallus rivieri* Durieu

【识别特征】天南星科。多年生草本。株高50～200cm。地下块茎大，扁球形，中部具芽。掌状复叶，小叶再羽状全裂，叶轴具不规则的翅；叶柄粗壮，圆柱形，具暗紫色斑。佛焰苞广卵形，下部筒状，暗紫色，具绿纹，长可达30cm；肉穗花序圆柱形，淡黄白色，伸出佛焰苞外，下部为多数红紫色的雌花，上部为多数褐色雄花，并有大型暗紫色附属物，膨大呈棒状，高出苞外；子房球形，花柱较短。浆果球形或扁球形，成熟时呈黄红色。花期夏季。

【分布生境】我国东南至西南地区。生疏林下、林缘、溪边。多为栽培供食用或药用。

【药用功效】块茎入药，秋季采挖，晒干或鲜用。性味辛，温；有毒。具有行瘀消肿、化痰散积等功效。用于痰咳、积滞、疟疾、闭经、丹毒、痈肿、疔疮、跌打损伤、烫伤等。

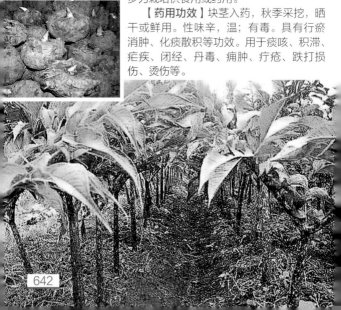

大漂

【别名】大浮萍、水浮莲、大浦藻、浮萍

【学名】*Pistia stratiotes* L.

【识别特征】天南星科。水生漂浮草本。具匍匐茎和细长羽状不定根。叶呈莲座状，倒卵状楔形，先端钝圆呈微波状，基部有茸毛，两面有微毛；无叶柄。花序生叶腋，具短的总花梗；佛焰苞白绿色；肉穗花序稍短于佛焰苞，雌花在佛焰苞下部，仅有1雌蕊，贴生于佛焰苞，雄花在上部，与佛焰苞分离，雄花具2～8枚轮生的雄蕊，其下有环形薄膜。浆果小，卵圆形。花果期5～11月。

【分布生境】西南、华南等地。生稻田、池塘、河湖中。

【药用功效】全草入药，夏季采集，除去须根，晒干或鲜用。性味辛，寒。具有凉血、活血、祛湿、利尿等功效。用于荨麻疹、丹毒、无名肿毒、湿疮、跌打损伤等。

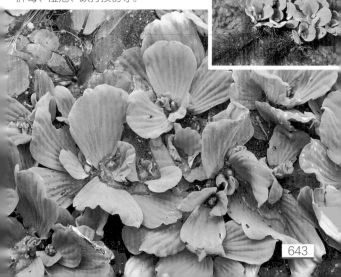

菖蒲

【别名】水菖蒲、白菖蒲、大菖蒲、泥菖蒲

【学名】*Acorus calamus* L.

【识别特征】天南星科。多年生水生草本。植株有芳香气味。根状茎粗大横生，红褐色，直径1.5～2cm。叶片条状剑形，长50～80cm，宽0.6～2cm，中脉明显突出，基部扁叶鞘套折。花葶高40～70cm；佛焰苞叶状；肉穗花序圆柱状，长5～8cm；花黄绿色，密生，花被片6，倒卵形；雄蕊6，稍于花被；子房长圆形，2～3室。浆果长圆形，暗红色，花柱宿存。花期5～8月，果期6～9月。

【分布生境】我国大部分地区。生池塘、小溪边、浅水域、沼泽地、河边湿地。

【药用功效】根状茎入药，夏季至秋季采挖，除去须根晒干。性味辛、苦，温。具有开窍豁痰、健胃利湿等功效。用于痰热惊厥、神志不清、健忘、胸腹胀闷、慢性支气管炎、风湿疼痛、痈肿、癫痫、疥疮等。

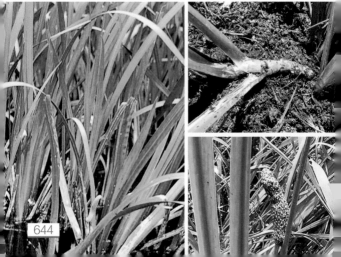

青萍

【别名】浮萍、小浮萍、浮萍草、萍

【学名】*Lemna minor* L.

【识别特征】浮萍科。水生漂浮草本。叶状体近圆形、倒卵形或椭圆形，长0.15～0.5cm，全缘，亮绿色，有不明显的3脉，叶背面垂生1条白色细长根，长3～4cm，根管钝头。叶状体背面一侧具囊，新叶状体于囊内形成浮出，以极短的细柄与母体相连，随后脱落。佛焰苞二唇型，内有雌花1朵和雄花2朵。果实圆形近陀螺状。种子具凸出胚乳和深而不规则脉纹。花期7～8月，果期9～10月。一般很少开花结果。

【分布生境】几遍全国。生池塘、沟渠、湖泊、水田中。

【药用功效】全草入药，夏季至秋季捞取，晒干或鲜用。性味辛，寒。具有清热解毒、发汗、利尿、消肿等功效。用于斑疹不透、风热瘾疹、水肿、丹毒、疮癣、皮肤瘙痒、烫伤等。

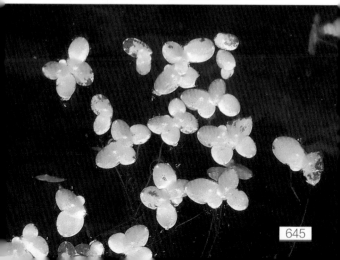

紫萍

【别名】紫背萍、水萍、田萍

【学名】*Spirodela polyrhiza* (L.) Schleid.

【识别特征】浮萍科。水生漂浮草本。叶状体扁平，宽倒卵形，常1～5个簇生，长0.5～0.8cm，宽0.4～0.6cm，叶正面绿色、光亮，叶背面常呈紫红色，具掌状脉5～11条，叶背面中部生有5～11条根，长3～5cm，白绿色，根冠尖；根基附近一侧囊内形成圆形新芽，萌发后幼小叶状体渐从囊内浮出，有一条细柄与母体相连。佛焰苞袋状，内有雌花1朵和雄花2朵。果实圆形，边缘有翅。花果期6～9月。一般很少开花结果。

【分布生境】几遍全国。生池塘、沟渠、湖泊、水田中。

【药用功效】同青萍。

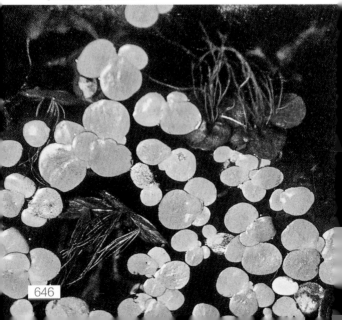

菠萝

【别名】凤梨、露兜子

【学名】*Ananas comosus* (L.) Merr.

【识别特征】凤梨科。常绿草本。叶片旋叠状簇生，剑状长条形，长40～90cm，边缘具细齿。球果状的穗状花序顶生，果时增大，花稠密，紫红色，生在苞片的腋内；苞片三角状卵形或长圆状卵形，红色；花瓣3，青紫色，基部有2个舌状小鳞片；雄蕊6，藏于肉质的花序轴内。果实椭圆形或近球形，由增厚的肉质花序轴、肉质化的苞片和螺旋状排列的肉质化的不育子房组成多汁的聚花果，顶端冠有退化旋叠状的叶丛。

【分布生境】原产于南美洲。我国华南、西南等地有栽培。

【药用功效】果实药用，成熟时采集，鲜用或切片晒干。性味甘、酸，平。具有清热消暑、利尿消肿、健胃消食等功效。用于暑热烦渴、食欲不振、消化不良、头昏目暗、肠炎、腹泻、小便不利等。

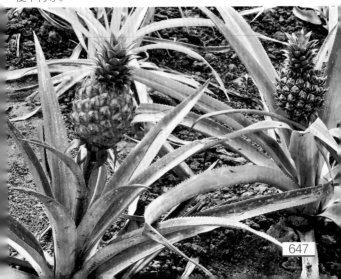

鸭跖草

【别名】竹叶菜、竹节菜、竹根菜、鸭脚板草

【学名】*Commelina communis* L.

【识别特征】鸭跖草科。一年生草本。株高30～60cm。茎圆柱形，多分枝。叶互生，披针形或卵状披针形，长4～9cm，宽1.5～2cm，先端渐尖，叶鞘膜质。总苞片心状卵形，长1.2～2cm，边缘对合折叠。萼片薄膜质，内面2片常靠近或合生；花瓣蓝色，有长爪，长约1cm；雄蕊6，前3枚长能育，后3枚退化雄蕊短，顶端成蝴蝶状；雌蕊1，柱头头状。蒴果椭圆形，长0.5～0.7cm，2室，2瓣裂。种子长约0.3cm，具不规则窝孔。花果期5～11月。

【分布生境】几遍全国。生阴湿处、水沟边、山坡背阴湿润处。

【药用功效】全草入药，夏季采集，鲜用或晒干。性味甘、淡，寒。具有清热解毒、利水消肿等功效。用于风热感冒、咽喉肿痛、腮腺炎、黄疸性肝炎、水肿、热痢、尿血、小便不利、脚气、丹毒、痈疽疔疮等。

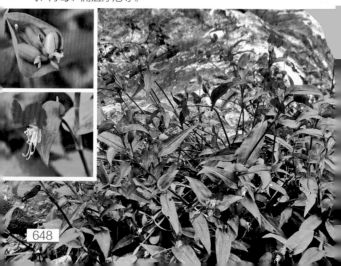

饭包草

【别名】竹叶菜、火柴头、马耳草、千日晒

【学名】*Commelina benghalensis* L.

【识别特征】鸭跖草科。多年生草本。茎圆柱形，多分枝。叶互生，卵形或宽卵形，长2.5～6cm，宽1.8～3cm，先端钝，基部急缩成扁宽的短叶柄，边缘略波状，叶鞘白色膜质。总苞片心状卵形，长0.8～1.2cm，边缘对合折叠。萼片薄膜质，内面2片常靠近或合生；花瓣蓝色，有长爪，长约0.5cm；雄蕊6，3枚能育；雌蕊1，柱头头状。蒴果椭圆形，长0.4～0.6cm，3室，3瓣裂。种子长约0.2cm，具皱纹。花果期7～10月。

【分布生境】西南、华南、东南、华东、华中、华北等地。生湿润处等地。

【药用功效】全草入药，夏季采集，鲜用或晒干。性味苦，寒。具有清热解毒、利水消肿等功效。用于风热感冒、咽喉肿痛、小便不利、淋沥疼痛、赤痢、疔疮肿毒、红肿疼痛等。

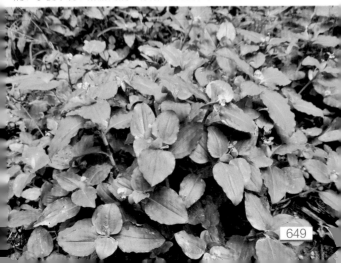

吊竹梅

【别名】水竹草、鸭舌红、凤眼草、花叶竹夹菜

【学名】*Zebrina pendula* Schnizl.

【识别特征】鸭跖草科。多年生草本。茎稍肉质，多分枝，披散或垂悬。叶片卵状椭圆形或椭圆形，长3～7cm，宽1.3～3cm，先端短尖，基部鞘状，被柔毛，叶面杂生白色或紫色条纹，叶背面紫红色。花簇生在2个无柄的叶状苞片内；萼片3，合生成一圆柱状的管；花冠管白色，长约1cm，裂片3，玫瑰色，花丝有紫蓝色长毛；雄蕊6；子房3室，花柱丝状，柱头头状，3圆裂。蒴果，一般不常见。花期夏季至秋季。

【分布生境】原产墨西哥。我国各地有栽培供观赏。

【药用功效】全草入药，全年可采集，鲜用或晒干。性味甘、淡、寒。具有清热利湿、解毒凉血等功效。用于咽喉肿痛、咳嗽、水肿、小便不利、疮痈肿毒、虫蛇咬伤等。

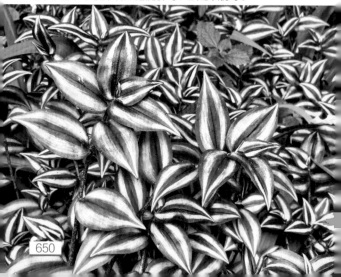

凤眼莲

【别名】水葫芦、水浮莲、凤眼蓝

【学名】*Eichhornia crassipes* (Mart.) Solms

【识别特征】雨久花科。多年生浮水草本。株高30～40cm。基生叶簇生，叶片倒卵状圆形或倒卵状心形，长与宽近相等，2.5～12cm，先端钝圆，基部浅心形或宽楔形，全缘，光亮；叶柄长可达30cm，中部膨大成气囊状，基部有鞘状苞片。穗状花序生花莛顶端，具6～12朵花；花淡蓝紫色，花被基部结合成短管，花被片上面1片在蓝色中部有黄色斑；雄蕊6，3个花丝具腺毛；子房上位，卵圆形，花柱丝状。蒴果卵圆形。花果期8～10月。

【分布生境】原产于巴西。生池塘、河湖中。我国各地有栽培。

【药用功效】全草入药，夏季采集，鲜用或晒干。性味苦，凉。具清热解毒、祛风除湿等功效。用于烦热、风热等。

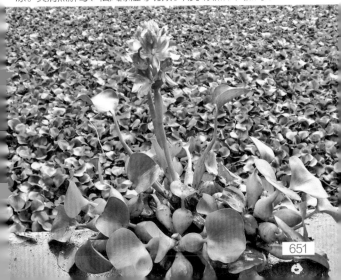

鸭舌草

【别名】鸭儿嘴、鸭仔菜、水玉簪、水锦葵

【学名】*Monochoria vaginalis* (Burm.f.) Presl. ex Kunth

【识别特征】雨久花科。一年生水生草本。株高 10 ~ 20cm。叶片卵形或卵状披针形，形似鸭舌状，长2.5 ~ 7.5cm，宽1 ~ 4cm，先端渐尖，基部圆形或微心形；叶柄长可达20cm，基部膨大成鞘状。总状花序从叶鞘中抽出；花蓝紫色，直径约1cm，花被片6深裂，长椭圆形。蒴果卵形，长约1cm，具纵棱。种子椭圆形，灰褐色，具细纹。果果期8 ~ 10月。

【分布生境】我国大部分地区。生水田、水沟、湿润地、沼泽地、稻田中。

【药用功效】全草入药，夏季至秋季采集，鲜用或晒干。性味苦，凉。具有清热解毒等功效。用于扁桃体炎、咽痛、牙龈脓肿、肠炎、痢疾、丹毒、疔疮等。

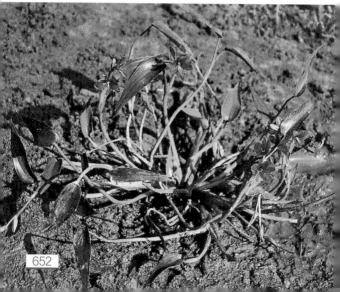

雨久花

【别名】雨韭、青慈姑花、蓝鸟花

【学名】*Monochoria korsakowii* Regel et Maack

【识别特征】雨久花科。一年生水生草本。株高30～60cm。具纤维状细根。主茎短。叶互生，阔卵形或卵状心形，长4～10cm，宽3～7cm，先端急尖或渐尖，基部心形，全缘；叶柄长可达30cm，基部扩大成鞘状。总状花序顶生，花直径约2cm；花蓝紫色或蓝色，花被片6，近椭圆形；雄蕊6，其中1枚花药较长，为浅蓝色，其他为黄色。蒴果卵状椭圆形，长0.8～1cm。种子长圆形，具纵棱。花果期7～10月。

【分布生境】东北、华北、华东等地。生池塘、水沟边。

【药用功效】全草入药，夏季至秋季采集，鲜用或晒干。性味微苦，凉。具有清热解毒、定喘、消肿等功效。用于发热、咳嗽、喘息、小儿丹毒等。

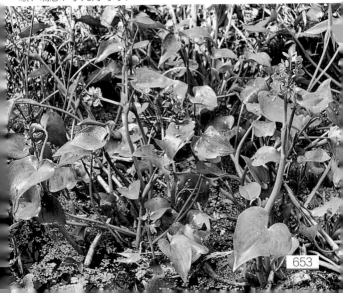

黄精

【别名】鸡头黄精、玉竹黄精、鸡头参、黄鸡菜

【学名】*Polygonatum sibiricum* Redoute.

【识别特征】百合科。多年生草本。地下根茎横生，圆柱形，节部膨大，密生细须根。叶片常4～6片轮生，条状披针形，先端弯曲成钩状。花乳白色或淡黄白色，数朵生叶腋处，下垂，长约1cm。花被筒状，先端裂片6；苞片膜质，线条状披针形；雄蕊6；柱头具白毛。浆果球形，成熟时黑色。花期5～6月，果期6～7月。

【分布生境】华南、华中、华东、华北、东北。生山坡、灌丛。

【药用功效】根状茎入药，秋季采挖，洗净后放入开水中略煮或上笼屉蒸透后，晒干或烘干。性味甘，平。具有补气养阴、润肺、益肾、健脾等功效。用于精血不足、体倦乏力、肾精亏虚、脾胃虚弱、内热消渴、阴虚肺燥、干咳少痰、筋骨软弱、风湿疼痛等。

同属的滇黄精*Polygonatum kingianum* Collett et Hemsl.、多花黄精*Polygonatum cyrtonema* Hua 等的根茎同等入药。

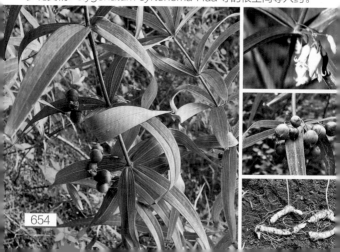

玉竹

【别名】葳蕤、铃铛菜、山玉竹

【学名】*Polygonatum odoratum* (Mill.) Druce

【识别特征】百合科。多年生草本。地下根茎横生，圆柱形，黄白色。株高20～50cm。茎单一，向一边斜升。叶片在茎两侧互生，椭圆形或卵状椭圆形，长6～10cm，宽3～5cm，先端钝尖或急尖，基部楔形，全缘；无叶柄。花1～3朵生叶腋处，花梗长1～1.4cm；花被筒状钟形，下垂，白色，长1.4～1.8cm，先端6裂，裂片卵圆形；雄蕊6，着生花被筒内中部。浆果球形，直径0.4～0.7cm，成熟时蓝黑色。花期4～5月，果期7～8月。

【分布生境】我国大部分地区。生山坡、沟谷、草地、林荫下。

【药用功效】根状茎入药，秋季采挖，洗净上笼屉蒸透，揉至半透明后晒干。性味甘，微寒。具有养阴润燥、生津止渴等功效。用于阴虚肺燥、咽干口渴、燥热咳嗽、虚劳发热、干咳痰少、声音嘶哑、小便数频等。

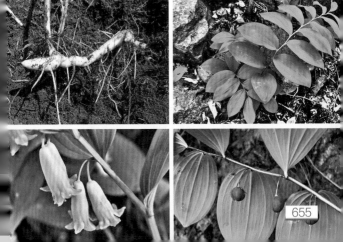

百合

【别名】白百合、蒜脑薯、强仇、百合蒜

【学名】*Lilium brownii* F.E.Brown var.*viridulum* Baker

【识别特征】百合科。多年生草本。株高可达100cm。地下鳞茎球形，直径约5cm，肉质白色。茎直立，圆柱形，常有褐紫色斑点。叶互生，披针形或长椭圆状披针形，长5～10cm，宽0.8～1.5cm，先端渐尖，基部渐狭，全缘；叶柄短。花大，白色，1至数朵生茎端部，花梗长3～10cm；花被片6，裂片向外张开或反卷；雄蕊6；雌蕊1，子房圆柱形，3室，柱头膨大，呈盾状。蒴果长圆形，长约5cm，室背开裂；具多数种子。花期5～7月，果期8～9月。

【分布生境】我国大部分地区。生山坡、沟谷、草地、灌丛。

【药用功效】肉质鳞叶入药，秋季采挖，剥取鳞片鲜用或微蒸后晒干。性味甘，微寒。具有养阴润肺、清心安神等功效。用于阴虚燥咳、劳嗽咯血、虚烦惊悸、神志恍惚、失眠多梦、水肿等。

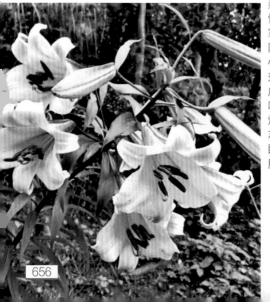

卷丹

【别名】百合、山百合

【学名】*Lilium lancifolium* Thunb.

【识别特征】百合科。多年生草本。株高100～150cm。地下鳞茎宽卵状球形，直径4～6cm，肉质白色，鳞茎瓣宽卵形。茎直立，常带紫色条纹，叶腋处有紫黑色珠芽。叶互生，长圆状披针形或披针形，长4～8cm，宽1.2～2cm，先端渐尖，无叶柄。花1至数朵生茎上部，橘红色，下垂；花被片6，披针形反卷，具有黑紫色斑点；雄蕊6，向外开展，花丝长5～6cm，花药紫红色；子房圆柱形，柱头膨大。蒴果狭长卵形，长3～4cm。花期7～8月，果期8～10月。

【分布生境】我国大部分地区。生山坡草地、丘陵、灌木丛、林缘。

【药用功效】鳞茎入药，秋季采挖，剥取鳞片鲜用或微蒸后晒干。性味甘、微苦，寒。具有养阴润肺、清心安神等功效。用于肺痨久咳、虚烦惊悸、失眠多梦、神志恍惚等。

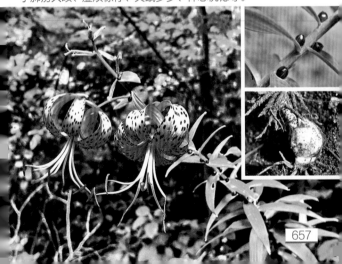

山丹

【别名】细叶百合、卷莲花、山丹丹

【学名】*Lilium pumilum* DC.

【识别特征】百合科。多年生草本。株高40～60cm。地下鳞茎卵状球形，直径2～3.5cm，肉质白色，鳞茎瓣长卵形或长圆形。茎圆柱形，直立或倾斜。叶互生，狭条形，长3～10cm，宽约0.3cm，先端渐尖，基部渐狭，无叶柄，有1条明显的中脉。花数朵生茎上部，成总状花序状；花鲜红色，光亮，下垂；花被片6，长3～5cm，宽0.5～0.7cm，向外反卷；雄蕊6，花丝长2.5～3cm，花药红色；子房圆柱形，柱头膨大。蒴果长圆形，室背开裂。花期7～8月，果期9～10月。

【分布生境】东北、华北、华西、西北等地。生山坡草地、灌丛、林缘。

【药用功效】同卷丹。

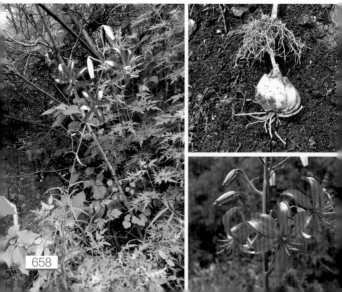

有斑百合

【别名】山丹、斑百合

【学名】*Lilium concolor* Salisb.var. *pulchellum* (Fisch.) Regel

【识别特征】百合科。多年生草本。株高40～60cm。地下鳞茎卵状球形，肉质白色，鳞茎瓣披针形。茎直立或倾斜，较柔弱，无毛。叶互生，条状披针形，先端渐尖，叶缘稍具毛。花鲜红色或橘红色，单生或2～3朵生茎顶，直立；花被片6，狭披针形，两边稍向上卷，长2.5～4cm，开展状，不反卷，花被片的中下部有许多紫红色斑点，基部具蜜槽；雄蕊6，花药橘红色或稍紫红色；子房圆柱形，先端膨大。蒴果长圆形，背室开裂。花期6～7月，果期8～9月。

【分布生境】东北、华北、华东等地。生山坡、草地、林缘。

【药用功效】同卷丹。

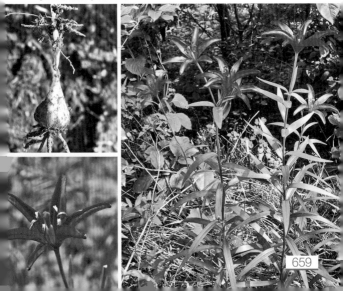

知母

【别名】穿地龙、连母、芪母、昌支

【学名】*Anemarrhena asphodeloides* Bge.

【识别特征】百合科。多年生草本。地下根茎粗壮横生，密生须根。基生叶丛生，线条形，长15～70cm，宽0.3～0.6cm，先端渐尖，基部渐宽扩大成鞘状。花葶直立，高50～100cm，其上散生鳞片状小苞叶；常2～3朵花簇生排成总状花序；花绿色或紫堇色，花被片6，线形，宿存；子房近圆形，3室。蒴果狭椭圆形，顶端具短喙。种子三棱形，两端尖，黑色。花期5～7月，果期7～9月。

【分布生境】东北、华北、华西等地。生向阳山坡。

【药用功效】根茎入药，春季或秋季采挖，除去须根晒干，称为毛知母；除去外皮晒干，称为知母肉。性味苦、甘、寒。具有清热泻火、生津润燥等功效。用于热病烦渴、肺热燥咳、内热消渴、骨蒸潮热、盗汗、肠燥便秘、小便不利等。

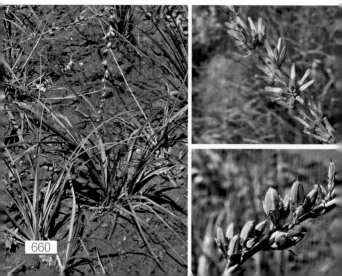

韭菜子

【别名】韭子、韭菜仁、韭菜、起阳草

【学名】*Allium tuberosum* Rottler ex Spreng.

【识别特征】百合科。多年生草本。株高20～50cm。叶片扁平条形，长15～30cm，先端钝尖，全缘。伞形花序顶生；总苞片膜质，宿存；花被片6，基部合生，白色，长圆形或长圆状披针形；雄蕊6，花丝长度不超过花被片，花药黄色；雌蕊1，子房上位，3室，三棱形。蒴果倒心状三棱形，长约0.5cm。种子黑色，扁平，卵形或半卵圆形，表面皱缩，边缘具棱。花果期6～7月，果期7～9月。

【分布生境】我国各地均有栽培。

【药用功效】全草、种子入药。春季至秋季收割韭菜，多为鲜用；秋季果实成熟时采集，晒干后搓出种子。全草性味辛，温。具有温中、行气、散血、解毒等功效。用于胸痹疼痛、噎膈反胃、吐血、衄血、尿血、痔漏、脱肛、跌扑损伤、虫蝎蜇伤等。种子性味辛、咸，温。具有补肝益肾、暖腰膝、壮阳固精等功效。用于阳痿、遗精、腰膝酸软冷痛、白带过多、泻痢、遗尿、小便数频等。

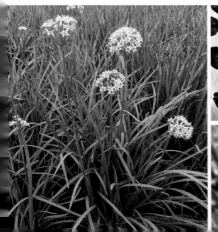

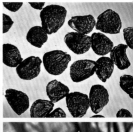

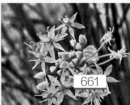

葱子

【别名】大葱子、葱实、和事草、菜伯

【学名】*Allium fistulosum* L.

【识别特征】百合科。多年生草本。株高可达60cm。株体有辛辣味。鳞茎圆柱形，外皮白色。叶片圆筒状，中空。花葶圆柱形，中空。总苞片膜质，2裂，宿存。伞形花序球形，花柄基部无小苞片；花白色，花被片6，卵状披针形；雄蕊6，花丝细长；子房倒卵形，花柱细长。蒴果倒卵形，有三棱。种子黑色。花果期4～8月。

【分布生境】我国大部分地区有栽培，以北方为主产区。

【药用功效】全草、种子入药。秋季采挖大葱，可长时间贮存，多为鲜用。果实成熟时采集花序，晒干后搓取种子。全草性味辛，温。具有通阳、发表、解毒等功效。用于风寒感冒、寒热头痛、阴寒腹痛、痢疾、痈肿等。种子性味辛，温。具有温肾、明目等功效。用于肾虚阳痿、目眩等。

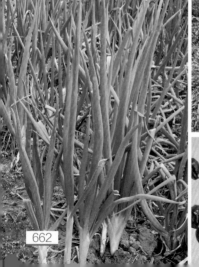

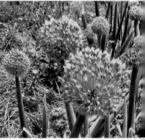

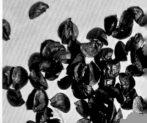

薤白

【别名】小根蒜、野蒜薍子、薤白头、小蒜

【学名】*Allium macrostemon* Bunge

【识别特征】百合科。多年生草本。株高可达60cm。地下鳞茎近球形，外皮灰黑色、膜质。叶片多为半圆柱形，中空，具纵沟，长20～30cm，宽0.4～0.5cm，先端渐尖，基部鞘状抱茎。总苞2裂，膜质。伞形花序半球形或球形生花葶顶端，具多而密集的花和密生暗紫色珠芽。花淡紫粉红色或淡紫色，花梗细长，长1～2cm，花被片6，长圆状披针形；雄蕊6，花丝细长；雌蕊1，子房近球形，具三棱，花柱细长。蒴果近球形。花期6～8月，果期7～9月。

【分布生境】几遍全国。生丘陵、山坡、沟谷、草地。

【药用功效】鳞茎药用，春季或秋季采挖，沸水煮透或蒸透后，晒干或鲜用。性味辛、苦，温。具有理气、散结等功效。用于脘腹痞满胀痛、胃炎、痢疾、疮疖等。

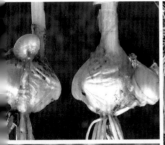

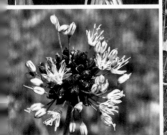

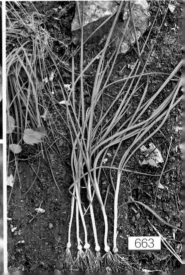

大蒜

【别名】胡蒜、葫、独蒜

【学名】*Allium sativum* L.

【识别特征】百合科。多年生草本。株高可达60cm。地下鳞茎近球形或扁球形，内有多个肉质小鳞茎紧密排列成复鳞茎，鳞茎外皮白色或带紫色，膜质。叶片扁平披针形，长比花葶短，宽1.5～2.5cm，基部呈鞘状。总苞片具长喙，长5～10cm。花葶直立，圆柱形；伞房花序生花葶顶端，密生紫色珠芽；小苞片卵形，膜质，常为紫红色；花被片6，粉红色，椭圆状披针形；雄蕊6，白色，花丝比花被片短；子房上位，长椭圆状卵形，先端凹入，3室，花柱不伸出花被。蒴果近球形。花期5～7月。主要以小鳞茎繁殖。

【分布生境】原产于欧洲和亚洲西部。我国各地有栽培。

【药用功效】鳞茎入药，5～6月采挖，放置通风阴凉处，多为生用。性味辛，温。具有消积、杀虫解毒等功效。用于胃脘冷痛、积食不消、腹泻、痢疾、肠炎、痈肿疔毒、疥癣等。外用，将大蒜捣烂，调以香油，睡前涂于肛门周围，可治蛲虫病。

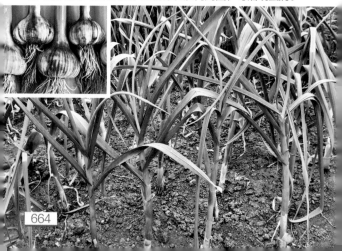

洋葱

【别名】玉葱、葱头

【学名】*Allium cepa* L.

【识别特征】百合科。多年生草本。株高可达80cm。地下鳞茎肥大，球形或扁球形，外皮紫红色或黄白色。叶片近圆柱形，中空，长30～60cm，直径1～1.5cm，先端渐尖，基部抱茎。花葶直立，圆柱形，中空。伞形花序球形，生花葶顶端；苞片2～3枚；花粉白色，花被片6，倒卵状披针形，先端尖；雄蕊6，花丝基部合生；雌蕊1，子房上位，三棱状球形，3室，花柱丝状，柱头小。蒴果近球形或扁球形。种子扁形，黑色。花果期5～7月。

【分布生境】原产于亚洲西部。我国各地均有栽培。

【药用功效】鳞茎入药，6～7月采收，除去茎叶，放置阴凉处，多为鲜用。性味甘、辛，微温。具有理气、健胃等功效。用于胃气滞、高血脂、冠心病等。外用捣成泥剂，用于创伤、溃疡、妇女滴虫阴道炎等。

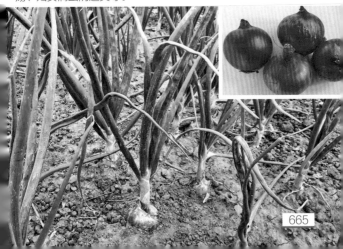

萱草

【别名】黄花菜根、漏芦根、芦葱、辽愁

【学名】*Hemerocallis fulva* (L.) L.

【识别特征】百合科。多年生草本。株高30～90cm。地下具肉质纺锤形块根。叶片条状披针形，长30～80cm，宽1.5～3cm，先端渐尖，基部抱茎，全缘。花莛圆柱形，花1～10数朵生花莛顶端，集成伞房状；苞片卵状披针形；花橘红色或黄红色，花被片6，长椭圆形，中部以上具深红色条带，盛开时反卷。雄蕊6，花丝细长；子房长圆形，3室，花柱细长，柱头小。蒴果长圆形，成熟时开裂。种子有棱角，黑色。花期6～8月，果期8～9月。

【分布生境】西南、华南、华东、华中、华北。生山坡、草地、灌丛、小溪边、林缘。

【药用功效】根入药，秋季采挖，洗净晒干。性味甘，凉。具有清热、凉血、利尿等功效。用于水肿、膀胱炎、乳痈、黄疸、衄血、便血、淋浊、小便不利等。

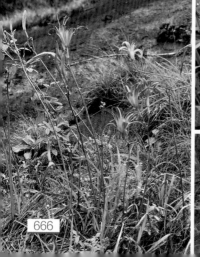
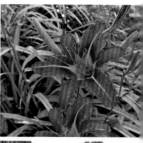
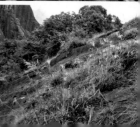

黄花菜

【别名】金针菜、萱草花、黄金萱、鹿葱花

【学名】*Hemerocallis citrine* Baroni

【识别特征】百合科。多年生草本。株高80～120cm。地下具肉质肥大的纺锤形块根。叶片条状披针形，长50～80cm，宽1.5～2.5cm，先端渐尖，全缘。苞片披针形或狭三角形。圆锥花序顶生；花黄色，具短梗，花被片6，长10～15cm，盛开时略向外反卷。蒴果钝三棱状椭圆形，长3～5cm。种子黑色，具棱。花果期5～9月。

【分布生境】华北、华中、西北、西南等地。生山坡、草地。

【药用功效】花入药，夏季花将要开放时采集，略蒸后晒干。性味甘，凉。具有利湿热、宽胸膈等功效。用于虚热烦渴、心悸失眠、神经衰弱、胸膈烦热、黄疸、痔疮出血等。鲜黄花含有秋水仙毒素，鲜食会引起中毒，必须加热处理后方可食用。

同属的小黄花菜*Hemerocallis* minor Mill.等的花同等入药。

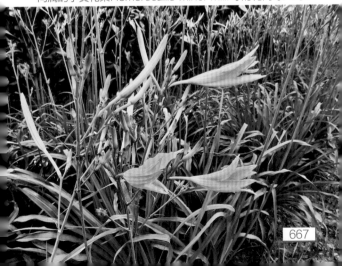

麦冬

【别名】麦门冬、沿阶草、阶前草、山椒草

【学名】*Ophiopogon japonicus* (L.f.) Ker-Gawl.

【识别特征】百合科。多年生草本。株高15～40cm。地下根常膨大成肉质纺锤形的块根，土黄色。叶丛生，狭条形，长15～30cm，宽0.3～0.5cm，先端钝或锐尖，基部狭，全缘；叶柄鞘状。总状花序顶生，苞片膜质，每苞片内腋生1～3朵花；花白色或稍带蓝紫色，花被片6，椭圆形；雄蕊6，花药黄绿色；子房半下位，3室。果实浆果状球形，成熟后黑蓝色。种子球形，直径约0.7cm。花期5～8月，果期8～9月。

【分布生境】西南、华南、华中、华东、华西、华北。生山坡、灌丛、林下湿润地。

【药用功效】块根入药，春季或秋季采挖，反复晾晒和揉搓，除去须根，晒干或鲜用。性味甘、微苦，寒。具有养阴润肺、除烦清心、生津等功效。用于肺燥干咳、虚痨咳嗽、津伤口渴、内热消渴、心烦失眠、肠燥便秘等。

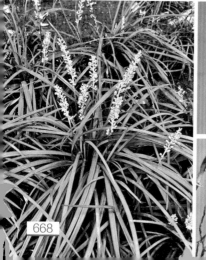
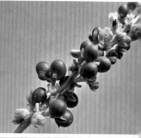
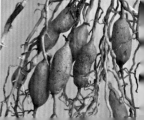

天冬

【别名】天门冬、大当门根、天棘、万岁藤

【学名】*Asparagus cochinchinensis* (Lour.) Merr.

【识别特征】百合科。多年生草本。地下块根肉质纺锤形，簇生，灰黄色。茎细，长可达100～200cm，有纵槽棱。叶状枝常3枚束生叶腋，线形，扁平，长0.6～2.5cm，宽0.1～0.2cm，稍弯曲，先端锐尖。叶退化为鳞片状，主茎上的鳞片常变成下弯的短刺。花1～3朵腋生，白色或白黄色；花被片6，长约0.2cm；雄蕊6；雌蕊1，子房3室，柱头3裂。浆果球形，直径约0.6cm，成熟时红色。花期5～6月，果期8～9月。

【分布生境】我国大部分地区。生山坡、荒地、疏林中。

【药用功效】块根入药，秋季或冬季采挖，用水煮或蒸透，趁热除去外皮，洗净晒干。性味甘、苦，寒。具有养阴润肺、润燥清热等功效。用于燥热咳嗽、咽喉肿痛、肺痈、津伤口渴、内热消渴、心烦失眠、肠燥便秘等。

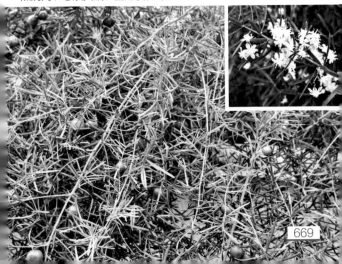

石刁柏

【别名】小百部、芦笋、山文竹、细叶百部

【学名】*Asparagus officinalis* L.

【识别特征】百合科。多年生草本。株高100~200cm。茎直立，多分枝。叶状枝每3~6枚簇生，近扁的圆柱形，稍弧形，长0.5~3cm。叶鳞片状，基部具刺状短距或近无距。花每1~4朵腋生，绿黄色；雄花的花被片6，长0.5~0.6cm；雌花较小，长0.3cm。浆果球形，直径0.7~0.8cm，成熟时红色，内具2~3粒种子。花期5~6月，果期9~10月。

【分布生境】新疆西北部。各地有人工栽培。

【药用功效】块根及嫩茎（芦笋）入药。春季或秋季采挖块根，洗净，用开水烫后晒干；嫩茎春季至夏季采集，多为鲜用。块根性味甘、苦，微温。具有润肺镇咳、祛痰杀虫等功效。用于肺热咳嗽等。外用治皮肤疥癣和寄生虫。嫩茎用于肺热咳嗽、高血压、消渴、胆结石、膀胱炎、尿路感染等。

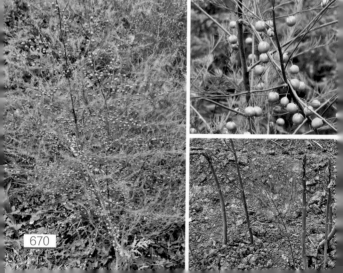

鹿药

【别名】九层楼、偏头七、狮子七、山糜子

【学名】*Smilacina japonica* A. Gray

【识别特征】百合科。多年生草本。株高25～50cm。地下根状茎横卧，圆柱状，密生须根，土黄色。茎生叶4～9枚，卵状椭圆形、椭圆形或卵圆形，长6～15cm，宽3～5cm，先端钝尖，基部宽楔形或微心形，两面被疏毛，全缘；叶柄短。圆锥花序顶生，被柔毛，具10～20朵花；花单生，白色，花被片6，长圆形或长圆状倒卵形；雄蕊6，花丝基部贴生于花被片；子房3室，花柱与子房近等长。浆果球形，成熟时红色，内具1～2粒种子。花期5～6月，果期8～9月。

【分布生境】我国大部分地区。生山坡阴湿地、林荫下。

【药用功效】根茎入药，秋季采挖，洗净晒干。性味甘、苦，温。具有祛风除湿、活血调经、补气益肾等功效。用于风湿疼痛、头痛、乳痈、阳痿、月经不调、跌打损伤等。

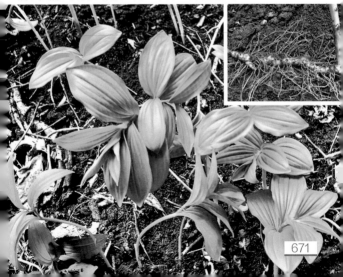

玉簪

【别名】内消花、白鹤仙、白玉簪、金销花

【学名】*Hosta plantaginea* (Lam.) Aschers.

【识别特征】百合科。多年生草本。株高40～80cm。根状茎粗壮。基生叶卵状心形或卵圆形，长15～25cm，宽10～20cm，先端近渐尖，基部心形，全缘或稍波状；叶柄长20～30cm。总状花序顶生；苞片卵形，长2～3cm；花大，白色，有芳香味，花被漏斗状，上部6裂。蒴果圆柱形，长约6cm，光滑。种子黑色，边缘有翅。花期6～8月，果期8～10月。

【分布生境】西南、东南、华东、华中。各地区有栽培。

【药用功效】花、全草、根入药。夏季至秋季采集全草及花，晒干或鲜用；秋季采挖根，洗净晒干或鲜用。花性味甘，凉；有毒。具有清咽、利尿、通经等功效。用于咽喉肿痛、疮毒、小便不畅等。全草用于痈肿、疔疮、蛇虫咬伤等。根用于痈疽、瘰疬、咽喉肿痛等。

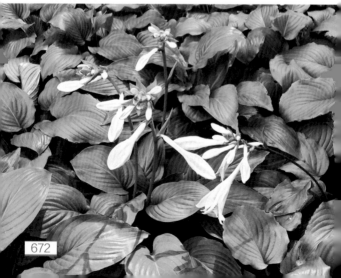

紫玉簪

【别名】紫萼、紫鹤、红玉簪

【学名】*Hosta ventricosa* (Salisb.) Stearn

【识别特征】百合科。多年生草本。株高40～70cm。根状茎粗壮。基生叶卵形或卵圆形，长10～20cm，宽6～10cm，先端近渐尖，基部楔形，全缘或稍波状；叶柄长15～30cm，两边具下延的狭翅。总状花序顶生，有花10～30余朵；苞片叶状，膜质；花紫色或淡紫色，花被漏斗状，上部6裂，裂片长椭圆形，长1.5～2cm，开展；雄蕊6，着生在花被筒基部，花丝细长弯曲伸出花被，花药蓝紫色；子房长圆筒形，3室，花柱细长弯曲伸出花被外，柱头头状。蒴果圆柱形，长2～4cm，光滑，具纵向凹线。种子黑色，有光泽。花期6～8月，果期7～9月。

【分布生境】西南、华南、华东、华中。生山坡林下阴湿处。各地有栽培。

【药用功效】同玉簪。

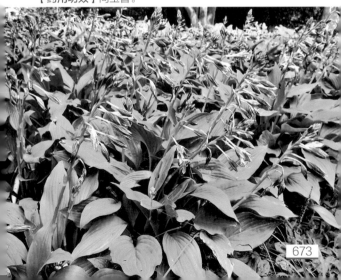

绵枣儿

【别名】石枣儿、天蒜、老鸦葱、地枣

【学名】*Scilla scilloides* (Lindl.) Druce

【识别特征】百合科。多年生草本。株高30～40cm。地下鳞茎卵圆形，外皮黑褐色。叶基生狭长条形，长15～20cm，宽0.5～1cm，全缘。花莛直立，总状花序顶生，花密集；苞片小，线形；花小，粉红色或紫红色，花被片6，长圆形，顶端有增厚的小钝头，花被片中部有1条深紫色脉纹；雄蕊6，着生在花被片的基部；子房卵状球形，3室，每室具1胚珠。蒴果3棱状倒卵形，成熟时3瓣开裂。种子黑色，具棱，有光泽。花果期7～9月。

【分布生境】西南、华南、华中、华东、华北、东北。生山坡、草地、丘陵、林缘。

【药用功效】鳞茎及全草入药，夏季至秋季采挖，洗净，多为鲜用。性味甜，寒。具有解毒、消肿、活血、止痛等功效。用于乳痈、肠痈、腰腿痛、跌打损伤等。

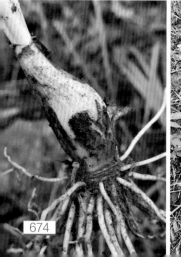
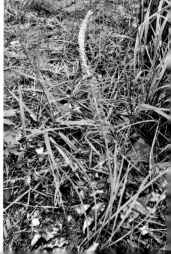

虎尾兰

【别名】千岁兰、老虎尾、虎皮兰

【学名】*Sansevieria trifasciata* Prain

【识别特征】百合科。常绿多年生草本。株高30～80cm。地下根状茎横走。叶片革质扁平，条状披针形，先端短具长尖，中部向下渐狭，两面具白绿色和深绿色相间的横向斑纹，边缘绿色。花葶较长，花淡绿白色，每3～8朵簇生，排成总状花序；花柄近中部有关节。花被管长0.6～1.2cm，先端裂片6，裂片狭条形，长1.4～1.8cm；雄蕊6；子房上位，3室，柱头头状。浆果球形，直径约0.3cm。花果期冬季至春季。

【分布生境】原产非洲西部。我国各地有栽培供观赏。

【药用功效】叶片入药，全年可采集，鲜用或晒干。性味酸、凉。具有清热解毒、活血消肿等功效。用于感冒咳嗽、支气管炎、跌打损伤、痈疮肿毒等。

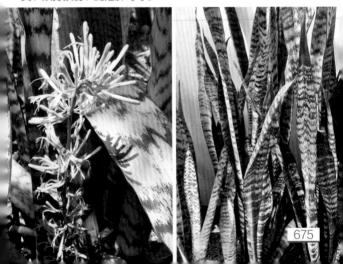

金边虎尾兰

【别名】金边虎皮兰

【学名】*Sansevieria trifasciata* Prain var. *laurentii* (De Wildem.) N.E.Brown

【识别特征】百合科。常绿多年生草本。株高30～70cm。地下根状茎横走。叶片革质扁平，条状披针形，先端短具长尖，中部向下渐狭，两面具白绿色和深绿色相间的横向斑纹，叶片边缘具金黄色宽边。花葶较长，花淡绿白色，每3～8朵簇生，排成总状花序；花柄近中部有关节；花被管长0.6～1.2cm，先端裂片6，裂片狭条形，长1.4～1.8cm；雄蕊6，与花被近等长；子房上位，3室，柱头头状，伸出花被外。浆果球形，直径约0.3cm。花果期冬季至春季。

【分布生境】我国各地有栽培供观赏。

【药用功效】同虎尾兰。

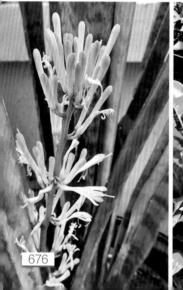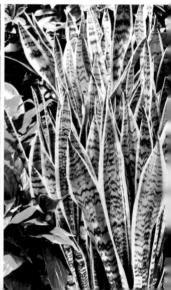

芦荟

【别名】木立芦荟、卢会、油葱、讷会

【学名】*Aloe vera*

【识别特征】百合科。多年生肉质草本。株高可达100cm，浅绿色。叶片肥厚多汁，狭披针形，长15～30cm，宽2.5～4.5cm，先端渐尖，基部宽而抱茎，边缘具刺状小齿。花莛单生或从基部分枝。总状花序生茎顶端；花橙黄色，长约2.5cm，花被筒状，先端6裂，裂片稍向外反卷；雄蕊6，略伸出花被外；雌蕊1，子房上位，3室。蒴果三角形，室背开裂。花期7～9月。

【分布生境】我国南部。各地有栽培。

【药用功效】植株体内的汁液入药，全年可采集，取汁液制干。性味苦，寒。具有清热、通便等功效。用于便秘、瘰疬、小儿疳积、惊风、萎缩性鼻炎、妇女经闭、癣疮等。

同属的库拉索芦荟*Aloe barbadensis* Miller、好望角芦荟*Aloe ferox* Miller等的汁液同等入药。

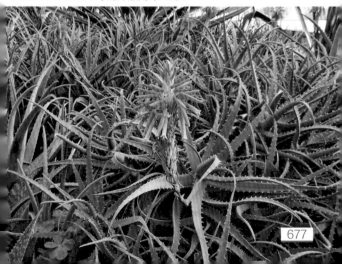

铃兰

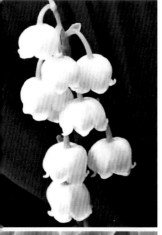

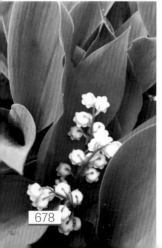

【别名】草玉铃、铃铛花、鹿铃草、草玉兰。

【学名】*Convallaria majalis* L.

【识别特征】百合科。多年生草本。株高可达30cm。地下根状茎细长匍匐状。叶通常2枚，极少3枚，椭圆形或椭圆状披针形，长13～15cm，宽7～8cm，先端急尖，基部楔形，全缘；叶柄长8～20cm，呈鞘状互相包裹。花葶从鳞片腋处伸出，总状花序偏向一侧，着生多数花；苞片膜质，披针形，短于花梗；花乳白色，阔钟形，下垂，长0.5～0.7cm，宽约1cm，顶端6浅裂，裂片宽卵状三角形；雄蕊6；子房卵球形，花柱柱状。浆果球形，成熟时红色。种子椭圆形，扁平。花期5～6月，果期6～7月。

【分布生境】东北、华北、西北、华东等地。生山谷阴湿地带、林缘潮湿处。

【药用功效】全草入药，6月开花时采集，晒干。性味甘、苦、温；有毒。具有活血祛风、温阳利水等功效。用于心力衰竭、水肿、崩漏、跌打损伤等。

重楼

【别名】滇重楼、草河车、独角莲、七叶一枝花

【学名】*Paris polyphylla* Smith var.*yunnanensis* (Franch.) Hand.-Mazz.

【识别特征】百合科。多年生草本。株高可达80cm。叶6～10片轮生，小叶披针形、卵状长圆形至倒卵形，长5～11cm，宽2～5cm，先端渐尖或急尖，基部渐狭或微心形；叶柄长0.5～2cm。花梗从茎顶抽出，花两性；萼片披针形或长卵形，绿色，长3.5～6cm；花被片线形而略显披针形，黄色，长为萼片的1/2或近等长，宽0.2～0.6cm；雄蕊8～10，花药长1～1.5cm；子房下位。蒴果球形，成熟时橘黄色。花期6～7月，果期9～10月。

【分布生境】西南及西藏等地。生山坡、灌丛、草地、林中。

【药用功效】根茎入药，秋季采挖，洗净晒干。性味苦，微寒；有小毒。具有清热解毒、消肿止痛、凉肝定惊等功效。用于咽喉肿痛、痈肿疔疮、惊风抽搐、跌打损伤、外伤出血、瘀血肿痛等。

同属的华重楼*Paris polyphylla* Smith var.*chinensis* (Franch.) Hara等的根茎同等入药。

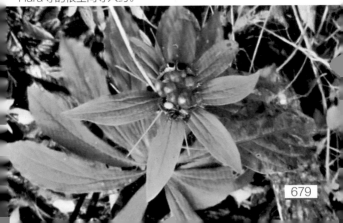

藜芦

【别名】黑藜芦、旱葱、毒药草、七里丹

【学名】*Veratrum nigrum* L.

【识别特征】百合科。多年生草本。株高可达100cm。叶互生，椭圆形至矩圆状披针形，长可达30cm，宽10～15cm，先端渐尖，基部渐狭下延而呈鞘状抱茎，全缘，叶脉隆起。圆锥花序顶生，花序总轴和枝轴均密被灰白色绵毛；雄花常生在花序轴下部，两性花多生在中上部；花被片6，黑紫色花，卵形；雄蕊6，长为花被片的一半；子房卵形，3室，花柱3裂。蒴果卵状三角形，长1.5～2cm，成熟时3裂。种子多数，具翅。花期7～8月，果期8～9月。

【分布生境】西南、华中、华东、华北、东北等地。生山地、林内、灌丛。

【药用功效】根茎入药，5～6月花莛未抽出时采挖，洗净晒干。性味苦、辛，寒；有毒。具有吐风痰、杀虫毒等功效。用于中风痰涌、喉痹、头痛、黄疸、癫痫、泻痢、疥癣、恶疮等。

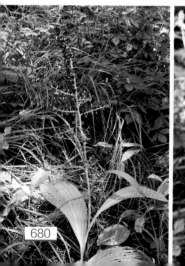
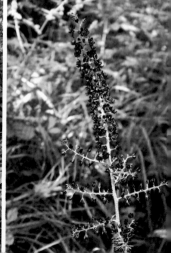

石蒜

【别名】红花石蒜、螃蟹花、乌蒜、龙爪草头

【学名】*Lycoris radiata* (L' Hér.) Herb.

【识别特征】石蒜科。多年生草本。株高约30cm。地下鳞茎宽椭圆形或近球形，直径1.5 · 4cm，外被紫褐色鳞茎皮。基生叶长条形，长12 ~ 25cm，宽1 ~ 2cm，叶面青绿色，叶背面粉绿色，全缘。花葶先叶抽出，伞形花序生花葶顶端，通常有花4 ~ 6朵；花红色，花被片6，狭倒披针形，向外反卷，边缘波状；雄蕊6，花丝细长，红色。蒴果背裂。花期8 ~ 9月，果期10 ~ 11月。

【分布生境】西南、华南、东南、华东、华中。生山坡、草丛、溪边石砾地、林缘。

【药用功效】鳞茎入药，秋季采挖，洗净阴干。性味辛，温；有毒。具有消肿、解毒、催吐等功效。用于咽喉肿痛、痰涎壅塞、胸腔积液、关节炎、疔疮肿毒、瘰疬、跌打损伤、小便不利等。

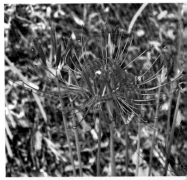

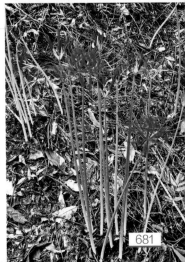

红玉帘

【别名】赛番红花、韭莲、风雨花、空心韭菜

【学名】*Zephyranthes grandiflora* Lindl.

【识别特征】石蒜科。多年生草本。地下鳞茎卵状球形，直径2~2.5cm，外皮褐色膜质。叶片狭条形，长15~30cm。花单生花葶顶端，花葶上部中空；苞片佛焰苞状，常带紫红色；花粉红色或玫瑰红色，漏斗状，花被片6，倒卵形，长4~6cm，有明显的筒部；雄蕊6，着生在花被筒的喉部，花药黄色；子房下位，3室，花柱细长，白色，柱头3~4瓣裂，白色。蒴果近球形，成熟时背部3片裂。种子近扁平，黑色。花期6~9月，一般不结果实。

【分布生境】原产于墨西哥。我国各地有栽培。

【药用功效】全草入药，夏季至秋季采集，晒干或鲜用。性味苦，寒。具有解毒消肿、活血凉血等功效。用于跌伤肿痛、疮痈红肿、吐血、血崩、便血、蛇虫咬伤等。

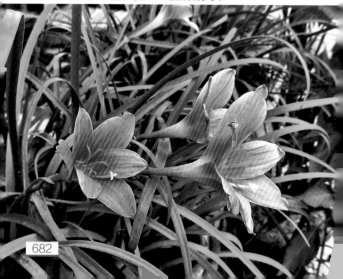

朱顶红

【别名】朱顶兰、绕带蒜、百枝莲

【学名】*Hippeastrum vittatum* (L'Hérit) Herb.

【识别特征】石蒜科。多年生草本。株高30～50cm。地下鳞茎大，近球形。叶通常6～8片，宽条形，先端钝尖，全缘。花葶粗壮，中空，花通常2～4朵生在花葶顶端；总苞片2枚，披针形；花大形，红色，漏斗状；花被片6，倒卵形或长圆形，先端急尖；雄蕊6，着生在花被筒的喉部，花丝细长，短于花被片；子房下位，3室，花柱与花被等长或稍长，柱头3瓣裂。蒴果球形，3瓣裂。花期春至夏季，果期秋季。

【分布生境】原产于南美洲。我国各地区有栽培。

【药用功效】鳞茎入药，春季或秋季采挖，洗净鲜用或切片晒干。性味辛，温；有毒。具有解毒消肿等功效。用于痈疮肿毒等。

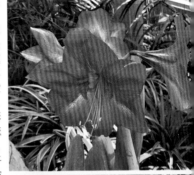

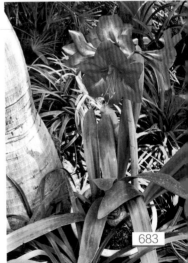

水仙

【别名】金盏银台、雅蒜、天葱、俪兰

【学名】*Narcissus tazetta* L. var. *chinensis* Roem.

【识别特征】石蒜科。多年生草本。地下鳞茎卵圆形。叶片扁平，狭条形，长30～40cm，宽1～2cm，先端钝尖，全缘。花葶中空，与叶近等长或稍长。总苞片呈佛焰苞状，膜质；伞形花序生花葶顶端，常具4～8朵花，花柄长短不一；花白色，花被管高脚碟状，裂片阔卵形；副花冠浅杯状，鲜黄色；雄蕊6；子房3室，柱头3裂。蒴果卵形，胞背开裂。花期冬季，果期翌年4～5月。

【分布生境】广东、福建、江苏、贵州、四川。各地有栽培。

【药用功效】鳞茎入药，春季或秋季采挖，除去须根茎叶，纵切成片晒干或鲜用。性味甘、苦寒；有毒。具有清热解毒、排脓消肿等功效。用于痈肿疮毒、腮腺炎、乳痈等。

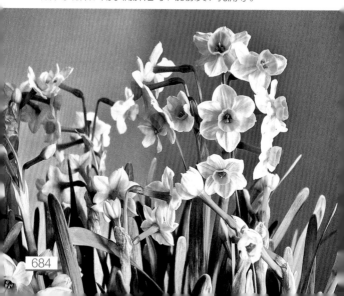

文殊兰

【别名】罗裙带、十八学士、万年青、海蕉

【学名】*Crinum asiaticum* L. var. *sinicum* (Roxb. ex Herb.) Baker

【识别特征】石蒜科。多年生草本。株高可达120cm。鳞茎直径可达10～15cm。叶片条状披针形，长可达100cm，宽7～12cm，先端渐尖，基部抱茎，边缘波状。伞形花序生花葶顶端；总苞片2，白色，膜质，披针形，长6～12cm；花白色，芳香，高脚蝶形，筒部纤细，长4～10cm，裂片6，线条形，长5～10cm；雄蕊6，花丝比花被片短，上部淡紫红色，花药黄色；雌蕊1，子房下位。蒴果近球形，直径约5cm，浅黄色。花期6～8月，果期11～12月。

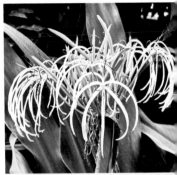

【分布生境】华南等地。海滨地区、河畔沙地、湿润地、庭院。

【药用功效】叶片、鳞茎及根入药，全年可采集，鲜用或晒干。叶片性味辛，凉；有毒。具有清火解毒、散瘀消肿等功效。用于头痛、关节痛、痈肿疮毒、跌打骨折等。鳞茎及根用于咳嗽、喉痛、牙痛、跌打损伤等。

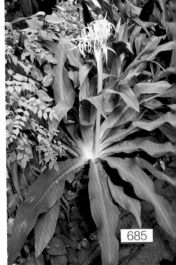

薯蓣

【别名】山药、山芋、山药蛋、淮山药

【学名】*Dioscorea opposita* Thunb.

【识别特征】薯蓣科。多年生缠绕草本。地下块茎垂直生长，肉质肥厚，圆柱形，具须根，外面土黄色。茎细长，缠绕，多分枝。叶对生或互生，卵状三角形至卵状戟形，先端渐尖，基部深心形。叶腋处生有圆形珠芽，直径0.6～1cm，灰土黄色。雄花序穗状，直立，生叶腋，花小，花被片6，雄蕊6；雌花序下垂，花被片6，子房下位。蒴果倒卵圆形，具3翅。花期6～8月，果期8～10月。

【分布生境】我国各地栽培或腋生。生向阳山坡灌丛、林缘。

【药用功效】块茎入药，秋季采挖，刮去外皮，洗净切厚片，晒干或烘干。性味甘、平。具有补脾养胃、固肾益精、补中益气等功效。用于脾虚食少、身体虚弱、消化不良、脾虚久泻、肺虚咳嗽、盗汗、肾虚遗精、消渴、尿频等。

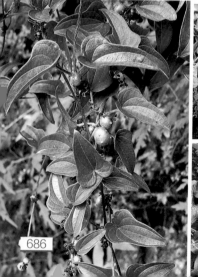

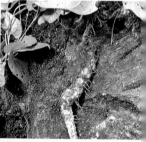

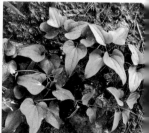

穿山龙

【别名】穿龙薯蓣、串山龙、地龙骨、穿山骨

【学名】*Dioscorea nipponica* Makino

【识别特征】薯蓣科。多年生缠绕草本。地下根茎横走，圆柱形，黄褐色。茎细长，多分枝，攀援。叶互生，广卵形或卵状心形，长8～15cm，宽7～12cm，掌状3～7裂，基部心形；叶柄细长。花单性，雌雄异株；雄花序穗状，生叶腋，花被片6，雄蕊6；雌花序生叶腋，下垂，花被片6。蒴果倒卵状椭圆形，具3翅。种子顶端具长方形翅。花期7～8月，果期8～9月。

【分布生境】东北、华北、华中、西北等地。生山坡灌丛。

【药用功效】根茎入药，春季或秋季采挖，除去须根和外皮，洗净切段或片，晒干或烘干。性味甘、苦，温。具有舒筋活血、润肺化痰、祛风止痛等功效。用于腰腿疼痛、肢体麻木、风湿痹痛、痰热咳喘、气管炎、劳损扭伤、痈肿疮毒等。

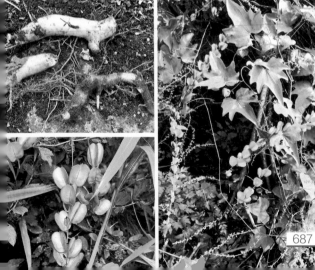

射干

【别名】扁竹、金蝴蝶、剪刀草、山蒲扇

【学名】*Belamcanda chinensis* (L.) Redouté

【识别特征】鸢尾科。多年生草本。株高50～120cm。根状茎横生，具结节，黄色。叶片2列，嵌叠状剑形，长25～50cm，宽2～4cm，先端渐尖，基部抱茎，全缘。聚伞花序顶生，二歧分枝；花梗基部具膜质苞片，苞片卵形或卵状披针形，长约1cm；花橘黄色，具暗红色斑点，花被片6，长椭圆形，长2～2.5cm，先端钝圆，基部渐狭；雄蕊3，短于花被；雌蕊1，柱头3瓣裂。蒴果长椭圆形，长2.5～3.5cm，具三棱，成熟时3瓣裂。种子球形，黑色，有光泽。花期7～9月，果期8～10月。

【分布生境】我国大部分地区。生山坡、草地、疏林。

【药用功效】根茎入药，春季刚发芽或秋季植株枯萎时采挖，除去须根，洗净晒干。性味苦，寒。具有清热解毒、消痰利咽等功效。用于咽喉肿痛、痰盛咳喘、瘰疬、痈肿疮毒等。

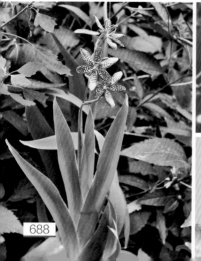

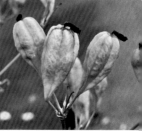

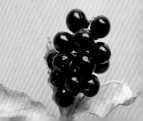

鸢尾

【别名】蓝蝴蝶、铁扁担、土知母、乌鸢

【学名】*Iris tectorum* Maxim.

【识别特征】鸢尾科。多年生草本。株高30～50cm。根状茎粗短，节间短，浅黄色。叶片2列，剑形，长30～45cm，宽2～3cm，先端渐尖或短尖，基部抱茎，全缘。花莛直立，花蓝紫色，常1～3朵排列成总状花序；花柄基部有佛焰苞状苞片，膜质，覆瓦状排列；花被片6，2轮，外轮花被片中央具白色鸡冠状突起及纤毛；雄蕊3；花柱分枝3，花瓣状。蒴果长椭圆形，长3～4cm，具6棱。种子圆形，黑色。花期4～6月，期6～8月。

【分布生境】西南、华南、华东、华中、华西、华北。山坡、草甸、湿润地、林缘。

【药用功效】根茎入药，夏季至秋季采挖，除去须根，洗净晒干。性味辛、苦，寒；有毒。具有清热解毒、消痰利咽等功效。用于咽喉肿痛、痰咳气喘、癥瘕、跌打损伤、痔瘘等。

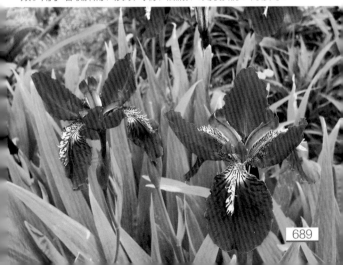

马蔺

【别名】马莲、马莲子、蠡草、旱蒲花

【学名】*Iris lactea* Pall. var. *chinensis* (Fisch.) Koidz.

【识别特征】鸢尾科。多年生草本。株高25～35cm。叶片狭条形，长20～40cm。花蓝紫色单生花莛上；花被片6，外轮3片较大，向外弯曲，有黄色条纹；内轮3片较小，披针形，直立；雄蕊3；雌蕊1，花柱分枝3，花瓣状，先端2裂。蒴果长圆柱形，具3棱，顶端细尖。种子近球形，棕褐色，具不规则的棱。花期4～7月，果期8～9月。

【分布生境】我国大部分地区。生山坡、荒地、沟边草地。

【药用功效】种子、根、叶、花入药。秋季采集根、种子，晒干；春季至夏季采集花，晒干或阴干；夏季至秋季采集叶片，晒干。种子性味甘，平。具有清热解毒、利湿、止血等功效。用于黄疸、喉痹、痈肿、吐血、血崩、泻痢等。根用于喉痹、痈疽、风湿痹痛等。叶用于喉痹、痈疽等。花用于喉痹、吐血、衄血、疝气、淋病、小便不利、痈疽等。

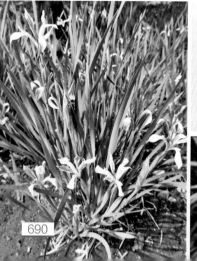
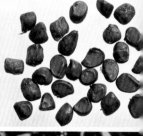
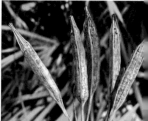

藏红花

【别名】番红花、西红花、撒馥兰

【学名】*Crocus sativus* L.

【识别特征】鸢尾科。多年生草本。地下鳞茎近球形，外被褐色膜质鳞叶。叶片从鳞茎中伸出，狭条形，长15～20cm，宽2～3cm，边缘略反卷。花生茎顶，直径2.5～3.5cm，淡紫色或紫色；花被片6，倒卵圆形，花筒细管状；雄蕊3，花药黄色；子房下位，3室，花柱细长，伸出花被外，深红色，柱头顶端略膨大。蒴果长圆形，长约3cm，具3钝棱。种子多数，球形。花期10～11月。

【分布生境】原产于欧洲及中亚地区。北京、上海、江苏、浙江、西藏等地有栽培。

【药用功效】红色柱头入药，秋季在晴天早晨采集花朵，在室内摘取柱头，在50～60℃条件下烘干。性味甘，平。具有活血化瘀、解郁安神、凉血解毒等功效。用于忧思郁结、胸膈痞闷、癥瘕、妇女闭经、产后瘀血腹痛、跌打损伤、瘀滞肿痛等。孕妇忌服。

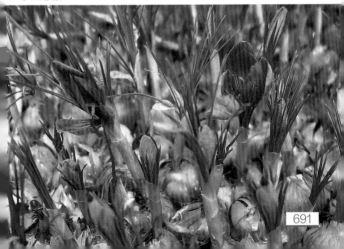

香蕉

【别名】芭蕉、甘蕉、天宝蕉、蕉果

【学名】*Musa paradisiaca* L. var. *sapientum* O. Ktze.

【识别特征】芭蕉科。多年生草本。假茎直立。叶片长椭圆形，长150～300cm，宽40～60cm，顶端钝圆，基部近圆形或微心形，中脉明显，侧脉平行；叶柄长而粗壮，被白粉。穗状花序顶生下垂；苞片外面紫红色，被白粉，内面深红色；雄花苞片不脱落，每苞片内有花二列，花乳白色，合生花被片5裂，中央裂片两侧为小裂片，离生花被片近圆形，全缘，顶端急尖。果实肉质长圆柱形，长15～25cm，微弯，具三钝棱，成熟时外皮黄色。花果期夏季至秋季。

【分布生境】华南、西南等地栽培。

【药用功效】果实药用，成熟时采收，多为鲜用。性味甘、寒。具有清热、润肠等功效。用于热病烦渴、烦热咳嗽、高血压、肠燥便秘、痔疮出血等。

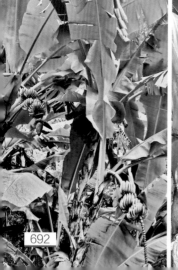
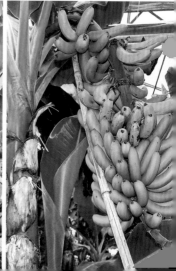

生姜

【别名】姜

【学名】*Zingiber officinale* Rosc.

【识别特征】姜科。多年生草本。株高可达100cm。地下根茎肥厚，扁块状，浅黄色，具辛辣味。叶互生，分成2列，叶片披针形或条状披针形，长15～30cm，宽2～4cm，先端尖，基部狭，全缘；无叶柄，有长叶鞘抱茎；叶古膜质。花莛自根茎抽出，穗状花序生花莛顶端，椭圆形，长约5cm；花萼管长约1cm；花冠黄绿色，冠管长约2cm，裂片披针形；唇瓣中央裂片长圆状倒卵形，短于花冠裂片，具紫色条纹及淡黄色斑点；侧裂片卵形；雄蕊微紫色，与唇瓣等长。蒴果椭圆形。花期7～8月。一般不结果实。

【分布生境】我国大部分地区有栽培。

【药用功效】根茎入药，夏季采挖，鲜用或切片晒干。性味辛，温。具有解表散寒、温肺止咳、温中止呕等功效。用于风寒感冒、咳嗽痰多、喘咳、肢冷脉微、脾胃虚寒、胃脘冷痛、晕车晕船、呕吐、泄泻等。

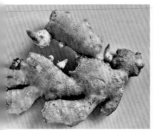
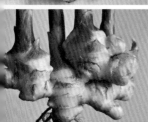
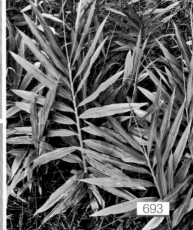

艳山姜

【别名】大草蔻、草蔻、草豆蔻

【学名】*Alpinia zerumbet* (Pers.) Burtt. et Smith

【识别特征】姜科。多年生草本。株高可达200～300cm。叶互生，长椭圆状披针形或披针形，长30～70cm，宽7～15cm，先端短尖，基部狭，全缘或略波状；无叶柄，有长叶鞘抱茎；叶舌长0.5～1cm。圆锥花序顶生，常下垂，长15～30cm；苞片白色，先端和基部粉红色；花萼近钟状；花冠白色，花冠管长约1cm，唇瓣阔卵形，长约4cm，黄色而有紫红色条纹。蒴果球形，直径约2cm，先端花萼宿存，成熟时橙黄色，表面密被白色茸毛，内有3个种子团，种子多数。花期4～6月，果期7～10月。

【分布生境】华南、西南等地。生山谷、林下、灌丛、溪边。

【药用功效】种子入药，7～8月采集果实，晒干去皮获取种子。性味辛、涩，温。具有燥湿祛寒、健脾暖胃、除痰截疟等功效。用于心腹冷痛、胸腹胀满、痰湿积滞、消化不良、呕吐、腹泻等。

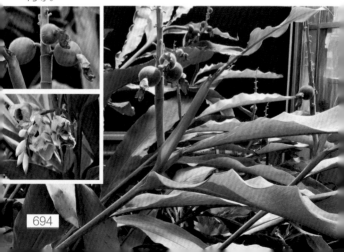

草果

【别名】草果仁、草果子

【学名】*Amomum tsaoko* Crevost et Lem.

【识别特征】姜科。多年生草本。株高可达200cm。具匍匐根茎。叶长椭圆形或披针形，长可达60cm，宽约20cm，先端渐尖，基部钝圆或宽楔形，全缘，叶鞘抱茎；叶舌长0.8～1.2cm。穗状花序从根茎生出，长约13cm，宽约5cm；花冠淡黄色或淡黄白色。蒴果密集，矩圆形或卵圆形，长2.5～4.5cm，直径2～3cm，先端具残存的花柱，果实成熟后果皮呈红色，表面具皱缩的纵条纹；小果梗短粗，基部具宿存的苞片。种子黑灰色，为不规则的多面体，长约0.8cm，宽约0.6cm。花期5～6月，果期9～10月。

【分布生境】云南、广西、贵州等地。生疏林下。

【药用功效】果实入药，秋季果实红时采集，晒干或烘干。性味辛，温。具有燥湿祛寒、消食化积、除痰截疟等功效。用于脘腹冷痛、反胃、呕吐、疟疾、泻痢、积食等。

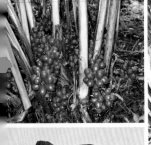

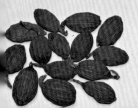

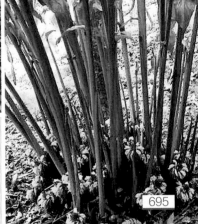

闭鞘姜

【别名】樟柳头、白石笋、广商陆、水蕉花

【学名】*Costus speciosus* (Koen.) Smith

【识别特征】姜科。多年生草本。株高可达200cm。地下根茎块状。单叶，常呈螺旋状排列，叶片椭圆形或披针形，长15～20cm，宽6～7cm，先端渐尖或尾尖，基部近圆形，全缘，叶背面密被绢毛；叶鞘闭合抱茎。穗状花序顶生，椭圆形或卵形，长5～13cm；苞片卵形，覆瓦状排列，红色，长约2cm，具锐尖头；花萼红色，长1.8～2cm，先端3裂；花冠管粗大，裂片椭圆形或卵形，白色；唇瓣宽倒卵形，白色，顶端具裂齿且呈皱波状；雄蕊花瓣状，白色，基部橙黄色。蒴果球形，稍木质化，红色。种子黑色，光亮。花期7～9月，果期9～11月。

【分布生境】华南、云南等地。生山谷疏林下、溪边、灌丛。

【药用功效】根茎入药，全年可采集，洗净切片晒干。性味辛、寒；有毒。具有行水消肿等功效。用于百日咳、水肿臌胀、白浊、痈肿恶疮、尿路感染等。孕妇及脾胃虚弱者忌服。

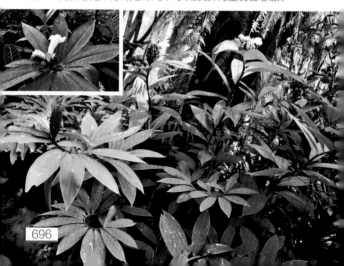

美人蕉

【别名】蕉芋、观音姜、小芭蕉头、红蕉

【学名】*Canna indica* L.

【识别特征】美人蕉科。多年生草本。株高可达100cm。全株被蜡质白粉。地下根茎块状。叶互生，卵状长椭圆形，长20～30cm，先端尖，基部宽楔形或近圆形，中脉明显，侧脉羽状平行；叶鞘抱茎。总状花序生茎顶，花单生或成对，每花具1苞片；萼片3，披针形，绿白色或先端带红色；花红色，花冠裂片3，披针形；退化雄蕊3，鲜红色，发育雄蕊花药与花丝相连处弯曲；子房下位，3室，花柱扁长棒状。蒴果卵状长圆形，长1.2～2.5cm，绿色，具软刺。花果期8～10月。

【分布生境】原产于热带美洲。我国各地区有栽培。

【药用功效】根茎、花入药。夏季至秋季采集花，晒干；秋季挖根茎，切片晒干。根茎性味苦，寒。具有清热利湿、舒筋活络等功效。用于急性黄疸型传染性肝炎、咯血、血崩、月经不调、痢疾、疮毒痈肿等。花为止血药，用于金疮及外伤出血等。

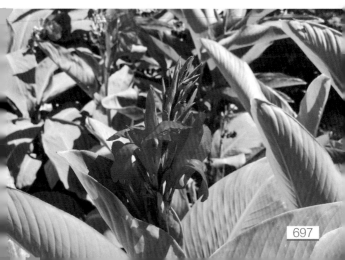

麦斛

【别名】果上叶、青兰、小扣子兰、石豆

【学名】*Bulbophyllum inconspicuum* Maxim.

【识别特征】兰科。多年生草本。茎匍匐，具丝状须根。茎上生有卵圆形似麦粒状的肉质假鳞茎，具纵沟，绿色；假鳞茎顶部生1片叶，叶片长椭圆形，绿色，肥厚，革质，中脉凹陷。花白色，直径约0.4cm，着生在短梗上；外花被3片，上方1片卵圆形，侧方2片较上方1片长，卵状椭圆形；内花被广椭圆形，边缘剪裂。花期夏季。

【分布生境】西南、华南、安徽、江苏、浙江、湖南、江西等地。附生在山沟潮湿的岩石表土面或树干上。有人工栽培。

【药用功效】全草入药，夏季至秋季采集，晒干。性味甘、淡，凉。具有润肺化痰、滋阴养胃等功效。用于肺热咳嗽、慢性气管炎、慢性咽炎、慢性胃炎、胃酸缺乏、食欲不振、心烦口渴、劳伤咯血、遗精、小儿惊痫、跌打损伤、疔疮等。

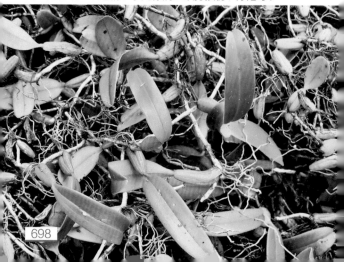

石斛

【别名】铁皮石斛、霍山石斛、耳环石斛、金钗花

【学名】*Dendrobium officinale* Kimura et Migo

【识别特征】兰科。多年生附生草本。株高15～30cm。茎直立，近圆柱形，多节，节间长1～2cm。叶片稍肉质，矩圆状披针形，长3～7cm，宽1～2cm，先端略弯尖；叶鞘抱茎，膜质，具灰白色纵纹。总状花序生在具叶或无叶茎的中部；花淡黄绿色，椭圆形，直径3～4cm，近上部中间有紫色斑，近下部中间为黄色，距略弧曲；萼片长三角状披针形；雄蕊卵形，白色。蒴果长圆形，具三棱。花期4～6月。

【分布生境】安徽、广西、福建、贵州、云南等地。附生在湿润的树干或阴湿的岩石表土上。有人工栽培。

【药用功效】全草入药，全年可采集，剪去须根，用沸水烫后，晒干或烘干。性味甘、淡，微寒。具有清热滋阴、生津益胃等功效。用于热病伤津、口干烦渴、肾阴亏虚、目暗不明、筋骨痿软、骨蒸劳热等。

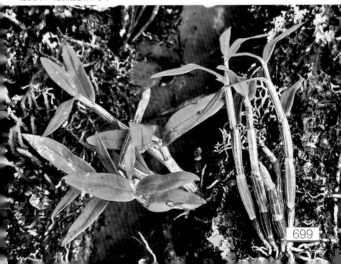

天麻

【别名】明天麻、赤箭根、自动草、定风草

【学名】*Gastrodia elata* Bl.

【识别特征】兰科。多年生寄生草本。株高60～100cm，黄褐色，不含叶绿素。地下块茎肉质肥厚，长椭圆形或扁椭圆形，长5～10cm，土黄色，有不太明显的横环纹多轮。茎直立，圆柱形，黄褐色。叶膜质，鳞片状，长1～2cm，下部叶呈短鞘状。总状花序生茎顶，长10～30cm；花密集，黄赤色，花梗短；花被管歪壶状，口部斜形，基部稍膨大，顶端5裂；唇瓣白色，先端3裂，中央裂片较大；子房下位，倒卵形。蒴果长圆形或倒卵形，长约1.5cm，具短梗。种子多而细小，呈粉末状。花期6～7月，果期7～8月。

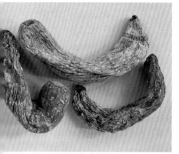

【分布生境】我国大部分地区。生湿润疏林下。多有栽培，须与蜜环菌 *Armillariella mellea* (Vahl ex Fr.) Karst. 共生。

【药用功效】块茎入药，立冬至翌年清明前采挖，蒸透后晒干或烘干。性味甘，平。具有息风止痉、祛风通络、平抑肝阳等功效。用于头痛、眩晕、肢体麻木、手足不遂、风湿痹痛、小儿惊风、惊痫抽搐、破伤风等。

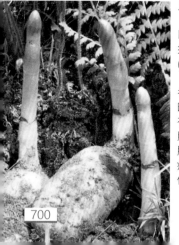

绥草

【别名】盘龙参、龙缠柱、扭兰、双瑚草

【学名】*Spiranthes sinensis* (Pers.) Ames

【识别特征】兰科。多年生草本。株高可达40cm。地下白色肉质根数条。茎基部有数枚叶片，条状披针形，长可达15cm，先端钝尖，基部微抱茎，全缘；茎上部叶渐小而成鞘状。花小，密生一侧，粉红色，排成螺旋状旋转的穗状花序，长可达10cm；苞片卵状披针形，略长于子房；中萼片狭椭圆形，侧萼片披针形，顶端尖；两侧花瓣直立，略短于萼片，近长圆形；唇瓣矩圆形，基部略为囊状。蒴果椭圆形。花期6～8月，果期7～9月。

【分布生境】我国大部分地区。生湿润草地、沟谷、灌丛、疏林下。有人工栽培。

【药用功效】全草及根入药，春季至夏季采集，用开水烫透后，晒干或烘干。性味甘、淡、平。具有滋阴凉血、益气生津等功效。用于病后体虚、阴虚内热、咽喉肿痛、头晕、神经衰弱、咳嗽吐血等。

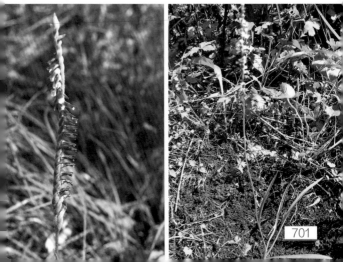

金边龙舌兰

【别名】金边莲、龙舌兰、金边假菠萝

【学名】*Agave americana* L. var. *marginata* Hort.

【识别特征】龙舌兰科。多年生常绿草本。茎稍木质化。叶基生呈莲座状，质厚，光滑，长椭圆形或狭长披针形，大者长可达100cm，宽可达15cm，先端渐尖，基部渐狭，边缘具较宽的黄色条带镶边，并有刺状锯齿。花莛自丛生叶中部伸出，圆柱形，粗壮。圆锥花序顶生，多分枝；花黄色或黄绿色，花被部分合生，裂片6；雄蕊6，伸出，花药丁字形着生；子房3室，花柱钻形，柱头头状，3裂。蒴果长椭圆形，胞间开裂。种子多数，扁平，黑色。一般10年左右才开花，结实后花莛枯死。

【分布生境】原产热带美洲。我国华南、西南等地有栽培。

【药用功效】叶入药，可随时采集，鲜用或晒干。性味甘、微辛，平。具有润肺、化痰、止咳等功效。用于虚劳咳嗽、吐血、哮喘等。

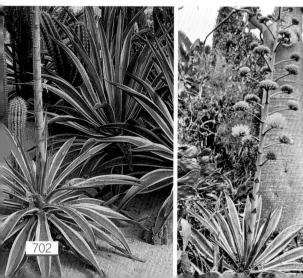

剑麻

【别名】菠萝麻

【学名】*Agave sisalana* Perrine ex Engelm.

【识别特征】龙舌兰科。多年生草本。茎短。叶基生呈莲座状，叶片剑形，稍肉质，坚挺直伸，长可达100～150cm，宽8～12cm，先端具红褐色硬尖刺，刺长2～3cm，叶缘具短刺或无。花茎可高达500～1000cm。圆锥花序顶生，花被筒状漏斗形，先端分裂，淡黄白色；雄蕊6；子房下位，花后萼座逐渐膨大，形成珠芽，通常不结实。蒴果长圆形。种子扁平，黑色。植株生长起码也要6年以后才能开花结实。

【分布生境】原产墨西哥。我国华南及西南地区有人工规模化栽培。

【药用功效】叶入药，全年可采集，一般鲜用。具有清凉散毒、排脓等功效。鲜叶捣烂敷患处，治痈肿疮疡。

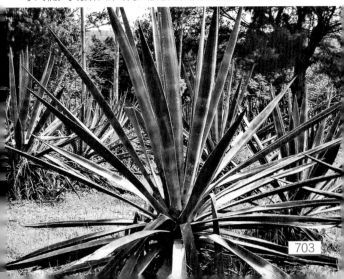

朱蕉

【别名】铁树、红叶铁树、朱竹、铁连草

【学名】*Cordyline fruticosa* (L.) A. Cheval.

【识别特征】龙舌兰科。多年生灌木。株高可达100～300cm。茎直立，通常不分枝。叶长椭圆状披针形或椭圆形，长30～50cm，宽5～10cm，先端渐尖，基部渐狭或钝圆，全缘，绿色或带暗紫红色；叶柄长10～15cm，腹面宽槽状，基部阔大抱茎。圆锥花序顶生或腋生，长可达30cm，多分枝；花淡红色或暗紫色，长约1cm，花柄有总苞状的苞片3枚；花被管状，裂片6；雄蕊6；子房椭圆形，3室，连同花柱略短于花被。浆果。花期夏季。

【分布生境】华南等地有栽培。

【药用功效】叶片及花入药，全年可采集，晒干。性味甘、淡，凉。具有凉血止血、散瘀定痛等功效。用于胃痛、肠炎、痢疾、风湿骨痛、肺结核咯血、尿血、月经过多、痔疮出血、跌打肿痛等。

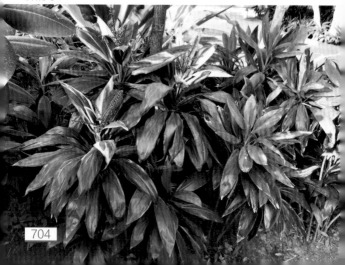

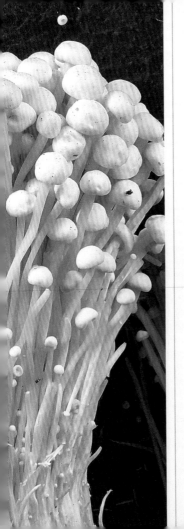

四、
菌藻
植物

鸡㙡

【别名】伞把菇、鸡㙡菌、白蚁菰、鸡肉丝菇

【学名】*Termitomyces albuminosus* (Berk.) Heim

【识别特征】口蘑科。子实体中等至大型。菌盖幼时圆锥形，之后渐展开，顶部明显凸起呈斗笠状，灰色、灰褐色、黑褐色或淡土黄色，自中心向边缘具放射状沟纹，表面有放射状裂纹，菌肉厚而白色，老后呈辐射状开裂；菌褶白色或乳黄色。菌柄粗壮扭曲，白色，内实，基部膨大具褐色或黑褐色的细长假根，假根长可达20cm以上。

【分布生境】西南、华南、江苏、浙江等地。夏季至秋季生山地、草地、田野、林缘、白蚁窝旁。

【药用功效】子实体药用，夏季至秋季采集，鲜用、晒干或焙干。性味甘，平。具有益肠胃、提高免疫力等功效。用于脾胃虚弱、食欲不振、消化不良、痔疮等。

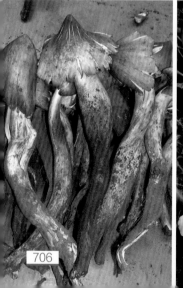
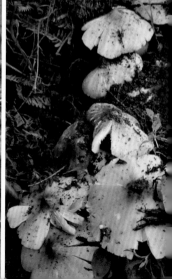

松茸

【别名】松口蘑、松蘑、松蕈

【学名】*Tricholoma matsutake* (S.Ito et Imai) Sing.

【识别特征】口蘑科。子实体中等至大型。菌盖扁半球形至近平展，具黄褐色至栗褐色平伏的纤毛状鳞片。菌肉厚而白色。菌褶白色或稍带乳黄色，较密，弯生而不等长。菌柄粗壮，菌环生菌柄的上部，菌环以上污白色并有粉粒，菌环以下具栗褐色纤毛状鳞片，菌柄内实，基部稍膨大。

【分布生境】黑龙江、吉林、安徽、山西、四川、贵州、云南、西藏、台湾等地。生松林或针阔叶林混交地上。

【药用功效】子实体药用，夏季至秋季采集，鲜用、晒干或焙干。性味甘，平。具有益肠胃、补肾养血、理气止痛、化痰等功效。用于腰腿疼痛、经络不舒、手脚麻木、痰多气短等。

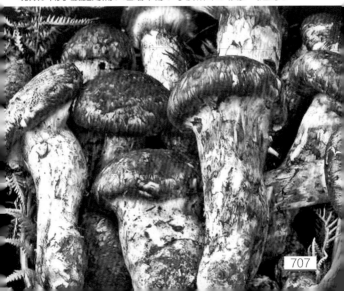

金针菇

【别名】金菇、长柄金钱菇

【学名】*Flammulina filiformis*

【识别特征】口蘑科。子实体小型。菌盖幼嫩时扁半球形，后渐平展，乳白色至淡黄褐色，边缘有细条纹，有黏滑感。菌肉白色，较薄。菌褶白色、乳白色或微带肉色，弯曲，不等长。菌柄细长，具黄褐色或深褐色短茸毛，基部延伸似假根并紧靠在一起。

【分布生境】东北、华北、华中、华南、西南等地。早春、晚秋或初冬生阔叶林腐木桩上或根部。各地广为人工栽培。

【药用功效】子实体药用，成熟时采集，多为鲜用。性味甘、平。具有利肝脏、益肠胃、健脑增智等功效。用于气血不足、贫血、营养不良、佝偻病、肠胃溃疡、肝炎、高血压等。

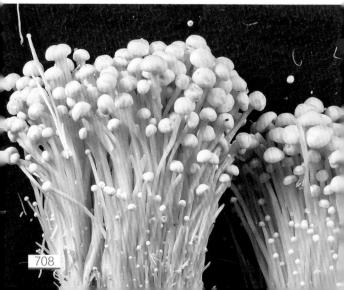

香菇

【别名】香蕈、香信、冬菇

【学名】*Lentinus edodes* (Berk.) Sing.

【识别特征】侧耳科。子实体中等或稍大型，有香味。菌盖半球形至稍平展，灰褐色或深褐色，嫩时边缘有污白色毛状鳞片或絮状鳞片。菌肉白色，较厚。菌褶白色，弯曲，不等长。菌柄较粗，中部生或偏生，弯曲，菌坏白色，菌环以下具纤毛状白色鳞片。

【分布生境】浙江、福建、江西、安徽、广东、广西等地。春季至秋季生阔叶树干上。各地广为人工栽培。

【药用功效】子实体药用，成熟时采集，鲜用、晒干或焙干。性味甘，平。具有健脾开胃、补虚劳、祛风透疹、化痰理气等功效。用于体虚乏力、贫血、佝偻病、食欲不振、头痛、头晕、高血压、消渴、动脉硬化、便秘等。

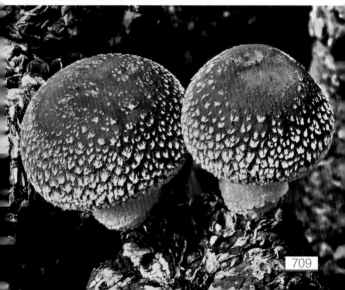

草菇

【别名】中国菇、稻草菇、美味苞脚菇、秆菇

【学名】*Volvariella volvacea* (Bull.ex Fr.) Sing.

【识别特征】光柄菇科。子实体中等至大型。菌盖初期近钟形或阔卵圆形，成熟后期呈伞盖形，表面灰色或灰褐色，中部色深，具辐射的纤毛状线条。菌肉白色，柔软，较厚。菌褶白色，后变粉红色，稍宽，离生，不等长。菌柄圆柱形，白色或稍带黄色，光滑，内实。菌托肥大，杯状，白色或灰黑色。

【分布生境】广西、福建、台湾、湖南、四川、西藏等地。喜高温高湿环境，夏季至秋季群生在草堆上。各地有人工栽培。

【药用功效】子实体药用，子实体未开苞时采集，多为鲜用。性味甘，寒。具有清热解暑、补气益血、健脾降压等功效。用于体质虚弱、暑热、头晕乏力、脾虚气弱、高血压、高血脂等。

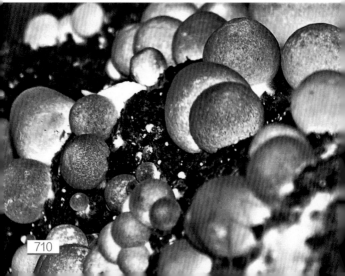

鸡腿菇

【别名】毛头鬼伞、毛鬼伞、鸡腿蘑

【学名】*Coprinus comatus* (Mull. ex Fr.) S.F.Gray.

【识别特征】鬼伞科。子实体大型。菌盖初为圆柱形，白色，后渐变浅褐色，并随着菌盖的生长而断裂成较大型的鳞片，当菌盖开伞后边缘菌褶溶化成墨汁状液体。菌肉白色。菌柄白色，较长，圆柱形向下渐粗，内松软或空心。菌环白色，位于菌盖边缘连接处。

【分布生境】东北、华北、西北等地。生荒草地、沙质地、山坡、杂木林等处。各地有人工栽培。

【药用功效】子实体药用，夏季至秋季未开伞时采集，鲜用（尽快食用，存放时间稍长会溶化成黑墨汁水样）。性味甘，平。具有健脾胃、清热除烦、活血等功效。用于脾胃虚弱、痔疮等。野生鸡腿菇含有石炭酸等肠道刺激物质，与酒类同食易引起中毒。

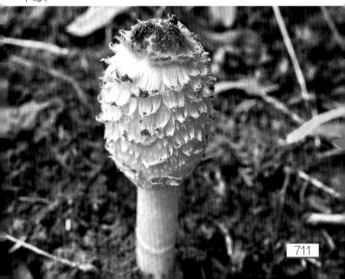

猴头菇

【别名】猴头菌、刺猬菌

【学名】*Hericium erinaceus* (Bull. ex Fr.) Pers.

【识别特征】齿菌科。子实体中等至大型。呈扁半头形或呈头状，由无数肉质软刺生长在狭窄或较短的柄部，刺细长，长 1～3cm，新鲜时白色，后渐变浅黄色或浅黄褐色。子实层生在刺的表面。孢子极小，球形或近球形，无色光滑，含一油滴。

【分布生境】东北、华北、山东、河南、湖北、湖南、浙江、广西、福建、西南等地。夏季至秋季多生长在阔叶树的树干上或腐木上。各地有人工栽培。

【药用功效】子实体药用，夏季至秋季采摘，鲜用或晒干。性味甘，平。具有暖脾和胃、益气补肾等功效。用于脾胃虚弱、消化不良、胃及十二指肠溃疡、胃炎、胃痛、慢性萎缩性胃炎、神经衰弱等。

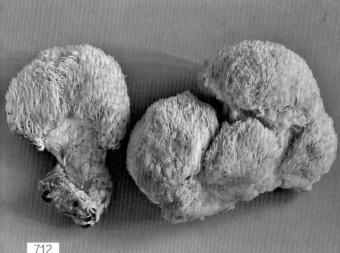

竹荪

【**别名**】竹参、竹笙、网纱菇、面纱菌

【**学名**】*Dictyophora indusiata* (Vent.ex Pers.) Fisch.

【**识别特征**】鬼笔科。子实体幼时为近球形或卵状球形，成熟时包被破裂，菌柄伸长，高12～20cm。菌盖钟形，顶端钝，有显著网格，产孢组织暗绿色，具腥臭味。菌裙白色网状，从菌盖下垂到菌柄长的一半至全长，菌裙网眼为多角形。菌柄圆柱形，向上渐细，白色，中空，体壁海绵状。孢子极小，椭圆形。

【**分布生境**】东北、华北、华中、华南、西南等地。夏季至秋季群生或单生竹林、落叶松林或混交林中。各地有人工栽培。

【**药用功效**】子实体药用，夏季至秋季采集，晒干或鲜用。性味甘，平。具有补气养血、润肺止咳、平肝降压等功效。用于肺虚咳嗽、咽喉炎、高血压、痢疾、免疫力低下等。

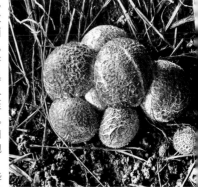

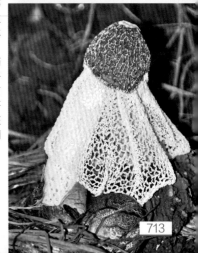

马勃

【别名】大秃马勃、巨马勃、马粪包、灰包

【学名】*Calvatia gigantea* (Batsch ex Fr.) Lloyd

【识别特征】马勃科。子实体大型，肉质，球形或近球形，不育基部很小或无，由基部的粗菌索与地面相连。菌肉绵软，白色。子实体外面的包被初为白色，后渐变污白色，成熟后开裂成块状脱落，露出浅青色或灰褐色孢体，孢体内含有大量细小的孢子粉。

【分布生境】河北、山西、江苏、甘肃、新疆、云南等地。夏季至秋季单生或群生于山坡草地、疏林中。

【药用功效】子实体药用。子实体未开裂前采集，晒干。性味辛，平。具有利咽、清肺、止血等功效。用于喉痹咽痛、咽喉炎、扁桃体炎、咳嗽失音、吐血、衄血等。外用，孢子粉撒在伤口上有止血作用。

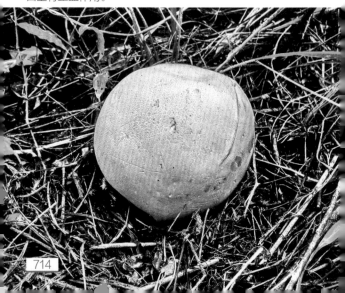

木耳

【别名】黑木耳、耳子、云耳、木枞

【学名】*Auricularia auricula* (L. ex Hook.) Underw.

【识别特征】木耳科。子实体小型至中型，胶质，浅圆盘形、耳形或不规则形，无柄，不同大小的子实体簇生于寄主植物上。子实体新鲜时柔软肉质，平滑或略有皱纹，内面暗褐色，平滑，外面淡褐色，密生柔软极小的短毛，干燥后皱缩变硬，黑灰色或黑灰褐色。

【分布生境】我国大部分地区。夏季至秋季多丛生于阔叶树干或枯木上。各地有人工栽培。

【药用功效】子实体药用。夏季至秋季采集，晒干。性味甘，平。具有益气强身、活血止血、润肠通便等功效。用于气虚血亏、肺虚咳嗽、心脑血管疾病、高血压、高血脂、血管硬化、消渴、血痢、血淋、白带过多、肠风下血、大便秘结、痔疮出血等。

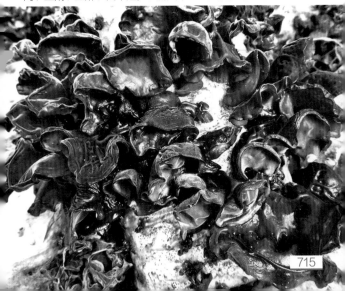

银耳

【别名】白木耳、雪耳

【学名】*Tremella fuciformis* Berk.

【识别特征】银耳科。子实体新鲜时白色或乳白色，胶质半透明，柔软有弹性，由数片扁薄而卷缩的瓣片组成，形似花朵，直径3～15cm。子实体干后收缩，角质状，硬而脆，白色或米黄色。

【分布生境】四川、贵州、云南、浙江、江苏、安徽、广东、广西、福建、湖北、湖南、陕西、西藏等地。夏季至秋季生阔叶树枯木上。各地有人工栽培。

【药用功效】子实体药用。夏季至秋季采集，晒干或烘干。性味甘，淡，平。具有滋阴润肺、养胃生津、清热止咳、润肠通便等功效。用于虚劳咳嗽、痰中带血、体虚气弱、虚热口渴、神经衰弱、高血压、高血脂、消渴、动脉硬化、大便秘结等。

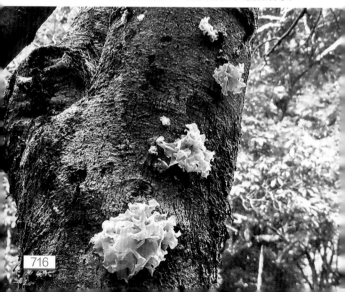

灰树菇

【别名】灰树花、栗子蘑、莲花菌、贝叶多孔菌

【学名】*Grifola frondosa* (Dicks. ex Fr.) S.F.Gray

【识别特征】多孔菌科。子实体肉质，呈莲花形，高5～20cm，宽10～25cm，由许多菌盖和分枝的菌柄组成。子实体幼嫩时呈乳白色至灰白色，成熟时为灰褐色或淡褐色，菌盖扇形或舌形，边缘具白色环纹。菌柄呈菜花状分枝，圆柱形，坚韧，白色。孢子极小，透明、表面光滑，椭圆形。

【分布生境】河北、吉林、广西、四川等地。生长在栗树、栎树等阔叶树的阴面近地面根部附近或树干上。有人工栽培。

【药用功效】子实体药用。夏季至秋季采集，鲜用或晒干。性味甘，平。具有润肺保肝、扶正固本等功效。用于贫血、肝硬化、高血压、动脉硬化、脑血栓、消渴、肠胃溃疡、白癜风等。

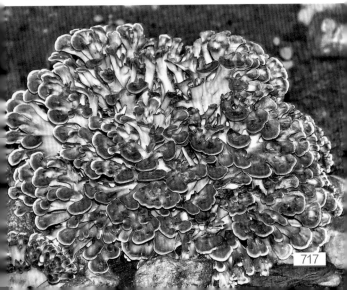

紫芝

【别名】黑芝、木芝、灵芝草

【学名】*Ganoderma japonicum* (Fr.) Lloyd

【识别特征】多孔菌科。子实体大型，木栓化。菌盖常为半圆形或肾形，稀有圆形，成熟时紫红色或暗紫色，表面有环形同心棱纹和辐射状棱纹，有光泽。菌柄侧生，圆柱形，长可达15cm，直径2cm，紫黑色，有光泽。菌管口初为白色，后渐变暗紫色。菌肉锈褐色，木栓化；孢子极小，卵圆形，褐色，内壁具显著小疣。

【分布生境】浙江、江西、湖南、广东、广西、福建等地。生腐朽的阔叶树木桩上或旁边。各地有人工栽培。

【药用功效】子实体及孢子粉入药，夏季至秋季采集，晒干或阴干。性味甘，平。具补气安神、止咳平喘等功效。用于体倦神疲、虚劳气短、咳喘痰多、消化不良、神经衰弱、失眠、高血压等。

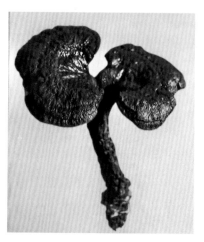

灵芝

【别名】赤芝、灵芝草、红芝、菌灵芝

【学名】*Ganoderma lucidum* (Leyss. ex Fr.) Karst.

【识别特征】多孔菌科。子实体大型，木栓化。菌盖半圆形或肾形，少数圆形，黄褐色、红褐色或暗紫色，表面有环形棱纹和辐射状皱纹，有光泽；菌柄侧生，圆柱形，紫褐色，有光泽。菌管口初为白色，后渐变淡褐色；菌肉淡褐色，木栓化。孢子极小，卵圆形，褐色，表面有小疣。

【分布生境】河北、山西、山东、安徽、江苏、浙江、江西、广东、广西、福建、四川、贵州、云南等地。生腐朽的阔叶树木桩上或旁边。现各地广为人工栽培。

【药用功效】同紫芝。

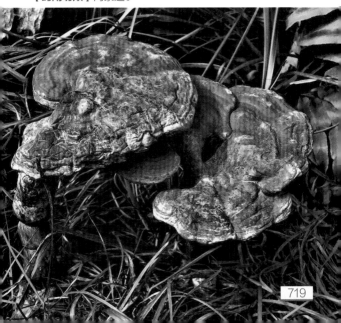

竹黄

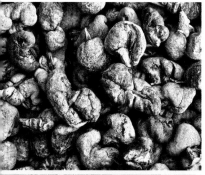

【别名】竹粉包、竹黄菌

【学名】*Shiraia bambusicola* Henn.

【识别特征】肉座菌科。子实体小型。形状有近圆形、椭圆形及不规则形瘤状，长1.5～4cm，宽1.0～2.5cm。子座新鲜时肉质，后渐变为木栓质，粉红色或淡玫瑰红色，初期表面平滑，后期表面有分散的小突起；子囊壳近球形，1至多层埋藏在子座内，每个子囊内含子囊孢子8枚，子囊孢子梭形，分为若干似砖壁的小隔，淡黄色。

【分布生境】四川、安徽、江苏、浙江等地。生在竹子的小枝条上。

【药用功效】竹黄的子座入药。成熟时采集，晒干、阴干或泡酒。性味微涩。具有镇咳化痰等功效。用于胃气痛、咳嗽、中风、小儿惊风等。

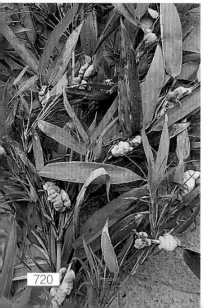

冬虫夏草

【别名】虫草、冬虫草、雅扎贡布

【学名】*Cordyceps sinensis* (Berk.) Sacc.

【识别特征】麦角菌科。为蝙蝠蛾科虫草蝙蝠蛾*Hepialus armoricanus* Oberthür的幼虫被麦角科真菌冬虫夏草菌 *Cordyceps sinensis* (Berk.) Sacc.寄生后所产生的子座及幼虫尸体的复合物。子囊菌的子座单生在寄主幼虫的头部，细长如棒棍状，子座上部稍膨大，黑灰色。被寄生的幼虫体内充实，白色略发黄，周边为深黄色。

【分布生境】西藏、甘肃、云南、四川、贵州、青海等地。生海拔3000m以上的高山草地土中。

【药用功效】干燥虫体入药。夏至前后子座出土时采集，刷去泥土和膜皮后，晒干或低温烘干。性味甘，平。具有补肾益肺、止血化痰等功效。用于劳咳痰血、久咳虚喘、支气管炎、肺气肿、体虚多汗、病后体虚、腰膝酸痛、阳痿、遗精等。

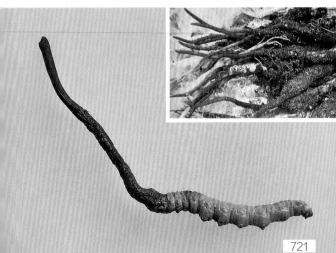

昆布

【别名】海带、纶布、海昆布

【学名】*Laminaria japonica* Aresch.

【识别特征】海带科。多年生大型褐藻，成熟时呈橄榄绿褐色。根状固着器粗纤维状，由条叉状分歧的假根组成，假根末端有吸着盘吸附在岩石上。叶柄圆柱形，长5～15cm，叶柄的上部为叶状体，带状，扁平，光滑，有黏液，长可达数米；叶片中部稍厚，两边较薄，呈波状。生殖期在叶片两面产生孢子囊群。

【分布生境】辽东半岛、山东半岛及浙江、福建、广东等沿海地区。生海潮线下的岩石上，常被海潮冲到海岸上。沿海各地有人工养殖。

【药用功效】干燥叶状体入药。夏季至秋季捕捞，晒干或鲜用。性味咸，寒。具有软坚散结、利水消肿等功效。用于瘿瘤、瘰疬、水肿、睾丸肿痛、缺碘性甲状腺肿大等。

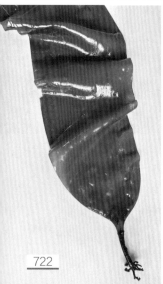
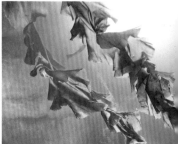
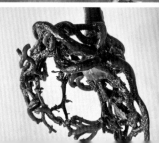

裙带菜

【别名】海芥菜

【学名】*Undaria pinnatifida* (Harvey) Suringar

【识别特征】翅藻科。多年生大型褐藻，成熟时呈棕褐色。根状固着器粗纤维状，由条叉状分歧的假根组成，假根末端有吸着盘，吸附在岩石上。叶柄扁圆柱形，长10～15cm。叶柄的上部为叶状体，棕褐色，扁平，光滑，有黏液，长可达1～2m；叶状体中央有明显隆起的粗主肋，叶状体两侧通常形成多数不规则的羽状裂片，裂片边缘有缺刻，有时不分裂，成长卵形；两面密生黏液腺。生殖期在叶柄两侧形成孢子叶，表面产生孢子囊群。

【分布生境】辽宁、河北、山东、浙江、福建等沿海地区。生海潮线下的岩石上。常被海潮冲到海岸上。

【药用功效】同昆布。

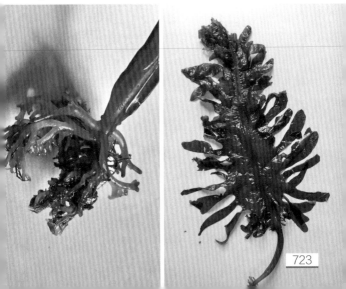

孔石莼

【别名】海白菜、海青菜、大蛎菜

【学名】*Ulva pertusa* Kjellm.

【识别特征】石莼科。藻体单片或2～3株丛生。幼体黄绿色，成体碧绿色或深绿色，扁平，近基部略增厚，大片者可达20～30cm；无叶柄或不明显。藻体不规则形，常为椭圆形、长圆状带形或圆形，边缘略皱或稍呈波状，藻体有许多大小不等的孔洞。根部黑褐色，有盘状器吸附在岩石上。

【分布生境】北方沿海至南方沿海。生低潮带及中潮带岩石上。常被海潮冲击到海滩上。

【药用功效】叶状体入药，全年可捕捞，捞出后直接晒干或鲜用（不可用淡水清洗，洗后晒干失绿发白）。性味甘、咸、寒。具有清热利水、软坚散结等功效。用于暑热烦渴、咽喉疼痛、瘿瘤、瘰疬、水肿、小便不利等。

同属的石莼*Ulva lactuca* L.、长石莼*Ulva stenophylla* Setch等的叶状体同等药用。

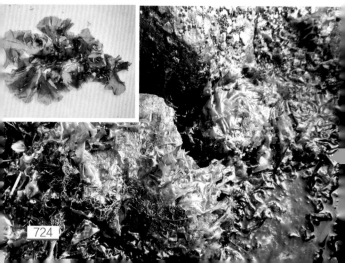

紫菜

【别名】索菜、子菜、甘紫菜

【学名】*Porphyra tenera* Kjellman.

【识别特征】红毛菜科。藻体中小型。根部有盘状固着器吸附在岩石上。叶柄短，叶柄的上部为扁平叶状体，呈广披针形或椭圆形，一般长15～20cm，边缘呈波状；幼嫩时呈浅粉红色，之后逐渐变为深紫色，衰老时为浅紫黄色，晒干后为紫色。雌雄同株，成熟时在叶状体的边缘形成果孢子囊和精子囊，果孢和精子结合后形成果孢子，经过一段时间开始长成新的藻体。

【分布生境】黄海、渤海等沿海地区。生海湾较平静的中潮带岩石上。沿海各地有人工养殖。

【药用功效】干燥叶状体入药，春季至秋季捕捞，晒干或鲜用。性味甘、咸，寒。具有化痰软坚、清热利水等功效。用于瘿瘤、瘰疬、咳嗽、水肿、脚气、热淋尿赤等。

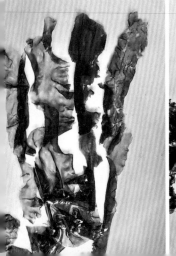
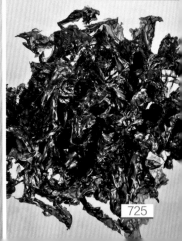

第二章

动物类中草药

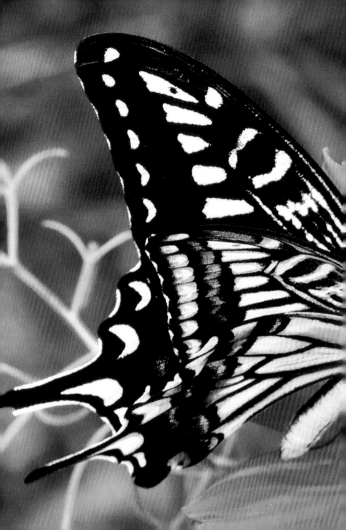

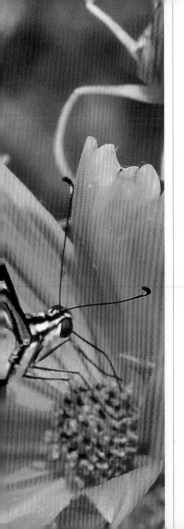

一、
陆地
动物

蟋蟀

【别名】蛐蛐、中华斗蟋、促织、夜鸣虫

【学名】*Scapsipedus micado* Saussure

【识别特征】蟋蟀科。成虫黑色至黑褐色。雄虫体长1.3～2.2cm，雌虫体长1.4～2.0cm。头顶漆黑色有光泽，颜面平直不凹入；后头有3对橙黄色纵纹；复眼2个，近椭圆形，位于头顶前端角两侧；单眼3个，3点角排列，中单眼位于额脊；触角细长超过腹部末端；咀嚼式口器，大颚发达。前胸背板黑褐色，横长方形。雄虫前翅较长，几乎到达腹部末端，雌虫前翅比雄虫短，仅略超过腹部中部。雄虫和雌虫后翅均不发达。雄虫发音镜略长方形，其中有1横脉曲成直角，将镜分为2室，斜脉2，端网区与镜等长，后端圆。足3对，前足和中足相似，前足胫节两侧有听器；后足发达，胫节有刺，善跳跃；跗节3节，末节上有1对爪。腹端有1对尾须，长而多毛。雌虫产卵管细长，似箭形，其长度比后腿节长。

【分布生境】我国大部分地区。北方一年发生1代，以卵在土中越冬。喜在砖头、瓦块、石头下、墙缝、草丛、农田等处穴居生活，食性杂。8～9月为鸣叫盛期，雄虫有好斗的习性。

【药用功效】干燥成虫入药。夏季至秋季捕捉，用开水烫死后晒干或烘干。性味咸、辛，微温；无毒。具有利尿、消水肿等功效。用于阳痿、慢性肾炎、水肿等。

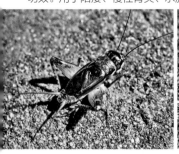
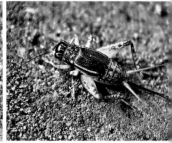

油葫芦

【**别名**】大头狗、北京油葫芦、大蟋蟀、黄脸油葫芦

【**学名**】*Teleogryllus emma* (Ohmachi & Matsumura)

【**识别特征**】蟋蟀科。成虫黑褐色。雄虫体长2.2～2.4cm，雌虫体长2.3～2.5cm。头顶黑色，复眼周围及面部黄褐色，从头的背面看，两复眼内方的黄褐色纹呈倒"八"字形。前胸背板长方形，黑色，有1对不太明显的羊角形斑纹，侧片前下角黄褐色。中胸腹板后缘中央有小切口。雄虫前翅长达尾端，黑褐色有油光，发音镜略长方形，前脉近直线弯曲，镜内有一弧形横脉分镜为2室；端网区较长，有数纵脉与小横脉相间呈较整齐的小室，斜脉4条。后翅发达伸出腹端如长尾。雌虫产卵管细长如箭形。

【**分布生境**】我国大部分地区。油葫芦一年发生1代，以卵在土中越冬。喜在砖瓦石块下、草丛中、地势低凹的荒滩和河滩边生活。成虫有弱趋光性，白天也出来活动。雄成虫在土中筑穴与雌虫同居，善鸣好斗，有时也自相残杀。

【**药用功效**】干燥成虫入药。夏季至秋季捕捉，用开水烫死后晒干或烘干。性味辛、咸，温。具有利水消肿等功效。用于水肿、小便不利等。

同科的南方油葫芦*Teleogryllus mitratus* (Burmeister) 的干燥成虫同等入药。

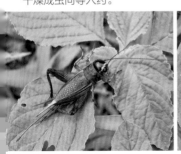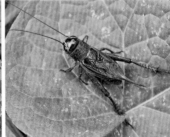

蝼蛄

【别名】东方蝼蛄、土狗子、啦啦蛄、地狗

【学名】*Gryllotalpa orientalis* Burmeister.

【识别特征】蝼蛄科。成虫土黄色或灰褐色。成虫体长3～4cm，密被小细毛。头小，圆锥形。复眼椭圆形，突出，黑色，单眼2个。触角丝状。前胸背板椭圆形，背隆起如盾状，中部具一暗红色心脏形的凹陷斑。前足扁宽粗壮，为开掘足。后足胫节背侧内缘有3～4个能动的距刺。前翅灰褐色，较短，仅达腹部的中部；后翅较长，超过腹部末端，展开时呈扇形，浅灰白色。腹部末端有1对线形尾须。

【分布生境】我国大部分地区。蝼蛄在北方二年或三年完成1代，以成虫和若虫在土中越冬。喜在土中挖隧道穴居，食性杂，成虫有趋光性。夜晚常在路灯下飞翔活动。

【药用功效】干燥成虫入药。夏季至秋季捕捉，用开水烫死后晒干或烘干。性味咸，寒。具有利水、消肿、通淋等功效。用于水肿、瘰疬、痈肿恶疮、小便不利等。

同科的华北蝼蛄*Gryllotalpa unispina* Saussure的干燥成虫同等入药。

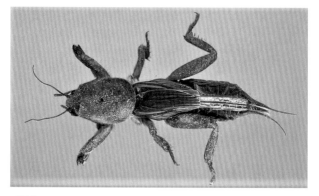

东亚飞蝗

【**别名**】蝗虫、蚂蚱、蚱蜢

【**学名**】*Locusta migratoria* manilensis (Mey.)

【**识别特征**】斑翅蝗科。体绿色至黑褐色。雌成虫体长3.9～5.1cm；雄成虫体长3.3～4.1cm。头顶短宽，颜面近垂直；触角丝状，长刚超过前胸背板的后缘。散居型成虫前胸背板中隆线隆起呈弧形，而群居型则较平直或微凹。中胸腹板侧叶间中隔的长度大于其宽度。腹部第1节背板两侧鼓膜的鼓片大，几乎覆盖鼓膜孔的一半。前、后翅发达，长度常超过后足胫节的中部。雄虫下生殖板短锥形。雌性产卵瓣粗短，顶端呈钩状，上产卵瓣的上外缘无细齿。

【**分布生境**】我国大部分地区。北方一年发生2代。群居型成虫可远距离迁飞。栖息在荒地、滩涂地等处。喜食禾本科植物。

【**药用功效**】干燥成虫入药。夏季或秋季捕捉成虫，用开水烫死或蒸死后，晒干或烘干。性味咸，平。具有止咳平喘、定惊、透疹等功效。用于营养不良、小儿惊风、疳积、哮喘、肺结核、出疹不畅等。

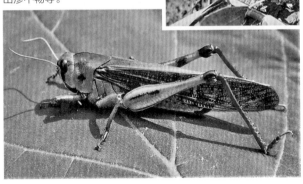

中华稻蝗

【别名】稻蝗、蚱蜢

【学名】*Oxya chinensis* (Thunb.)

【识别特征】斑腿蝗科。体绿色至黄绿褐色。雌成虫体长2.8～4.1cm，雄成虫体长2.2～2.3cm。触角丝状，超过前胸背板的后缘。头部略呈方形，在复眼之后及前胸背板侧面各有1条深褐色和黄色带。复眼椭圆形，位于头顶两侧。前胸背板宽平，中隆线明显。前胸背板突锥形，顶端较尖。前翅狭长，灰绿色；后翅宽，半透明，翅长超过腹部的末端。雄性肛上板宽三角形，顶端圆，尾须圆锥形。雌性产卵瓣长，上、下产卵瓣的外缘具细齿，下产卵瓣基瓣片内腹缘具刺。

【分布生境】我国大部分地区。北方一年发生1代，以卵在土中越冬。栖息在稻田、沟渠边、河滩草地。喜食水稻等禾本科植物。

【药用功效】干燥成虫入药。秋季捕捉成虫，用开水烫死或蒸死后，晒干或烘干。性味辛、甘、温。具有暖胃助阳、健脾消食、止咳等功效。用于营养不良、小儿惊风、百日咳、斑疹不出等。

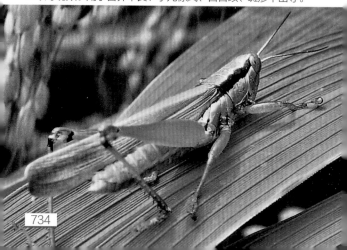

中华剑角蝗

【别名】异色剑角蝗、扁担挑

【学名】*Acrida cinerea* Thunb.

【识别特征】剑角蝗科。体通常为绿色或枯草色。雌成虫体长5.1～8.5cm，雄成虫体长3.6～4.8cm。头长，向前延伸呈圆锥形。颜面倾斜度极大。复眼的后下方常有浅色纵条纹。触角扁，剑状。前胸背板侧上缘沿侧隆线下，有较宽的浅色纵条纹。中胸和后胸常有向下倾斜到足基部的浅色倾斜条纹。前翅狭长，翅端尖削；后翅呈三角形，浅绿色。后足股节细长，上膝片和下膝片顶端均有锐刺；胫节细长，胫节刺端棕黑色；跗节爪间中垫宽大，长度超过爪顶端。雄性下生殖板锥形，顶端尖。雌性下生殖板的后缘有3个近等长的角；产卵瓣粗短，上产卵瓣的上外缘有细齿。

【分布生境】我国大部分地区。北方一年发生1代，以卵在土中越冬。成虫善跳跃，飞翔能力弱。栖息在山坡草地、丘陵、荒草滩等植被较稀疏的地方。喜食禾本科植物。

【药用功效】成虫入药。夏季至秋季捕捉，用开水烫死后，晒干或烘干。具有止咳平喘、息风定惊、清热解毒等功效。用于支气管炎、哮喘、百日咳、小儿惊风等。

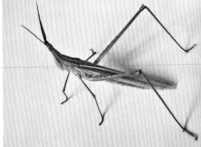

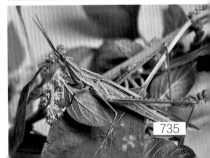

桑螵蛸

【别名】中华螳螂、蜱蛸、螳螂壳、刀螂子

【学名】*Tenodera sinensis* Saussure

【识别特征】螳螂科。成虫绿色或黄褐色，体长7～10cm。头部三角形；触角线状。前胸背板细长，呈长菱形，在1/3处扩大，背板两侧缘有钝形齿列，背板中央纵隆线明显，前部中央呈凹槽。前足腿节下外缘处具列刺4个，刺的先端黑褐色，腿节基部外缘有短刺16个以上。前翅革质，前缘区浅绿色，翅脉明显。腹部尾须分节明显，雄虫具1对腹刺；雌虫腹部较大。

【分布生境】我国大部分地区。一年发生1代，以卵在卵鞘中越冬。喜在山坡草地、灌木丛中活动。秋季卵鞘产在枯草茎上、树枝上或石块上。可人工养殖。

【药用功效】成虫、卵鞘（桑螵蛸）入药。夏季至秋季捕捉成虫；秋季至翌年早春采摘卵鞘，入锅蒸30分钟后取出，晒干或烘干。成虫性味甘、咸，温。用于惊痫、咽喉肿痛、痔疮等。桑螵蛸（即卵鞘）性味甘、咸，平。具有补肾、固精等功效。用于阳痿、遗精、早泄、赤白带下、小便频数、遗尿等。

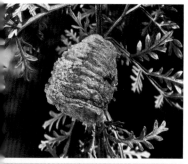

同科的广腹螳螂*Hierodula patellifera* Serville、薄翅螳螂*Mantis religiosa* Linnaeus、小刀螳螂*Statilia maculate* Thunderg等的虫体及卵鞘同等入药。

柞蚕

【别名】栎蚕、槲蚕

【学名】*Antheraea pernyi*(Guérin-Meneville)

【识别特征】大蚕蛾科。成虫黄褐色，体长4～5cm，展翅11～13cm。触角各节上有暗色环。前翅前缘紫褐色，前翅中部有一个较大的膜质透明圆斑，圆斑外有白、黑、紫红线轮廓；前翅内横线褐色，内侧有白边。后翅圆斑四周黑线明显，其余部位与前翅相似。蚕茧黄褐色，长椭圆形，长约5cm，茧的上端有一长丝带联结在寄主上。蛹褐色或黑褐色，长4～4.5cm，宽2～2.5cm。

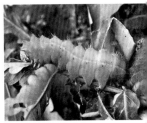

【分布生境】东北、河北、北京、山东、河南等地。柞蚕北方一年可发生2代，以蛹在蚕茧中越冬。幼虫以柞树、栎树等树木的叶片为食。老熟幼虫在树枝叉等处结茧。成虫体大笨拙，不能飞翔。

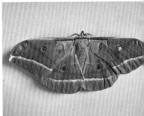

【药用功效】雄蚕蛾、蚕蛹入药。秋季采集蚕茧，剪开蚕茧取出蚕蛹，多为鲜用；如要成虫时则将蚕茧放入室内羽化。具有补肾壮阳等功效。用于贫血、手脚发凉、阳痿、早泄、阳虚体寒、腰膝酸痛等。

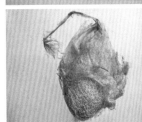

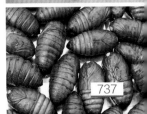

蓖麻蚕

【别名】木薯蚕

【学名】*Philosamia cynthia ricini* (Donoran)

【识别特征】大蚕蛾科。成虫棕褐色，密被细鳞片，展翅
10～13cm。头部黑褐色，触角羽毛状。胸部末端有淡黄色毛。
腹部黄褐色，背及两侧具白点，节间有灰白色较长的毛，尾端
棕褐色。前翅顶端向外方突出，在顶角下方有1个向内的大弧形
弯；顶角下方有1个黑色椭圆形眼状斑；翅面有褐色、白色、黄
色等图案形的壮丽斑纹；纵贯前、后翅中部有1条较宽的白色波
状带；前、后翅中部各有1条黄褐色或灰白色的月牙形大斑。后
翅与前翅颜色相同，内、外
线在近前缘处相连接，端线
具双波状纹，中室端有1条
白色大弧形纹。幼虫长圆筒
形，黄绿色，体表被白色蜡
粉，每体节上有疣状突起刺
和黑色斑点。幼虫的腹足有
趾沟。

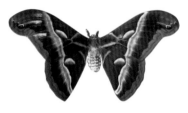

【分布生境】华南、台
湾、浙江、安徽、江苏、江
西等地。幼虫食性杂，喜食
蓖麻叶，尚可取食臭椿、樟
树、梧桐树等的叶片。南方
一年可发生多代。

【药用功效】干燥的幼
虫，茧入药。夏季至秋季
捕捉，用白酒醉死后用文
火焙干。具有祛风湿、止痹
痛等功效。用于风湿性关节
炎等。

金凤蝶

凤蝶科

【别名】茴香虫、黄凤蝶

【学名】 *Papilio machaon* Linnaeus

【识别特征】凤蝶科。成虫金黄色，被鳞片粉。后翅亚外缘带较宽，各室缀有1个蓝色鳞斑；臀角区有1个红褐色圆斑；后翅第三翅脉向外延伸形成1条黑色尾尖。腹部背面有1条黑色宽纵纹。幼虫长圆筒形，每体节有黑色斑和黄色斑，头部有隐藏的臭腺。蛹纺锤形，绿色，中间膨大并具有棱角状突起。

【分布生境】我国大部分地区。金凤蝶一年发生2代，以蛹在植物的枝杈上越冬。幼虫喜在茴香、胡萝卜、芹菜等伞形科植物上取食。幼虫被触动时，头部会伸出1个橘黄色的"Y"形臭腺。

【药用功效】干燥幼虫入药。夏季至秋季捕捉，用白酒醉死后用文火焙干。性味辛、甘、温。具有理气止痛、化瘀、止呕等功效。用于气滞脘腹疼痛、胃痛、噎膈等。

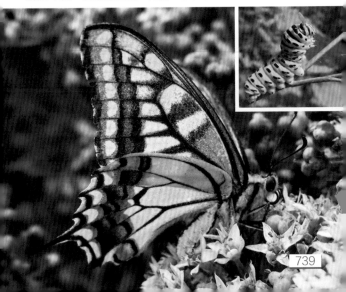

柑橘凤蝶

【别名】花椒凤蝶、黄黑凤蝶

【学名】*Papilio xuthus* Linnaeus

【识别特征】凤蝶科。前翅正反面中室基半部有纵向黑色条纹。后翅臀角区红褐色圆斑中间有1个黑色点；后翅第三翅脉向外延伸形成1条黑色尾尖。幼虫长圆筒形，草绿色，后胸背面两侧各有1个圆形黑斑。第1腹节后缘有1条黑带。蛹纺锤形，黄绿色，头顶有2个尖突，胸部背面有1个尖突。

【分布生境】我国大部分地区。柑橘凤蝶在西北地区一年发生2～3代，以蛹在植物的枝杈上越冬。幼虫喜在花椒、柑橘、茴香等植物上取食。幼虫被触动时，头部会伸出1个橘黄色的"Y"形臭腺。

【药用功效】同金凤蝶。

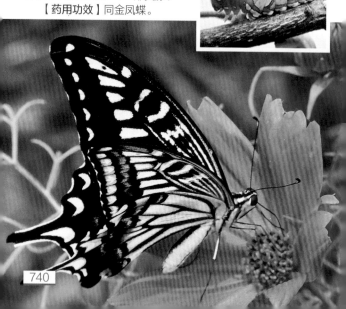

黄刺蛾

【别名】雀翁、刺毛虫、洋拉子、天浆子

【学名】*Monema flavescens* Walker

【识别特征】刺蛾科。成虫黄褐色，长1.5～2cm。前翅自翅顶角向后方伸出2条暗褐色斜线，斜线内的翅面为黄色，外方为棕色，黄色区有2个黄褐色圆斑。后翅为淡黄褐色。幼虫长筒形，体长2～2.5cm，体背面有紫褐色大斑纹，斑纹前后部宽大，中部狭窄；体上生有多数的枝状刺，枝刺上生黑色长刺毛。茧椭圆形，外壳坚硬，表面灰白色，其上有褐色纵纹。

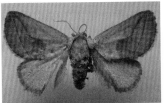

【分布生境】我国大部分地区。主产华北、华南、西南等地。黄刺蛾在华北地区一年发生1代，以虫茧越冬。幼虫喜在枣树等上取食叶片。人体触及幼虫时皮肤可被蜇伤，有强烈的刺痛感。

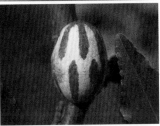

【药用功效】虫茧（中药称雀翁、天浆子）入药，秋季或冬季采集。性味辛、甘、温。具有散风解毒、清热止惊等功效。用于小儿惊风、乳蛾、脐风等。

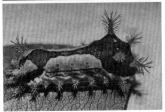

家蚕

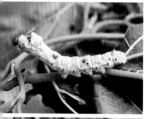

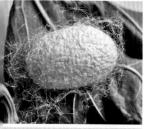

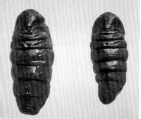

【别名】桑蚕、丝蚕、僵蚕

【学名】*Bombyx mori* Linnaeus

【识别特征】蚕蛾科。成虫体白色，密被细鳞片，体长1.3～2.5cm。触角羽状，黄褐色。前翅近三角形，有3条淡暗色横纹；后翅有2条深色平行线。老熟幼虫灰白色，体长4～5cm。头小，体为13节，两侧有椭圆形气门，第8腹节背上有一个尾尖。蛹包于丝茧内，棕黄色，长椭圆形，前胸背板三菱形，中部有一条纵脊。

【分布生境】我国许多地区有人工养殖。以桑叶为食。

【药用功效】真菌寄生的僵蚕、蚕蛹、雄蚕蛾、蚕沙（幼虫的粪便）入药，养蚕时随时收集。僵蚕性味辛、咸，平。具有息风止痉、化痰散结等功效。用于惊痫抽搐、咽喉肿痛、面部神经麻痹、风热头痛、目赤、皮肤瘙痒等。蚕蛹用于小儿疳热、消渴等。雄蚕蛾用于阳痿、遗精、溃疡等。蚕沙用于风湿痹痛、肢体不遂、腹痛、吐泻、转筋、风疹、湿疹等。

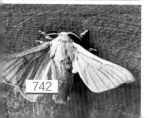

蜂房

【别名】露蜂房、马蜂窝、蜂巢

【学名】*Polistes macaensis* Fabricius

【识别特征】马蜂科。雌蜂体长约2.2cm。头宽窄于胸。头颅顶部有1条黑色带；额部和颊部为橙黄色；唇基黄色，雌性略隆起，上颚黄色，端部齿黑色。前胸背板棕黄色，两肩角黑色；中胸背板黑色，中部有2条纵向的棕黄色条斑；小盾片和后小盾片棕黄色；并胸腹节黑色，其上有2条纵向的棕黄色条斑；中胸侧板黑色，上侧有1块黄斑。各足基节和转节黑色，跗节均为橙黄色。腹部第1节前方为圆锥状，黑色，端缘橙黄色；第2~5节背板，沿端缘有橙黄色宽横带，两侧各有1块黄斑，其余部分为黑色。雄蜂近似雌蜂，触角鞭节黑色，唇基内凹，腹部7节，体长约2.2cm。

【分布生境】河北、江苏、福建、广东、广西等地。成虫喜在山区杂木林或屋檐上筑巢，蜂巢口裸露，捕食小昆虫等为食。

【药用功效】蜂房（蜂巢）入药。秋、冬二季采收，晒干，或略蒸，除去死蜂死蛹，晒干。性味甘，平；有小毒。具有祛风止痛、攻毒杀虫等功效。用于惊痫、风湿痹痛、风疹瘙痒、乳痈、疔毒、瘰疬、痔漏、风火牙痛、头癣、顽癣等。

同属的大黄蜂*Polistes mandarinus* Saussure 等的蜂巢同等入药。

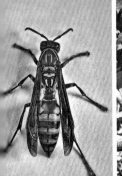
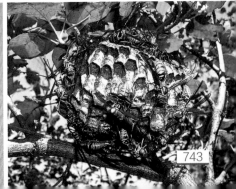

蜜蜂

【别名】中华蜜蜂、东方蜜蜂、蜡蜂、蜜蜂子

【学名】*Apis cerana* Fabricius

【识别特征】蜜蜂科。工蜂体长 1.1～1.3cm，体被黄褐色茸毛。头部前端窄小，触角膝状，复眼 1 对。唇基钝三角形，黄色。后翅中脉分叉。后足胫节端部与基跗节基部外侧着生长毛，形成携带花粉的花粉篮。足及腹部第 3～4 节背板红黄色；第 5～6 节背板色较深，各节上均有黑色环带。蜂王体长 1.4～1.9cm，体形肥大，有两种体色：一种是腹部黄色环明显，腹部呈暗褐色的；另一种是腹部黑色环明显，腹部呈黑色的。

【分布生境】我国大部分地区。为社会活动性昆虫。

【药用功效】蜜蜂幼虫、蜂蜜、蜂王浆、蜂胶、蜂毒入药。幼虫性味甘，平。具有祛风、解毒、杀虫等功效。用于风疹、头风、麻风、丹毒、虫积腹痛、妇女带下等。蜂蜜用于肺燥咳嗽、肠燥便秘、胃脘疼痛等。蜂王浆用于病后体虚、营养不良、老年体弱、十二指肠溃疡等。蜂胶用于消渴、口腔溃疡、肠胃溃疡等。蜂毒是工蜂尾部螫刺腺内的有毒液体。用于风湿性关节炎、支气管哮喘、甲状腺肿大等。患有心脏病、糖尿病、动脉血管粥样硬化、性病等疾病禁用蜂毒。

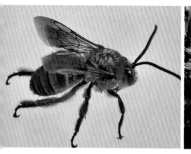
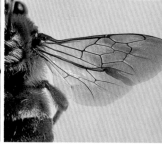

黄胸木蜂

【别名】无

【学名】*Xylocpa appendiculata* Smith

【识别特征】蜜蜂科。体黑色，雄成虫体长2.4～2.6cm，雌成虫2.4～2.5cm。头黑色，上颚具2齿，基部具分散的刻点；额脊明显，头顶及颜面具刻点，被长黑毛。颅顶后缘、中胸、胸侧及小盾片均密被黄色长毛。腹部黑色，两侧被黑毛，背板密被刻点，腹部第1节背板基缘被稀疏的黄毛。翅黑褐色，闪紫色光泽；前翅具3个亚缘室，第3室最大。3对足粗壮黑色，密被黑毛。雄性唇基、额、上颚基部及触角鞭节前侧鲜黄色；腹部第5～6节背板被长黑茸毛；足各基跗节外缘被黄褐色长毛。

【分布生境】我国大部分地区。成虫在木头或竹木上筑巢。常在村庄和山林中飞行，喜在植物上采集花粉。

【药用功效】干燥成虫入药。春季至秋季捕捉，用开水烫死后晒干。具有解毒、消肿、止痛等功效。用于疮疔红肿疼痛等。

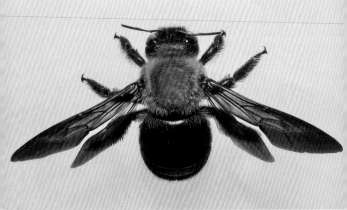

斑衣蜡蝉

【别名】樗鸡、樗蝉、灰蝉、花姑娘

【学名】*Lycorma delicatula* (White)

【识别特征】蜡蝉科。体长约2.2cm，被白色蜡粉。头狭小，复眼黑褐色。小盾片三角形，有中脊线。前翅基色灰白色，半透明，密布大小不一的黑色圆斑，端部呈密集不规则长方形网纹状。后翅基部红色，中部有蓝色斑，端部黑色。腹部膨大，有黄褐色横条纹。后足胫节一侧有锯齿状刺。

【分布生境】河北、北京、山西、河南、山东、陕西、江苏、浙江、湖北、湖南、重庆、四川、云南、广东、海南、台湾等地。斑衣蜡蝉在北方一年发生1代。喜在臭椿树、桐树、榆树等上群栖。

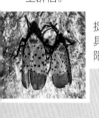

【药用功效】干燥成虫入药。夏季至秋季捕捉，用开水烫死后晒干。性味苦、辛，平，有毒。具有活血通经、攻毒散结等功效。用于血瘀经闭、阳痿、目翳、瘰疬、癣疮、虫咬伤疼痛等。

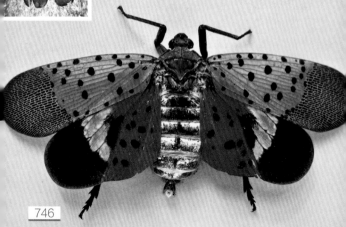

五倍子

【别名】木附子、百虫仓、独角倍、盐肤木虫瘿

【学名】*Melaphis chinensis* (Bell) Baker和*Melaphis peitan* Tsai et Tang

【识别特征】倍蚜科。角倍蚜和倍蛋蚜寄生在漆树科植物盐肤木、青麸杨、红麸杨等树木上形成的虫瘿。

1.角倍蚜*Melaphis chinensis* (Bell) Baker，有翅成虫均为雌性，灰黑色，长约0.2cm，触角5节，第3节最长，感觉芽分界明显缺缘毛。翅透明，前翅长约0.3cm，翅纹长镰状。足3对，腹部呈圆锥形。无翅成虫，雄性色绿，雌性色褐，口器退化。寄主植物主要为盐肤木。

2.倍蛋蚜*Melaphis peitan* Tsai et Tang，形态与角倍蚜相似，但秋季迁飞蚜虫的触角，第3节比第5节略短，感觉芽分界不明，形成的虫瘿为蛋形。寄主植物为青麸杨和红麸杨。

【分布生境】我国大部分地区。生在向阳山坡的寄主植物上。

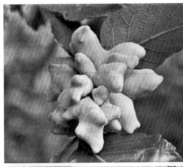

【药用功效】干燥虫瘿入药。5～6月采集倍蛋蚜未开裂的虫瘿；9～10月采集角倍蚜不开裂的虫瘿。采得后，用开水煮3～5分钟后捞出，晒干或阴干。性味酸、涩，寒。具有敛肺、涩肠、止血等功效。用于肺虚久咳、自汗盗汗、遗精、衄血、便血、久痢、久泻、脱肛、肿毒、疮疖、外伤出血等。

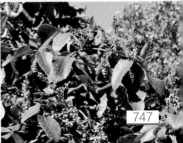

蝉蜕

【别名】蚱蝉、黑蚱蝉、知了壳、蚱蝉壳

【学名】*Cryptotympana pustulata* Fabricius

【形态识别】蝉科。成虫体黑色，长约4.5cm。触角髭状。中胸背板中部有近似"∪"形的纹。雄虫鸣叫，在腹部第一节有2个半圆形背瓣完全盖住发音器。雌虫无发音器，腹部末端产卵器明显。老熟若虫土黄色，前足为开掘式，胸部两侧各有1对翅芽，胸部中间有一条蜕裂线，成虫由此线钻出羽化。

【分布生境】我国大部分地区。若虫在土中生活。若虫出土后爬到树干上羽化为成虫，成虫在树上刺吸汁液。多年完成一个世代。

【药用功效】蚱蝉（老熟若虫未脱壳）、蝉蜕（老熟若虫羽化时脱的壳）入药。夏季傍晚在树干上捕捉未羽化的若虫，多为鲜用；夏季至秋季在树干上摘取蝉蜕，除去泥土，晒干。蚱蝉性味甘、寒。具有清热、息风、镇惊等功效。用于小儿惊风、癫痫、夜啼等。蝉蜕性味甘、寒。具有散风清热、明目退翳、息风止痉、利咽、透疹等功效。用于风热感冒、咳嗽音哑、目赤肿痛、翳膜遮睛、小儿惊风、破伤风、麻疹不透、风疹瘙痒等。

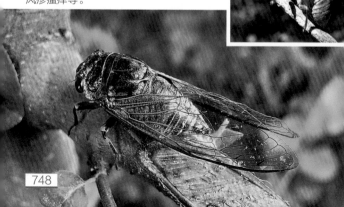

鼎突多刺蚁

【别名】蚂蚁、拟黑多刺蚁、黑刺蚁

【学名】*Polyrhachis vicina* Roger

【识别特征】蚁科。工蚁体黑色，长0.5cm，密布古铜色匍匐毛和稀疏的长毛。头部短而阔，两颊凸出；复眼圆形；触角膝状，12节；前胸刺向前外方下弯，并胸腹节刺无钩。柄腹的结节高，左右侧角各具1根刺，随腹部体形而弯曲，两刺间中央具钝齿突3个，一前二后成鼎状排列。雌蚁体粗壮，长0.8cm。触角膝状，13节；前胸背板、并胸腹节及柄腹结节各有1对刺状突起，但不如工蚁明显突出。雄蚁体较纤细，长0.6～0.7cm。触角膝状，14节；前胸背板无刺状物，并胸腹节背面刺状物不明显，柄腹结节背面1对刺状物较明显；具2对翅，翅不脱落。腹部末端较尖。

【分布生境】浙江、广东、广西、福建、贵州等地。喜在山坡、丘陵地带活动。营社会性生活。

【药用功效】成虫入药。随时可捕捉，用开水烫死后，晒干或泡酒。性味甘，平。具有补肾壮阳、祛风湿等功效。用于类风湿关节炎、肝炎、阳痿等。

叩头虫

【别名】沟叩头虫、金针虫、跳百丈、跳搏虫

【学名】*Pleonomus canaliculatus* Faldemann

【识别特征】叩头虫科。老熟幼虫金黄色，细长扁圆筒形，长2～3cm，头扁平，尾短分叉，体被细长毛。成虫栗褐色至黑褐色，密被金黄色半卧细毛。雌虫比雄虫粗壮，雄虫体长1.4～1.8cm，宽约0.4cm，背面扁平；雌虫体长1.6～1.7cm，宽约0.5cm，背面隆起。头部刻点粗密深，头顶中部平凹，两触角侧窝上侧明显隆起。雄虫触角12节，雌虫触角11节。前胸背板长大于宽，刻点粗密深，侧边缘直，向前端收狭，背板后侧两端各具1个锐三角，背板中部具1条明显纵沟。小盾片近圆形。雄虫鞘翅狭长，末端略尖；雌虫鞘翅略宽，末端略钝圆。

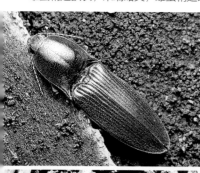

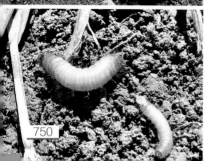

【分布生境】辽宁、内蒙古、河北、山西、河南、山东、陕西、江苏、甘肃、青海等地。生活史极长，完成1个世代需3年多，幼虫在土中生活约3年。成虫寿命220天左右，4～5月晚间出土交尾，卵产在土壤中3～7cm深处。幼虫取食植物的根茎为生。

【药用功效】干燥成虫入药。春季4～5月捕捉成虫，用开水烫死后晒干。性味辛，微温。具有强身健筋骨、除疟等功效。用于疟疾、筋骨酸痛、四肢痿痹等。

星天牛

【别名】八角儿、啮发

【学名】*Anoplophora glabripennis* (Motschulsky)

【识别特征】天牛科。成虫体黑色，带蓝色光泽，体长2～4cm，宽0.7～1.4cm。头部короткий，下口式，颚齿发达。复眼位于额的两侧。触角11节，柄节端疤关闭式，自第3节起每节基部均有淡蓝白色的毛环。鞘翅具大小不一的不规则形白斑，大致排列成5行；鞘翅基部密集许多大小不等的颗粒，肩下有粗刻点。前胸背板宽略大于长，侧刺突粗壮尖锐。

【分布生境】东北、华北、宁夏、甘肃、陕西、山东、江苏、安徽、浙江、湖北、江西、福建、广西、四川等地。星天牛在南方一年发生1代，北方约两年发生1代。幼虫喜钻蛀柳树等多种树干，并在树干中越冬。成虫飞翔力弱。

【药用功效】干燥全虫入药。北方6～7月在树干上捕捉成虫，用开水烫死后，晒干或烘干。性味甘，温。具有活血化瘀、消肿、镇惊息风等功效。用于小儿惊风、疟疾、经闭、疔肿等。

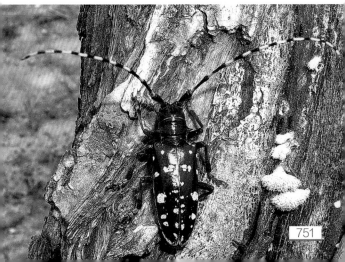

桑天牛

【别名】粒肩天牛、褐天牛、桑蠹虫。

【学名】*Apriona germari* (Hope)

【识别特征】天牛科。成虫体密布黄褐色短茸毛，体长 2.6～5.1cm，宽0.8～1.5cm。头部短，下口式，颚齿发达。复眼位于额的两侧。头顶隆起，中央有纵沟，前唇基棕红色。触角柄节端疤开放式，从第3节起，每节基约1/3灰白色。前胸背板有许多条不规则的横皱纹，侧刺突尖锐。前翅基部密生黑灰色颗粒状小点，翅端部内外端角均呈刺状突出。

【分布生境】辽宁、河北、山东、江苏、浙江、江西、湖南、福建、台湾、广东、广西、四川等地。桑天牛在华北地区两年至三年发生1代。幼虫钻蛀桑树等树干，并在树干中越冬。成虫飞翔力弱。

【药用功效】干燥全虫入药。7～8月捕捉成虫，用开水烫死后，晒干或烘干。性味甘，温。具有活血化瘀、消肿、镇惊息风等功效。用于疟疾、经闭、小儿惊风、疗肿等。

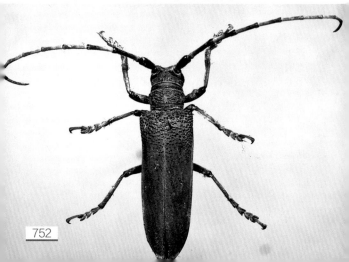

蛴螬

【别名】东北大黑鳃金龟、土蚕、老母虫、地蚕

【学名】*Holotrichia diomphalia* (Bates)

【识别特征】鳃金龟科。蛴螬是金龟子的幼虫,体长约3.5cm,乳白色,常呈弯曲状,密生黄白色细毛。头和足土黄色或橘黄色,胸部3节,每节各有1对胸足,足上密生棕黄色细毛。成虫黑褐色,长椭圆形,体长1.6 ~ 2.2cm。触角10节,先端棒状部3节组成呈腮片状。前胸背板侧缘弧形扩阔,前缘中部呈弧形凹陷。鞘翅上有3条不明显的隆起带。前足胫节外侧生有3个齿,内侧一棘刺与中齿相对。后足胫节端部一侧生2个端距。跗节细长,5节,先端生1对爪,每爪中部垂直着生一锐齿。

【分布生境】东北、华北、陕西、山东、河南、甘肃等地。二年发生1代,以幼虫或成虫在土中交替越冬。成虫食性杂,喜在黄昏至前半夜活动。

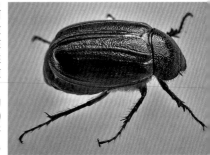

【药用功效】干燥幼虫(蛴螬)入药。5 ~ 10月翻地时获取幼虫,用开水烫死后,晒干或烘干。性味咸,微温。具有破瘀、散结等功效。用于折伤瘀痛、癥瘕、痈疽、痛风、破伤风、喉痹、丹毒、痔漏等。

同属的华北大黑鳃金龟*Holotrichia oblita* Faldermann等的干燥幼虫同等入药。

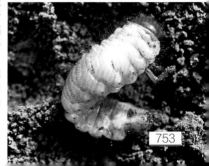

753

鳃金龟

【别名】小云斑鳃龟子、褐须金龟子

【学名】*Polyphylla gracilicornis* Blanchard

【识别特征】鳃金龟科。成虫椭圆形，黑褐色或茶褐色，体长2.5～3cm。头小，表面有大刻点和皱纹；触角10节，雄虫棒状部鳃叶大7节组成，雌虫棒状部鳃叶小6节组成。鞘翅密布不规则形的白色云斑。雄虫前足胫节外侧具1齿突，雌虫前足胫节外侧具3齿突。

【分布生境】华北、陕西、甘肃、宁夏、青海、四川、西藏等地。小云斑鳃金龟在甘肃每四年发生1代，世代重叠。成虫善飞行，喜在晚上活动，为害树木等植物。雄成虫趋光性强，雌成虫趋光性弱。以幼虫（蛴螬）在土中越冬，取食植物的根部。

【药用功效】干燥成虫入药。夏季捕捉成虫，用开水烫死后、晒干或烘干。具有镇静安神、破瘀止痛、攻毒通便等功效。用于癫狂、小儿惊风、噎膈反胃、腹胀便结、痢疾、淋病、脱肛、痔疮、疔疮肿毒等。

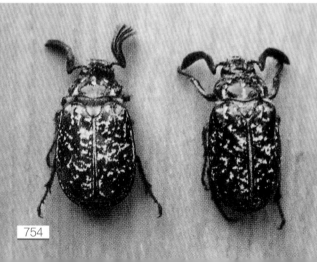

白星花金龟

【别名】白星金龟子、白纹铜花金龟、铜克螂

【学名】*Potosia (Liocola) brevitarsis* (Lewis)

【识别特征】花金龟科。成虫椭圆形，黑青色或古铜黑色，密被刻点，体长1.7～2.4cm。头小，复眼突出，触角棒状部雄性长雌性短。前胸背板和鞘翅具不规则形的白色斑。小盾片长三角形，末端钝。腹部第3～5节内侧中央有白斑。前足胫节外侧具3齿突。后足基节后外端尖角状，后足膝部有1个白色圆斑。

【分布生境】东北、华北、陕西、河南、江苏、浙江、安徽、湖北、湖南、江西、福建、台湾、重庆、四川、西藏等地。白星花金龟一年发生1代，以幼虫（蛴螬）在土中越冬。成虫善飞行，喜在玉米穗口、向日葵盘、桃、苹果等上取食。

【药用功效】干燥幼虫（蛴螬）入药。翻地时捕捉幼虫，用开水烫死后，晒干或烘干。具有活血破瘀、消肿止痛、平喘等功效。用于闭经腹痛、癥瘕、哮喘等。

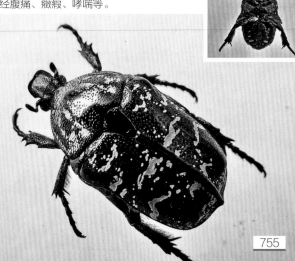

双叉犀金龟

【别名】独角仙、独角蜣螂虫、双叉独角仙

【学名】*Allomyrina dichotoma* (Linnaeus)

【识别特征】金龟子科。成虫椭圆形，黑褐色，体长3.5～6cm。头较小，唇基前缘侧端齿突形。3对足胫节外缘均具3齿突。雄性成虫头顶中部生有1个强壮的双分叉角突，分叉向后方弯；前胸背板十分隆起，中央有1个短粗、端部燕尾状分叉的角突，角突端部指向前方。雌性成虫头部和前胸背板上均无角突。

【分布生境】吉林、辽宁、华北、华东、华中、华南、西南等地。双叉犀金龟在北方两年发生1～2代，以幼虫在土中越冬。成虫喜食阔叶树木的锯末。有人工饲养。

【药用功效】干燥幼虫入药。5～8月翻地时捕捉幼虫，用开水烫死后，晒干或烘干。性味咸，寒；有毒。具有解毒、消肿、通便、定惊等功效。用于疮痈肿毒、惊痫、癫狂、癥瘕、噎膈反胃、疳积、血痢、痔疮、便秘等。

屁步甲

【别名】放屁虫、虎斑步甲、短鞘步甲

【学名】*Pheropsophus jessoensis* (Morawitz)

【识别特征】步甲科。成虫体长 1.4 ~ 2.4cm。头小黄色，前口式；触角 12 节，棕色；头顶中央有 1 块三角形黑斑。前胸背板前宽后窄，棕黄色，前缘、后缘及背中连成黑色"工"字形。鞘翅黑色，上有 7 条平行的纵脊；鞘翅肩胛区有 1 块黄斑；鞘翅中部有 1 块大黄斑。足黄色，后足胫节末端有 2 根棕黑色的粗大刺。

【分布生境】我国大部分地区有分布。屁步甲在北方一年发生 1 代，每年 5 月下旬越冬成虫出土活动。以成虫在土中越冬。喜在潮湿环境的砖瓦块、石头、堆积物下栖息。成虫遇到危险时，可从尾部放出强烈的臭气趋避敌害而逃逸。

【药用功效】干燥成虫入药。夏季至秋季捕捉成虫，用开水烫死后，晒干或烘干。性味辛，温；有小毒。具有活血化瘀、温经止痛等功效。用于血滞经闭腹痛、癥瘕、跌打损伤等。

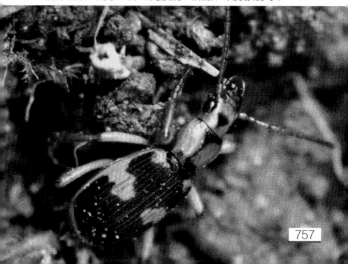

斑蝥

【别名】大斑芫菁、斑猫、羊米虫、花罗虫

【学名】*Mylabris phalerata* Pall.

【识别特征】芫菁科。成虫体长椭圆形，体长 2 ~ 3cm，宽 0.8 ~ 1.1cm。头部圆三角形，具粗密刻点，额中央有一条纵纹；复眼大，略呈肾状形。触角 1 对，线条形，11 节，末端数节膨大成棒状，触角末节基部狭于第 10 节的端部。鞘翅的黑色和黄色部分均被黑茸毛，鞘翅基部的 1 对黄斑较大，形状较不规则。足关节处能分泌黄色毒液，接触人体皮肤有灼热感或起水疱。

【分布生境】江苏、浙江、湖北、江西、福建、台湾、广东、广西、贵州、云南等地。一般一年发生 1 代，以假蛹在土中越冬。幼虫共 6 龄，为捕食性。成虫 4 ~ 5 月开始为害，7 ~ 8 月是为害盛期，主要取食豆类、瓜类、花生、芝麻、田菁等的叶片。

【药用功效】干燥虫体入药。7 ~ 8 月清晨露水未干时戴手套捕捉成虫，用开水烫死后晒干。性味辛，热；有大毒。具有破血逐瘀、散结消癥、攻毒蚀疮等功效。用于癥瘕、妇女经闭、癌症等。外用治顽癣、瘰疬、赘疣、痈疽不溃等。孕妇忌用。

同属的黄斑芫菁 *Mylabris cichorii* L. 等的干燥虫体同等入药。

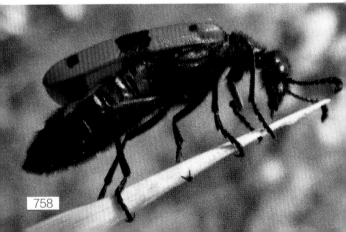

豆芫菁

【别名】葛上亭长、豆蚝、豆斑蝥

【学名】*Epicauta Gorhami* Marseul

【识别特征】芫菁科。成虫体黑色，长约2cm，宽约0.5cm。头部红褐色，两侧中前部各有1个扁平黑痣；复眼1对，肾形；雌性触角丝状，第1节外方赤色，雄性触角第3～7节扁平，其上有一纵凹沟。前胸背板中央有一条灰白色纵条纹；鞘翅黑色，在每片鞘翅中央有一条灰白色纵条纹，几乎通达翅末端；每片鞘翅周缘具灰白色环边；翅面密被黑色短毛。足3对，细长。前足胫节具2个尖细端刺，后足胫节具2个短而等长的端刺。雌虫前跗节的第1节有凹入之部。雌虫的尾端露出鞘翅外。

【分布生境】华北、华中、华南等地。华北一年发生1代，以5龄幼虫（假蛹）在土中越冬，成虫6月下旬开始羽化交尾。南方一年可发生2代，2代成虫约在10月中下旬出现。成虫喜在白天群集在豆类、茄子等双子叶植物上取食。

【药用功效】干燥虫体入药。夏季至秋季捕捉成虫，用开水烫死后晒干。性味辛，微温；有毒。具有逐瘀、破结等功效。用于癥瘕、积聚等。

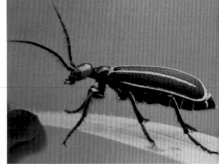

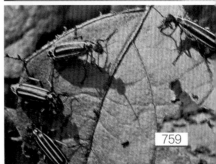

绿芫菁

【别名】芫青、青娘子、青虫、芫蜻

【学名】*Lytta caraganae* Pallas

【识别特征】芫菁科。成虫金属绿色或蓝绿色，鞘翅具铜色光泽，体长2～2.5cm。头部圆而扁平，刻点稀疏。触角11节，长约为体长的1/3，第5节以后为念珠状，末节末端尖锐。前胸背板三角形，刻点弱而稀疏，中央具1条纵沟纹，后缘前面有1条横沟。小盾片三角形，边缘厚而隆起。鞘翅革质，长条形，超过腹部末端，两面近平行，顶端钝圆，翅面具细小刻点。足3对，细长。雄虫前足和中足第1跗节基部细，腹面凹入，端部膨大，呈马蹄形；中足腿节基部腹面有1根尖齿。而雌虫无上述特征。

【分布生境】东北、华北、山东、宁夏、甘肃、河南、江苏、安徽、浙江、湖北、江西等地。北方一年发生1代，以假蛹在土中越冬，成虫主要取食豆科等植株的叶片。

【药用功效】干燥全虫入药。夏季或秋季捕捉成虫，用开水烫死或蒸死后晒干。性味辛，温；有毒。具有破瘀、攻毒等功效。用于瘰疬、狂犬咬伤等。

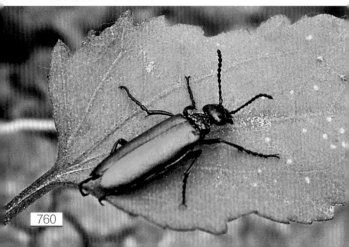

九香虫

【**别名**】黑兜虫、瓜黑蝽、打屁虫、屁板虫

【**学名**】*Aspongopus chinensis* Dallas

【**识别特征**】蝽科。成虫体长 1.7 ~ 2.2cm，长椭圆形，黑褐色，稍带铜色光泽，密布刻点。触角第 5 节黄褐色。前胸背板及小盾片上有近于平行的不规则横皱纹。侧接缘及腹部腹面侧缘区各节黄黑相间，黄色部分宽于黑色部分。小盾片大。翅 2 对，前翅为半鞘翅，棕红色，翅末 1/3 为膜质，纵脉密生。足 3 对，跗节 3 节；后足基部外侧有 2 个腺孔，由此可放出臭气。雄虫第 9 节为生殖节，其端缘弧形，中央显著弓凸。

【**分布生境**】河南、江苏、浙江、湖北、湖南、江西、广东、广西、福建、台湾、贵州、四川、云南等地。为我国特种。江西等地一年发生 1 代，以成虫越冬。喜在瓜秧等植物上活动。

【**药用功效**】干燥成虫入药。春季至秋季捕捉，用少量酒闷死或开水烫死后，取出阴干。性味咸，温。具有理气止痛、温肾壮阳等功效。用于胸腹胀痛、胃脘疼痛、腰膝冷痛、神经性胃痛、阳痿、尿频等。

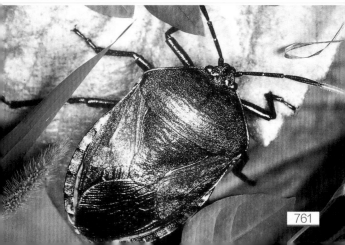

土鳖虫

【别名】地鳖、盖子虫、中华真地鳖、土虫

【学名】*Eupolyphaga gasinensis* Walker

【识别特征】鳖蠊科。雌、雄异形。雄虫有翅，雌虫无翅。雌虫体长约3cm，长椭圆状扁形，黑褐色；头小，向腹面弯曲，咀嚼式口器，触角丝状；前胸背板盾状，前狭后阔，盖住头部；腹背板9节，呈覆瓦状排列；胸部具3对足，有细毛和刺。

【分布生境】我国大部分地区。浙江地区一年半至两年半完成1代，以若虫及雌成虫在松土内越冬。喜在树根落叶下、石头瓦块下、墙角松土中生活，昼伏夜出。各地有人工饲养。

【药用功效】雌成虫干燥体入药。夏季至秋季捕捉，用开水烫死后，晒干或烘干。性味咸，寒；有小毒。具有破血逐瘀、通络、续筋骨等功效。用于跌打损伤、筋骨折伤、瘀肿疼痛、瘀血闭经、产后瘀血腹痛等。孕妇忌用。

同科的冀地鳖 *Steleophaga plancyi* (Boleny) 的雌成虫干燥体同等入药。

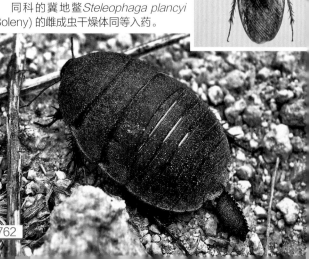

东亚钳蝎

【别名】全蝎、马氏钳蝎、伏背虫、全虫

【学名】*Buthus martensii* Karsch

【识别特征】钳蝎科。成蝎土黄色，体长4～6cm。体分头胸部和腹部。头胸部较短，前端两侧角各有3个单眼排成一列，胸背中部有1对中眼；头部有1对似蟹螯状的钳铗。胸部有4对足。腹部分前后2部分，前腹部宽大，分7节；后腹部细长，分5节，末端有呈上翘的弯钩状尾刺，尾刺下部呈近圆球状，内有毒液。

【分布生境】我国北方各地及江苏、福建、台湾等地。卵胎生。喜栖息在石缝、石块、砖瓦块下，昼伏夜出。各地有人工饲养。

【药用功效】干燥成蝎入药。野生蝎子春末至秋初捕捉，除去泥沙，置沸水或沸盐水中，煮至全身僵硬，捞出，置通风处晾干。性味辛，平；有毒。具有息风镇痉、攻毒散结、通络止痛等功效。用于惊痫抽搐、中风、半身不遂、口眼㖞斜、偏正头痛、破伤风、淋巴结结核、风湿痹痛、瘰疬、疮疡肿毒等症。孕妇慎用。

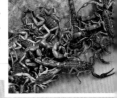

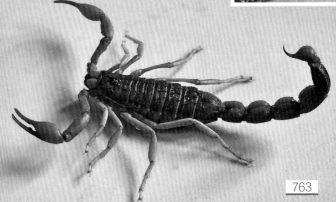

蜈蚣

【别名】少棘巨蜈蚣、天龙、百脚、百足虫

【学名】*Scolopendra subspinipes* mutilans L. Koch

【识别特征】蜈蚣科。体扁平长条形，长6～16cm，宽0.5～1.1cm，由22个环节构成。头部2节及触角暗红色，触角17节，单眼4对；头部腹面具颚肢1对，上有毒钩，先端黑色，基部暗红色。体背墨绿色，末板黄褐色。腹板及步肢均为淡黄色。步肢21对生于体两侧，步肢先端常呈黑褐色。

【分布生境】我国大部分地区。栖息于石缝中、砖头瓦块下、潮湿阴暗处。肉食性。各地有人工饲养。

【药用功效】干燥全虫入药。春季至夏季捕捉，放入开水中烫死后，用竹签插入头至尾部绷直，晾干。性味辛，温；有毒。具有息风镇痉、攻毒散结、通络止痛等功效。用于痉挛抽搐、中风、半身不遂、小儿惊风、破伤风、风湿顽痹、疮疡肿毒、百日咳、瘰疬、顽固性头痛、偏头痛等。孕妇忌服。

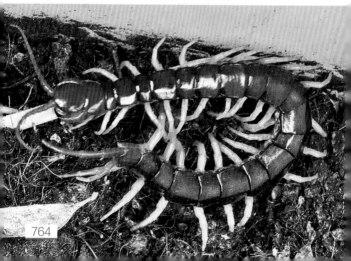

大腹圆网蛛

【别名】蜘蛛、檐蛛、网虫、圆蛛、天狗

【学名】*Araneus ventricosus* (L.Koch)

【识别特征】圆网蛛科。雌成蛛体长1.2～2.2cm，雄成蛛体长可达1.5cm，蛛体密被灰白色短茸毛。螯肢强壮，头胸部具4对步肢，多刺，上有深色环带。腹部呈三角状圆形，肥大厚实，上缘中部常有浅黄色斑，中线两侧各有1个黑色梯形纵纹；腹部腹面中部有3条黑色纵向斑块。纺织器黑褐色锥形，能分泌一种黏液，凝结成丝而结成网。

【分布生境】我国大部分地区。喜栖息在屋檐下、庭院花草树木间和山坡杂木林中。结垂直车轮状圆形网，网丝较粗，黏性强，以网黏捕昆虫为食。3～10月为活动期。

【药用功效】干燥体入药。夏季至秋季捕捉，用开水烫死后，晒干或烘干。性味苦，寒；有毒。具有祛风、解毒、消肿、散结等功效。用于中风口歪、狐疝偏坠、喉风肿闭、水肿、瘰疬、疔疮肿毒、疳积、小儿慢惊、痔漏、脱肛、毒虫蜇伤等。

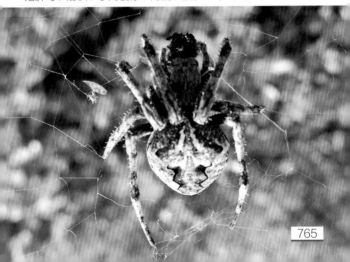

地龙

【别名】蚯蚓、蚯蚓干、曲鳝、背暗异唇蚓

【学名】Allolobophora caliginosa trapezoides (Ant. Duges)

【识别特征】正蚓科。体细长，圆筒形，长10～27cm，宽0.3～0.6cm。背孔自8～9节间开始，灰褐色。每节刚毛4对，生殖环带在第26～34节之间，呈马鞍形。雌性生殖孔1对，位于第14节；雄性生殖孔1对，在第15节腹侧，附近表面表皮隆肿如唇状。受精囊孔2对，位于9～10、10～11节间。

【分布生境】我国大部分地区。生潮湿阴暗富含有机质的土中。有人工养殖。

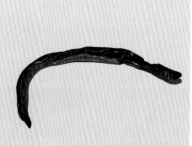

【药用功效】干燥体入药。6～9月采收，放入草木灰中呛死后，洗净外表黏液，晒干或烘干。性味咸，寒。具有清热定惊、平喘、通络等功效。用于惊风抽搐、高热狂躁、肺热哮喘、风热头痛、目赤、半身不遂、肢体麻木、关节疼痛、瘰疬、小便不畅等。

钜蚓科的参环毛蚓 Pheretima aspergillum (E.Perrier)、通俗环毛蚓 Pheretima vulgaris Chen等的干燥体同等入药。

鹿茸（梅花鹿鹿茸）

【别名】茸角

【学名】*Cervus nippon* Temminck

【识别特征】鹿科。体中型，长约150cm，肩高约90cm。雄鹿有角，雌鹿无角。生长完全的鹿茸可达4叉，眉叉斜向前伸；第二叉与眉叉相距较远；主干末端可再分一叉。眼眶下线明显，呈裂缝状；耳大直立；四肢细长；尾短，臀部有明显白斑。体被棕黄色毛，体背及两侧分布有大小不等的许多白色斑。

【分布生境】东北、华北等地。现多为人工养殖。野生梅花鹿栖息于混交林、山地草原、森林边缘附近，以青草、树叶为食。野生梅花鹿为一级国家重点保护动物，禁止非法捕猎和贸易。

【药用功效】未骨化密生茸毛的幼角入药。夏季至秋季锯取鹿茸，经过加工后，阴干或烘干。鹿茸性味甘、咸，温。具有补气血、益精髓、强筋骨、壮肾阳等功效。用于虚劳羸瘦、精神倦乏、腰膝酸痛、眩晕、耳聋、目暗、筋骨痿软、子宫虚冷、畏寒、阳痿、遗精等。

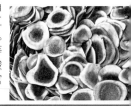

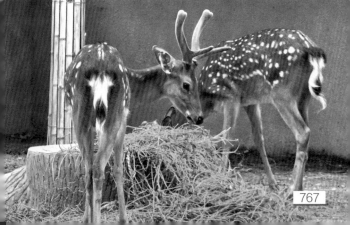

鹿茸（马鹿茸）

【别名】赤鹿、八叉鹿、西马茸

【学名】*Cervus elaphus* Linnaeus

【识别特征】鹿科。体型较大，体长超过200cm，肩高可达120cm，体重可达200kg。雄鹿有角，眉叉斜向前伸，与主干成直角，角干较长，稍向后倾斜，并稍向内弯；第二叉起点紧靠眉叉；第三叉与第二叉的距离远，有时主干末端复有分叉。鼻端裸露，有框下腺。尾巴短，有软尾毛。冬季毛厚密，棕灰色。夏季毛短，赤褐色。脸部、嘴、四肢内侧灰白色。

【分布生境】东北、内蒙古、西北、西南等地。现多为人工饲养。野生马鹿栖息在高山森林草原、山谷密林中，以青草、树叶等为食。野生马鹿为二级国家重点保护动物，禁止非法捕猎和贸易。

【药用功效】未骨化的密生绒毛的幼角入药。夏季至秋季锯取鹿茸，经加工后，阴干或烘干。性味甘、咸，温。具有补气血、益精髓、强筋骨、壮肾阳等功效。用于虚劳羸瘦、精神倦乏、腰膝酸痛、眩晕、耳聋、目暗、筋骨痿软、子宫虚冷、畏寒、阳痿、遗精等。

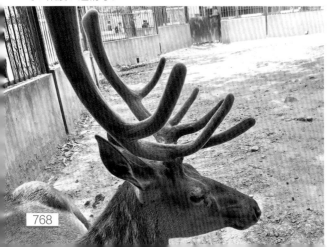

鹿肾

【别名】鹿鞭、鹿冲、鹿阴茎、鹿茎筋

【学名】*Cervus nippon* Temminck（梅花鹿）和 *Cervus elaphus* Linnaeus（马鹿）

【识别特征】鹿科。鹿肾为梅花鹿或马鹿的雄性外生殖器。加工后的药材呈长条形。马鹿肾长 40～60cm，直径 4～5cm；梅花鹿肾比马鹿肾短，外表红棕色或酱红色，有纵行的皱沟，茎顶有一丛棕色的毛。中上部有一对椭圆形略扁的睾丸。以肉质坚韧，微具腥味，粗壮条长，无油污者为佳品。

【分布生境】东北、内蒙古、河北、西北、西南等地。现为人工饲养。野生鹿栖息在混交林、山谷密林、森林草原等地，以青草、嫩枝、树叶等为食。野生鹿为国家重点保护动物，禁止非法捕猎和贸易。

【药用功效】雄性外生殖器入药。宰杀鹿时割取阴茎和睾丸，除去残肉和油脂，固定在木板上风干。性味甘、咸、温。具有补肾、益精、壮阳等功效。用于肾虚阳痿、腰膝酸痛、耳鸣、宫冷不孕等。

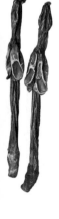

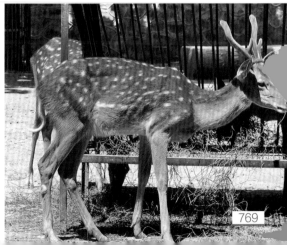

牛肉

【别名】黄牛肉、水牛肉

【学名】*Bos Taurus domesticus* Gmelin（黄牛）和 *Bubalus bubalis* Linnaeus（水牛）

【识别特征】牛科。黄牛体长150～200cm，体重比水牛轻，毛黄色，较细软。头大，额阔，头上有1对角，犄角圆锥形，先端渐尖，向上或向前弯曲。四肢匀称，4趾，均有蹄甲，后方2趾不着地。尾巴长，尾端具丛毛。

水牛比黄牛体格健壮，长可达250cm以上，体灰黑色或灰棕色，腹部和后腿内侧颜色浅，腿膝关节之下为灰白色；犄角向后弯曲，略呈长扁四方形，具有许多不规则的横向楞纹；颈较短，四肢较短，蹄较大；皮厚无汗腺，躯干的毛粗而短。

【分布生境】黄牛我国大部分地区有饲养。水牛我国南方饲养，善游泳和水田犁地等。均为草食性动物。

【药用功效】牛肉性味甘，平。具有补脾胃、益气血、强筋骨等功效。用于气血亏损、气短体虚、虚损羸瘦、消渴、腰膝酸软、脾运不健、痃积、水肿等。

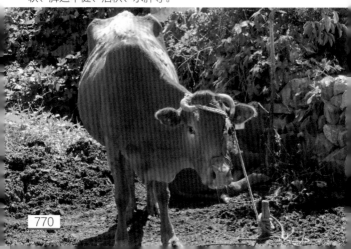

水牛角

【别名】水牛犄角

【学名】*Bubalus bubalis* Linnaeus

【识别特征】牛科。体格健壮肥大，长可达250cm以上。体灰黑色或灰棕色，腹部及后腿内侧颜色浅，腿膝关节之下为灰白色。犄角向后弯曲，略呈长四方形，具许多不规则的横向楞纹。颈较短，四肢较短，蹄较大。皮厚无汗腺，躯干的毛粗而短。

【分布生境】我国南方等地。水牛喜欢浮水。为人工饲养，用于水田耕地等。

【药用功效】牛角入药。获取牛角后，水煮，除去角塞，干燥，镑片或锉成粗粉。性味苦，寒。具有清热凉血、解毒、定惊等功效。用于热病头痛、壮热神昏、斑疹、吐血、衄血、咽喉肿痛、痈肿疮疡、小儿惊风等。

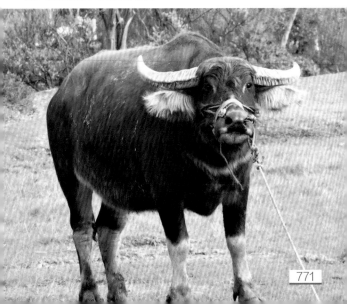

771

牦牛角

【别名】牦牛犄角、旄牛、毛牛、毛犀

【学名】*Bos grunniens* L.

【识别特征】牛科。牦牛体型粗壮，成年体长可达360cm，肩高可达160cm，体重可达500kg以上，体黑色、白色、黑白杂色；头及身躯背部毛较短，颈、胸、尾部等均被下垂的长毛；四肢短粗，蹄质坚硬且有软垫，善走陡坡；雄性犄角大，雌性略小，犄角圆弧形弯曲，上部较光滑，中下部具环形凹纹。

【分布生境】青海、西藏、四川等地。栖息于海拔2000～6000m的高原，常数十头成群活动，抗寒性极强，为青藏高原特有物种。家养牦牛体型比野生者小，秋季为繁殖期，怀孕期8～9月。野生牦牛为国家一级保护动物，禁止非法捕猎和贸易。

【药用功效】牦牛角及牦牛肉入药，宰牛时获取。性味酸、咸、凉。具有清热解毒、凉血、定惊等功效。用于惊痫、热毒、诸血症等。牦牛肉具有补脾胃、益气血、强筋骨等功效。用于气血亏损，虚损羸瘦、消渴、腰膝酸软、痞积、水肿等。

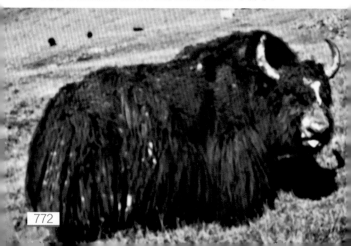

羊肉

【别名】山羊肉、青羊肉、绵羊肉

【学名】*Capra hircus* L. (山羊) 和 *Ovis aries* L. (绵羊)

【识别特征】牛科。山羊体长100～120cm，略小于绵羊。善于攀援。雌性和雄性头上均有1对犄角，雄性角大，角基部略呈三角形，先端略向后弯。雄性颌下有总状长胡须，体色白色、黑色、灰色等；体毛细长，不卷曲。尾巴细短，略上翘。

绵羊身体丰满宽大。头部无胡须。雄性头上有1对犄角，弯曲呈螺旋状；雌性无角或角细小。体毛细长绵密，白色柔软而卷曲。四肢粗健，尾巴肥大而下垂。

【分布生境】山羊我国各地均有养殖。绵羊我国大部分地区养殖，主要分布在西北和北方。草食性动物。有不同的培育品种。

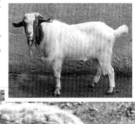

【药用功效】羊肉性味甘、温。具有益气补虚、温中暖下等功效。用于虚劳羸瘦、腰膝酸软、反胃、产后虚冷、腹痛、寒疝等。

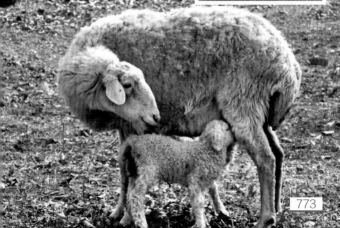

马肉

【别名】马

【学名】*Equus caballus* (L.)

【识别特征】马科。马体格健壮，长150～250cm，肩高100～150cm。体色随品种而不同，有白色、枣红色、青色、黄褐色等。头面长形，耳朵直立能转动。前额较宽，上披长毛发。颈部长，有鬃毛，自头后沿颈背部向下披垂。躯干部长筒形。四肢细长，下部有距毛，前肢腕骨上方和后肢跗骨下方，有一部分无毛而有坚固的灰色圆形或椭圆形的胼胝体，俗称"夜眼"。马蹄圆形。尾部末端具总状长毛，形似拂尘。

【分布生境】我国各地均有养殖。品种较多，以草料为食。

【药用功效】马肉性味甘、酸，寒。具有补气养血、强筋健骨等功效。用于虚劳羸瘦、腰膝酸软、四肢无力等。患有胃寒、痢疾、生疮、孕妇不宜食用。

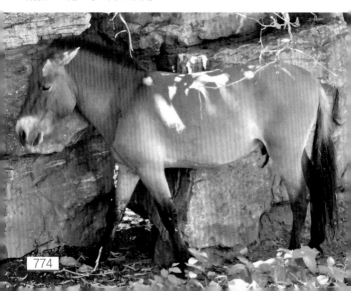

阿胶

【别名】驴皮胶、傅致胶

【学名】*Equus asinus* L.

【识别特征】马科。毛驴体型似马而弱小。体毛短，有黑色、灰色、栗色等。头部长而垂直，眼睛圆，耳朵较长可动，外面颜色同体色，耳内面颜色较浅。嘴部有明显的白色嘴圈。颈部较宽厚，鬃毛稀少；颈背部有一条短的深色横纹。四肢粗短，蹄圆形。腹部及四肢内侧均为白色。尾巴末端具总状长毛。

【分布生境】我国大部分地区有饲养，以草和饲料为食物。

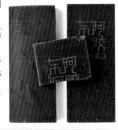

【药用功效】阿胶（驴皮经加工后熬制浓缩成的胶块）入药。阿胶性味甘，平。具有滋阴补血、安胎等功效。用于血虚萎黄、眩晕心悸、心烦不眠、虚劳咳嗽、吐血、衄血、便血、月经不调、妊娠胎漏等。

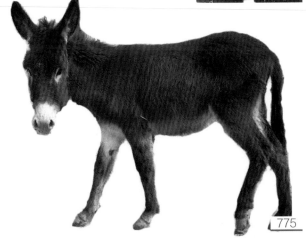

猪肉

【别名】豚肉、豕肉

【学名】*Sus scrofa* domestica Brisson

【识别特征】猪科。猪体格健壮肥胖，因品种不同而大小不等。身体毛色有黑色、白色、黑白混杂等色。头部肥大，拱鼻和嘴长，略向前翘；眼睛小；耳朵大，基部阔，先端尖或钝尖，直立或下垂。脖颈粗壮肉厚，颈背疏生髭毛。四肢短粗，趾4，前2趾大，有蹄甲；后2趾为悬蹄，不着地。尾巴短小，末端有毛丛，下垂或卷曲。雌性腹部有多个乳头。

【分布生境】我国各地均有饲养。食性杂。品种较多。

【药用功效】猪肉性味甘、咸，凉。具有补肾滋阴、养血润燥等功效。用于体虚羸瘦、热病伤津、产后血虚、神经炎、燥咳、便秘等。

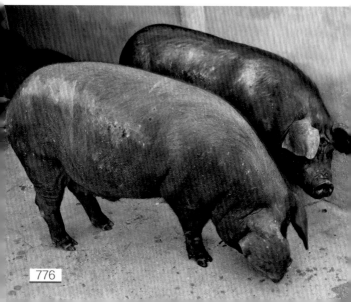

刺猬皮

【别名】猬皮、仙人衣

【学名】*Erinaceus europaeus* L.

【识别特征】刺猬科。体型肥硕，灰黑色或土黄色，长20～25cm，遇险时会将身体蜷缩成一个刺团。头部向前伸呈锥形，吻尖；耳朵较小，端部呈钟圆形。四足呈浅棕黄色。脸部、体侧面、四足和身体腹面密被灰白色或灰黄白色细毛，身体背面密被粗而尖硬的棘刺。棘刺上半部灰白色下半部灰黑色；另一种棘刺为基部白色或土黄色，其上为棕色，再往上又为白色，顶端呈棕色。

【分布生境】东北、华北、华东、华中、四川等地。栖息在平原、丘陵、山区的灌木丛或土洞中。城镇郊区和村落附近的柴草垛也是它们的藏身之地。昼伏夜出，食性很杂，以昆虫、瓜果、蔬菜、小动物、鸟蛋及幼鸟等为食。

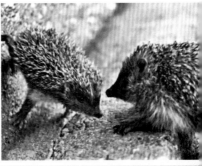

【药用功效】刺猬皮入药，随时捕捉，将皮剥下，翻开内面撒上一层石灰，放置通风处阴干。性味苦，平。具有凉血止血、降气定痛等功效。用于反胃吐食、腹痛、遗精、疝气、肠风痔漏等。

同科的短刺猬（达呼尔刺猬）*Hemiechinus dauuricus* Sundevall. 的皮同等入药。

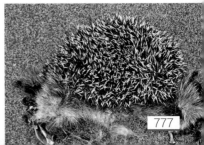

乌骨鸡

【别名】乌鸡、黑骨鸡、药鸡、泰和鸡

【学名】*Gallus gallus domesticus* Brisson

【形态识别】雉科。家鸡的一种。体型矮小，雄鸡体重约1.4kg，雌鸡体重0.5～0.75kg。全身羽毛白色，除两翅羽毛外其他部分毛均呈绢丝状。头较小，颈较短，头顶具密集而较长的冠毛。鸡冠、眼睛、面颊为黑色，耳叶呈蓝紫色。腿及爪黑色。皮、肉、骨均为乌黑色。两翅较短，飞翔能力弱。

【分布生境】原产我国江西泰和地带。我国江西、江苏、浙江、安徽饲养较多。其他地区也有少量饲养。食性杂。

【药用功效】除去内脏的全鸡药用。性味甘，平。具有益气养血、补肝益肾、养阴退热等功效。用于妇女阴血不足、产后体虚、月经不调、赤白带下、崩漏、虚劳羸瘦、久病体虚、体倦乏力、腰膝酸软、手足心热等。尚有防癌、抗辐射等作用。

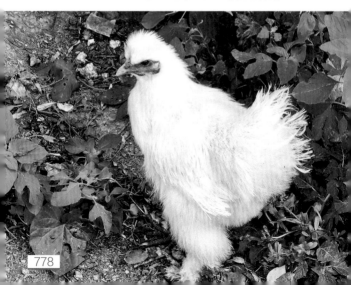

鸡内金

【别名】鸡肫内黄皮、鸡黄皮、鸡合子、鸡中金

【学名】*Gallus gallus* domesticus Brisson

【识别特征】雉科。为鸡胃的内膜，黄色、黄绿色或黄褐色，具有明显不规则的条状皱纹，可磨碎小石粒等物。干品鲜黄色或黄色，略透明，质地脆，断面角质样，有光泽，气味微腥。

【分布生境】我国各地广为饲养。食性杂。

【药用功效】鸡内金入药。杀鸡时取出鸡肫，用刀切开撕下黄色内膜，洗净晒干或阴干。鸡内金性味甘，平。具有消食健胃、涩精止遗等功效。用于消化不良、积食胀满、小儿疳积、嗳气、反胃呕吐、肾虚遗精、遗尿等。

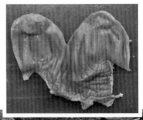

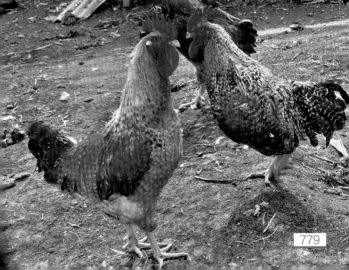

鹌鹑

【别名】鹑鸟、秃尾巴鹌鹑、宛鹑、赤喉鹑

【学名】Cotumix cotumix japonica Temminck et Schlegel

【识别特征】雉科。体型似雏鸡，长约15cm。头小，喙短小，黑灰色，虹膜栗褐色。头顶黑而具有栗色细斑，中央纵贯以棕白色冠纹，两侧亦有同色的纵纹，自嘴基部越眼而达颈侧。额头侧、颊、喉等均为淡砖红色。上背栗黄色，散生有黑色横斑和蓝灰色的羽缘，并缀有棕白色羽干纹。体背面两侧各一列棕白色大形羽干纹。胸部栗黄色，杂以近白色的纤细羽干纹。下体两侧转栗色，散布黑斑，并具有较大的白色羽干纹。腹部近白黄色。腿短，近黄褐色。尾巴秃或不显著。

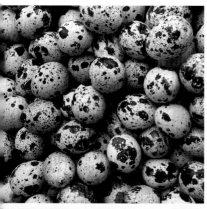

【分布生境】我国各地有饲养。野生者多在东北等地繁殖，迁途及越冬多在我国东部。野生鹌鹑栖息在近山地的平原处或近水库的地带，潜藏在杂草或灌丛中。

【药用功效】鹌鹑肉体入药，农贸市场或养殖场购买。性味甘，平。具有补五脏、壮筋骨等功效。用于体虚贫血、头晕眼花、肺虚咳嗽、小儿疳积、泻痢、湿痹等。

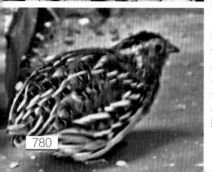

鸽子

【别名】家鸽、信鸽、飞奴、鹁鸽

【学名】*Columba livia* domestica Gmelin

【识别特征】鸠鸽科。家鸽是由原鸽驯养而成的鸽子，养殖品种较多。体长20~30cm。体色以瓦灰色和白色为多，亦有灰色、茶褐色、黑白色、黑紫色、褐白色、杂色等颜色。头较小而圆，嘴狭尖，先端略膨大弯曲；鼻泡膨大，灰白色。脖颈短，除白色品种外，脖颈的羽毛有金属光泽。翅膀发达，善飞翔。脚短健，常呈红褐色、铜黄色等；爪黑色或白色。

【分布生境】我国各地广为饲养。

【药用功效】全鸽药用，农贸市场、养殖场或超市购买。性味咸，平。具有滋肾益气、祛风解毒等功效。用于体虚羸瘦、消渴、妇女血虚、经闭、恶疮、疥癣等。

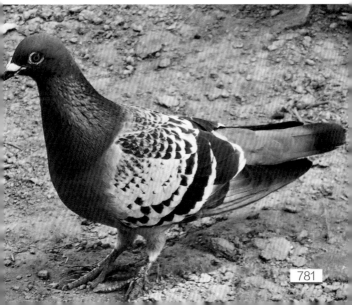

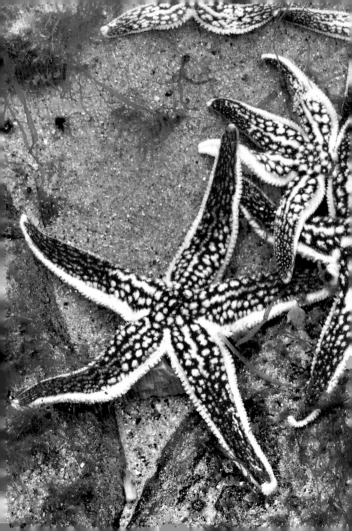

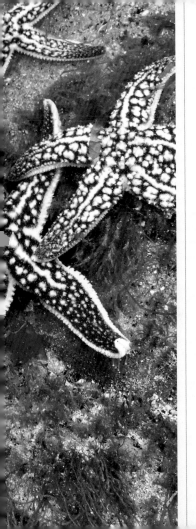

二、水生动物

水蛭

【别名】马蟥、蚂蟥干、水麻贴、肉钻子

【学名】*Whitmania pigra* Whitman

【识别特征】水蛭科。体扁阔呈纺锤形，长6～13cm，宽0.8～2cm，具有腥味。背面稍隆起，暗绿色，其上具5条细密的黄黑色斑点组成的纵线条，中间1条色较深。腹面较平坦，淡黄色，密被许多不规则的横向浅绿黑色斑。身体前后两端各具1个吸盘。前端渐尖，前吸盘小，颚齿不发达；后端钝圆，后吸盘大。体具107环节。雄性生殖孔在33～34环沟间，雌性生殖孔在38～39环沟间。

【分布生境】我国大部分地区。生活在河流、湖泊、水田、水库中。以水中的浮游生物、小昆虫、软体小动物、腐殖质等维生。

【药用功效】干燥体入药，夏季至秋季捕捉，开水烫死后晒干或低温烘干。性味咸、苦，平；有小毒。具有破血、逐瘀、通经等功效。用于癥瘕积聚、血滞闭经、跌仆损伤、目赤痛等。孕妇及月经过多者禁用。

同科的水蛭 *Hirudo nipponica* Whitman、柳叶蚂蟥 *Whitmania acranulata* Whitman 等的干燥体同等入药。

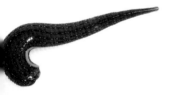
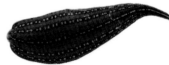

龙虱

【别名】水鳖虫、水龟子、水蟑螂、东方潜龙虱。

【学名】*Cybister tripunctatus orientalis* Gschew.

【识别特征】龙虱科。成虫体扁椭圆形，背部隆起，腹面平，黑绿色至暗黑褐色，光滑，体长2.5～3cm，常具黑绿色光泽。头部扁，中部微隆起；触角丝状，黄褐色；复眼大而突出；唇基前缘直，近前角处有一横陷。前胸背板横宽，前胸背板侧缘和鞘翅侧缘均有绿黄色狭边，鞘翅有3条稀疏的纵刻点。后胸腹板在后足基节前无横缝。足3对，中、后足明显扁平，边缘具缨毛。后足呈桨状，适宜游泳。

【分布生境】华中、华东、华南、西南等地。成虫和幼虫在淡水河、湖泊、池塘、水田中生活。捕食水中软体动物、小鱼、小虾、蝌蚪等。发生量大时，对养鱼业产生为害。成虫有趋光性。老熟幼虫爬到地面上在土中化蛹。

【药用功效】干燥全虫入药，夏季至秋季或稻田河沟放水时捕捉，鲜用或用开水烫死后晒干。性味甘、微咸，平。具有补肾、活血等功效。用于小儿疳积、小便频数、小儿遗尿等。

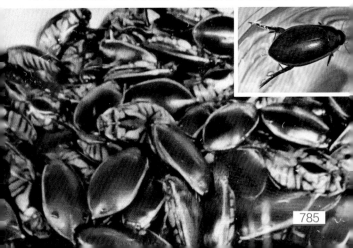

海蟑螂

【别名】海岸水虱、海蛆

【学名】*Ligia exotica* (Roux)

【识别特征】海蟑螂科。体椭圆形，黑棕色或灰褐色，长约2.8cm。头部两侧有黑色复眼1对；第1对触角不发达，第2对触角长可达3cm，触角36～39节。胸部7节，每节有1对胸肢，雄性第1胸肢的前节腹缘末端有1个突起，第7胸肢细长，腕节和前节的内缘列生细刺。腹部6节，第1～2腹节小；雄性第1腹肢外肢为不等的四边形，内肢小，第2腹肢外肢近似肾形；尾节后缘中央呈钝三角形。尾肢宽扁形，长度约为宽度的4倍，末端分出2个细长锥刺状的内外肢。

【分布生境】我国各地沿海区域。栖息在海边的礁石上，或海边的连水建筑物体上。喜群居生活，爬行速度很快，水陆两栖，以陆栖为主。

【药用功效】全虫入药，全年可捕捉，鲜用或用开水烫死后晒干。具有活血解毒、消积等功效。用于跌打损伤、痈疮肿毒、小儿疳积、癥瘕、蜈蚣咬伤等。

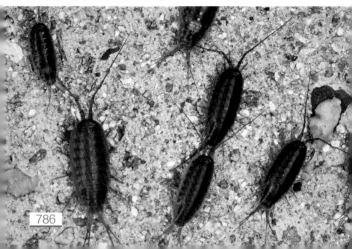

绿头鸭

【别名】野鸭、凫、水鸭、麻鸭

【学名】*Anas platyrhynchos* L.

【识别特征】鸭科。成鸭体长可达50cm，雌鸭和雄鸭体色差别很大。嘴扁宽，上片微隆起，黄绿色或灰绿色；两翅膀大都灰褐色，翼镜蓝紫色；脚橙黄色，趾间有蹼；尾羽大部分白色。雌鸭体灰褐色，杂以黑褐色斑纹，左右眼睛各有一条黑色横带，尾羽不卷。雄鸭头部及颈部深绿色而富有金属光泽，在颈绿色下方有一圈白环或无，尾羽中央4枚黑色而上卷。

【分布生境】我国大部分地区。栖息在河湖芦苇荡，主要食用草本植株，也吃其他食物。一般在北方繁殖，南方越冬。现多为人工饲养。

【药用功效】鸭肉入药，农贸市场或养殖场购买。性味甘，凉。具有补中益气、消食和胃、利水消肿等功效。用于体虚羸瘦、食欲不振、水肿、热毒疮疖、大便干燥等。

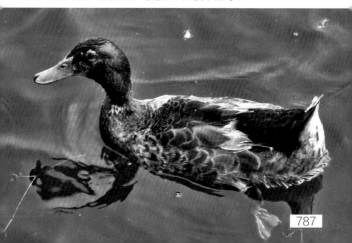

787

龟甲

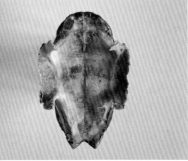

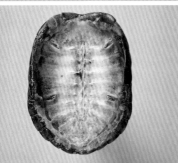

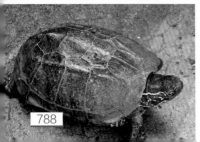

【别名】龟板、龟壳

【学名】*Chinemys reevesii* (Gray)

【识别特征】龟科。体扁椭圆形，腹背部均具坚硬的甲。头略呈方形；吻端尖圆，颈能伸缩。背甲棕褐色，中央具5块脊鳞甲，两侧各有4块肋鳞甲，边缘每侧有11块鳞甲，肛鳞甲2块。腹面鳞甲12块，呈板片状，淡黄色。背腹鳞甲在体侧相连。尾短而尖细。四肢较扁平，指、趾间有蹼，后肢第5趾无爪，其余均有爪。

【分布生境】我国大部分地区。栖息川泽、湖泊中。广为养殖。

【药用功效】干燥背甲及腹甲入药，农贸市场或养殖场购买，宰杀后除去甲壳的残肉，洗净晒干。龟甲性味甘、咸、微寒。具有滋阴潜阳、补肾健骨等功效。用于骨蒸劳热、盗汗、头晕目眩、失眠健忘、惊悸、遗精、筋骨痿软、小儿囟门不合等。

鳖甲

【别名】团鱼壳、甲鱼壳

【学名】*Trionyx sinensis* Wiegmann

【识别特征】鳖科。体扁椭圆形，背面隆起，边缘凹入，墨绿色或黑褐色，表面有小疣。甲壳边缘柔软，俗称裙边。腹面黄白色，有淡绿色斑。头小，颈粗长，吻突出，吻端有1对鼻孔，眼睛小，头颈可完全缩入甲壳内。前肢和后肢均5指，仅内侧3指有爪。指、趾间具蹼。雄性体较扁，尾较长，末端露出甲边；雌性不露出。

【分布生境】我国大部分地区。生湖泊、江河、水库中。各地广为养殖。

【药用功效】干燥背甲入药，农贸市场或养殖场购买，宰杀后除去背甲的残肉，洗净晒干。鳖甲性味咸，微寒。具有养阴清热、平肝息风、软坚散结等功效。用于阴虚发热、骨蒸劳热、肝脾肿大、小儿惊痫、闭经等。

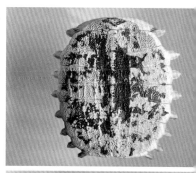

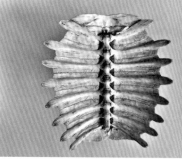

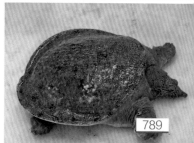

螺蛳

【**别名**】蜗篱、师螺、田螺

【**学名**】*Bellamya quadrata* (Benson)

【**识别特征**】田螺科。螺壳圆锥形，坚硬，螺纹较粗，黄褐色或深褐色。壳口卵圆形，边缘完整。厣角质，黄褐色，卵圆形，上有同心环状排列的生长纹。头部圆柱形，前端有突出的口吻；口基部有1对触角，每个触角基部的外侧有1个隆起的眼。足位于头部下方，跖面宽阔。头和足能缩入壳内，缩入后厣将螺口封闭。

【**分布生境**】我国大部分地区。生江河、湖泊、池塘、水田中。

【**药用功效**】螺壳及螺肉入药，随时可捕捞或农贸市场购买。螺壳性味甘、淡，平。具有化痰、止痛、敛疮、散结等功效。用于痰热咳嗽、胃痛、反胃、吐酸、溃疡等。螺肉性味甘、寒。具有清热、利水、明目等功效。用于目赤翳障、消渴、黄疸、肿毒、淋浊、痢疾、痔疮等。

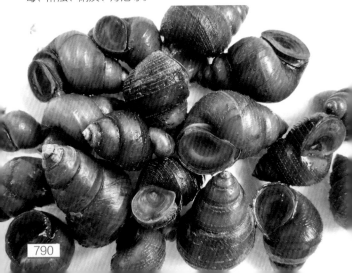

河蚌

【别名】河蛤蜊、淡水珍珠、蚌壳、蚌壳粉

【学名】*Anodonta woodiana* Lea

【识别特征】蚌科。贝壳2片，呈具角状突的卵圆形。贝壳顶部位于背缘中央稍偏前方。壳前背缘短于后背缘。壳面褐色，有环形肋脉。铰合部无齿，韧带坚固。壳内面乳白色，有时生有多枚珍珠。珍珠球形或长圆形，白色或浅粉色，半透明，光滑或具纹线。

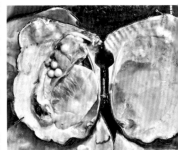

【分布生境】我国大部分地区。生江河、湖泊、水库的底层泥土中。各地有人工养殖获取珍珠。

【药用功效】珍珠、贝壳粉、蚌肉均可入药，夏季至秋季捕捞或农贸市场购买。珍珠性味甘、咸，寒。具有安神定惊、解毒生肌、明目消翳等功效。用于惊悸失眠、惊风癫痫、目生云翳、疮疡不敛等。贝壳粉用于咳嗽、胃痛、呕逆、痈肿、湿疮等。蚌肉用于烦热、消渴、目赤、湿疹等。

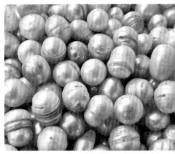

同科的皱纹冠蚌 *Cristaria plicata* (Leach)、三角帆蚌 *Hyriopsis cumingii* (Lea) 等的珍珠、贝壳粉、蚌肉同等入药。

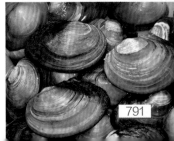

石决明

【别名】鲍鱼、盘大鲍、毛底海决

【学名】*Haliotis gigantea discus* Reeve

【识别特征】鲍科。贝壳耳状单片，灰棕色或灰黄色，粗糙，凸凹不平，肋状纹理不显著。螺肋末端有4～5个大孔，开口突出壳面。壳内面呈珍珠光泽。壳口卵圆形，外唇薄，边缘呈刃状，内唇加厚，由壳口内面延伸形成一上端较宽、基部较狭的片状遮缘。

【分布生境】我国沿海地区。生低潮线的礁石上。有人工饲养。

【药用功效】贝壳入药，夏季至秋季捕捞或农贸市场购买。去肉，洗净，干燥。石决明性味咸，寒。具有平肝潜阳、清肝明目等功效。用于头痛眩晕、目赤翳障、视物昏花、骨蒸劳热等。

同属的皱纹盘鲍*Haliotis discus hannai* Ino、澳洲鲍*Haliotis ruber* (Leach) 等的贝壳同等入药。

牡蛎

【**别名**】海蛎子壳

【**学名**】*Ostrea rivularis* Gould

【**识别特征**】牡蛎科。贝壳2片，坚硬厚实，呈圆形、卵圆形或三角形。左壳附着在礁石上，较大而厚。右壳（即上壳）略扁平，较左壳略小，同心鳞片层层相叠。壳面常为灰白色、青色等颜色。壳内面白色，边缘有时淡紫色，肉淡黄色。

【**分布生境**】我国沿海地区。生海水岩石上。有人工养殖。

【**药用功效**】贝壳入药，全年可捕捞或农贸市场购买。去肉，洗净，晒干。牡蛎性味咸，微寒。具除烦安神、潜阳补阴、软坚散结、收敛固涩等功效。用于心神不安、惊悸失眠、眩晕目眩、耳鸣、瘰疬、胃痛、自汗盗汗等。

同属的长牡蛎*Ostrea gigas* Thunberg、大连湾牡蛎*Ostrea talienwhanensis* Crosse等的贝壳同等入药。

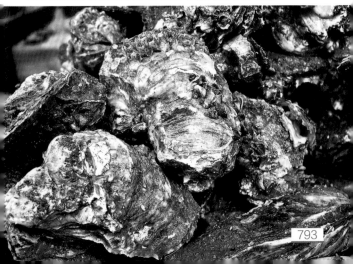

瓦楞子

【别名】毛蚶皮

【学名】*Arca subcrenata* Lischke

【识别特征】蚶科。贝壳坚硬隆起，呈斜卵圆形。两壳通常不等大，左壳稍大于右壳或同等大小。背侧两端略具棱角。贝壳表面有放射肋30～34条，肋上有小结节，左壳上的小结节较明显。壳面灰白色，被棕黑色的细毛。铰合部直，铰合齿约50枚。

【分布生境】我国沿海地区。生活在浅海水底泥沙中。

【药用功效】贝壳入药。全年可捕捞或农贸市场购买。去肉，洗净，晒干。瓦楞子性味咸，平。具有消痰软坚、化瘀散结、制酸止痛等功效。用于胃痛泛酸、瘰疬、痰积、难咳等。

同属的魁蚶*Arca inflata* Reeve、泥蚶*Arca granosa* Linnaeus等的贝壳同等入药。

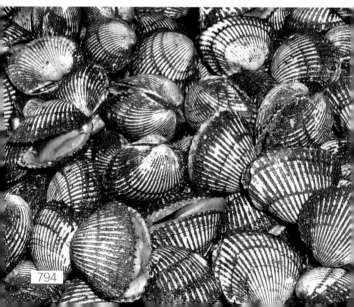

淡菜

【别名】红蛤、贻贝、海蜒、壳菜

【学名】*Mytilus crassitesta* Lischke

【识别特征】贻贝科。贝壳2片，呈楔形。壳顶尖小，腹缘略直，背缘与腹缘呈30度角向后方延伸，背缘呈弧形，壳后缘圆；壳表面黑棕色，壳顶端色浅，生长纹明显。壳内面灰蓝色，具珍珠样光泽。前闭壳肌痕小，位于壳顶内方；后闭壳肌痕大，卵圆形，位于后端背缘。壳顶内面具2个小主齿。外壳缘具分叉状的触手；足后端成片状，前端呈棒状，淡黄色。

【分布生境】黄海、渤海、东海等地。生活在浅海礁石上。

【药用功效】肉入药，全年可捕捞或农贸市场购买，鲜用或加工成淡菜干。性味咸、温。具有补肝肾、益精血等功效。用于虚劳羸瘦、眩晕、盗汗、阳痿、腰痛、吐血、崩漏等。

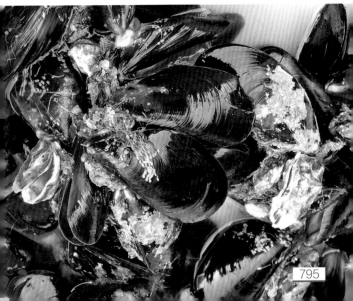

缢蛏

【别名】蛏子、青子、马刀

【学名】*Sinonovacula constricta* (Lamarck)

【识别特征】灯塔蛏科。体型略扁，长椭圆形，两端钝圆，长4～8cm，背缘和腹缘近于平行。贝壳2片，壳质薄，壳表面有生长轮纹。壳顶位于背缘的最前端，约为贝壳的1/3处。壳面有一层黄绿色的外皮，在生长中常被磨损脱落而呈白色。外韧带黑褐色，略近三角形。壳内面白色，铰合部小，左壳具3枚主齿，右壳具2枚主齿。体内有2条白色圆形水管，从贝壳右侧开口处伸出。

【分布生境】渤海、黄海、东海、南海等地。生活在河水入海口或有少量淡水注入的内弯，在潮间带中、下区的软泥滩中。

【药用功效】贝壳、肉入药，全年可捕捞或农贸市场购买。贝壳性味咸，凉。具有消瘿、止带、通淋等功效。用于痰饮、气瘿、淋证、妇女赤白带下等。肉性味甘、咸，寒。具有清热、滋阴、利尿、消肿、止痢等功效。用于产后虚损、烦热口渴、湿热水肿、盗汗、小便不利、痢疾等。

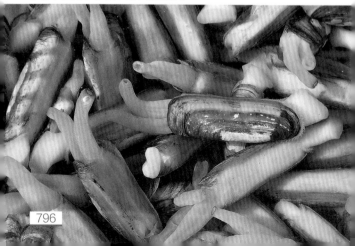

长竹蛏

【别名】马刀、竹蛏、齐蛤

【学名】Solen strictus Gould

【识别特征】竹蛏科。体型似竹筒节，贝壳2片，壳质薄。壳长5～11cm，其长度为高的6～7倍，背缘与腹缘几乎平行，壳前端平截形，后端略圆形稍向内卷。壳顶位于壳的最前面不突出，外韧带黄褐色或黑褐色，窄而长，其长约为壳长的1/5。每片壳面有一个斜长三角形的黑色条带。铰合部小，每壳各具1枚主齿，壳表面光滑，细腻，生长线纹明显。前闭壳肌痕极细长，后闭壳肌痕长略呈半圆形。足发达，细长，呈柱状。

【分布生境】渤海、黄海、东海、南海等地。生活在潮间带中下区至浅海域的泥沙中。

【药用功效】贝壳、肉入药，全年可捕捞或农贸市场购买。贝壳性味咸，凉。贝壳具有消瘿、止带、通淋等功效。用于痰饮、气瘿、淋证、妇女赤白带下等。肉性味甘、咸，寒。具有清热、滋阴、利尿、消肿、止痢等功效。用于烦热口渴、产后虚损、湿热水肿、盗汗、痢疾、小便不利等。

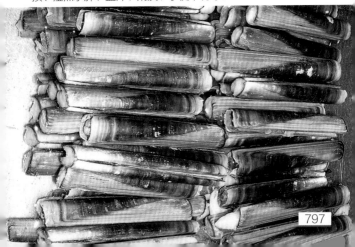

蛤壳

【别名】海蛤壳

【学名】*Cyclina sinensis* Gmelin

【识别特征】帘蛤科。体型近圆形，青灰色或淡黄白色，壳长3～5cm，暗淡无光泽。贝壳2片，同心生长环纹突出壳面，略呈环肋状。壳顶突出钝尖，偏斜向一边，位于背侧近中部；腹缘呈圆弧形。韧带黄褐色，不突出壳面。壳内面白色或暗乳黄色，边缘具有整齐的小齿。铰合部狭长而平，左壳和右壳各具3个主齿。前闭壳肌痕细长，呈半月状；后闭壳肌痕大，呈椭圆形。肉质足扁平，呈舌状。

【分布生境】我国各沿海区域。生活在浅海域的泥沙中。

【药用功效】贝壳入药，全年可捕捞或农贸市场购买。去肉，洗净，晒干。性味苦、咸、平。具有清热化痰、软坚散结等功效。用于热痰喘咳、水肿、瘿瘤、积聚、血结胸痛等。

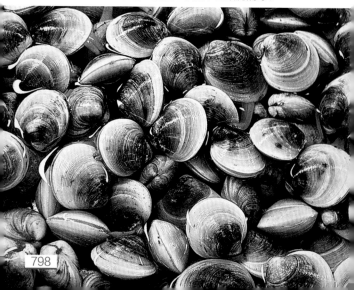

海螺

【别名】红螺、顶头螺、菠螺

【学名】*Rapana thomasiana* Crosse

【识别特征】骨螺科。螺体中等大，坚硬厚实，壳顶尖，螺层约6层。缝合线和生长线极明显，体螺层极膨大。壳面粗糙，黄褐色，有棕褐色斑点，有稍突出的螺肋，其上被密集的生长纹划成鳞片状。在体螺层肩角下面有3～4条具有结节突起的粗肋，最下部的1条最粗壮。壳口大，壳口内面杏红色，有光泽。厣片角质化，棕色，厚而坚固，椭圆形，生长线明显。体柔软，头部前端腹面有口，头端有1对触角，其外侧近基部各有1个小眼。肉质足宽大，呈灰黑色，遇险即缩入壳内。

【分布生境】我国各沿海区域。生活在浅海底礁石间。幼螺常分布在低潮线附近，能钻入泥沙中捕食软体小动物。

【药用功效】螺壳及肉入药，春季至秋季捕捞。肉多为鲜用；螺壳晒干，生用或煅用。螺壳性味甘、咸，微寒。具有化痰消积、镇肝息风等功效。用于胃痛、瘰疬、痉挛等。肉性味甘、咸，凉。具有清热明目等功效。用于心腹热痛、肺热肺燥、目赤昏花等。

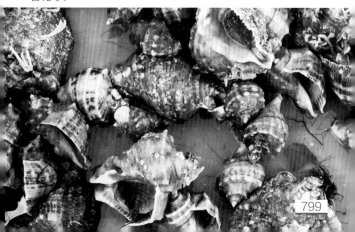

扁玉螺

【别名】玉螺、猫眼螺

【学名】*Neverita didyma* (Röding)

【识别特征】玉螺科。螺壳体呈扁半球形，较坚硬，壳高可达6cm，宽与高近相等。壳顶矮小，螺旋部较短，螺旋层约5层，顶尖部为浅蓝白色圈。体螺层膨大，壳面密被纤细的旋形刻纹，深褐色；壳腹面灰白色或乳白色。壳内面白色，壳口卵圆形，淡褐色，外唇薄，呈弧形；内唇略直，上部稍加厚，紧贴于体螺层上，中部形成1个大的褐色脐结节，其上有1条明显的沟痕。脐孔大而深。厣角质化，卵圆形，深褐色，具放射纹。肉质足体宽大。

【分布生境】我国各沿海区域。栖息在潮间带至50m深的沙质海底，可钻入泥沙中捕食双壳类等小动物。

【药用功效】螺壳入药，全年可捕捞或农贸市场购买。去肉，洗净，晒干。性味甘、咸，温。具有清热解毒、软坚散结、制酸止痛等功效。用于胃酸过多、胃及十二指肠溃疡、瘰疬、疮疖肿痛、四肢拘挛、滑精等。

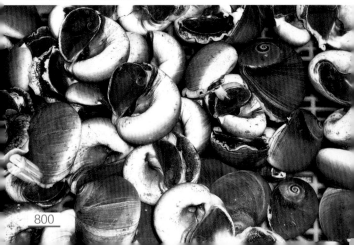

泥螺

【别名】吐铁、黄泥螺、梅螺、土螺

【学名】*Bullacta exarate* (Philippi)

【识别特征】阿地螺科。螺体小，椭圆形，壳高 1 ~ 2cm，宽 0.7 ~ 1.4cm，外壳光亮不发达，质薄而脆。无螺塔、脐和厣片。泥螺幼时白色透明，大时黄褐色，不透明。螺旋部不凸出，壳面平滑，有许多细弱的环纹和纵纹。壳口广阔，长度与壳高度近相等。肉体柔软，稍透明，呈近长方形，肥大，灰黄色或暗红褐色，不能完全缩入壳内。体前端具头盘，大而肥厚，呈履状，前端微凹，后端略分为两叶，被覆贝壳前端的一部分。眼退化，埋藏在头盘的皮肤中。肉质足的跖面广大，前端圆，后端略成截形。

【分布生境】我国各沿海区域，尤以东海为多。栖息在海湾内潮间带泥沙滩中。以有机腐殖质、硅藻类等为食。

【药用功效】肉药用，春季至秋季在海滩上捕捉，鲜用或用盐、酒渍食。性味甘、咸，微寒。具有补肝肾、益精髓、生津润燥、明目等功效。用于肝肾阴虚、虚烦发热、阴虚肺燥、咽干津少、目昏眼干等。

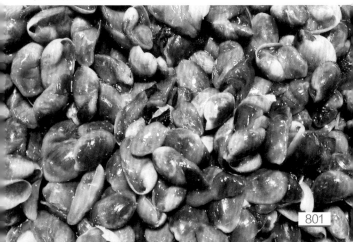

海螵蛸

【别名】乌鱼骨、墨鱼盖、乌贼骨

【学名】*Sepia esculenta* Hoyle

【识别特征】乌贼科。体长椭圆形，长约为宽的1.5倍。胴体两侧肉鳍边窄，后端不相连。头前端触腕的长短相近，各腕的吸盘大小相近。体内有一个贮存墨汁的黑囊。体背中央有一个长椭圆形浅黄白色石灰质的骨骼，其后端有骨针。雌性背部有紫棕色细斑与白斑相间；雄性背部有波状条纹。

【分布生境】黄海、渤海、东海等海域。栖息于海底层。

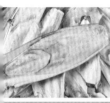

【药用功效】干燥骨状内壳入药，全年可捕捞，宰杀乌贼时取出白色骨骼，洗净，晒干。性味咸、涩，温。具有收湿敛疮、收敛止血、制酸止痛等功效。用于胃痛泛酸、吐血、便血、遗精、溃疡不敛、湿疹、外伤出血等。

同科的无针乌贼*Sepiella maindroni de* Rochebrune 的干燥骨状内壳同等入药。

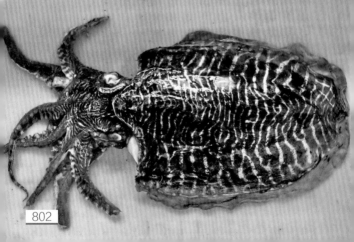

海马（刺海马）

【别名】海马、海狗子、水马、马头鱼

【学名】*Hippocampus histrix* Kaup

【识别特征】海龙科。体扁长而弯曲，无鳞，鲜时淡黄褐色，干后黄褐色或麦秆黄色。头冠略高，先端具4～5细而尖的小棘。头前方具1个细管状的长吻，口小，无牙，眼较大。骨质环体部11，尾部35～36；头部及体上各环间的小棘细而尖。背鳍较长，18，近尖端具一纵列斑点。臀鳍4，很小。胸鳍18，短而宽。尾部渐细卷曲。

【分布生境】东海、南海海域。生活在深海藻类繁茂处，栖息时常以尾端缠附在海藻的茎枝上。

【药用功效】干燥体入药，夏季至秋季捕捞晒干；或除去皮膜和内脏，晒干。性味甘、咸，温。具有补肾壮阳、散结消肿等功效。用于阳痿、遗精、虚喘、疔疮肿毒、跌打损伤等。

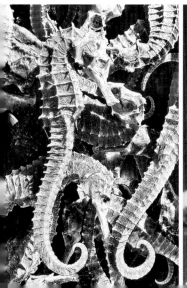
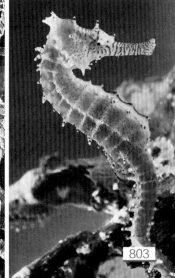

海马（线纹海马）

【别名】克氏海马、海马

【学名】*Hippocampus kelloggi* Jordan et Snyder

【识别特征】海龙科。体扁长而弯曲，无鳞，鲜时淡黄色，体侧具白色线状斑点。头冠短小，先端具5个短小的棘，略向后方弯曲。头冠低，头前方具1个细管状的长吻，口小，无牙，眼较大。身体完全为骨质环所包，躯干部七棱形，骨质环体部11，尾部39～40。头部及体上各环节间棘短钝呈小突起状。背鳍较长，18～19，较发达。臀鳍4，短小。胸鳍18，短而宽，略呈扇形。尾部渐细卷曲。

【分布生境】广东、福建、台湾等沿海。生活在深海藻类繁茂处，栖息时常以尾端缠附在海藻的茎枝上。

【药用功效】同刺海马。

同属的大海马*Hippocampus kuda* Bleeker、三斑海马*Hippocampus trimaculatus* Leach、日本海马*Hippocampus japonicus* Kaup等的干燥体同等入药。

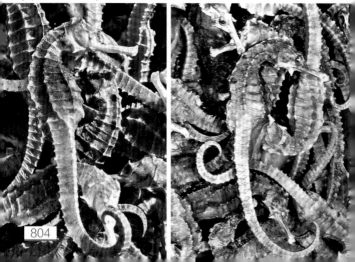

海龙

【别名】尖海龙、杨枝鱼、钱串子、小海龙

【学名】*Syngnathus acus* Linnaeus

【识别特征】海龙科。体细长呈鞭状，长10～20cm，体宽度和高度近相等，活体黄绿色，具多数不规则暗色横带。头长而细尖，吻长超过全头长的1/2，眼睛较大。躯干部七棱形，尾部四棱形，尾后方渐细，不卷曲。骨环体部19，尾部36～41。背鳍较长，39～45，始于最末体环，止于第9尾环。臀鳍4，短小。胸鳍12～13，扇形，位低。尾鳍9～10，后缘圆形，黑褐色。

【分布生境】渤海、黄海、东海、南海的近陆海域中。

【药用功效】干燥体入药，夏季至秋季捕捞晒干。性味甘、咸，温。具有补肾壮阳、散结消肿等功效。用于阳痿、遗精、跌打损伤、瘰疬等。

同科的刁海龙*Solenognathus hardwickii* (Gray)、拟海龙*Syngnathoides biaculeatus* (Bloch)等的干燥体同等入药。

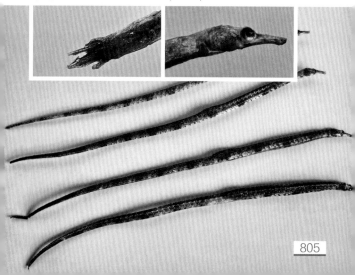

海麻雀

【别名】海蛾、海蛾鱼、海燕

【学名】*Pegasus laternarius* Cuvier

【识别特征】海蛾科。体形扁平延长，背面稍隆起，长不足10cm。体呈硬骨板状，背部暗绿褐色或灰褐色，腹面浅黄色或浅黄白色，无鳞片。吻部突出，雌性吻突较短小，略呈小三角形。雄性吻突较大，呈短柄状。眼睛较大而圆，生两侧，眼间隔小于眼直径，凹陷。鼻孔每侧1个，小而不明显。口小，下位，无牙齿。鳃孔小，位于胸鳍基部前方。躯干部密接，不能活动，近圆盘形，具4条隆起的脊，脊上具细齿。尾部呈四棱形，稍能活动，尾环11节，尾节各棱上具尖锐棘刺。背鳍5；臀鳍5；腹鳍3；尾鳍8；胸鳍发达11，主要靠宽大如翼的一对胸鳍游泳。各鳍不分枝，无棘刺。

【分布生境】东海、南海等海域。栖息在较深的海底层。

【药用功效】全体入药，随时可捕捞，除去内脏，洗净后晒干。性味甘、咸，平。具有补肾壮阳、止咳化痰、散结消肿等功效。用于肾虚阳痿、小儿气管炎、麻疹、腹泻等。

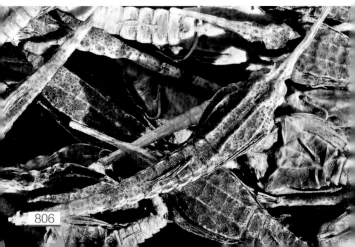

海燕

【别名】海星、五角形星

【学名】*Patiria pectinifera* (Müller et Troschel)

【识别特征】海燕科。体扁平，稍肉质，呈五角星状。体中间部分称为体盘，体盘背面向上部分称为反口面，其上有覆瓦状排列的骨板；反口面外表颜色变化较大，通常呈深蓝色并夹杂有不规则的深红色斑块。腹面向下的部分称为口面，呈橘黄色或肉黄色，中央有口。体盘四周有辐射状排列的短腕5条，各腕中部稍隆起呈棱状，边缘渐薄，腕的先端常向上反卷；腕的腹面有开放的步带沟，沟内有列生管足2行，管足上有吸盘。

【分布生境】黄海、渤海等地。生浅海域的海底、岩礁处。捕食软体小动物等。

【药用功效】干燥体入药，打鱼时捕捞或退潮时捡拾，除去内脏，洗净晒干。性味咸，温。具有滋阴、壮阳、祛风湿等功效。用于风湿腰腿痛、阳痿等。

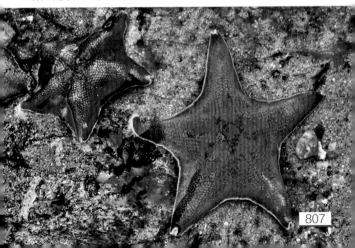

多棘海盘车

【别名】海星、五角星、海盘车、星鱼

【学名】*Asterias amurensis* Lutken

【识别特征】海盘车科。体扁平，呈五角星状，其上密布不规则形的鲜蓝紫色网纹。反口面稍隆起，口面略凹。通体密布棘状小突起；结节、棘和腕的边缘为浅黄白色。棘多呈短柱状，顶端稍扩大，具纵棱沟。腕通常5条，粗长而扁，腕基部宽，两侧稍向内压缩，向末端处渐变窄，边缘薄。体腹面5条步带沟与口相连，呈辐射状排列。多棘海盘车的干燥体呈橙黄色或土黄色。

【分布生境】辽宁、河北、山东等海域。栖息在潮间带海底砂砾或岩礁处。捕食软体小动物等。

【药用功效】干燥体入药，捕鱼时捕获，或退潮时在岩礁处捡拾，去除内脏，洗净晒干。性味咸，温。具有清热平肝、和胃止泻、制酸止痛、软坚散结等功效。用于胃酸过多、胃溃疡、腹泻、癫痫、甲状腺肿大、淋巴结核等。

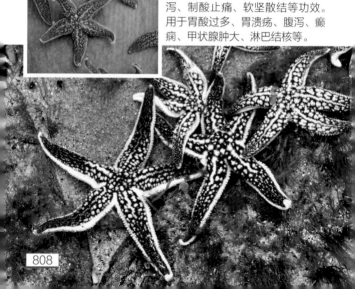

海参

【别名】刺参、海鼠

【学名】*Stichopus japonicus* Selenka

【识别特征】刺参科。体呈圆筒状，长10～20cm，宽3～5cm。体背面隆起，黄褐色、栗褐色或灰绿褐色等，体背上具4～6行大小不等排列不规则的圆锥状肉刺，并密被小刺突。腹面平坦，黄褐色或赤褐色，有许多聚集的管足，管足沿腹面排列成3条不规则的纵带。体前端有偏于腹面的口，口周缘围生有分枝的触指20个，触指有触指囊。

【分布生境】我国黄海、渤海海域等。栖息在浅海底岩礁、泥沙及海藻繁茂、波流静稳处。以硅藻类及腹足类等小动物为食。有人工养殖。

【药用功效】全体入药，捕捞或市场购买后，去除内脏，洗净鲜用，或加工处理后晒干或烘干。性味咸，温。具有补肾益精、养血润燥等功效。用于体虚乏力、经血亏损、神经衰弱、阳痿、遗精、肺结核、胃溃疡、消渴、肠燥便秘、小便数频等。

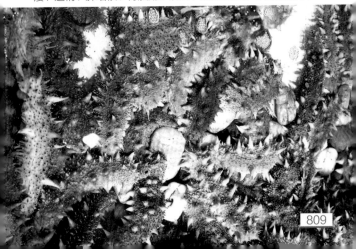

海蜇

【别名】水母、樗蒲鱼

【学名】*Rhopilema esculenta* Kishinouye

【识别特征】根口水母科。体似降落伞形，肉质有透明感，浅黄蓝色或浅黄白色，大者直径可达50cm。海蜇分为伞部（海蜇皮）和口腕部（海蜇头）两部分。伞部厚实，呈半球状，伞缘有8个缺刻，内各有1个感觉器，各感觉器间具缘瓣20个。口腕8个，各自分歧，其上方有8对皱褶的肩板；各口腕和肩板边缘上有许多条长的附属器，每个口腕末端各有1个棒状附肢，内通管道。

【分布生境】我国各沿海海域。栖息在泥沙质海底，常成群浮游在水面。

【药用功效】全体入药，8～9月间捕捞，加工处理后用盐渍。性味甘、咸，平。具有清热化痰、消积润肠、软坚化痰等功效。用于阴虚肺燥、肺热咳嗽、痰浓黄稠、喘息、瘰疬、烦热口渴、单纯性甲状腺肿大、高血压、高血脂等。

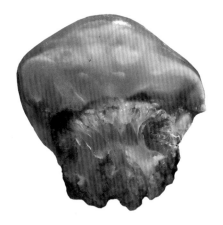

海胆

【别名】刺海螺、海肚脐、刺锅子

【学名】*Temnopleurus toreumaticus* (Leske)

【识别特征】球海胆科。体半球形或高扁圆锥形，壳坚厚，直径3～4cm。大棘刺扁平而细长，在黄褐色或灰褐色的底色上分布有许多黑褐色或深褐色的横斑。围肛部具眼板5枚，生殖板5枚；间布带和步带各5枚互相间隔，步带板的水平缝合线呈三角形凹痕。赤道部各步带板有大疣、中疣各1个，小疣多数。各间步带板有大疣3个，中疣和小疣多数。间步带管足孔6行，宽度比步带板小。

【分布生境】我国各沿海海域。栖息在浅海底泥沙中。

【药用功效】干燥骨壳入药，夏季至秋季捕捞，去除棘刺和内脏后晒干。性味咸，平。具有软坚散结、化痰消肿等功效。用于瘰疬、积痰不化、哮喘、胃痛、胸肋胀痛等。

同科的马粪海胆*Hemicentrotus pulcherrimus* (A.Agassiz)、光棘球海胆*Strongylocentrotus nudus* (A.Agassiz)、北方刻肋海胆*Temnopleurus hardwickii* (Gray) 等的干燥骨壳同等入药。

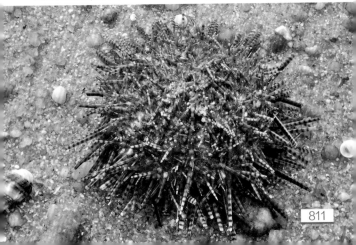

中文名称索引

参考文献

[1] 徐辉光. 常用中药知识[M]. 上海：上海科学技术出版社，1965.

[2] 广州部队后勤部卫生部. 常用中草药手册[M]. 北京：人民卫生出版社，1969.

[3] 中国科学院植物研究所. 中国高等植物图鉴1—5册[M]. 北京：科学出版社，1972.

[4] 兰茂. 滇南本草1—3卷[M]. 云南：云南人民出版社，1975.

[5] 李时珍. 本草纲目[M]. 北京：人民卫生出版社，1982.

[6] 江苏新医学院. 中药大辞典上下册[M]. 上海：上海科学技术出版社，1986.

[7] 黄年来. 中国食用菌百科[M]. 北京：中国农业出版社，1993.

[8] 牛西午等. 北方食用菌栽培[M]. 北京：中国科学技术出版社，1994.

[9] 李扬汉. 中国杂草志[M]. 北京：中国农业出版社，1998.

[10] 高学敏等. 中药学[M]. 北京：中国中医药出版社，2002.

[11] 张义浩等. 海洋生物藻类[M]. 杭州：浙江大学出版社，2002.

[12] 车晋滇. 北方习见蝗虫彩色图谱[M]. 北京：中国农业出版社，2005.

[13] 徐国钧，王强等. 中草药彩色图谱[M]. 福州：福建科学出版社，2006.

[14] 张国斌. 本草纲目彩图药典1—4卷[M]. 天津：天津科技翻译出版公司，2007.

[15] 周自恒. 中国的野菜[M]. 海口：南海出版社公司，2008.

[16] 易蔚，黄克南等. 400种中草药野外识别图鉴[M]. 北京：化学工业出版社，2010.

[17] 杨冠煌. 昆虫的药用、饲用和养殖[M]. 北京：科学技术文献出版社，2010.

[18] 刘全儒等. 常见有毒和致敏植物[M]. 北京：化学工业出版社，2010.

[19] 张英. 膳食营养保健功能手册[M]. 北京：中国纺织出版社，2012.

前　言

　　中草药是中医学的伟大宝库，对人类预防和治疗疾病、养生保健和重大疫病的防控发挥了不可磨灭的历史功绩，在世界上享有崇高的声誉。

　　我国幅员辽阔，特别是山区蕴藏着极其丰富的中草药资源。在众多的中草药资源中，有些种类具有药食同源作用，既可食用又可防病治病；有些种类具有食疗保健和强身健体作用；有些种类则有毒或有剧毒，需要经过加工处理后方能入药，如果误食误用会影响身体健康甚至危及生命安全。

　　正确识别中草药是中医药学的基础。本书在编辑选材中兼顾了我国南北方地域和种类的不同，既有平原和山区的中草药种类，又有水生的中草药种类，也有菌藻类和动物中草药，涉及范围较广，便于广大读者使用。书中分别对每种中草药的学名、别名、识别特征、分布生境、采集时间、中草药的简单处理方法、药用功效等方面进行了叙述。

　　本书的编写目的旨在传承弘扬祖国中草药文化，帮助热爱中草药的读者正确识别中草药，了解和掌握一些中草药方面的基本知识，科学利用中草药防病治病，增强自我保健意识。

本书重点介绍了我国南北方常见或较常见的中草药。书中收录了798种中草药，隶属233科，彩色图片1500余幅。其中，植物类中草药170科，718种（含蕨类植物17科，23种；裸子植物8科，12种；被子植物130科，663种；菌藻类植物16科，20种）；动物类中草药62科，80种（含陆地动物36科，52种；水生动物26科，28种）。每种中草药均配有彩色图片，便于读者对照彩色图片和简要的文字描述识别中草药。

本书的特点是：图文并茂，彩色图片清晰，识别特征明显，内容丰富，文字简练，通俗易懂，实用性强。可供从事中草药学研究和教学、中草药资源开发利用、中草药种植和经营者、动植物爱好者参考使用。

由于作者学识水平有限，书中难免存在某些不足或疏漏之处，恳请专家学者和广大读者指正。

作　者
2021年1月15日

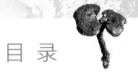

目 录

四、菌藻植物 / 705